GRUNDRISS
DER
ANATOMIE
DES MENSCHEN

FÜR STUDIUM UND PRAXIS

VON

DR. JOHANNES MÖLLER UND WEIL. DR. PAUL MÜLLER

EHEM. PROSEKTOR AM VESALIANUM ZU BASEL

EHEM. ASSISTENTEN AM ANATOMISCHEN INSTITUT ZU LEIPZIG

MIT EINUNDNEUNZIG FIGUREN IM TEXT
UND ZWEI REGIONENTAFELN

ZWEITE VERBESSERTE UND VERMEHRTE AUFLAGE

LEIPZIG
VERLAG VON VEIT & COMP.
1914

Druck von Metzger & Wittig in Leipzig.

Vorwort zur ersten Auflage.

Daß das vorliegende Buch nicht mit den vorhandenen Lehrbüchern in Wettbewerb zu treten beabsichtigt, zeigt schon sein Format an. Es will die Studierenden mit den wichtigsten Tatsachen der systematischen Anatomie möglichst unter gleichzeitiger Berücksichtigung der Histologie, Ontogenese und Topographie bekannt machen; auch dem praktischen Arzt wird es in seiner Kürze und Übersichtlichkeit sowohl als Repetitorium zur Auffrischung der anatomischen Kenntnisse als auch beim Gebrauch seines Atlas nicht unwillkommen sein.

Selbstverständlich ist durchweg die Baseler anatomische Nomenklatur (BNA) angewandt.[1] Einige Bezeichnungen, die sich nicht in ihr finden, sind mit einem Sternchen (*) bezeichnet. In eckige Klammern eingeschlossene Bezeichnungen geben die Beziehungen zu den voranstehenden an. Es bedeutet also beispielsweise *Fossa supraspinata* [M. supraspinatus]: Die Fossa supraspinata dient der M. supraspinatus zum Ursprung; *Foramen rotundum* [N. maxillaris]: Das Foramen rotundum läßt den N. maxillaris durchtreten. Von dieser der Kürze halber gewählten Weise ist besonders in der Osteologie ausgiebig Gebrauch gemacht. Daß die einzelnen Kapitel nicht gleichmäßig, einzelne kurz, andere ausführlich, ausgefallen sind, ergibt sich aus der geringeren oder größeren Schwierigkeit des zu behandelnden Inhalts; wir haben uns dabei vom praktischen Gesichtspunkt leiten lassen.

Die Beifügung schematischer Figuren, die zum großen Teil anderen Lehrbüchern unter Namhaftmachung der Quelle entnommen sind, schien uns als Ergänzung des Textes an manchen Stellen erforderlich.

Braunschweig, im November 1902.

Die Verfasser.

---

[1] Vgl. W. His, Die anatomische Nomenclatur. Leipzig 1895.

Vorwort zur zweiten Auflage.

Dem Mitverfasser der ersten Auflage, meinem Bruder Paul Müller, war es nicht vergönnt, an der Herausgabe der zweiten Auflage noch wesentlich mitzuwirken, da inzwischen leider der Tod seinem arbeitsreichen Leben ein frühzeitiges Ende setzte. So fiel mir denn fast allein die Aufgabe zu, das Buch neu zu bearbeiten, dessen Erscheinen hierdurch nicht unerheblich verzögert wurde.

Die neue Auflage bringt mancherlei Änderungen und Verbesserungen, sowohl der äußeren Form als auch dem Inhalte nach. In letzter Beziehung liegen sie vor allem auf dem Gebiete der Histologie, weiterhin auch auf dem der Entwicklungslehre. Die Topographie fand in anderer Weise ihre Berücksichtigung, nämlich durch Aufnahme einer Anzahl neuer, z. T. farbiger Figuren. Hierdurch, sowie durch das Hinzukommen eines der ersten Auflage noch fehlenden Wörterverzeichnisses hat das Buch an äußerem Umfang zwar gewonnen, inhaltlich hingegen sich nicht oder doch nur unwesentlich — soweit das nämlich die genannten Änderungen mit sich brachten — vermehrt. Liegt es doch auch nicht in der Absicht des Verfassers, dieses Buch einem größeren Lehrbuche näher zu bringen, sondern es das sein zu lassen, was es von vornherein sein sollte, nämlich einen Grundriß der systematischen Anatomie!

Braunschweig, im Juni 1914.

Johannes Müller.

Inhalt.

	Seite
Termini situm et directionem partium corporis indicantes	XV
Partes corporis humani	XV
Regiones corporis humani	XVII

Knochen- und Bänderlehre.

Allgemeines	1

Erster Abschnitt. **Wirbelsäule.**

Die einzelnen Wirbel	3
Die Wirbelsäule als Ganzes	8
Bänder und Gelenke der Wirbelsäule und des Schädels	9

Zweiter Abschnitt. **Brustkorb.**

Brustbein	12
Rippen	12
Der Thorax als Ganzes	14
Gelenkverbindungen zwischen Rippen und Wirbeln	15
Gelenkverbindungen zwischen Brustbein und Rippen	15

Dritter Abschnitt. **Schädel.**

Allgemeines und Einteilung	16
I. Knochen des Hirnschädels	18
Hinterhauptbein	18
Wespen- oder Keilbein	20
Schläfenbein	23
Scheitelbein	28
Stirnbein	29
II. Gesichtsknochen	31
a) Knochen der Nasenregion	31
Siebbein	31
Untere Muschel	32
Tränenbein	32
Nasenbein	33
Pflugscharbein	33

Seite
b) Knochen der Kieferregion 33
Oberkiefer 33
Jochbein 35
Gaumenbein 36
Unterkiefer 37
Zungenbein 39
Kiefergelenk und Bänder des Unterkiefers 39
Der Schädel als Ganzes 40
1. Der Hirnschädel 40
Die Schädelbasis 41
2. Der Gesichtsschädel 45
Augenhöhle 45
Nasenhöhle 47
Mundhöhle 49
Schädelmessung und Schädelformen 50
Entwickelung des Schädels 52

Vierter Abschnitt. **Knochen der oberen Extremität.**

Schultergürtel 53
Schlüsselbein 53
Schulterblatt 53
Bänder des Schultergürtels 54
Brustbein-Schlüsselbeingelenk 54
Schulterblatt-Schlüsselbeingelenk 55
Skelet der oberen Gliedmaßen 55
Oberarmbein 55
Schultergelenk 56
Elle 56
Speiche 57
Zwischenknochenhaut des Vorderarms 58
Ellbogengelenk 58
Unteres Ellenspeichengelenk 59
Handwurzel 59
Zwischenknochenbänder der Handwurzel 61
Handgelenk 61
Erbsenbeingelenk 62
Mittelhandskelet 62
Zwischenknochenbänder der Mittelhand 63
Daumengrundgelenk 63
Handwurzelmittelhandgelenke 64
Zwischenmittelhandknochengelenke 64
Fingerglieder 64
Fingergrundgelenke 64
Fingergelenke 65
Zur Funktion der Gelenke 65

Fünfter Abschnitt. **Knochen der unteren Extremität.**

Beckengürtel 66
Hüftbein 66

Seite
Bänder des Beckengürtels 67
Kreuzdarmbeingelenk 68
Schambeinfuge 68
Becken 69
Skelet der unteren Gliedmaßen 69
Oberschenkelbein 69
Hüftgelenk 71
Schienbein 71
Wadenbein 73
Zwischenknochenhaut des Unterschenkels 73
Kniescheibe 73
Kniegelenk 74
Wadenbein-Schienbeingelenk 75
Untere Verbindung des Schienbeins und Wadenbeins 75
Fußwurzel 75
Sprungbein 76
Fersenbein 76
Kahnbein 77
Würfelbein 77
Keilbeine 78
Zwischenknochenbänder der Fußwurzel 78
Fußgelenke 79
Oberes Sprunggelenk 79
Fußwurzelgelenke 79
Unteres Sprunggelenk 79
Mittelfußskelet. 81
Zwischenknochenbänder des Mittelfußes 82
Fußwurzelmittelfußgelenke 82
Zwischenmittelfußgelenke 82
Zehenglieder 82
Mittelfußzehengelenke 83
Zehengelenke 83
Zur Funktion der Gelenke 83
Ossifikationstabelle 85

Muskellehre.

Allgemeines 87

Erster Abschnitt. **Rückenmuskeln.**

Oberflächliche Rückenmuskeln 88
Lange tiefe Rückenmuskeln 90
Kurze tiefe Rückenmuskeln 92
Die Faszien des Rückens 93

Seite

Zweiter Abschnitt. **Kopfmuskeln**

I. Muskeln des Schädeldaches 93
II. Gesichtsmuskeln 94
III. Kiefermuskeln 97
Die Faszien des Kopfes 98
Zungenbeinmuskeln 98

Dritter Abschnitt. **Halsmuskeln.**

I. Vordere Halsmuskeln 100
Untere Zungenbeinmuskeln 100
II. Hintere Halsmuskeln 101
Faszien des Halses 102

Vierter Abschnitt. **Brustmuskeln.**

I. Oberflächliche oder Extremitätenmuskeln 104
II. Tiefe oder eigentliche Thoraxmuskeln 105
Brustfaszien 105
III. Zwerchfell 106

Fünfter Abschnitt. **Bauchmuskeln.** 107

Bauchfaszien 111

Sechster Abschnitt. **Kaudale Muskeln.** 112

Siebenter Abschnitt. **Muskeln der oberen Extremität.** 112

Muskeln des Oberarms 114
Muskeln des Vorderarms 116
Muskeln des Vorderarms und der Hand 118
Muskeln der Hand 118
Faszie der oberen Extremität 120

Achter Abschnitt. **Muskeln der unteren Extremität.** 124

Hüftmuskeln 126
Oberschenkelmuskeln 128
Unterschenkelmuskeln 130
Muskeln am Fuße 132
Faszie der unteren Extremität 134

Gefäßlehre.

Allgemeines 138

Erster Abschnitt. **Herz.**

Form und allgemeiner Bau 141
Besonderheiten der einzelnen Herzabteilungen 144
Entwickelungsgeschichtliches 148

Seite

Zweiter Abschnitt. **Lungenkreislauf.**

Lungenschlagader 148
Lungenvenen 149

Dritter Abschnitt. **Körperkreislauf.**

I. Schlagadern 149
Aorta 149
A. carotis communis 150
A. carotis externa 151
A. carotis interna 154
A. subclavia 156
A. axillaris 160
A. brachialis 161
A. radialis 161
A. ulnaris 162
Aorta thoracalis 164
Aorta abdominalis 165
1. Rami parietales 165
2. Rami viscerales 166
a) Unpaare Äste 166
b) Paarige Äste 168
A. sacralis media 168
A. iliaca communis 168
I. A. hypogastrica 168
II. A. iliaca externa 171
A. femoralis 171
A. poplitea 172
A. tibialis anterior 172
A. tibialis posterior 173
II. Blutadern 175
A. Tiefe Venen 176
Herzvenen 176
Obere Hohlvene 176
Vv. anonymae dextra et sinistra 177
V. jugularis interna 177
Sinus durae matris 179
Zuflüsse der Sinus durae matris 180
V. subclavia 181
V. axillaris 182
V. azygos 182
Untere Hohlvene 185
Pfortader 185
V. iliaca communis 187
B. Hautvenen 189

Vierter Abschnitt **Lymphgefäßgliederung** 196
Lymphdrüsen und -gefäße des Kopfes und Halses 198
Lymphdrüsen und -gefäße der oberen Extremität 199

Seite
Lymphdrüsen und -gefäße der Brust 199
Lymphdrüsen und -gefäße der Bauchhöhle 200
Lymphdrüsen und -gefäße der unteren Extremität 201

Eingeweidelehre.

Allgemeines 202

Erster Abschnitt. **Verdauungswerkzeuge.**

Mundhöhle 205
Schleimhaut der Mundhöhle 205
Drüsen der Mundhöhle 206
Zähne 207
Zunge 211
Zungenschleimhaut 211
Zungenmuskeln 212
Rachen 212
Gaumen- und Rachenmuskeln 213
Schlund 214
Verdauungsrohr 216
Speiseröhre 216
Magen 217
Dünndarm 219
Dickdarm 221
Mastdarm 223
Bauchspeicheldrüse 223
Leber 224
Anhang: Milz 228

Zweiter Abschnitt. **Atmungswerkzeuge.**

Kehlkopf 231
Kehlkopfknorpel 231
Kehlkopfgelenke 233
Haftbänder 233
Kehlkopfmuskeln 234
Kehlkopfhöhle 235
Luftröhre und Luftröhrenäste 237
Lungen 238
Brusthöhle 241

Anhang.

Briesel 243
Schilddrüse 244

Dritter Abschnitt. **Harn- und Geschlechtswerkzeuge.**

Harnorgane.

Niere 246
Nierenbecken 249

Seite

Harnleiter 250
Harnblase 250
Anhang: Nebenniere 252

Geschlechtsorgane.

I. Männliche Geschlechtsorgane 253
Hoden und Nebenhoden 253
Samenleiter. Samenbläschen 255
Samenstrang und Hüllen des Hodens und Samenstrangs . . . 256
Vorsteherdrüse 258
Cowpersche Drüsen 259
Männliches Glied 259
Männliche Harnröhre 261
Hodensack 263
II. Weibliche Geschlechtsorgane 263
Eierstock 263
Eileiter 265
Gebärmutter 266
Scheide 268
Nebeneierstock. Beieierstock 269
Äußere Geschlechtsteile 270
Weibliche Harnröhre 271
Entwickelung des Urogenitalapparates 272

Mittelfleisch. 274

Becken- und Mittelfleischfaszie 277

Bauch-Beckenhöhle. 279

Bauchfell 279

Sinnesorgane.

Erster Abschnitt. Sehorgan.

A. Auge 286
Sehnerv 286
Augapfel 287
Äußere Augenhaut 287
Mittlere Augenhaut 289
Pigmenthaut 292
Netzhaut 292
Die lichtbrechenden Medien 295
B. Anhangsgebilde des Auges 297
Augenmuskeln 297
Faszien der Augenhöhle 298
Augenlider 299
Bindehaut 300
Tränenapparat 300
Entwickelung des Sehorgans 301

Seite

Zweiter Abschnitt. **Gehörorgan.**

A. Äußeres Ohr . . . 302
Ohrmuschel . . . 302
Äußerer Gehörgang . . . 304
B. Mittelohr . . . 305
1. Trommelfell . . . 305
2. Pauken- oder Trommelhöhle . . . 306
3. Gehörknöchelchen . . . 308
4. Schleimhaut der Paukenhöhle . . . 310
5. Ohrtrompete . . . 311
C. Inneres Ohr . . . 312
Knöchernes Labyrinth . . . 312
Häutiges Labyrinth . . . 315
Hörnerv . . . 320
Vasa auris internae . . . 320
Bemerkungen zur Entwickelung des Gehörorgans . . . 321

Dritter Abschnitt. **Geruchsorgan.**

Äußere Nase . . . 322
Nasenhöhle . . . 323

Vierter Abschnitt. **Geschmacksorgan.** 327

Äußere Haut.

Haut . . . 327
Haare . . . 331
Nägel . . . 333
Hautdrüsen . . . 334
Knäueldrüsen. Talgdrüsen . . . 334
Brustdrüse . . . 335

Nervenlehre.

Das Nervengewebe . . . 339

Zentralnervensystem.

Rückenmark . . . 344
Anordnung der grauen und weißen Substanz . . . 345
Leitungsbahnen (Fasersysteme) . . . 347
Nervenzellen und Neuroglia . . . 349
Die Wurzeln der Spinalnerven . . . 351
Entwickelungsgeschichtliches . . . 354
Gehirn . . . 355
Entwickelungsgeschichtliche Vorbemerkungen . . . 355
Einteilung. Äußere Form. Lage der einzelnen Teile . . . 358
A. Rautenhirn . . . 363
I. Nachhirn (verlängertes Mark) . . . 363
Vierter Ventrikel . . . 365
Sectiones medullae oblongatae . . . 365

Seite
II. Hinterhirn 371
Brücke 371
Sectiones pontis 371
Kleinhi n 373
Sectiones cerebelli 374
III. Hirnenge 377
B. Großhirn 377
IV. Mittelhirn (Vierhügel, Großhirnschenkel) 377
Sectiones corporum quadrigeminorum 379
Sectiones pedunculi cerebri et isthmi 379
V. Zwischenhirn 380
Hypothalamus 380
Thalamencephalon 382
Dritter Ventrikel 383
Sectiones hypothalami 384
Sectiones thalamencephali 385
VI. Endhirn 386
Riechhirn 386
Hirnmantel 388
a) Konvexe und basale Hemisphärenfläche 389
b) Mediale Hemisphärenfläche 392
Balken. Septum pellucidum. Gewölbe 394
Ventriculus lateralis 396
Sectiones telencephali 399
1. Graue Substanz 399
2. Weiße Substanz. Faserverlauf (Leitungsbahnen) . 402
Ursprünge und (zentrale) Endstätten der Hirnnerven 407
Nn. olfactorii 408
N. opticus 408
Augenmuskelnerven 409
N. trigeminus 410
N. facialis 411
N. acusticus 412
N. glossopharyngeus und vagus 412
N. accessorius 413
N. hypoglossus 413
Hüllen des Zentralnervensystems 414

Peripherisches Nervensystem.

Hirnnerven 418
I. Riechnerven 418
II. Sehnerv 418
III. Gemeinsamer Augenmuskelnerv 418
IV. Oberer Augenmuskelnerv 420
V. Dreigeteilter Nerv 420
VI. Äußerer Augenmuskelnerv 427
VII. Antlitznerv 427
VIII. Hörnerv 428
IX. Zungenschlundkopfnerv 428

Seite

X. Lungenmagennerv 429
XI. Beinerv 433
XII. Zungenfleischnerv 433
Rückenmarksnerven 433
Halsnerven 435
Halsgeflecht 436
Armgeflecht 437
Brustnerven 443
Lenden-, Kreuzbein-, Steißbeinnerven 444
Lenden-Kreuzbeingeflecht 444
Schamgeflecht 450
Steißgeflecht 451

Sympathisches Nervensystem.

Kopf- und Halsteil 451
Brustteil 453
Bauch- und Beckenteil 454

Wörterverzeichnis 457

Berichtigungen XX

Termini
situm et directionem partium corporis indicantes.[1]

Termini generales.

verticalis	anterior	longitudinalis
horizontalis	medius	transversus
medianus	posterior	cranialis
sagittalis	ventralis	rostralis[2]
frontalis	dorsalis	caudalis
transversalis	internus	superior
medialis	externus	inferior
intermedius	dexter	superficialis (sublimis)
lateralis	sinister	profundus

Termini ad extremitates spectantes.

proximalis	ulnaris
distalis	tibialis
radialis	fibularis

Partes corporis humani.

Caput	Truncus
Collum	Extremitates

Caput.

Cranium.

Vertex	Tempora
Sinciput	Auris
Frons	Auricula
Occiput	

---

[1] Bei der Beschreibung des Apparatus digestorius sind außerdem die Bezeichnungen oral (Richtung nach dem Munde) und anal (Richtung nach dem After) angewendet worden.

[2] Ontogenetische Bezeichnung; gibt die Richtung nach dem Kopfpol an.

Facies.

Oculus.

Palpebra superior
Palpebra inferior
Rima palpebrarum
Bulbus oculi
Supercilium
Sulcus infrapalpebralis

Nasus.

Dorsum nasi
Apex nasi
Ala nasi

Os.

Sulcus nasolabialis
Philtrum
Labium superius
Labium inferius
Rima oris
Cavum oris
  Lingua
  Fauces
Bucca (Mala)
Sulcus mentolabialis
Mentum

Collum.

Cervix
Larynx
  Prominentia laryngea
Pharynx
Trachea
Oesophagus

Truncus.

Thorax.

Cavum thoracis
Pectus
Mamma
  Papilla mammae

Dorsum.

Columna vertebralis
Canalis vertebralis

Abdomen.

Cavum abdominis
Scrobiculus cordis
Umbilicus
Latus
Lumbus
Inguen

Pelvis.

Cavum pelvis
Mons pubis
Coxa
Nates (Clunes)
Anus
  Crena ani
Perineum

Extremitas superior.

Axilla
  Plica axillaris anterior
  Plica axillaris posterior
Acromion
Brachium
  Facies anterior
  Facies posterior
  Facies lateralis
  Facies medialis
Sulcus bicipitalis lateralis
Sulcus bicipitalis medialis
  Cubitus
Antibrachium
  Facies dorsalis
  Facies volaris
  Margo radialis
  Margo ulnaris
Manus
  Carpus
  Metacarpus

Dorsum manus
Vola manus (Palma)
Thenar
Hypothenar
Digiti manus
Pollex (Digitus I)
Index („ II)
Digitus medius (Digitus III)
Digitus annularis („ IV)
Digitus minimus („ V.)
Facies dorsales
Facies volares
Margines radiales
Margines ulnares

Extremitas inferior.

Femur
Facies anterior
Facies posterior
Facies lateralis
Facies medialis
Sulcus glutaeus
Genu
Poples
Patella
Crus
Facies anterior
Facies posterior
Sura
Malleolus lateralis
Malleolus medialis
Pes
Tarsus
Metatarsus
Dorsum pedis
Planta
Margo pedis lateralis
Margo pedis medialis
Calx
Digiti pedis
Hallux (Digitus I)
Digiti II—IV
Digitus minimus (Digitus V)
Facies dorsales
Facies plantares
Margines laterales
Margines mediales

Regiones corporis humani.

Hierzu zwei Tafeln und eine Abbildung im Texte.

Linea mediana anterior
Linea mediana posterior
Linea sternalis
Linea parasternalis
Linea mamillaris
Linea axillaris
Linea scapularis

Regiones capitis
Regio frontalis
Regio supraorbitalis
Regio parietalis
Regio occipitalis
Regio temporalis
Regio auricularis
Regio mastoidea
Regiones faciei
Regio nasalis
Regio oralis
Regio labialis superior
Regio labialis inferior
Regio mentalis
Regio orbitalis
Regio palpebralis superior
Regio palpebralis inferior
Regio infraorbitalis
Regio buccalis
Regio zygomatica
Regio parotideomasseterica
Fossa retromandibularis

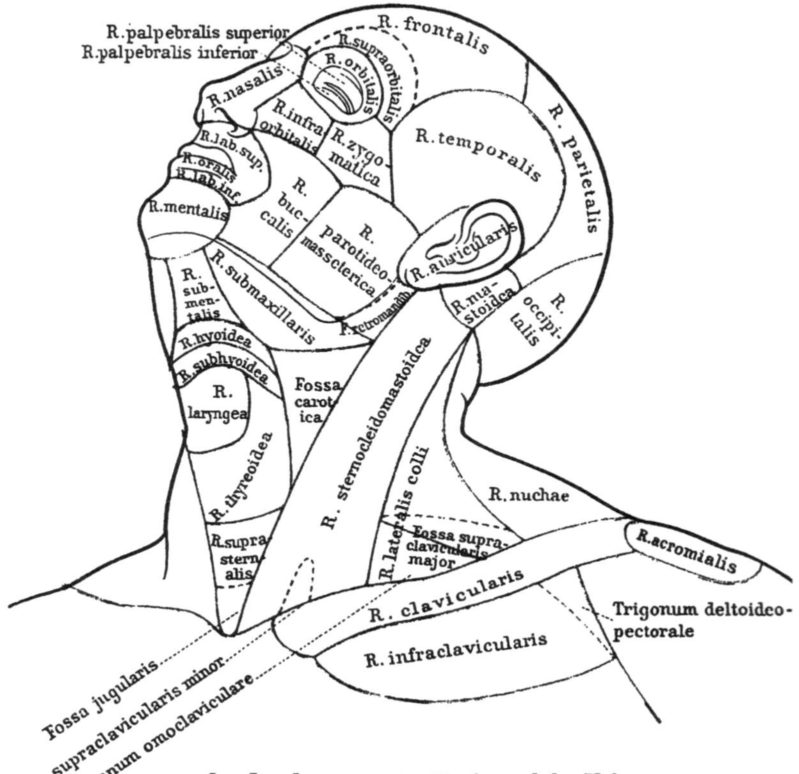

Fig. III. Die Regionen des Kopfes und des Halses.

Regiones colli
Regio colli anterior
- Regio submentalis
- Regio hyoidea
- Regio subhyoidea
- Regio laryngea
- Regio thyreoidea
- Regio suprasternalis
  - Fossa jugularis
- Regio submaxillaris
- Fossa carotica

Regio sternocleidomastoidea
- Fossa supraclavicularis minor

Regio colli lateralis
- Fossa supraclavicularis major
- Trigonum omoclaviculare

Regio colli posterior
- Regio nuchae
  - Fovea nuchae

Regiones pectoris
Regio pectoris anterior
- Regio sternalis
- Regio clavicularis
- Regio infraclavicularis
  - Trigonum deltoideopectorale
- Regio mammalis
- Regio inframammalis

Regio pectoris lateralis
Regio axillaris
Fossa axillaris
Regio costalis lateralis

Regiones abdominis

Regio epigastrica
Regio hypochondriaca
Regio mesogastrica
Regio umbilicalis
Regio abdominalis lateralis
Regio hypogastrica
Regio pubica
Regio inguinalis

Regiones dorsi

Regio mediana dorsi
Regio interscapularis
Regio scapularis
Regio suprascapularis
Regio infrascapularis
Regio lumbalis
Regio coxae
Regio sacralis
Regio glutaea
Regio perinealis
Regio analis
Regio urogenitalis
Regio pudendalis

Regiones extremitatis superioris

Regio acromialis
Regio deltoidea
Regio brachii lateralis
Regio brachii medialis
Regio brachii anterior
Regio brachii posterior
Regio cubiti anterior
Fossa cubitalis
Regio cubiti posterior
Regio olecrani
Regio cubiti lateralis
Regio cubiti medialis
Regio antibrachii volaris
Regio antibrachii dorsalis
Regio antibrachii radialis
Regio antibrachii ulnaris
Regio dorsalis manus
Regio volaris manus
Regiones digitales (manus)
Regiones dorsales digitorum
Regiones unguiculares
Regiones volares digitorum

Regiones extremitatis inferioris

Regio femoris anterior
Fossa subinguinalis
Regio femoris lateralis
Regio trochanterica
Regio femoris posterior
Regio femoris medialis
Regio genu anterior
Regio patellaris
Regio genu posterior
Fossa poplitea
Regio cruris anterior
Regio cruris posterior
Regio suralis
Regio cruris lateralis
Regio cruris medialis
Regio malleolaris lateralis
Regio malleolaris medialis
Regio retromalleolaris lateralis
Regio retromalleolaris medialis
Regio calcanea
Regio dorsalis pedis
Regio plantaris pedis
Regiones digitales pedis
Regiones dorsales digitorum pedis
Regiones unguiculares
Regiones plantares digitorum pedis

Berichtigungen.

Seite 66 lies unter *Os coxae* Zeile 9 und 10 *ischii* statt *ichii.*
„ 87 Myologia statt Myologie.
„ 133 *Bursae intermetatarsophalangeae* statt *Bursa intermetatarsophalangeae.*
„ 214 ist hinter *Ostium pharyngeum tubae* einzufügen *auditivae.*
„ 246 lies *Tunica fibrosa* statt *Capsula fibrosa.*

Abgeändert sind folgende Bezeichnungen der BNA:

Facies medialis ulnae in *Facies ulnaris ulnae* } nach Krause.
Facies lateralis radii in *Facies radialis radii* } nach Krause.

Plica malleolaris anterior (an der Außenfläche des Trommelfells) in *Plica membranae tympani anterior.*

Plica malleolaris posterior (an der Außenfläche des Trommelfells) in *Plica membranae tympani posterior.*

Substantia reticularis (der Medulla oblong.) in *Formatio reticularis.*

Radix descendens (mesencephalica) n. trigemini in *Radix mesencephalica n. trigemini.*

Nuclei radicis descendentis n. trigemini in *Nuclei radicis mesencephalicae n. trigemini.*

Osteologia et Syndesmologia.

Knochen- und Bänderlehre.

Sceleton, das Knochengerüst, setzt sich nach beendetem Wachstum zusammen aus 200[1] Knochen, die nach ihrer Form als *Ossa longa, Ossa brevia* und *Ossa plana*, lange, kurze und platte, unterschieden werden. Lufthaltige Räume bergende Knochen heißen *Ossa pneumatica*. Die langen Knochen haben ein Mittelstück, *Diaphysis*, und zwei Endstücke, *Epiphyses*, die von ersterem während der Entwickelung durch je eine Knorpelschicht, *Synchondrosis epiphyseos*, getrennt sind; die Epiphysenknorpel vermitteln das Längenwachstum der Knochen. *Apophyses* sind Knochenausladungen, die aus besonderen Kernen hervorgegangen sind; sie beteiligen sich an der Formung der Knochen. Die Oberfläche der Knochen wird von der Beinhaut, *Periosteum*, überzogen, das nur an den Gelenkflächen, *Facies articulares*, fehlt. Die äußere Masse des Knochens ist dicht: *Substantia compacta*, die innere schwammig: *Substantia spongiosa*. Erstere wird bei den langen Knochen auch als *Substantia corticalis*, letztere bei den platten Schädelknochen als *Diploë* bezeichnet. Die Zwischenräume der spongiösen Substanz, die in den Diaphysen einen größeren zylindrischen Hohlraum, *Cavum medullare*, bilden, sind von dem Knochenmark, *Medulla ossium*, ausgefüllt. *Medulla ossium flava*, gelbes Knochenmark, ist im Cavum medullare der Röhrenknochen, *Medulla ossium rubra*, rotes Knochenmark, in der spongiösen Substanz der Epiphysen, der Rippen und in der Diploë enthalten. Die Ernährungslöcher,

---

[1] Hierzu kommen noch sechs Gehörknöchelchen und eine wechselnde Anzahl Sesambeine.

Foramina nutritia, sind die äußeren Öffnungen der Ernährungskanäle, *Canales nutritii*, die durch die kompakte in die spongiöse Substanz führen.

Die Zusammenfügung der Knochen, *Junctura ossium*, ist entweder eine ununterbrochene, steife *Synarthrosis*, oder eine unterbrochene, gelenkige *Diarthrosis*. Die Verbindung zweier Knochenteile durch Bänder, *Ligamenta*, bezeichnet man als *Syndesmosis*. Sie sind gewissermaßen die sehnigen Teile des Skelets und verbinden entweder Teile eines Knochens (*Ligg. propria**) oder mehrerer Knochen (*Ligg.* oder *Membranae interosseae*). Die übrigen Bänder haben Beziehungen zu den Gelenken und finden sich entweder innerhalb oder häufiger außerhalb der Gelenkkapseln.

Die *Synarthrosis* kann verschiedener Art sein: 1. *Sutura*, Naht, bei der die Knochen durch eine dünne periostale Bindegewebslage, 2. *Synchondrosis*, bei der die Knochen durch echten Knorpel, 3. *Symphysis*, bei der sie durch Faserknorpel verbunden sind. 4. *Gomphosis* ist die Einkeilung eines Zapfens in ein Knochenfach (Zähne).

Die *Diarthrosis* ist entweder eine *Articulatio simplex*, an der sich zwei, oder eine *Articulatio composita*, an der sich mehrere Knochen beteiligen. Hinsichtlich der Beweglichkeit der Gelenke unterscheidet man straffe, *Amphiarthroses*, und freie, *Arthrodiae*; nach der Krümmung der Gelenkflächen: *Articulatio sphaeroidea*, Kugelgelenk, mit der Modifikation der *Enarthrosis*, Nußgelenk; *Ginglymus*, Charniergelenk; *Articulatio cochlearis*, Schraubengelenk; *Articulatio ellipsoidea*, Eigelenk; *Articulatio trochoidea*, Drehgelenk; *Articulatio sellaris*, Sattelgelenk.

Die *Facies articulares* sind die freien Oberflächen der die Knochen bekleidenden Knorpelplatten, *Cartilagines articulares*. Zwischen den Gelenkflächen eingeschaltete Knorpelscheiben heißen *Disci articulares*; Bandscheiben *Menisci articulares*. Die Verbreiterung einer Cartilago articularis durch angewachsenen Faserknorpel heißt *Labrum glenoidale*. Die Gelenkhöhle, *Cavum articulare*, wird geschlossen durch die Gelenkkapsel, *Capsula articularis*; sie besteht aus einer äußeren, derben Schicht, dem *Stratum fibrosum*, das in die Beinhaut übergeht, und einer inneren, zarten Schicht, dem *Stratum synoviale*, das am Gelenkknorpel endet. Faltenbildungen der letzteren Schicht sind die *Plicae synoviales*; kleinste Zotten, *Villi synoviales*, sondern den zähflüssigen Inhalt des Gelenks, die *Synovia*, ab.

Erster Abschnitt.

Columna vertebralis, **Wirbelsäule.**

Die Wirbelsäule besteht aus 33—34 übereinander gelagerten, nach gleichem Typus gebauten Knochenstücken, den Wirbeln, und gliedert sich in fünf Abteilungen: Halswirbelsäule, Brustwirbelsäule, Lendenwirbelsäule, Kreuzbein und Steißbein. Auf diese Abteilungen verteilen sich die einzelnen Wirbel der Zahl nach folgendermaßen:

Halswirbel, *Vertebrae cervicales*	7	Wahre Wirbel 24
Brustwirbel, *Vertebrae thoracales*	12	
Lendenwirbel, *Vertebrae lumbales*	5	
Kreuzbeinwirbel, *Vertebrae sacrales*	5	Falsche Wirbel 9—10
Steißbeinwirbel, *Vertebrae coccygeae*	4—5	

Die Wirbel des Kreuzbeins und Steißbeins werden, da sie zu je einem Knochen verwachsen, falsche, alle übrigen wahre Wirbel genannt; die wahren werden wieder nach dem Unterschiede der Gelenke in Beugewirbel und Drehwirbel geschieden; zu letzteren gehören nur die beiden obersten Halswirbel.

Typus des Wirbels: Jeder Wirbel besteht aus dem Wirbelkörper, *Corpus vertebrae*, dem Wirbelbogen, *Arcus vertebrae*, und den Fortsätzen. Der im Innern spongiöse Körper bildet den vorderen, stark verdickten Teil des Wirbels; seine obere Fläche ist leicht konkav, seine untere leicht konvex, beide rauh [Fibrocartilago intervertebralis], seine vordere und seitlichen Flächen sind in vertikaler Richtung konkav, erstere außerdem in querer Richtung konvex; seine hintere Fläche in beiden Richtungen konkav. Der ringförmige Wirbelbogen entspringt von den hinteren oberen Ecken des Körpers mit je einer Wurzel, *Radix arcus vertebrae*, und umschließt mit der hinteren Wand des Körpers das *Foramen vertebrale*; die übereinander gereihten Foramina vertebralia bilden den Wirbelkanal, *Canalis vertebralis* [Medulla spinalis nebst Häuten und Blutgefäßen]. Die Wurzel des Bogens erscheint durch eine obere seichte und untere tiefe Einbuchtung, *Incisura vertebralis superior* und *inferior*, verschmälert; die untere Inzisur eines Wirbels bildet zusammen mit der angrenzenden oberen Inzisur des nächstfolgenden Wirbels jedesmal ein *Foramen intervertebrale* [Ganglion spinale], das in den Wirbelkanal führt. Die Fortsätze bestehen aus vier Gelenk- und drei Muskelfortsätzen; erstere sind zwei obere und zwei untere, *Processus articulares superiores* und *inferiores*, mit entsprechenden Gelenkflächen, *Facies articulares superiores* und *inferiores*; letztere zwei seitliche oder Querfortsätze, *Processus transversi*, und ein unpaarer hinterer oder Dornfortsatz, *Processus spinosus*. Die Fortsätze entspringen sämtlich vom Wirbelbogen und zwar — mit Ausnahme des Proc. spinosus — dicht hinter der Bogenwurzel.

Besondere Kennzeichen und Abweichungen vom Typus bei den einzelnen Wirbelgruppen:

Halswirbel, *Vertebrae cervicales*. (Fig. 1) Körper niedrig, breit, im Querschnitt oval. Foramen vertebrale ein gleichseitiges Dreieck. Gelenkfortsätze niedrig, obere Gelenkfläche nach oben-hinten, untere nach unten-vorn gerichtet. Wichtigste Kennzeichen: Der kurze breite Querfortsatz besteht aus einem vorderen, vom Wirbelkörper entspringenden Teile, der ein Rippenrudiment vorstellt (*Processus costarius*), und einem hinteren Teile, dem eigentlichen Querfortsatze; beide umfassen das *Foramen transversarium* [Vasa vertebralia] und verschmelzen jenseits desselben miteinander; der Querfortsatz läuft in ein *Tuberculum anterius* und *posterius* aus und ist an seiner oberen Fläche tief ausgehöhlt (*Sulcus nervi spinalis*). Der abwärts geneigte Dornfortsatz ist in zwei seitliche Zacken gespalten.

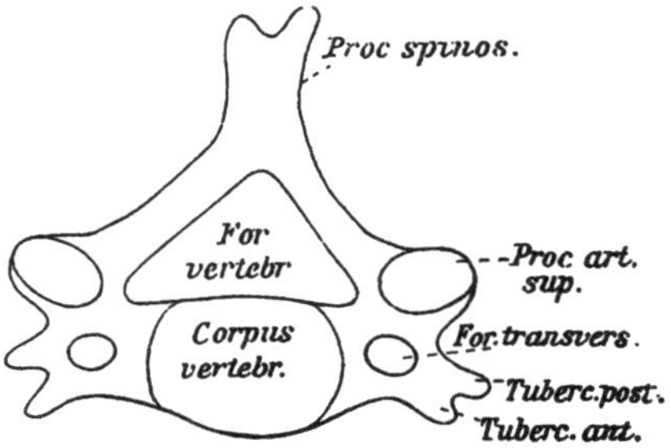

Fig. 1. Halswirbel, von oben.

6. Halswirbel: Besonders starkes Hervorspringen des Tuberculum anterius des Querfortsatzes, das wegen der Nähe der A. carotis communis (Kompression!) *Tuberculum caroticum* genannt wird.

7. Halswirbel: *Vertebra prominens* (Übergangsform zu den Brustwirbeln). Dornfortsatz ungeteilt, stark hervorragend. Foramen transversarium klein [nur für V. vertebralis] oder fehlend.

Atypisch sind der 1. und 2. Halswirbel, *Atlas* und *Epistropheus*.

Atlas. Er besitzt keinen Körper, gleicht daher einem Ringe. Man unterscheidet an ihm den kleineren *Arcus anterior*, den größeren *Arcus posterior* und die sie verbindenden *Massae laterales*. Der vordere Bogen trägt in der Mitte seiner vorderen Fläche das *Tuberculum anterius* [M. longus colli], gegenüber an der hinteren Fläche ein Gelenkgrübchen für den Zahn des Epistropheus, *Fovea dentis*, der hintere Bogen als rudimentären Dornfortsatz das *Tuberculum posterius* [M. rectus capitis post. min.]. Die Massae laterales besitzen obere bohnenförmige, konkave, öfters quer geteilte Gelenkgruben, *Foveae articulares superiores*, und untere ebene, median-abwärts geneigte Gelenkflächen *Facies articulares inferiores*, aber keine eigentlichen Gelenkfortsätze. Von den hinter den Gelenkflächen liegenden Incisurae vertebrales wird die obere furchenförmige nach der in ihr verlaufenden Arterie *Sulcus arteriae vertebralis* genannt. Die Querfortsätze [Mm. obliquus capitis sup. und inf., rectus capit. lateralis] springen außerordentlich stark hervor.

Epistropheus. Gekennzeichnet durch den mit dem Körper verschmolzenen, aufwärts ragenden Zahnfortsatz, *Dens*, der genetisch einen Teil des dem Atlas fehlenden Körpers bildet. An der vorderen und hinteren Seite des Zahns je eine Gelenkfläche, *Facies articularis anterior* und *posterior*, für den vorderen Atlasbogen und das Lig. transversum. Die lateral-abwärts geneigten oberen Gelenkflächen (ohne eigentliche Gelenkfortsätze) liegen seitwärts vom Zahn. Proc. spinosus [Mm. rectus capitis post. maj., obliquus capit. infer.] besonders kräftig. In seinem unteren Teile gleicht der Epistropheus den übrigen Halswirbeln.

Brustwirbel, *Vertebrae thoracales.* (Fig. 2.) Körper vorn niedriger als hinten, im Querschnitte bei den oberen und unteren Brustwirbeln oval, bei den mittleren annähernd dreieckig. Sein wichtigstes Kennzeichen die am hintersten Teile der Seitenfläche liegenden, für die Rippenköpfchen dienenden Gelenkgruben, *Foveae costales;* von ihnen besitzt der 2. bis 9. Brustwirbelkörper je eine unvollständige oder halbe am oberen und unteren Rande (*Fovea costalis superior* und *inferior*); zwei aneinander grenzende halbe bilden zusammen eine vollständige Gelenkgrube; der 1. Brustwirbel trägt eine untere halbe und eine obere vollständige (an letzterer kann aber auch der 7. Halswirbel teilnehmen), der 11. und 12. Brustwirbel nur je eine vollständige und der 10. Brustwirbel nur eine obere halbe Gelenkgrube. — Proc. transversi ziemlich nach hinten gerichtet, an den oberen acht bis neun Brustwirbeln sehr kräftig, an den übrigen schwach entwikkelt; ihr Hauptmerkmal die für das Rippenhöckerchen bestimmte *Fovea costalis transversalis*, die an der vorderen Fläche des verdickten Endes liegt und den beiden untersten Querfortsätzen fehlt. Proc. articulares vertikal gestellt, obere Gelenkflächen nach hinten, untere nach vorn sehend. Proc. spinosi lang, zugespitzt, an den mittleren Brustwirbeln sich dachziegelförmig deckend. Foramen vertebrale rundlich, kleiner als an Hals- und Lendenwirbeln.

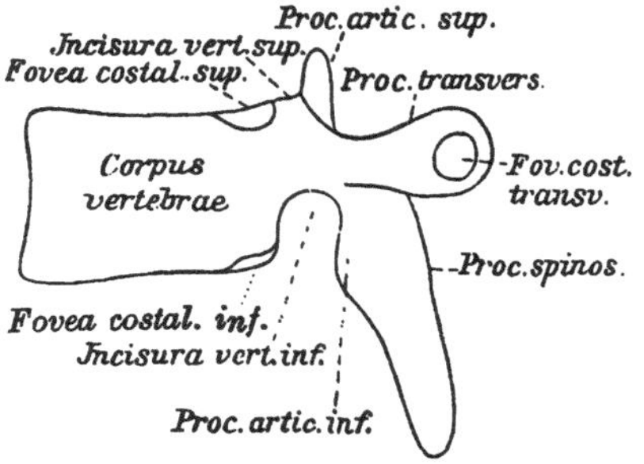

Fig. 2. Brustwirbel, von der Seite.

Lendenwirbel, *Vertebrae lumbales.* Negative Kennzeichen: Das Fehlen der Foveae costales und der Foramina transversaria. Körper im Querschnitt oval oder nierenförmig. Proc. transversi lang, transversal gerichtet. Proc. articulares in der Sagittalebene liegend, mit oberen konkaven, nach innen, und unteren konvexen, nach außen sehenden Gelenkflächen; die oberen Gelenkfortsätze eines unteren Wirbels umfassen also die unteren des nächsthöheren Wirbels von außen her. Zwei kleine, meist auch den untersten Brustwirbeln zukommende Muskelfortsätze liegen der eine, *Processus mamillaris* [Mm. multifidus, intertransversarii mediales], am hinteren Umfange des oberen Gelenkfortsatzes, der andere, *Processus accessorius* [Mm. longissimus dorsi, intertransversarii mediales] zwischen oberem Gelenkfortsatz und der Wurzel des Querfortsatzes Proc. spinosi schmal, hoch, horizontal-rückwärts gerichtet. Foramen vertebrale dreiseitig abgerundet.

Beim Vergleiche zwischen Brust- und Lendenwirbeln erscheint dem Querfortsatze der Brustwirbel nur der Proc. accessorius homolog, der Lendenwirbelquerfortsatz dagegen stellt ein Rippenrudiment vor, daher besser *Processus costarius* benannt.

Kreuzbein, *Os sacrum.* Ein durch knöcherne Verschmelzung von fünf Wirbeln entstandener, keil- und schaufelförmiger

Knochen. Er besitzt eine obere Fläche, *Basis ossis sacri*, eine vordere oder Beckenfläche, *Facies pelvina*, eine hintere oder Rückenfläche, *Facies dorsalis*, zwei Seitenflächen und ein unteres abgestumpftes Ende, *Apex ossis sacri*, zur Verbindung mit dem Steißbein.

Basis. Ihr mittlerer Teil eine ovale Fläche zur Verbindung mit dem Körper des 5. Lendenwirbels; rückwärts davon eine dreieckige, in den *Canalis sacralis* führende Öffnung; jederseits von ihr die frontal gestellten *Processus articulares superiores* des 1. Kreuzbeinwirbels mit rückwärts sehenden Gelenkflächen.

Facies pelvina. In vertikaler Richtung stark ausgehöhlt, mit vier, die Verwachsungsstellen der Wirbelkörper andeutenden Querleisten, *Lineae transversae*, versehen; seitwärts von ihnen vier Paar Löcher, *Foramina sacralia anteriora* [Äste des Plexus sacralis und pudendus], die abwärts kleiner werden. Der obere Rand des Körpers des 1. Kreuzbeinwirbels, mit dem die Facies pelvina an die Basis grenzt, ist stark konvex nach vorn gebogen (*Promontorium*) und geht jederseits in eine stumpfe, nach vorn konkave Kante über, die den Partes laterales des 1. Kreuzbeinwirbels angehört. Die hierdurch entstehende dreimal gekrümmte Linie ist die Pars sacralis lineae terminalis des Beckens.

Facies dorsalis. Rückwärts konvex, uneben, höckrig; in der Mittellinie die durch Verschmelzung der Dornfortsätze gebildete *Crista sacralis media*, lateral und etwa parallel mit ihr die *Cristae sacrales articulares* (verschmolzene Gelenkfortsätze), die abwärts in die griffelförmigen *Cornua sacralia* auslaufen; letztere begrenzen den unteren Zugang zum Canalis sacralis, den *Hiatus sacralis*, der oft weit aufwärts ragt; dicht an der äußeren Seite der Cristae sacrales articulares die *Foramina sacralia posteriora* [Rami posteriores der Nn. sacrales]. Sie bilden, wie die vorderen, Eingänge zu Kanälen, die das Kreuzbein in sagittaler Richtung durchbohren und mit dem Canalis sacralis durch *Foramina intervertebralia* kommunizieren; lateralwärts von den hinteren Kreuzbeinlöchern jederseits eine dritte höckrige Leiste, *Crista sacralis lateralis* (verschmolzene Querfortsätze); zwischen ihr und dem oberen Seitenrande des Kreuzbeines die *Tuberositas sacralis* [Ligg. sacroiliaca interossea].

Seitenfläche. Ihr oberer, rückwärts an die Tuberositas sacralis grenzender Teil bildet eine ohrförmige, überknorpelte Fläche, *Facies auricularis* [Facies auricul. oss. ilium], ihr unterer Teil ist nur Seitenrand. Die gesamte zwischen Seitenfläche und Kreuzbeinlöchern liegende Masse (verschmolzene Querfortsätze und Rippenrudimente) nennt man *Pars lateralis*. — Das weibliche Kreuzbein ist breiter, kürzer und weniger gewölbt als das männliche.

Steißbein, *Os coccygis*. Besteht aus vier, seltener fünf rudimentären Wirbelkörpern. Am 1. Wirbel die aufwärts ragenden *Cornua coccygea*, rudimentäre obere Gelenkfortsätze, zwischen denen die Verbindungsfläche für den letzten Kreuzbeinwirbel liegt; Andeutungen von Querfortsätzen am 1. und 2. Wirbel.

Die Wirbelsäule als Ganzes.

Der Verlauf der Wirbelsäule zeigt eine vierfache Krümmung: Hals- und Lendenteil (die nicht mit Nebenknochen verbundenen Teile) sind nach vorn, Brust- und Sakralteil (die mit Nebenknochen verbundenen Teile) nach hinten konvex; der Übergang aus einer Krümmung in die andere ist ein allmählicher, jedoch der vom Lendenteil zum Kreuzbein (*Promontorium*) ein scharfer.

Die absolute Größe der Wirbel nimmt bis zum Kreuzbein langsam zu, von da bis zum Steißbein schnell ab. Die Breite der Wirbelkörper ist am geringsten beim 4. und 5. Brustwirbel, wächst von da ab aufwärts etwas, abwärts bis zum Promontorium bedeutend; die Höhe derselben, am Halsteile ungefähr gleich, nimmt von da ab bis zum Lendenteile zu. Die Querfortsätze ragen am weitesten hinaus an den Lendenwirbeln und am Atlas, am geringsten an unteren Brust- und oberen Halswirbeln. Die ganze Reihe der Quer- und Dornfortsätze begrenzt die beiden Rückenfurchen, *Sulci dorsales** [lange Rückenmuskeln].

Die Lücken zwischen den Wirbelbogen, *Spatia intercruralia** [Ligg. flava], sind am höchsten zwischen Hinterhauptbein, 1. und 2. Halswirbel, am niedrigsten an der oberen Brust- und unteren Halsgegend. Die Foramina intervertebralia, im ganzen 29 (einschließlich der Spalte zwischen Os occipitale und Atlas), nehmen vom Hals- bis zum Lendenteil an Größe zu. Der Wirbelkanal ist im Querschnitte im Hals- und Lendenteile dreiseitig, im Brustteile kreisförmig und enger als dort, im Sakralteile halbmondförmig, nach vorn konkav.

Entwicklung. Die erste Anlage der Wirbelsäule bildet die fadenförmige *Chorda dorsalis**, die in der Medianebene entlang der Ventralseite des Spinalrohres (Rückenmarkes) zieht und bis in den Schädel hineinreicht. Sie ist wahrscheinlich entodermalen, das gesamte übrige Skeletgewebe hingegen mesodermalen Ursprungs. Zu beiden Seiten der Chorda gruppieren sich die den späteren Wirbeln nicht entsprechenden Urwirbel, die ventralwärts die Chorda, dorsalwärts das Rückenmark umwachsen. Aus diesem von den Rückenmarksnerven durchbohrten häutigen Gebilde entsteht die knorpelige Wirbelsäule durch derartige Segmentierung, daß die Reihe der Wirbel mit der der Rückenmarksnerven übereinstimmt. Die Chorda geht dabei innerhalb der Wirbelkörper zugrunde, Reste von ihr erhalten sich jedoch in den Gallertkernen der Zwischenwirbelscheiben. — Die Verknöcherung der wahren Wirbel geht aus von drei Hauptkernen, einem im Körper und zwei im Bogen, und mehreren sekundären Kernen an den Endflächen der Körper (scheibenförmige Epiphysen) und den Spitzen der Dorn-, Quer- und Mamillarfortsätze, z. T. auch der Gelenkfortsätze. Bei den Kreuzbeinwirbeln, sowie auch beim 6. und 7. Halswirbel treten noch sekundäre Kerne für die Rippenrudimente hinzu. Epistropheus: außer den drei Hauptkernen ein vierter im Dens. Atlas: je ein Hauptkern in den Massae laterales und ein sekundärer Kern im Arcus anterior. Steißbein: in jedem Wirbel ein Kern.

Ligamenta et articulationes columnae vertebralis et cranii, **Bänder und Gelenke der Wirbelsäule und des Schädels.**

Einteilung:

I. Gemeinsame, der gesamten Wirbelsäule angehörige Bänder.
II. Bänder, zwischen den einzelnen Beuge- und falschen Wirbeln sich wiederholend, und zwar
 a) zwischen den Körpern,
 b) zwischen Bogen und Fortsätzen,
III. Verbindung der Drehwirbel und des Hinterhauptbeins.

I. Gemeinsame Bänder sind zwei, ein vorderes und ein hinteres. Ersteres, das *Lig. longitudinale anterius*, überzieht die Vorderfläche der Wirbelkörper, abwärts breiter werdend, vom Körper des Hinterhauptbeins an bis zum 1. Kreuzbeinwirbel; ist befestigt am Periost der Wirbelkörper und an den Zwischenwirbelscheiben. Das hintere, *Lig. longitudinale posterius*, überkleidet die hintere Fläche der Wirbelkörper gleichfalls vom Körper des Hinterhauptbeins ab bis in den Kreuzbeinkanal; zeigt Verbreiterungen im Brust- und Lendenteile an den Zwischenwirbelscheiben, gleichmäßige Breite im Halsteile.

II. Bänder zwischen den einzelnen Wirbeln. a) Die knorpligen Endflächen der Wirbelkörper sind verbunden durch die Zwischenwirbelscheiben, *Fibrocartilagines intervertebrales*, die aus einem äußeren breiten Faserringe, *Annulus fibrosus*, und einem inneren gallertartigen Kerne, *Nucleus pulposus* (Rest der Chorda dorsalis) bestehen; zwischen beiden eingelagert Knorpelzellen — Verbindung der Kreuzbeinwirbel ursprünglich durch Zwischenwirbelscheiben, später aber (16. bis 30. Lebensjahr) durch Synostose; zwischen Kreuzbein und Steißbein (*Symphysis sacrococcygea*), sowie zwischen den Wirbeln des letzteren entweder gleichfalls faserknorplige Verbindung oder Verknöcherung.

b) *Ligg. flava*, die Zwischenräume der Bogen ausfüllend.

Capsulae articulares, die zwischen den oberen und unteren Gelenkfortsätzen liegenden Gelenke umschließend, teils sehr straff.

Ligg. intertransversaria, zwischen den Querfortsätzen.

Ligg. interspinalia, zwischen je zwei Dornfortsätzen. *Lig. supraspinale*, zwischen den Dornspitzen und über sie hinwegziehend, bildet den hinteren Rand der vorigen Ligamente, reicht vom 7. Halswirbel bis zum Kreuzbein. Am Halsteile entspricht ihm das rückwärts zwischen die Muskulatur eindringende *Lig. nuchae*; oberer Anheftungspunkt: Protuberantia occipit. externa.

Verstärkungsbänder für die Verbindung zwischen Kreuzbein und Steißbein: *Lig. sacrococcygeum posterius superficiale*, Verschlußband des Hiatus sacralis; *Lig. sacrococcygeum posterius profundum* (Fortsetzung des Lig. longitudinale post.), der Rückseite der Wirbelkörper aufliegend; *Ligg. sacrococcygea lateralia* zwischen den Hörnern und seitlichen Teilen der beiden Knochen; *Lig. sacrococcygeum anterius* (Fortsetzung des Lig. longitudinale ant.) an der Vorderfläche des letzten Sakralwirbels und des Steißbeins.

Funktion der ganzen Wirbelsäule: 1. Beugung und Streckung, am stärksten im Hals- und Lendenteile, ganz gering im Brustteile, 2. Seitwärtsbewegung, 3. Torsion, nur im Brust- und (am stärksten) im Halsteile. Der beweglichste Abschnitt demnach die Halswirbelsäule.

III. Verbindung der Drehwirbel und des Hinterhauptbeins (Kopfgelenk im weiteren Sinn).

1. *Articulatio atlantoepistrophica* besteht aus vier Gelenken: a) und b) den beiden seitlichen zwischen den oberen Gelenkflächen des Epistropheus und den unteren des Atlas, c) dem vorderen Zahngelenk (Fick) zwischen Zahn (Facies articularis ant.) und vorderem Atlasbogen (Fovea dentis), d) dem hinteren Zahngelenk (Fick) zwischen Zahn (Facies articularis post.) und Lig. transversum (überknorpelte Vorderfläche). Jederseits vom Zahn gelegene Schleimbeutel hängen mit dem hinteren Zahngelenk stets, mit den übrigen Gelenken bisweilen zusammen. *Capsulae articulares:* der beiden Zahngelenke zart, der seitlichen Gelenke stärker, aber schlaff. Befestigungsbänder:

a) *Lig. cruciatum atlantis*, bestehend aus einem zwischen den Seitenteilen des Atlas ausgespannten, der Hinterfläche des

Zahns anliegenden Querstück, *Lig. transversum atlantis*, und zwei von diesem ausgehenden vertikalen Stücken, einem am vorderen Rande des Foramen occipitale magnum angehefteten oberen und einem am Körper des Epistropheus angehefteten unteren Schenkel.

b) *Ligg. alaria*, sehr kräftig, vom oberen Teile des Zahns lateral-aufwärts zu den medialen Seiten der Condyli occipitales.

c) *Lig. apicis dentis*, sehr schwach, von der Spitze des Zahns zum vorderen Rande des Foramen occipitale magnum, ein Überrest der Chorda dorsalis.

Funktion: Drehbewegungen des Kopfes (Atlas + Schädel) um die vertikale Achse des Zahns. Die Befestigungsbänder, insbesondere Lig. cruciatum, verhindern, daß der Zahn auf das Rückenmark drückt.

2. *Articulatio atlantooccipitalis.* Gebildet von zwei symmetrischen Gelenken zwischen den oberen konkaven Gelenkflächen des Atlas und den konvexen Condyli occipitales. *Capsulae articulares* schlaff. Zwischen vorderem Atlasbogen und vorderem Rande des Foramen occipitale magnum ist die straffe *Membrana atlantooccipitalis anterior* (im mittleren Teil mit dem Lig. longitudinale ant. verschmolzen), zwischen hinterem Atlasbogen und hinterem Rande desselben Loches die lockere *Membrana atlantooccipitalis posterior* (durchbohrt von den Vasa vertebralia) ausgespannt.

Funktion: Nickbewegungen des Kopfes um eine transversale Achse, geringe seitliche Bewegungen.

Ein gemeinsames Band für die Articulatio atlantoepistrophica und atlantooccipitalis bildet die *Membrana tectoria*, eine Verstärkungsschicht des obersten Teils des Lig. longitudinale posterius, die die Ligg. alaria, cruciatum und apicis dentis von hinten her völlig bedeckt.

Zweiter Abschnitt.

Thorax, **Brustkorb.**

Der knöcherne Brustkorb wird außer von den Brustwirbeln von den mit diesen gelenkig verbundenen zwölf Paaren Rippen, *Costae*, und dem Brustbein, *Sternum*, das von den vorderen Rippenenden umfaßt wird, gebildet.

Sternum, **Brustbein.**

Ein platter, langgezogener Knochen, der den mittleren Teil der vorderen Thoraxgegend einnimmt; oben wesentlich breiter und dicker, sowie der Wirbelsäule näher liegend, als unten; vordere Fläche [Mm. pectoralis major, sternocleidomastoideus] leicht konvex, hintere Fläche [Mm. sternohyoideus, sternothyreoideus, transversus thoracis, Diaphragma] leicht konkav. Man unterscheidet an ihm den oberen breiten Teil, den Handgriff, *Manubrium sterni*, den mittleren, etwas schmäleren, längsten Teil, den Körper, *Corpus sterni*, und den untersten kleinsten Teil, den Schwertfortsatz, *Processus xiphoideus*.

Ränder. Am mittleren Teile des oberen Randes des Manubriums die *Incisura jugularis*, dicht daneben jederseits die *Incisura clavicularis* [Extremitas sternalis claviculae]; an den seitlichen Rändern des Manubriums und des Körpers die sieben *Incisurae costales* [Cartilagines costales der Costae verae], die erste und größte unterhalb der Incisura clavicularis, die zweite zwischen Manubrium und Corpus, die siebente zwischen letzterem und Proc. xiphoideus.

Die Verbindung zwischen Manubrium und Corpus, *Synchondrosis sternalis* (Ansatzstelle der 2. Rippe entsprechend), ist knorplig, seltener gelenkig und bildet oft einen nach vorn vorspringenden Winkel, *Angulus sterni* (*Ludovici**). — Der nicht immer verknöcherte Proc. xiphoideus ist von wechselnder Form, zugespitzt oder verbreitert, gespalten oder ungespalten oder durchlöchert, auswärts oder einwärts gezogen; seine Verbindung mit dem Corpus meist Synchondrose.

Das Sternum entwickelt sich aus zwei knorpligen Längsleisten, die aus der Vereinigung der vorderen Enden der wahren Rippen entstanden sind und später in der Medianlinie miteinander verwachsen. Etwaiges Ausbleiben dieser Verwachsung bedingt eine Fissura sterni. Knochenkerne: im Manubrium und Proc. xiphoideus je 1 bis 2, im Corpus eine größere Anzahl. — Zwei bisweilen am oberen Rande des Sternums sich vorfindende kleine Knochen, *Ossa suprasternalia* (selbständig gebliebene Reste aus den oberen Teilen jener Knorpelleisten) stellen nebst den Disci articulares des Sternoklavikulargelenks Rudimente eines Episternalapparates dar.

Costae, **Rippen.**

Die Rippen, *Costae*, sind zwölf Paar spangenförmig gekrümmte Knochen, deren sieben obere Paare als wahre Rippen, *Costae verae*, von den übrigen, den falschen Rippen, *Costae* *spuriae*, unterschieden werden; die wahren treten mit dem Brustbein in Verbindung, die falschen nicht; von diesen legen sich die 8. bis 10. Rippe mit ihrem Knorpel jedesmal an den der vorhergehenden an, die 11. und 12. dagegen endigen ganz frei (*Costae fluctuantes**).

Jede Rippe besteht aus einem hinteren, größeren, knöchernen und einem vorderen, kleineren, knorpligen Teile, *Os costale* und *Cartilago costalis*.

Am Rippenknochen, *Os costale*, sind zu unterscheiden: a) das Rippenköpfchen, *Capitulum costae* = vertebrales Rippenende, b) der Rippenhals, *Collum costae*, von dort bis zum Rippenhöckerchen, *Tuberculum costae*, reichend, c) der übrige Abschnitt = Rippenkörper, *Corpus costae*. Am Rippenköpfchen: die *Facies articularis capituli costae*, an der ersten und den beiden letzten Rippen einfach, an den übrigen aber durch eine quere Leiste, *Crista capituli* [Lig. capituli costae interarticulare] in ein oberes und unteres, der Fovea costalis inferior und superior der Wirbelkörper entsprechendes Feld geteilt. Am Rippenhöckerchen: die *Facies articularis tuberculi costae* [Fovea costalis transversalis], die der 11. und 12. Rippe fehlt. Am Rippenkörper sind bemerkenswert: der an der Innenfläche dem unteren Rande entlang ziehende *Sulcus costae* [Rami anteriores der Nn. thoracales und Vasa intercostalia]; an der Außenfläche der rauhkantige *Angulus costalis* [M. iliocostalis]; an der 1. und 2. Rippe mit dem Tuberculum zusammenfallend, rückt er nach den unteren Rippen zu immer mehr lateralwärts (hier Richtungsänderung der Rippe). — Die Krümmung des ganzen Rippenknochens ist eine dreifache: 1. nach der Fläche (der seitlichen Thoraxwölbung entsprechend), 2. nach der Kante (auf horizontaler Unterlage liegt eine Rippe nicht in ganzer Länge auf), 3. um die Längsachse (Torsionskrümmung).

Rippenknorpel, *Cartilago costalis*. Seine Länge und Umbiegung nimmt bis zur 7. Rippe zu, von da an wieder ab. Die Knorpel der 6. und 7., bisweilen auch der 5. und 6. Rippe, sind durch breite Fortsätze gelenkig verbunden.

Besonderheiten der beiden ersten Rippen. Die 1. Rippe, die kürzeste von allen, liegt in gleicher Ebene mit der Apertura thoracis sup., hat daher annähernd auf- und abwärts gerichtete Flächen; an ihrem Innenrande nahe dem vorderen Ende das *Tuberculum scaleni* (*Lisfranci*) [M. scalenus anterior], dahinter der *Sulcus subclaviae* [A. subclavia]. Die 2. Rippe ähnlich gestaltet wie die 1.; im mittleren Teil ihrer äußeren Fläche die *Tuberositas costae II.* [M. serratus anterior].

Die ganze Rippe. In ihrem Verlaufe drei Strecken unterscheidbar: a) vom Rippenköpfchen lateral-rück-, aber nur wenig abwärts bis zum Angulus, b) von da schräg abwärts und bogenförmig nach vorn bis zum tiefsten Rippenpunkte, c) vom letzteren ab wieder sternal-aufwärts. Der tiefste Punkt fällt an den beiden obersten Rippen in die Knochen-Knorpelgrenze, sonst in den Rippenknorpel. — Die Länge der ganzen Rippe nimmt bis zur 7. oder 8. Rippe zu, von da an wieder ab.

Verknöcherung der Rippen von einem Hauptkerne aus im Rippenkörper und später je einem Epiphysenkerne im Tuberculum und Capitulum. — Vermehrung der Rippen häufig, erklärlich durch stärkere Entwickelung der Proc. costarii unterer Hals- oder oberer Lendenwirbel.

Der Thorax als Ganzes.

Der Brustkorb, *Thorax,* wird gebildet durch Brustwirbelsäule, Rippen und Brustbein. Seine Gestalt ähnelt einem Kegel, dessen Spitze und Basis nach vorn schräg abgeschnitten und dessen hintere Gegend stark abgeplattet ist. Das *Cavum thoracis* erscheint durch das Vorspringen der Wirbelsäule nach innen zu auf Horizontalschnitten nierenförmig; die Ausbuchtungen zu beiden Seiten der Wirbelsäule heißen Lungenfurchen, *Sulci pulmonales.*

Die Wände des Thorax, die nicht scharf voneinander abgegrenzt sind, werden unterschieden als vordere, hintere und zwei seitliche. Am kürzesten die vordere, im mittleren Teile etwas abgeflachte (*Planum sternale*), am längsten die seitlichen; zwischen letzteren und der hinteren Wand bilden die Anguli costarum die Grenze.

Der Thorax ist oben und unten geöffnet. Die *Apertura thoracis superior,* vom 1. Brustwirbel, 1. Rippenpaar und Manubrium sterni begrenzt, ist herzförmig und schräg nach vorn geneigt. Die viel größere *Apertura thoracis inferior* [Diaphragma] besteht aus einer hinteren, vom 12. Brustwirbel, dem letzten Rippenpaare und den Spitzen der elften Rippen begrenzten Abteilung, deren Ebene gleichfalls nach vorn abfällt, und einer vorderen Abteilung, die in steiler Ebene liegt und als winkliger Ausschnitt (*Angulus infrasternalis*) der vorderen Thoraxwand erscheint; die seitlichen Grenzen des letzteren bildet jederseits eine vom Schwertfortsatze an über die unteren Ränder des 7. bis 10. Rippenknorpels laufende, abwärts konvexe Linie, der *Arcus costarum.* — Seitliche Öffnungen bilden die *Spatia intercostalia* [Mm. et Ligg. intercostalia].

Articulationes costovertebrales, **Gelenkverbindungen zwischen Rippen und Wirbeln.**

I. *Articulationes capitulorum*, Verbindungen zwischen den Capituli costarum und den Foveae costales der Wirbelkörper. Die Gelenkhöhle wird an der 2. bis 10. Rippe durch das zwischen Crista capituli und Zwischenwirbelscheibe ausgespannte *Lig. capituli costae interarticulare* in eine obere und untere Abteilung getrennt. Die *Capsula articularis* wird vorn verstärkt durch das *Lig. capituli costae radiatum.*

II. *Articulationes costotransversariae*, Verbindungen zwischen den Tubercula costarum und den Foveae costales der Proc. transversi. Die *Capsulae articulares* schlaff, verstärkt durch

1. die *Ligg. costotransversaria anterius et posterius*; das vordere vom Rippenhals zum unteren Rande der nächst höheren Rippe und des zugehörigen Querfortsatzes, lateralwärts mit dem Lig. intercostale internum zusammenhängend; das hintere, dorsalwärts vom vorigen, vom Rippenhals zur hinteren Fläche des Gelenk- und Querfortsatzes des höheren Wirbels,

2. das *Lig. colli costae*, eine Ausfüllmasse des *Foramen costotransversarium*, d. i. der Lücke zwischen Rippenhals und Querfortsatz,

3. die *Ligg. tuberculi costae*; ein unteres zwischen Rippenhöckerchen und zugehörigem Querfortsatz, ein oberes unbeständiges zwischen Rippenhöckerchen und nächst höherem Querfortsatz.

In diese Gruppe zu rechnen ist auch das *Lig. lumbocostale*, das, zwischen der untersten Rippe, den Querfortsätzen der Lendenwirbel und der Crista iliaca ausgespannt, zugleich das vordere Blatt der Fascia lumbodorsalis bildet.

Die Verbindung zwischen Rippe und Wirbel ein kombiniertes Drehgelenk. Funktion: Rotation um die Längsachse des Rippenhalses, d. i. Heben und zugleich Entfernen der vorderen Rippenteile von der Wirbelsäule (Thoraxerweiterung — Einatmung) und Senken derselben (Ausatmung).

Articulationes sternocostales, **Gelenkverbindungen zwischen Brustbein und Rippen.**

Der Knorpel der 1. Rippe ist meistens, der der 6. und 7. Rippe häufig mit dem Brustbein verwachsen; sonst befinden sich zwischen den wahren Rippen und Brustbein Gelenke. Die Gelenkhöhle der 2. Rippe ist häufig geteilt durch ein *Lig. sternocostale interarticulare*. Die *Capsulae articulares* werden vorn und hinten durch die *Ligg. sternocostalia radiata* verstärkt; *Membrana sterni*:

mit dem Periost verflochtene Faserzüge der vorigen Ligamente; *Ligg. costoxiphoidea*: Faserzüge zwischen 6. und 7. Rippe und Schwertfortsatz.

Articulationes interchondrales, Verbindungen zwischen den Rippenknorpelfortsätzen (5. bis 7. Rippe), Amphiarthrosen.

Ligg. intercostalia, Fortsetzungen der gleichnamigen Muskeln und von gleichem Faserverlaufe wie diese; die *Ligg. intercostalia externa* zwischen den Rippenknorpeln, schräg von oben nach unten und vorn, die *Ligg. intercostalia interna* zwischen den hinteren Rippenenden, schräg von oben nach unten und hinten.

Dritter Abschnitt.

Cranium, Schädel.

Der aus 22 einzelnen Knochen sich zusammensetzende Schädel, *Cranium*, gliedert sich, als Ganzes betrachtet, in zwei Hauptteile: die Schädelkapsel oder den Hirnschädel, *Cranium cerebrale* [Encephalon], und den an seiner unteren (ventralen) Wand sich anlagernden, zu mehrfachen viszeralen Gebilden in Beziehung tretenden Gesichts- oder Viszeralschädel, *Cranium viscerale*. Am Hirnschädel ist das gewölbte Schädeldach, *Calvaria*, und die abgeflachte Schädelbasis, *Basis cranii*, zu unterscheiden. Ersteres weist drei Regionen auf: vorn die Stirn, *Frons*, hinten das Hinterhaupt, *Occiput*, und in der Mitte die am höchsten gewölbte Region, den Scheitel, *Vertex*; der Stirn fügt sich unterwärts die Gesichtsregion, *Facies* (*ossea*), an, deren Knochen den größten Teil des Cranium viscerale ausmachen.

Verbindungsarten zwischen den Schädelknochen: 1. am häufigsten Nähte, *Suturae*, die nur an den Belegknochen auftreten; sie sind einzuteilen in a) Zackennähte, *Suturae serratae*, b) Schuppennähte, *Suturae squamosae*, c) *Harmonia*, einfache Aneinanderlagerung (selten), 2. Synchondrosen, 3. Gelenke (Kiefergelenk und Gelenke der Gehörknöchelchen). — *Ossa suturarum*, Naht- oder Schaltknochen, sind zwischen den Nähten liegende, selbständige, aus besonderen Knochenkernen hervorgegangene Knochenstückchen.

Die Knochen des Schädeldaches bestehen aus zwei Platten kompakter Substanz, der stärkeren *Lamina externa*, und der dünneren, leicht brüchigen *Lamina interna*, sowie der zwischen beiden eingeschlossenen spongiösen Substanz, *Diploë*; letztere ist reich an Venen, deren größere Ästchen in den baumartig sich verzweigenden *Canales diploëtici* (*Brescheti*) verlaufen, die mit Öffnungen an der äußeren oder inneren Lamelle enden. — Sämtliche Knochen des Hirnschädels besitzen nur an der Außenfläche ein Periost (*Pericranium*), innen wird es durch die Dura mater vertreten.

Allgemeine Merkmale der Knochen des Hirnschädels sind die an deren inneren Fläche zahlreich auftretenden *Juga cerebralia* und *Impressiones digitatae* [Sulci et Gyri cerebri], die *Sulci arteriosi* und *venosi* — letztere oft mit nach außen führenden Öffnungen, *Foramina emissaria**, versehen — und die von Wucherungen der Hirnhäute herstammenden, unregelmäßig gestalteten *Foveolae granulares* (*Pacchioni*). Die übrigen Merkmale kommen allen Schädelknochen gemeinsam zu.

Einteilung der gesamten Schädelknochen:

I. Ossa cranii, Knochen des Hirnschädels.
   1. Os occipitale, Hinterhauptbein,
   2. Os sphenoidale, Keil- oder Wespenbein
   3. und 4. Ossa temporalia, Schläfenbeine.
   5. und 6. Ossa parietalia, Scheitelbeine,
   7. Os frontale, Stirnbein.

II. Ossa faciei, Knochen des Viszeralschädels oder Gesichtsknochen.
   a) Knochen der Nasenregion.
   8. Os ethmoidale, Siebbein,
   9. und 10. Conchae inferiores, untere Muscheln,
   11. und 12. Ossa lacrimalia, Tränenbeine,
   13. und 14. Ossa nasalia, Nasenbeine,
   15. Vomer, Pflugscharbein.
   b) Knochen der Kieferregion.
   16. und 17. Maxillae, Oberkiefer,
   18. und 19. Ossa palatina, Gaumenbeine,
   20. und 21. Ossa zygomatica, Jochbeine,
   22. Mandibula, Unterkiefer.

Diesen Knochen reiht sich noch das Zungenbein, *Os hyoideum*, an, das zwar dem eigentlichen Schädel nicht mehr zugehörig ist, aber mit Teilen desselben gemeinsame Entwickelung hat (vgl. S. 51). — Der obere Teil des Siebbeins, die Lamina cribrosa, ist dem Hirnschädel zuzurechnen.

I. *Ossa cranii,* Knochen des Hirnschädels.

Os occipitale, Hinterhauptbein.

Bildet den hintersten Teil der Schädelkapsel, teils dem Schädeldache, teils der Schädelbasis angehörend. Gestalt: ein Schöpflöffel mit kurzem Stiele. Zu unterscheiden vier ursprünglich durch Knorpel verbundene Teile: der Körper oder *Pars basilaris*, die beiden Seitenteile, *Partes laterales*, und die Schuppe, *Squama occipitalis*. Sie umschließen zusammen das *Foramen occipitale magnum* [Medulla oblong., äußere Wurzeln der Nn. accessorii, Aa. vertebrales, Aa. spinales ant. et post., Venenplexus, Hirnhäute].

Pars basilaris, keilförmig, hat das dicke Ende vorwärts, das zugeschärfte Ende, als vorderen Rand des For. occipit. magnum, rückwärts gerichtet. Sie besitzt fünf Flächen: die vordere vierseitig, rauh, mit dem Wespenbeinkörper erst knorplig (*Synchondrosis sphenooccipitalis*), später knöchern verbunden[1]; die dorsale oder zerebrale, glatt, ausgehöhlt [Medulla oblong.], die hintere Abteilung des *Clivus* bildend; an ihren Seitenrändern der *Sulcus petrosus inferior* [Sinus petros. infer.]; die seitlichen Flächen rauh, an die Schläfenbeinpyramiden stoßend; die ventrale Fläche uneben, in ihrer Mitte das *Tuberculum pharyngeum* [M. constrictor pharyng. sup.], seitlich davon eine vordere [M. longus capitis] und eine hintere Querleiste [M. rectus capitis ant.].

Squama occipitalis. Ränder: Der vordere in seinem mittleren Teile frei, ausgebuchtet (= hintere Umgrenzung des For. occipit. magnum), lateral dagegen mit den Partes laterales verschmolzen; der Seitenrand in seiner oberen Abteilung als *Margo lambdoideus* mit dem Scheitelbein (*Sutura lambdoidea*), in seiner unteren als *Margo mastoideus* mit der Pars mastoidea des Schläfenbeins (*Sutura occipitomastoidea*) verbunden. Flächen: Auf der äußeren ungefähr in der Mitte die wulstförmige *Protuberantia occipitalis externa*[2], von der drei Linien ausgehen, eine in medianem Verlaufe abwärts zum Hinterhauptloch, *Crista occipitalis externa*, und zwei in querer, aufwärts etwas konvexer Rich-

---

[1] Am mazerierten jugendlichen Schädel findet sich statt der Synchondrosis die *Fissura sphenooccipitalis*.

[2] Unterhalb dieser bisweilen ein zweiter Wulst, *Torus occipitalis* (der Crista occipit. der Affen entsprechend).

tung, *Linea nuchae suprema* [oberflächliche Nackenfascie] und wenig unterhalb davon *Linea nuchae superior* [Mm. trapezius, occipitalis, sternocleidomastoideus]; noch weiter abwärts verläuft in gleicher Richtung die *Linea nuchae inferior* [zwischen Linea nuch. inf. und sup. inserieren Mm. semispinalis cap. und splenius cap., an der Linea nuch. inf. selbst Mm. rectus cap. post. maj. u. min., obliquus cap. sup.]. Das Gebiet oberhalb der Linea nuch. suprema = *Planum occipitale*, unterhalb derselben = *Planum nuchale*. Die innere Fläche der Schuppe wird durch eine kreuzförmige Figur, *Eminentia cruciata*, in zwei obere [Lobi occipitales] und zwei untere Gruben [Cerebellum] geteilt; die seitlichen Schenkel des Kreuzes bildet der *Sulcus transversus* [Sinus transversus, Tentorium], den oberen Schenkel der *Sulcus sagittalis* [Sinus sagittal. sup.], den unteren die *Crista occipitalis interna** (selten Furche) [Falx cerebelli]; der stärker hervorspringende Kreuzungspunkt der vier Schenkel = *Protuberantia occipitalis interna*.

Pars lateralis, jederseits das Verbindungsstück zwischen Pars basilaris und Schuppe. Ränder: Der mediale grenzt an das Hinterhauptsloch, der laterale als *Incisura jugularis* an das Foramen jugulare; die Inzisur öfters durch einen *Processus intrajugularis* in eine vordere und hintere Abteilung getrennt (vgl. Schläfenbein); nach hinten wird sie abgegrenzt durch den *Processus jugularis*, dessen rauhe Endfläche mit einer entsprechenden Fläche der Pars petrosa des Schläfenbeins sich verbindet. Flächen: Auf der oberen vorn, nahe der Pars basilaris das *Tuberculum jugulare*, lateral und rückwärts davon zwei Felder, ein vorderes an das Foram. jugulare grenzendes [Bulbus venae jugularis sup.] und ein hinteres ausgehöhltes, das vordere Ende des Sulcus sigmoideus (siehe Schläfenbein) darstellendes; in einem der beiden Felder die obere Öffnung des *Canalis condyloideus* [Emissarium condyloid.]. Untere Fläche: Der am stärksten vorspringende Teil ist der *Condylus occipitalis* mit elliptischer, nach allen Richtungen gewölbter, bisweilen durch eine Querfurche geteilter Gelenkfläche; dicht dahinter die *Fossa condyloidea* mit der unteren Öffnung des Canalis condyloideus; lateralwärts vom Condylus die rauhe untere Fläche des Proc. jugularis [M. rectus cap. lateralis], öfters zu einem Vorsprung (*Processus paramastoideus*) ausgebildet. Zwischen dem Condylus und dem Tuberc. jugulare wird die Pars lateralis in schräger Richtung von dem *Canalis hypoglossi* [N. hypoglossus] durchbohrt.

Entwickelung: a) auf knorpliger Grundlage Körper, Seitenteile und unterer Schuppenteil, Verknöcherung der beiden ersteren von je 1, des letzteren von 4 Kernen aus, b) auf häutiger Grundlage oberer Schuppenteil, der bisweilen durch Naht dauernd abgetrennt bleibt (*Os interparietale*, Inkaknochen). Knochenkerne: gewöhnlich 2. Erst einige Jahre nach der Geburt verknöchern die Verbindung zwischen unterem Schuppenteil und Seitenteil (*Synchondrosis intraoccipitalis posterior*) und die den Condylus durchschneidende Verbindung zwischen Seitenteil und Körper (*Synchondrosis intraoccipitalis anterior*).

Os sphenoidale, **Wespen- oder Keilbein.**[1]

Liegt im mittleren Teile der Schädelbasis und besteht aus dem unpaaren Mittelstück, *Corpus*, und drei Paaren flügelartigen Fortsätzen, den *Alae magnae* oder Temporalflügeln, den *Alae parvae* oder Orbitalflügeln und den *Processus pterygoidei* oder Gaumenflügeln; erstere beide entspringen vom Körper und sind seitwärts gerichtet, letztere entspringen von den Temporalflügeln und verlaufen abwärts.

Corpus, keilförmig, im größten vorderen Teile ausgehöhlt durch den paarigen *Sinus sphenoidalis*, im hinteren massiv; besitzt sechs Flächen. Die dorsale oder zerebrale Fläche wird mit einem Sattel, *Sella turcica*, verglichen, dieser besteht aus der Sattelgrube, *Fossa hypophyseos* [Hypophysis], der hinter dieser vorragenden Sattellehne, *Dorsum sellae*, deren seitliche Ecken die *Processus clinoidei posteriores* bilden, und dem vor der Grube gelegenen Sattelknopf, *Tuberculum sellae*, der bisweilen in die *Processus clinoidei medii* ausläuft; vor letzterem der seichte *Sulcus chiasmatis* [Chiasma opticum]; der vordere Rand der zerebralen Fläche grenzt mit der *Sutura sphenoethmoidalis* an die horizontale Siebbeinplatte; die hintere Fläche des Dorsum sellae bildet den vorderen Teil des *Clivus* [Pons]. Die hintere oder occipitale Fläche des Körpers ist verwachsen mit dem Körper des Hinterhauptbeins (vgl. dieses). Die beiden seitlichen Flächen sind zum größten Teil durch die Wurzeln der Temporal- und Orbitalflügel verdeckt; über die Wurzel des Temporalflügels zieht bogenförmig nach vorn der *Sulcus caroticus* [A. carotis int.], im hinteren Teile lateralwärts begrenzt von der *Lingula sphenoidalis*. Die vordere oder nasale Fläche wird von der *Crista sphenoidalis*, die die rechts- und linksseitige *Apertura sinus sphenoidalis* voneinander trennt, durchzogen; die Crista bildet den vorderen Rand des von der Medianebene meist abweichenden

[1] Os sphenoidale + Os occipitale = *Os basilare*.

Septum sinuum sphenoidalium und läuft ab- und vorwärts in das platte, spitze *Rostrum sphenoidale* aus; an letztere beide legt sich die Lamina perpendicularis des Siebbeins an; die seitlichen Ränder der vorderen Fläche sind mit den hinteren Rändern der Lamina papyracea des Siebbeins verbunden. Die ventrale Fläche hat einen medianen, vorwärts zugespitzten Vorsprung, der im Rostrum endet und mit dem Vomer verbunden ist, zu beiden Seiten desselben die *Conchae sphenoidales*, dreiseitige Knochenplättchen, die auf die Vorderfläche umbiegend, die Sinusöffnungen von unten her begrenzen.

Ala parva. Ursprung mit zwei das *Foramen opticum* [N. opticus, A. ophthalmica] zwischen sich fassenden Wurzeln vom vorderen Teile des Körpers. Ränder: Der vordere zackig, verbunden mit der Pars orbitalis des Stirnbeins (*Sutura sphenoorbitalis*), der hintere frei, medianwärts auslaufend in den *Processus clinoideus anterior*, der mit dem gleichnamigen mittleren und hinteren Fortsatz durch Knochenbrücken verbunden sein kann. Flächen: Die obere glatt, die untere mit einer Kante versehen, die die *Fissura orbitalis superior* von oben begrenzt.

Ala magna. Ursprung vom hinteren Teile der Seitenwand des Körpers mit drei Wurzeln. Die vordere und mittlere (stärkste) Wurzel fassen das *Foramen rotundum* [N. maxillaris], die mittlere und hintere das *Foramen ovale* [N. mandibularis], sowie weiter lateralwärts das *Foramen spinosum* [A. meningea media, N. spinosus] zwischen sich. Ränder: Der vordere frei, die Fissura orbitalis superior von unten her begrenzend; der obere: a) vorderer Teil, *Margo frontalis*, flächenförmig, verbunden mit Stirnbein (*Sutura sphenofrontalis*), b) hinterer Teil, *Angulus parietalis*, kantig, verbunden mit dem Scheitelbein (*Sutura sphenoparietalis*); der laterale, *Margo squamosus*, zackig, ausgebogen, verbunden mit der Schläfenbeinschuppe (*Sutura sphenosquamosa*); der hintere frei, das *Foramen lacerum* und die *Fissura sphenopetrosa* von vorn her begrenzend; lateraler und hinterer Rand stoßen bei dem Foramen spinosum in der abwärts zugespitzten *Spina angularis* zusammen. Flächen: Die innere oder *Facies cerebralis* ausgehöhlt, mit Hirneindrücken [Lobus temporalis] und Gefäßfurchen [A. meningea media] versehen; die äußere zerfällt in vier, durch ebensoviel Kanten voneinander geschiedene Felder: 1. *Facies orbitalis*, median-vorwärts gerichtet = hintere Abteilung der lateralen Augenhöhlenwand, 2. *Facies sphenomaxillaris*, unterhalb der vorigen, von ihr getrennt durch die *Crista orbitalis** (d. i. obere Begrenzung der Fissura orbitalis inferior), 3. *Facies temporalis*, nach außen sehend, von der Facies orbitalis geschieden durch den vertikalen *Margo zygomaticus*; letzterer mit dem Jochbein verbunden (*Sutura sphenozygomatica*), 4. eine abwärts sehende Fläche, *Facies infratemporalis**, von der vorigen durch die horizontale *Crista infratemporalis* getrennt.

Processus pterygoideus, entspringt dicht neben dem Körper von der äußeren Fläche des großen Flügels mit zwei Wurzeln, zwischen denen in sagittaler Richtung der *Canalis pterygoideus* (*Vidii*) [N. et Vasa canalis pterygoid.] verläuft. Besteht aus zwei Lamellen, *Lamina medialis* und *Lam. lateralis processus pterygoidei* [M. pterygoid. externus von der Außenfläche der letzteren], die vorn verwachsen, hinten durch die *Fossa pterygoidea* [M. pterygoid. internus] und im untersten Teile durch die *Fissura pterygoidea* getrennt sind; in letztere legt sich der Proc. pyramidalis des Gaumenbeins. Über die gemeinsame vordere Fläche zieht vom Canalis pterygoideus abwärts der *Sulcus pterygopalatinus*, der durch Gaumen- und Oberkieferbein zum gleichnamigen Kanal vervollständigt wird. Die mediale Lamelle läuft nach unten in den hakenförmigen *Hamulus pterygoideus* aus; an der medialen Seite des letzteren der *Sulcus hamuli pterygoidei* für die Sehne des M. tensor veli palatini; von der Wurzel der medialen Lamelle schiebt sich ein Knochenplättchen, *Processus vaginalis*, medianwärts über die Ventralfläche des Körpers und stößt an die Ala vomeris. Die hinteren Ränder beider Lamellen zeigen je einen Vorsprung: an der medialen Lamelle den Tubenfortsatz zur Stütze der knorpligen Tube, an der lateralen den *Processus pterygospinosus* (*Civinini*) zur ligamentösen (*Ligamentum pterygospinosum*), seltener knöchernen Verbindung mit der Spina angularis.

Zwischen der hinteren Öffnung des Canalis pterygoideus und der Fossa pterygoidea liegt eine flache Furche für die Anlagerung der Ohrtrompete, *Sulcus tubae auditivae*; nahe dabei, neben dem oberen Teile der inneren Lamelle, eine zweite Vertiefung, *Fossa scaphoidea* [M. tensor veli palatini]. — Zwei sagittal verlaufende, neben dem Foramen sphenopalatinum mündende Kanälchen werden, der eine, *Canalis pharyngeus*, durch Anlagerung des Proc. sphenoidalis des Gaumenbeines, der andere, *Canalis basipharyngeus*, durch Anlagerung des Processus vaginalis an die ventrale Fläche des Keilbeinkörpers gebildet [Rami nasales post sup. lat. des Ganglion sphenopalatinum].

Entwicklung: a) Auf hauptsächlich knorpliger Grundlage der vordere Teil und der hintere Teil des Körpers, der kleine Flügel, der große Flügel nebst lateraler Lamelle des Proc. pterygoideus; Verknöcherung in jedem Teile von mehreren Kernen aus. b) Auf vorzugsweise häutiger

Grundlage die mediale Platte des Proc. pterygoideus. Vorderer Körperteil und kleiner Flügel verschmelzen frühzeitig, hinterer Körperteil und großer Flügel erst nach der Geburt; zwischen beiden Körperteilen besteht eine unvollständige Knorpelbrücke, *Synchondrosis intersphenoidalis*, bis zum späten Kindesalter. — Der Sinus sphenoidalis entsteht vom 3. Lebensjahre ab durch Aufsaugung der Substantia spongiosa von vorn her. Die Conchae sphenoidales entstehen aus der hinteren Kuppel der knorpligen Nasenkapsel.

Os temporale, **Schläfenbein.**

Besteht aus zwei Hauptteilen: 1. einem platten, vertikal gestellten Teile, der der Seitenwand des Schädels angehört, 2. einem pyramidenförmigen, ungefähr horizontal gelegenen Teile (*Pyramis*), der der Schädelbasis angehört. Jeder derselben ist wieder aus zwei Abteilungen zusammengesetzt: Der vertikale aus einer größeren vorderen Abteilung, der *Squama temporalis*, und einer kleineren hinteren, der *Pars mastoidea*, der horizontale aus einer hinteren massiven, der *Pars petrosa*, und einer vorderen dünnen, plattenförmigen Abteilung, *Pars tympanica*; letztere umschließt die Paukenhöhle und den äußeren Gehörgang, erstere enthält den perzipierenden Teil des Gehörorgans.

Squama temporalis, Schuppe, kreisförmig; doch ist aus dem unteren Teile ein Segment ausgeschnitten. Ränder: Der vordere, *Margo sphenoidalis*, grenzt mit unterer Zacken- und oberer Schuppennaht (*Sutura sphenosquamosa*) an den großen Keilbeinflügel; der obere, *Margo parietalis*, an das Scheitelbein (*Sutura squamosa*); der untere in seinem vorderen Teile durch die *Fissura petrosquamosa* an die Pars petrosa, in seinem hinteren Teile an die Pars mastoidea, mit der er gewöhnlich verwachsen, seltner durch die *Sutura sqamosomastoidea* davon getrennt ist. Flächen: Die äußere oder *Facies temporalis* im allgemeinen plan und glatt; von ihrer vorderen unteren Gegend entspringt der erst seit-, dann vorwärts gerichtete *Processus zygomaticus*, der sich mit dem Proc. temporalis des Jochbeins zum Jochbogen verbindet (*Sutura zygomaticotemporalis*); sein Ursprung hat eine vordere und hintere Wurzel, zwischen denen die mit einer *Facies articularis* versehene *Fossa mandibularis* liegt; an der vorderen Wurzel das *Tuberculum articulare*, auf das der Unterkiefergelenkkopf bei Abwärtsbewegungen tritt; an der hinteren Wurzel, dicht am oberen hinteren Umfang des Porus acusticus extern., die unbeständige *Spina supra meatum*; rückaufwärts setzt sich die hintere Wurzel in die *Linea temporalis* [M. temporalis, hintere

Grenze] fort, während der *Sulcus arteriae temporalis mediae* von ihr aus annähernd aufwärts zieht. Die etwas konkave innere Fläche, *Facies cerebralis*, der Schuppe zeigt Impressiones digitatae und Juga cerebralia [Gyri et Sulci temporales], sowie Gefäßfurchen [A. meningea media].

Pars mastoidea, Warzenteil. Ränder: Der obere, mit dem anstoßenden Teile des Margo parietalis der Schuppe die *Incisura parietalis* bildend, grenzt an den Angulus mastoideus des Scheitelbeins (*Sutura parietomastoidea*), der hintere, *Margo occipitalis*, an das Hinterhauptbein (*Sutura occipitomastoidea*). Vorn ist der Warzenteil ohne scharfe Abgrenzung mit Schuppe und Pyramide verwachsen. Flächen: Die äußere wird zum größten Teile von dem rauhen, gewölbten *Processus mastoideus* [M. sternocleidomastoideus] gebildet, der innen Hohlräume, *Cellulae mastoideae*, enthält, die mit der Paukenhöhle kommunizieren; an seine vordere Fläche lagert sich ein Teil der Pars tympanica; zwischen beiden die *Fissura tympanomastoidea* [Ram. auricularis N. vagi]; medianwärts vom Proc. mastoideus die rinnenförmige *Incisura mastoidea* [M. digastricus], noch weiter nach innen der *Sulcus arteriae occipitalis*; in oder neben der Sutura occipitomastoid. das *Foramen mastoideum*, bisweilen auch mehrere [Emissarium mastoid., Ram. meningeus der A. occipitalis]. Die innere Fläche trägt den tiefen *Sulcus sigmoideus* [Sinus transvers.], als Fortsetzung des Sulcus transvers. des Hinterhauptbeins, in diesem die innere Mündung des Foramen mastoideum.

Die Pyramide (*Pars petrosa* + *Pars tympanica*) ist ungefähr dreiseitig mit nach innen und vorn gerichteter Spitze, *Apex pyramidis*, die sich in den Winkel zwischen Körper und großen Flügel des Keilbeins hineinschiebt; ihre Basis ist nach außen und hinten gelegen, zum größeren Teile mit Pars mastoidea und Schuppe verwachsen, zum kleineren, der Pars tympanica zugehörigen Teile frei liegend als Umrandung des *Porus acusticus externus*, welch' letzterer in seinem oberen Teile übrigens von der Schuppe abgegrenzt wird. Die Pyramide hat drei Kanten, eine obere, vordere und hintere und drei Flächen, eine vordere und eine hintere, die zugleich obere sind, und eine untere.

Die obere Kante, *Angulus superior pyramidis*, rinnenförmig vertieft durch den *Sulcus petrosus superior* [Sinus petros. sup.], sieht frei in die Schädelhöhle. Die vordere Kante, *Angulus anterior pyramidis*, grenzt in ihrem medialen Teile mittelst des

Foramen lacerum und der Fissura sphenopetrosa an den großen Keilbeinflügel, in ihrem lateralen Teile mittels der Fissura petrosquamosa an die Schuppe. Die hintere Kante, *Angulus posterior pyramidis*, trägt medial den an die gleichnamige Furche des Hinterhauptbeins sich anlegenden *Sulcus petrosus inferior* [Sinus petros. inf.] und begrenzt lateral als *Incisura jugularis* das Foramen jugulare von vorn her; an letzterer der *Processus intrajugularis*, korrespondierend mit dem gleichnamigen Gebilde des Hinterhauptbeins.

Die vordere Fläche, *Facies anterior pyramidis*, sieht in die Schädelhöhle und lateralwärts. Am vordersten Teile die flache *Impressio trigemini* [Ganglion seminulare s. Gasseri]; weiter lateralwärts zwei kleine Öffnungen, eine obere, *Hiatus canalis facialis*, und eine untere, *Apertura superior canaliculi tympanici*, von denen aus je eine Furche, *Sulcus n. petrosi superficialis majoris* (oben) und *Sulcus n. petrosi superficialis minoris* (unten) medianwärts zieht; noch mehr lateral-rückwärts die stark hervorragende, dem Verlauf des oberen vertikalen Bogenganges entsprechende *Eminentia arcuata*. Der untere Teil der vorderen Fläche besteht aus einer dünnen Platte, die das Dach der Paukenhöhle, *Tegmen tympani*, bildet, vorn abgegrenzt durch die Fissura petrosquamosa.

Die hintere Fläche, *Facies posterior pyramidis*, sieht gleichfalls in die Schädelhöhle, aber medianwärts. In ihrer mittleren Gegend der *Porus acusticus internus*, der in den *Meatus acusticus internus* führt; auf seinem Grunde eine größere Öffnung (vorn), der Anfang des *Canalis facialis* (*Falloppii*) [N. facialis], und mehrere kleine Öffnungen [Zweige des N. acusticus]. Etwas nach hinten vom Porus die von hinten und unten her zugängliche, spaltförmige *Apertura externa aquaeductus vestibuli*, die zum *Aquaeductus vestibuli* [Kommunikation zwischen der Lymphe des Vestibulum und den Lymphgefäßen der Dura mater] führt; eine zweite Spalte, *Fossa subarcuata*, gleichfalls hinter dem Porus, aber nach oben zu an der Kante gelegen, zieht sich unter den oberen vertikalen Bogengang hinein.

Die untere Fläche, *Facies inferior pyramidis*, an der äußeren Schädelbasis gelegen, zerfällt durch die unregelmäßig zackige, vom Warzenfortsatz nach der Pyramidenspitze zu verlaufende *Crista petrosa** in eine vordere und hintere Abteilung. 1. Vordere Abteilung: a) die größere laterale, der Pars tympanica zugehörige Hälfte stellt eine leicht ausgehöhlte Platte dar, deren unterer

Rand identisch mit der Crista petrosa ist. b) die kleinere mediale Hälfte zeigt an der Pyramidenspitze die innere Öffnung des *Canalis caroticus* [A. carotis interna], lateralwärts gleich daneben die Mündung des *Canalis musculotubarius*, der durch das dünne *Septum canalis musculotubarii* in ein oberes und unteres Fach, *Semicanalis m. tensoris tympani* und *Semicanalis tubae auditivae* geschieden wird. 2. Hintere Abteilung, in vier Zonen geschieden: a) auf der ersten, am weitesten lateral und hinten gelegenen Zone eine rauhe Fläche zur Verbindung mit dem Proc. jugularis des Hinterhauptbeines; vor dieser der *Processus styloideus* [Mm. styloglossus, stylohyoideus, stylopharyngeus, Ligg. stylohyoideum, stylomandibulare], der von der Pars tympan. die *Vagina proc. styloidei* erhält; zwischen ihm und Warzenfortsatz das *Foramen stylomastoideum* [N. facialis, Vasa stylomastoidea]. b) Die zweite Zone bildet die *Fossa jugularis* [Bulbus venae jugularis sup.]; in ihrem Bereiche die feine Mündung des *Canaliculus mastoideus* nebst dem zu dieser führenden *Sulcus canaliculi mastoidei*. c) Die dritte Zone zeigt am hinteren Rande eine dreieckige Vertiefung, *Apertura externa canaliculi cochleae*, die in den *Canaliculus cochleae* [Kommunikation zwischen der Lymphe der Cochlea und den Lymphgefäßen der Dura mater] führt, am vorderen Rande die äußere Öffnung des *Canalis caroticus*, dicht hinter dieser die nicht immer deutliche dreiseitige *Fossula petrosa* [Ganglion petrosum n. glossopharyngei] und in letzterer die *Apertura inferior canaliculi tympanici*. d) Die vierte, am weitesten vorn gelegene Zone rauh von bindegewebiger Anlagerung.

Die *Pars tympanica*, für sich betrachtet, stellt eine aufwärts konkave Rinne dar, die von vorn, unten und hinten den *Meatus acusticus externus* umgrenzt und deren vorn-unten freiliegender Teil die schon (1a) erwähnte, der unteren Pyramidenfläche angehörige Platte bildet. Ihr hinterer Rand grenzt an den Proc. mastoideus (Fissura tympano-mastoidea), ihr vorderer Rand mit dem lateralen Teile an die Schuppe, mit dem medialen an ein schmales Knochenplättchen, das als Fortsatz des Tegmen tympani (also der Pars petrosa angehörig) sich von oben her zwischen Schuppe und Pars tympanica hineinschiebt und dadurch zwei Spalten entstehen läßt: hinten die *Fissura petrotympanica* (*Glaseri*) [Chorda tympani, Vasa tympanica, Lig. mallei ant.], vorn die öfters verknöchernde *Fissura petrosquamosa* (Fortsetzung der S. 23 erwähnten gleichnamigen Fissur). Einwärts vom Porus acusticus ext., an der inneren konkaven Fläche der P. tympanica, liegt der von zwei Leistchen eingefaßte ringförmige *Sulcus tympanicus*, er umrahmt das Trommelfell und bezeichnet die Grenze zwischen Meatus acust. ext. und *Cavum tympani* (letzteres s. Gehörorgan).

Nerven- und Gefäßkanäle der Pyramide:

Der *Canalis facialis* (*Falloppii*) [N. facialis] beginnt im Meatus acusticus int., beschreibt nach zunächst transversalem Verlauf das rechtwinklige *Geniculum canalis facialis* und zieht dann oberhalb der Fenestra vestibuli lateral- und rückwärts und schließlich bogenförmig abwärts zum Foramen stylomastoideum; am Geniculum ist der Kanal durch den Hiatus can. facialis, der zum Sulcus n. petrosi superficialis majoris hinleitet, geöffnet.

Der *Canaliculus chordae tympani* zweigt sich vom vorigen Kanal oberhalb des For. stylomastoideum ab und mündet an der hinteren Wand der Paukenhöhle. (Die Chorda tymp. durchzieht von da ab die Paukenhöhle in abwärts konkavem Bogen und tritt aus der Fissura petrotympanica heraus.)

Der *Canaliculus mastoideus* [Ram. auricul. n. vagi] beginnt in der Fossa jugularis mit der nach ihm benannten Furche, verläuft, den Canal. facialis oberhalb des For. stylomastoideum kreuzend, in transversaler Richtung und endet in der Fissura tympanomastoidea.

Der *Canaliculus tympanicus* [N. tympanicus aus dem Ganglion petrosum] beginnt mit der Apertura inferior canal. tympanici in der Fossula petrosa und zieht zur Paukenhöhle, an deren inneren Wand er sich als Furche oder Kanälchen bis zur Apertura superior canal. tympanici auf der vorderen Pyramidenfläche fortsetzt; hier geht er in den Sulcus petros. superficialis minor über.

Der *Canalis caroticus* [A. carotis int.] zieht von seiner vor der Fossa jugul. gelegenen äußeren Öffnung in aufwärts konvexem Bogen median-vorwärts und mündet an der Pyramidenspitze; seine Fortsetzung bildet der Sulcus carot. des Keilbeinkörpers.

Die *Canaliculi caroticotympanici* [Nn. caroticotymp. sup. et inf., Ram. caroticotymp. der A. carotis int.] durchbohren die Decke des Canal. caroticus und enden an der vorderen Wand der Paukenhöhle.

Das Schläfenbein entwickelt sich im wesentlichen aus vier Stücken: 1. der Pars petrosa + Pars mastoidea, 2. der Squama, 3. dem *Annulus tympanicus*, 4. dem Proc. styloideus. Die P. petrosa bildet sich gemeinsam mit der P. mastoidea aus dem das innere Ohr umschließenden Teil des knorpligen Primordialkraniums (Ohrkapsel) von mehreren Knochenkernen aus; der Proc. mastoideus entwickelt sich erst nach der Geburt. Squama und Annulus tympanicus entstehen als Deckknochen. Letzterer ist zunächst ein oben offener Rahmen, der im Sulc. tympanicus das Trommelfell aufnimmt; er endet hinten mit der *Spina tympanica minor*, vorn mit der *Spina tympanica major*; die obere Öffnung, die sich an die Schuppe anlegt, heißt *Incisura tympanica s. Rivini*. Der Annulus wächst später zu der rinnenförmigen Pars tympanica aus. — Der Proc. styloideus entsteht durch Verknöcherung des oberen Endes des 2. knorpligen Schlundbogens. Über die Gehörknöchelchen s. S. 51 und unter Gehörorgan.

Os parietale, **Scheitelbein.**

Bildet als eine vierseitige, außen konvexe, innen konkave Knochenplatte den mittleren Teil des Schädeldaches.

Ränder:

Der vordere, *Margo frontalis* durch die *Sutura coronalis* mit dem Os frontale,

der hintere, *Margo occipitalis*, durch die *Sutura lambdoidea* mit dem Os occipitale,

der obere, *Margo sagittalis*, durch die *Sutura sagittalis* mit dem Os parietale der anderen Seite,

der untere, *Margo squamosus*, vorn durch die *Sutura sphenoparietalis* mit dem großen Wespenbeinflügel, in der Mitte (der längsten Strecke) durch die *Sutura squamosa* mit der Schläfenbeinschuppe, hinten durch die *Sutura parietomastoidea* mit der Pars mastoidea des Schläfenbeins verbunden.

Ecken, sämtlich benannt nach den benachbarten Knochen:
Die obere vordere Ecke, *Angulus frontalis*, etwa rechtwinklig,
die obere hintere Ecke, *Angulus occipitalis*, mehr stumpf,
die untere vordere Ecke, *Angulus sphenoidalis*, zugespitzt,
die untere hintere Ecke, *Angulus mastoideus*, abgerundet.

Flächen: 1. Die äußere Fläche, *Facies parietalis*. Ihre am stärksten gewölbte Gegend ist das *Tuber parietale*, besonders kräftig ausgebildet am kindlichen Schädel. Unterhalb des Tubers zieht die nach hinten und oben konvexe *Linea temporalis inferior* [M. temporalis], oberhalb davon in gleichem Verlaufe die oft undeutliche *Linea temporalis superior* [Fascia temporalis], beide in gleichnamige Linien des Stirn- und Schläfenbeines sich fortsetzend; die durch diese von oben her abgegrenzte Fläche = *Planum temporale*. — Am hinteren Ende des Margo sagittalis das unbeständige *Foramen parietale* [Emissarium parietale]. 2. An der inneren Fläche, *Facies cerebralis*, Impressiones digitatae und Juga cerebralia [Lobus parietalis], Foveolae granulares und Gefäßfurchen; die Sulci arteriosi [A. meningea media] vom unteren Rande her in baumförmiger Verästelung nach oben und hinten verlaufend; die Sulci venosi: a) der *Sulcus sagittalis* [Sinus sagittalis sup.] entlang dem Margo sagittalis, Fortsetzung der gleichnamigen Furchen des Hinterhaupt- und Stirnbeines, in ihm die innere Mündung des For. parietale, b) der kurze, aber breite *Sulcus transversus* [Sin. transversus] am Angulus mastoid., ein Verbindungsstück zwischen dem Sulc. transversus des Hinterhauptbeines und dem Sulc. sigmoideus des Schläfenbeines.

Das Scheitelbein entwickelt sich als Belegknochen von meist zwei Kernen (im Tub. parietale) aus.

Os frontale, **Stirnbein.**

Dieser, das vorderste Gebiet des Hirnschädels darstellende, muschelförmige Knochen besteht aus vier Teilen: der die Stirnregion bildenden *Squama frontalis*, der paarigen *Pars orbitalis*, die das Dach der Augenhöhle und den größeren Teil der vorderen Schädelgrube bildet, und der am Nasenskelet teilnehmenden *Pars nasalis*.

Squama frontalis. Ränder: Vorderer Rand, *Margo supraorbitalis*, die Grenze zwischen Squama und Pars orbitalis, lateralwärts in den *Processus zygomaticus* auslaufend; an seinem medialen Teile das *Foramen sive Incisura supraorbitalis* [N. et Vasa supraorbitalia] und einwärts von diesem die weniger ausgeprägte *Incisura sive Foramen frontale* [N. et Vasa frontalia]. Hinterer Rand in seinem oberen Abschnitte als *Margo parietalis* mit den Scheitelbeinen durch die *Sutura coronalis*, in seinem unteren Abschnitte mit den großen Keilbeinflügeln durch die *Sutura sphenofrontalis* verbunden.

Flächen: Die äußere konvexe Fläche wird durch die aus der hinteren Kante des Proc. zygomaticus sich fortsetzende *Linea temporalis* in ein größeres vorderes Gebiet, *Facies frontalis*, und ein kleineres seitliches Gebiet, *Facies temporalis*, geschieden. Die Facies front. zeigt unterhalb der Mitte die bei Kindern am stärksten ausgeprägten *Tubera frontalia*, unterhalb dieser nahe dem Margo supraorbit. die wulstförmigen *Arcus superciliares*, die den Sinus frontales entsprechen, und zwischen den Arcus ein glattes Feld, *Glabella*. Auf der inneren, konkaven Fläche, *Facies cerebralis*, finden sich Impressiones digitat. und Juga cerebralia [Lobus frontalis] und Sulci arteriosi [Aa.

meningeae ant. et media]; entlang der Medianlinie der schmale *Sulcus sagittalis* [Sinus sagittalis sup.], der vorn in die *Crista frontalis* übergeht; am unteren Ende der letzteren entweder noch im Stirnbein oder im Siebbein oder zwischen beiden das *Foramen caecum*.

Partes orbitales, Platten von ungefähr horizontaler Lage. Ränder: Der vordere = *Margo supraorbitalis*; der hintere verbindet sich mit den kleinen Keilbeinflügeln (*Sutura sphenoorbitalis*); der laterale vorn mit dem Jochbein (*Sutura zygomaticofrontalis*), hinten mit den großen Keilbeinflügeln (*Sutura sphenoorbitalis*); der mediale ganz vorn mit dem Tränenbein (*Sutura frontolacrimalis*), im übrigen mit dem Siebbeine (*Sutura frontoethmoidalis*); zwischen der letzteren Naht die *Foramina ethmoidalia anterius et posterius* [Nn. et Vasa ethmoidalia ant. et post.]. Flächen: Auf der oberen, *Facies cerebralis*, kräftige Impressiones digitat. und Juga cerebralia [Lobus frontalis]. Auf der unteren, glatten, das Dach der Augenhöhle bildenden Fläche, *Facies orbitalis*, lateral-vorn eine größere Aushöhlung, die *Fossa glandulae lacrimalis*, medial-vorn eine kleinere Grube, die *Fovea trochlearis* mit der unbeständigen *Spina trochlearis* [Trochlea M. obliqui superioris].

Pars nasalis, hufeisenförmig, eingefügt zwischen die Partes orbitales und unterhalb der Glabella. Die vordere mittlere Masse des Hufeisens rauh, abwärts in die *Spina frontalis* auslaufend, stößt mit seinem vorderen Rande, *Margo nasalis*, an die Nasenbeine (*Sutura nasofrontalis*) und Stirnfortsätze des Oberkiefers (*Sutura frontomaxillaris*), hinten an die Crista galli und Lamina perpendicularis des Siebbeines. Die hinteren seitlichen Teile des Hufeisens (zugleich mediale Ränder der Partes orbitalis) sind zellige Gebilde, an die sich die hinteren Siebbeinzellen anlegen; in den hufeisenförmigen Ausschnitt, *Incisura ethmoidalis*, lagert sich die Lamina cribrosa des Siebbeines.

Die *Sinus frontales* sind Hohlräume von wechselnder Ausdehnung zwischen der Lamina ext. und int. des unteren mittleren Gebietes der Squama front. (Glabella, Arcus superciliares) und der Partes orbit., getrennt durch ein meist von der Medianlinie abweichendes *Septum sinuum frontalium*; Kommunikationsöffnungen nach der Nasenhöhle hin jederseits neben der Spina nasalis.

Das Stirnbein entwickelt sich als Belegknochen aus zwei symmetrischen Hälften, deren Trennung durch eine *Sutura frontalis* bisweilen eine bleibende ist. Verknöcherung von zwei Haupt- (Tubera frontalia) und mehreren Nebenkernen aus. Die Sinus frontales entstehen erst in späterer Zeit durch Aufsaugung der Diploë.

II. *Ossa faciei*, Gesichtsknochen.

a) Knochen der Nasenregion.

Os ethmoidale, **Siebbein.**

Besteht aus zwei aufeinander senkrecht gestellten Platten, der horizontalen *Lamina cribrosa* und der vertikalen *Lamina perpendicularis*, sowie dem jederseits vom Seitenrande der horizontalen Platte herabragenden Seitenteile, dem *Labyrinthus ethmoidalis*.

Lamina cribrosa, siebförmig durchlöchert [N. olfactorius, N. et A. ethmoidalis ant.), eingefügt in die Incisura ethmoid. des Stirnbeins, hinten an den Wespenbeinkörper grenzend; in der Medianlinie die vor- und aufwärts stark hervorspringende *Crista galli* [Falx cerebri], deren vorderer Rand mit den beiden lateralwärts gerichteten *Processus alares* an das Stirnbein grenzt und mit ihm das Foramen caecum umschließt (vgl. Stirnbein).

Lamina perpendicularis, ungleich vierseitig, einen Teil der Nasenscheidewand bildend, stößt mit dem vordersten Teile des oberen Randes an die Pars nasalis des Stirnbeins und die Sutura internasalis, mit dem vorderen Rande an das knorplige Nasenseptum, mit dem unteren an den Vomer, mit dem hinteren an die Crista sphenoidalis (Fig. 6).

Labyrinthus, jederseits in der oberen seitlichen Abteilung der Nasenhöhle gelegen; sein wesentlicher Bestandteil die *Cellulae ethmoidales*, deren Höhlen sich nach der Nasenhöhle zu öffnen, sowie mit den Sinus frontales und sphenoidales in Verbindung stehen; lateralwärts finden sie ihren Verschluß durch die *Lamina papyracea* (Fig. 5), die zugleich den größeren Teil der medialen Wand der Orbita bildet (über die in der Naht zwischen der letzteren und dem Stirnbein befindlichen *Foramina ethmoidalia* s. unter Stirnbein), medianwärts werden sie überdeckt durch die mit dem unteren Rande nach außen umgerollten, an der Oberfläche rauhen Muscheln, deren sich 2—3 vorfinden, *Concha nasalis media*, *Concha nasalis superior* und *Concha nasalis suprema*, letztere (unbeständig) die kleinste, erstere die größte; sie begrenzen die gleichnamigen Nasengänge (vgl. S. 48). Ein vom vorderen Labyrinthteile ab- und rückwärts ragendes Knochenplättchen, *Processus uncinatus*, verbindet sich vor dem Hiatus maxillaris mit dem Processus ethmoidalis der unteren Muschel.

Die Siebbeinzellen werden als vordere, in den mittleren Nasengang, und als hintere, in den oberen Nasengang einmündende unterschieden. Zu den vorderen gehört die kugelförmig vorspringende *Bulla ethmoidalis*. Zwischen ihr und dem Proc. uncinatus liegt der spaltförmige *Hiatus semilunaris*, der in einen trichterförmigen Raum, *Infundibulum ethmoidale*, führt. Letzterer steht vorn-oben mit dem Sinus front., hinten mit dem Sinus maxill. in Verbindung. — Das Siebbein entwickelt sich aus der knorpligen Nasenkapsel von mehreren Knochenpunkten aus; Lamina perpendic. und cribr. (z. T.) beginnen erst nach der Geburt zu verknöchern.

Concha nasalis inferior, untere Muschel.

In Form und Größe ungefähr mit der Concha med. übereinstimmend und unterhalb dieser vor dem Hiatus maxill. gelegen; mittels ihres lateralen Randes vorn an der Crista conchalis des Oberkieferbeins, hinten an der gleichnamigen Leiste des Gaumenbeins befestigt; das dazwischen liegende mittlere Stück des lateralen Randes sendet drei verbindende Fortsätze aus, die den Hiatus maxill. verschließen helfen: vorn den *Processus lacrimalis* aufwärts zum unteren Rande des Tränenbeins, mit dem er die mediale Wand des Tränenkanals bildet, — in der Mitte den *Processus maxillaris* abwärts zum unteren Rande der medialen Wand der Oberkieferhöhle, — hinter oder über letzterem den *Processus ethmoidalis* aufwärts zum Proc. uncinatus des Siebbeins.

Entwicklung: In der knorpligen Nasenkapsel von einem Kerne aus.

Os lacrimale, Tränenbein.

Ein ungefähr vierseitiges, dünnes Knochenplättchen (Fig. 5); mit dem vorderen Rande an den Proc. frontalis des Oberkiefers (*Sutura lacrimomaxillaris*), mit dem hinteren an die Lamina papyracea des Siebbeins (*Sutura lacrimoethmoidalis*), mit dem oberen an die Pars orbitalis des Stirnbeins (*Sutura frontolacrimalis*), mit dem unteren an die Facies orbitalis des Oberkiefers (*Sutura lacrimomaxillaris*) und an den Proc. lacrimalis der unteren Muschel (*Sutura lacrimoconchalis*) grenzend. Die innere Fläche stößt an vordere Siebbeinzellen, die äußere Fläche ist zum *Sulcus lacrimalis* ausgehöhlt, der mit der gleichnamigen Furche des Oberkiefers die *Fossa sacci lacrimalis* bildet;

hintere Grenze dieser Furche ist die vertikal gerichtete *Crista lacrimalis posterior*, die abwärts in den *Hamulus lacrimalis* ausläuft.

Das Tränenbein entwickelt sich als Belegknochen des knorpeligen Nasenskelets.

Os nasale, Nasenbein.

Ein länglich vierseitiges Knochenplättchen; verbunden am oberen Rande mit dem Stirnbein (*Sutura nasofrontalis*), am äußeren mit dem Stirnfortsatz des Oberkiefers (*Sutura nasomaxillaris*), am inneren mit dem Nasenbein der anderen Seite (*Sutura internasalis*), hinten (an der letzteren Sutur) mit der Lamina perpendicularis des Siebbeins; unterer Rand frei [Cartilago nasi lateralis] = oberer Rand der Apertura piriformis. An der inneren Fläche der längliche *Sulcus ethmoidalis* [N. ethmoidalis ant.]. Bisweilen ist der Knochen von einem oder mehreren Löchern, *Foramina nasalia*, durchbohrt. (Fig. 5 und 6.)

Das Nasenbein entwickelt sich als Belegknochen des knorpeligen Nasenskelets.

Vomer, Pflugscharbein.

Eine unregelmäßig vierseitige, den hinteren Teil der Nasenscheidewand bildende Platte, meist nicht ganz median gestellt. Der vordere Rand grenzt oben an die Lamina perpendic. des Siebbeins, unten an das knorpelige Nasenseptum, der untere an die Crista nasalis des Oberkiefers und Gaumenbeins; der hintere Rand frei, scharf, wie der vordere vor- und abwärts gerichtet, scheidet die Choanen voneinander; der obere Rand umfaßt mit zwei Blättern, *Alae vomeris*, das Rostrum sphenoid. (Fig. 6).

Der Vomer entsteht als Belegknochen zu beiden Seiten des knorpeligen Nasenseptums, das später eingeschmolzen wird.

b) Knochen der Kieferregion.

Maxilla, Oberkiefer.

Dieser, den Hauptteil des Gesichtsschädels bildende Knochen besteht aus dem *Corpus maxillare* und vier Fortsätzen: *Processiu frontalis, Proc. zygomaticus, Proc. palatinus, Proc. alveolarss.* (Fig. 5 und 6).

Corpus maxillare, halbzylinderförmig, die konvexe Seite lateralwärts wendend, innen ausgehöhlt durch den *Sinus maxillaris*. Es besitzt vier Flächen: 1. Vordere oder Gesichtsfläche,

Facies anterior; grenzt außen an den Proc. zygomaticus, innen mit der *Incisura nasalis* an die Apertura piriformis, oben mit dem *Margo infraorbitalis* an die Orbitalfläche, unten an den Proc. alveolaris; in der mittleren Gegend die *Fossa canina* [M. caninus]; unter dem Margo infraorbit. das *Foramen infraorbitale,* die vordere Mündung des gleichnamigen Kanals. 2. Hintere Fläche, *Facies infratemporalis,* hinter dem Proc. zygomaticus und vor dem Proc. pterygoideus des Keilbeins; an ihrem lateral-hinteren Rande das *Tuber maxillare* mit den *Foramina alveolaria,* den Eingangsöffnungen zu den hinteren *Canales alveolares* [Nn. et Vasa alveolar. sup. post.]. 3. Obere Fläche, *Facies orbitalis,* den Boden der Orbita bildend; der vordere Rand = Margo infraorbit.; der mediale stößt an das Tränenbein (*Sutura lacrimomaxillaris*) und die Lamina papyrac. des Siebbeins (*Sutura ethmoideomaxillaris*), der hintere freie = unterer Rand der Fissura orbit. inf.; vom letzteren an bis zum Foramen infraorbit. zieht auf der Orbitalfläche sagittalwärts der *Sulcus,* nach vorn zu *Canalis infraorbitalis* [N. infraorbitalis], innerhalb dessen sich die vorderen Canales alveolar. [Nn. et Vasa alveolar. sup. ant.] abzweigen; er wird begleitet von der *Sutura infraorbitalis.* Das mediale Gebiet der Facies orbit. (*Planum orbitale*) ist vorn-innen durch die *Incisura lacrimalis* ausgebuchtet. 4. Innere Fläche, *Facies nasalis*; in deren Mitte der *Hiatus maxillaris,* der Eingang zum Sinus maxill.; an der lateralen Wand des letzteren feine Furchen und Kanäle (Canales alveolar.); oberhalb des Hiatus legen sich an die Nasalfläche vordere Siebbeinzellen, hinter ihm das Gaumenbein an, vor ihm zieht in vertikaler Richtung der *Sulcus lacrimalis,* den von vorn her der Proc. frontalis begrenzt.

Processus frontalis, vom vorderen medialen Teil des Körpers aus aufwärts gerichtet. Ränder: Der vordere mit dem Nasenbein (*Sutura nasomaxillaris*), der obere mit dem Stirnbein (*Sutura frontomaxillaris*), der hintere, *Margo lacrimalis,* mit dem Tränenbein (*Sutura lacrimomaxillaris*) verbunden. Flächen: an der medialen Fläche zwei Querleisten, unten die *Crista conchalis* [Concha infer.], oben die *Crista ethmoidalis*[Concha media]; über die laterale Fläche zieht lateral-abwärts die bis in den Margo infraorbit. sich fortsetzende *Crista lacrimalis anterior*; die zwischen ihr und dem Margo lacrim. liegende Aushöhlung = vordere Umwandung des Sulcus lacrim.; letzterer wird durch Anlagerung der gleichnamigen Furche des Tränenbeins und des Proc. lacrimalis der unteren Muschel zum *Canalis nasolacrimalis* vervollständigt.

Processus zygomaticus, vom lateralen Teile des Körpers lateralwärts sich erstreckend, verbunden mit dem Jochbein (*Sutura zygomaticomaxillaris*) und bisweilen noch mit dem großen Keilbeinflügel (*Sutura sphenomaxillaris*).

Processus palatinus, eine horizontale, an der nasalen Körperfläche befestigte Platte, vorn in den Proc. alveolaris übergehend, den größten Teil des harten Gaumens bildend; hinterer Rand mit dem Gaumenbein (*Sutura palatina transversa*), innerer Rand mit dem entsprechenden der anderen Seite (*Sutura intermaxillaris*) verbunden; an der oberen Fläche erhebt sich letzterer zu der medianen *Crista nasalis* [Vomer], die vorn mit der *Spina nasalis anterior* [Septum nasi cartilagin.] endigt; an der unteren Fläche die von den *Spinae palatinae* begrenzten *Sulci palatini* [A. palatina major].

Processus alveolaris, halbhufeisenförmig, eine Fortsetzung des unteren Teiles des Körpers; auf seinem unteren Rande, dem *Limbus alveolaris*, die Öffnungen der die Zahnwurzeln bergenden und durch die *Septa interalveolaria* getrennten *Alveoli dentales*, denen an der äußeren Fläche Vorsprünge, die *Juga alveolaria*, entsprechen.

Der die Schneidezähne tragende Teil des Alveolarfortsatzes, ein ursprünglich selbständiger Knochen, Zwischenkiefer, *Os incisivum*, wird durch die auch beim Erwachsenen oft noch sichtbare *Sutura incisiva* rückwärts abgegrenzt. Dicht neben ihr und in der Intermaxillar-Naht liegt das *Foramen incisivum*, die untere gemeinsame Mündung des beiderseitigen *Canalis incisivus* [N. nasopalatinus, Vasa palatin. major.], dessen obere Öffnung neben der Spina nasalis ant. liegt.

Unbeständig ist die unter dem unteren Rande der Apertura piriformis liegende *Fossa praenasalis*.

Entwicklung: Das Os maxillare geht als Belegknochen aus zwei Teilen hervor, dem eigentlichen Oberkiefer und dem Os incisivum, deren Vereinigung z. T. unvollständig ist (Sutura incisiva); Knochenkerne: mehrere. Sinus maxillaris und Alveolen entwickeln sich frühzeitig, letztere erreichen ihre volle Ausbildung aber erst mit der der Zähne.

Os zygomaticum, Jochbein.

Bildet den lateralen Teil des Gesichtsschädels und besteht aus einem Grundstück und zwei Fortsätzen, dem auf- und median-rückwärts gerichteten *Processus frontosphenoidalis* und dem horizontal-rückwärts laufenden *Processus temporalis*. Verbindungen: Das Grundstück mit dem Proc. zygomaticus des Oberkiefers (*Sutura zygomaticomaxillaris*), der Proc. frontosphenoidalis oben mit dem Proc. zygomaticus des Stirnbeins (*Sutura zygomaticofrontalis*), hinten mit dem Margo zygomat. des großen Keilbeinflügels (*Sutura sphenozygomatica*), der Proc. temporalis mit dem Proc. zygomaticus des Schläfenbeins (*Sutura zygomaticotemporalis*); die beiden letzteren bilden zusammen den Jochbogen, *Arcus zygomaticus* [Mm. masseter, zygomaticus, Fascia temporalis].

Flächen: 1. Wangenfläche, *Facies malaris*, 2. *Facies orbitalis*, bildet den vorderen Teil der lateralen und einen kleinen Teil der unteren Wand der Orbita, 3. *Facies temporalis*, rückwärts ausgehöhlt, grenzt an die Schläfengrube. — Auf der Facies orbitalis führt das bisweilen doppelte *Foramen zygomaticoorbitale* [N. zygomaticus], in einen in zwei Äste sich teilenden Kanal, der eine davon mündet auf der Facies malaris mit dem *Foramen zygomaticofaciale*, der andere auf der Facies temporalis mit dem *Foramen zygomaticotemporale* [gleichnamige Nervenäste].

Unbeständig ist der *Processus marginalis*, ein Vorsprung an dem freien, schläfenwärts gerichteten Rande des Proc. frontosphenoidalis. — Das Jochbein entwickelt sich als Belegknochen des ersten Schlundbogenknorpels von zwei Kernen aus.

Os palatinum, Gaumenbein.

Dieser zwischen Oberkiefer und Proc. pterygoideus des Keilbeins eingefügte Knochen besteht aus zwei aufeinander senkrecht stehenden dünnen, vierseitigen Platten, *Pars horizontalis* und *Pars perpendicularis*, sowie drei Fortsätzen, einem unteren, *Processus pyramidalis*, und zwei oberen, *Processus orbitalis* und *Processus sphenoidalis*.

Pars horizontalis, bildet die Fortsetzung des Proc. palatinus des Oberkiefers. Ränder: Der vordere mit dem hinteren Rande des letztgenannten Fortsatzes (*Sutura palatina transversa*), der innere mit dem entsprechenden der anderen Seite (*Sutura palatina mediana*) verbunden und nasalwärts als *Crista nasalis* (vergl. Maxilla) hervorragend; der hintere frei, stößt mit dem der anderen Seite in der *Spina nasalis posterior*, dem hinteren Ende der Crista nasalis, zusammen. Flächen: Eine obere, *Facies nasalis*, und eine untere, *Facies palatina*. – Von der der Pars horizont. und Pars perpendic. gemeinsamen hinteren Ecke entspringt der

Processus pyramidalis ab-, rück- und lateralwärts; sein hinterer Teil befestigt sich in der Fissura pterygoid. des Keilbeins.

Pars perpendicularis, lagert sich dem hinteren Teile der nasalen Fläche des Oberkieferkörpers an, wobei sie den Hiatus maxill. verschließen hilft, und stößt mit dem hinteren Rande an den Vorderrand des Proc. pterygoideus des Keilbeins. Ihr oberer Teil endet in den vorderen hohlen *Proc. orbitalis* und den hinteren *Proc. sphenoidalis*; beide verbinden sich mit dem Keilbeinkörper, ersterer legt sich außerdem einer Siebbeinzelle (*Sutura palatoethmoidalis*), sowie der hinteren Ecke der Facies orbit des Oberkiefers (*Sutura palatomaxillaris*) an und bildet hier den hintersten Teil des Bodens der Augenhöhle; die die beiden Fortsätze voneinander scheidende *Incisura sphenopalatina* wird durch den Keilbeinkörper zum *Foramen sphenopalatinum* [Nn. nasales post. sup. laterales et mediales, A. sphenopalatina] geschlossen. — Flächen der P. perpendicularis: An der inneren, *Facies nasalis*, zwei sagittale Leisten, oben die *Crista ethmoidalis* [Concha media], unten die *Crista conchalis* [Concha inferior]; an der äußeren, *Facies maxillaris*, der abwärts ziehende *Sulcus pterygopalatinus*, der durch Anlagerung des Oberkiefers und des Proc. pterygoideus des Keilbeins zum *Canalis pterygopalatinus* [Nn. palatini des Gangl. sphenopalatinum, A. palatina descendens] vervollständigt wird; dieser spaltet sich in drei *Canales palatini*, einen größeren vorderen, am lateralen Rande der P. horizontalis mit dem *Foramen palatinum majus* [N. palatin. ant., A. palatina maj.] ausmündenden und zwei kleinere hintere, die den Proc. pyramidalis durchbohrend, an dessen Basis mit den *Foramina palatina minora* [Nn. palatini med. et post., Aa. palatinae minores] enden.

Das Gaumenbein entwickelt sich als Belegknochen von nur einem Kerne aus an der knorpeligen Nasenkapsel.

Mandibula, **Unterkiefer.**

Ein platter, hufeisenförmig gekrümmter Knochen, besteht aus dem *Corpus mandibulae* und dem jederseits aus dessen hinterem Teile aufwärts hervorragenden *Ramus mandibulae*.

Corpus mandibulae. Der untere Teil heißt *Basis mandibulae*. Der obere Teil, *Pars alveolaris*, zeigt auf seinem oberen Rande, dem *Limbus alveolaris*, die Öffnungen der für die Zahnwurzeln bestimmten und durch *Septa interalveolaria* getrennten *Alveoli dentales*; letzteren entsprechen auf der Außenfläche die *Juga alveolaria*. Am unteren Rande des Körpers jederseits neben der Mitte das *Tuberculum mentale*. Äußere Fläche: In der Mitte die *Protuberantia mentalis*, lateralwärts davon, unterhalb des zweiten Backenzahnes, das *Foramen mentale* [N. et Vasa mentalia], weiter nach hinten die rück- und aufwärts ziehende, in den vorderen Rand des Ramus übergehende *Linea obliqua*. Innere Fläche: Dicht über der Mitte des unteren Randes nebeneinander die *Fossae digastricae* [Mm. digastrici], gleich darüber in medianer Lage die *Spina mentalis* [Mm. genioglossus, geniohyoideus], mehr lateral die rück- und aufwärts verlaufende *Linea mylohyoidea* [M. mylohyoideus] und mit dieser parallel und unter ihr der *Sulcus mylohyoideus* [N. et Vasa mylohoidea]; die oft undeutlich ausgeprägte *Fovea sublingualis* [Gl. sublingualis] und *Fovea submaxillaris* [Gl. submaxillaris] liegen: erstere zwischen Spina ment. und Ursprung der Linea mylohyoid., letztere unterhalb derselben Linie rückwärts von der Fovea sublingualis.

Ramus mandibulae. Der obere Teil läuft in zwei durch die *Incisura mandibulae* geschiedene Fortsätze aus, den vorderen *Processus coronoideus* [M. temporalis] und den hinteren *Processus condyloideus*; letzterer trägt auf dem eingeschnürten *Collum mandibulae* das elliptische, mit der Längsachse beinahe quer gestellte *Capitulum mandibulae*; an der Vorderfläche des Collum die *Fovea pterygoidea proc. condyloidei* [M. pterygoideus extern.]. Äußere Fläche des Ramus: Am *Angulus mandibulae*, d. i. dem Winkel, in dem unterer Rand des Körpers und hinterer Rand des Astes zusammenstoßen, die *Tuberositas masseterica* [M. masseter]. Der Ramus läuft auf dem Körper in eine Firste aus: *Crista buccinatoria* [M. buccinator]. Innere Fläche: Über dem Angulus die *Tuberositas pterygoidea* [M. pterygoideus intern.]; weiter oben das *Foramen mandibulae*, medianwärts bedeckt von der *Lingula mandibulae* [Lig. sphenomandibulare]; mit dieser Öffnung beginnt der *Canalis mandibulae* [N. et Vasa alveolaria inf.], der unterhalb der Alveolen den Unterkiefer durchzieht und an diese Zweigkanälchen abgibt; ein größerer Zweigkanal mündet im Foramen mentale aus.

Der Unterkiefer entwickelt sich als Belegknochen am Meckelschen Knorpel, jedoch bilden sich Proc. condyloideus und Angulus auf knorpeliger Grundlage. Die Verwachsung beider Kieferhälften erfolgt erst nach der Geburt.

Os hyoideum, **Zungenbein.**

Bildet, im Übergangsteile des Bodens der Mundhöhle zur Vorderfläche des Halses gelegen, die knöcherne Grundlage der Zungenwurzel und besteht aus einem Mittelstücke, *Corpus ossis hyoidei*, und zwei Paaren seitlichen Hörnern, *Cornua majora* und *Cornua minora*. Corpus [Mm. sternohyoid., thyreohyoid., stylohyoid., geniohyoid., mylohyoid., omohyoid., hyoglossus, Lig. hyothyreoid. medium] vierseitig, vorn konvex, hinten konkav. Cornua majora [Mm. thyreohyoid., hyoglossus, constrictor pharyng. medius, Lig. hyothyreoid, lat.] griffelförmig, mit den hinteren seitlichen Ecken des Körpers gelenkig oder durch Synchondrose verbunden. Dieser Verbindungsstelle sind die wesentlich kleineren, birnförmigen Cornua minora gelenkig angefügt.

Das kleine Zungenbeinhorn ist mit dem Proc. styloideus des Schläfenbeins durch das in wechselndem Grade verknöchernde *Ligamentum stylohyoideum* verbunden.

Das Zungenbein entwickelt sich aus Teilen des 2. und 3. Schlundbogenknorpels und verknöchert mit je einem dem Körper und jedem Horne entsprechenden Kerne.

Articulatio mandibularis, **Kiefergelenk und Bänder des Unterkiefers.**

Articulatio mandibularis. Gelenkflächen: Capitulum mandibulae und Facies articul. + Tuberculum articul. (nur letzteres überknorpelt) des Schläfenbeins. Die ihnen mangelnde Kongruenz wird hergestellt durch eine die Gelenkhöhle in eine obere und untere Abteilung trennende Zwischenknorpelscheibe, *Discus articularis*, deren verdickte Ränder mit der *Capsula articularis* verwachsen sind. Die Kapsel besitzt nur an der lateralen Seite Verstärkungsfasern, die vom Proc. zygomaticus des Schläfenbeins schräg nach unten und hinten ziehen (*Lig. temporomandibulare*).

Funktion: Das Kiefergelenk ist ein modifizierter Ginglymus. 1. Hauptbewegung: Ab- und Aufwärtsbewegung. 2. Vor- und Rückwärtsschieben. 3. Seitliche Verschiebung in geringem Grade. Bei Bewegung 1., wenn diese ausgiebiger, und bei Bewegung 2. tritt das Capitulum auf das Tuberculum articulare; der Discus, gleichsam eine bewegliche Gelenkpfanne für das Capitulum, wird hierbei (unter Mitwirkung des an die vordere Kapselwand z. T. inserierenden M. pterygoideus ext.) mit nach vorn geschoben. — Das Kauen kommt durch Zusammenwirken der genannten Bewegungsarten zustande.

Zum Kiefergelenke in keiner direkten Beziehung stehende Bänder:

Lig. sphenomandibulare, von der Spina angularis des Keilbeins zur Lingula mandibulae, aufwärts zusammenhängend mit dem Lig. temporomandibulare; zwischen ihm und Unterkieferast verlaufen Nn. und Vasa alveolaria inferiora.

Lig. stylomandibulare [M. styloglossus], Hemmungsband für die Vorwärtsbewegung des Unterkiefers, vom Proc. styloideus zum Angulus mandibulae; entspringt gemeinsam mit Lig. stylohyoideum und geht in die Fascie des M. pterygoideus int. über.

Der Schädel als Ganzes.

1. Der Hirnschädel.

Dieser hat die Gestalt einer ovalen Kapsel, deren schmälster Teil in die Stirn, deren breitester Teil in die Gegend der Tubera parietalia fällt, und deren untere Wand, *Basis cranii*, außen abgeflacht ist. Die Grenze zwischen letzterer und dem Schädeldach, *Calvaria*, kennzeichnet sich nur an der Außenfläche und zwar durch eine über folgende Punkte verlaufende Linie: Protuberantia occipit. ext., Linea nuchae suprema, Proc. mastoideus, oberer Rand des Porus acust. ext., Wurzel des Proc. zygomaticus des Schläfenbeins, Crista infratemp. des Keilbeins, Sutura sphenozygomat., Margo supraorbit., Margo nasalis des Stirnbeins.

Calvaria, Schädeldach. Seine Außenfläche ist glatt und gewölbt (vergl. hierzu S. 16), das seitliche Gebiet jedoch als *Planum temporale* [M. temporalis] abgeflacht; dieses wird abgegrenzt durch die beiden *Lineae temporales*, deren untere vom Proc. zygomaticus des Stirnbeins bis zur Wurzel des gleichnamigen Fortsatzes des Schläfenbeins in einem nach unten und vorn konkaven Bogen über Stirn-, Scheitel- und Schläfenbein zieht, während die obere sich fast auf das Scheitelbein beschränkt. — Suturen des Schädeldaches. 1. Längsnähte: oben Sutura sagitt. und (unbeständig) Sutura front., an der Seitenfläche Suturae sphenofront., sphenopariet., squamosa, parietomastoidea; 2. Quernähte: vorn Sutura coronal. und sphenosquam., hinten Suturae lambdoid., occipitomastoid., squamosomastoid. (unbeständig). — Die Innenfläche des Schädeldaches ist der Außenfläche entsprechend geformt; gegen die Schädelbasis ist sie nur am Occiput durch den Sulcus transvers. abgegrenzt. Entlang der Mittellinie zieht der Sulcus sagitt. [Sinus sagitt. sup.], der hinten in den Sulcus transvers. übergeht, vorn mit der Crista front.

endet, neben ihm häufig Foveolae granulares; an der seitlichen Partie finden sich baumartig verästelte Sulci arteriosi [Aa. meningae].

Die Schädelbasis.

A. *Basis cranii externa* (Fig. 3), äußere oder untere Fläche der Schädelbasis. Zerfällt in drei Gebiete: 1. Die hintere oder Nackenfläche, das Planum nuchale des Hinterhauptbeins und die untere Fläche der Pars mastoidea des Schläfenbeins umfassend; abgegrenzt hinten durch Protuberantia occipital. ext. und Linea nuchae suprema, vorn durch eine vom vorderen Rande des Foramen occipit. magnum über den Condylus occipit. zum Proc. mastoideus verlaufende Linie. 2. Die mittlere Gegend, gebildet von der Facies inf. pyramidis, dem untersten Teile der äußeren Fläche der Squama tempor., der Facies infratempor.* des Keilbeins und der unteren Fläche des Hinterhauptbein- und Keilbeinkörpers; abgegrenzt nach vorn durch die Crista orbit.* des großen Keilbeinflügels, dem vorderen Rande der Wurzel des Proc. pterygoideus und der Verbindungslinie zwischen diesem und dem der anderen Seite. Ein über die Mitte dieses Gebietes gezogene Sagittallinie verbindet von hinten nach vorn das durch die Incisurae jugulares des Hinterhaupt- und Schläfenbeins gebildete *Foramen jugulare* [Nn. glossopharyngeus, vagus, accessorius durch das vordere, V. jugularis int. durch das hintere Fach], den äußeren Eingang des Canalis carot. [A. carotis int.], die Öffnung des Canalis musculotubar. [Tuba auditiva, M. tensor tympani] und das Foramen ovale [N. mandibularis]; lateral vom Foramen jugulare liegt der Proc. styloideus [Mm. styloglossus, stylohyoideus, stylopharyngeus, Ligg. stylohyoideum, stylomandibulare], hinter diesem das Foramen stylomastoid. [N. facialis, Vasa stylomastoidea], noch weiter lateral der Porus acust. ext., dahinter der Proc. mastoid. [Mm. sternocleidomastoideus, splenius capit., longissimus capit.], davor die Fossa mandibularis; zwischen letzterer und Pars tympanica des Schläfenbeins die Fissura petrosquam. und Fissura petrotympan. (Glaseri) [Chorda tympani, Vasa tympanica, Lig. mallei ant.]. Vom Foramen jugulare aus medianwärts die äußere Öffnung des Canalis hypoglossi, median-vorwärts eine zwischen hinterer Kante der Pyramide und Hinterhauptbeinkörper befindliche, von Faserknorpel (*Synchondrosis petrooccipitalis*) ausgefüllte Längsspalte *Fissura petrooccipitalis.* In der

Verlängerung des Canalis musculotubar. nach vorn und innen eine von der unteren Pyramidenfläche und dem hinteren Rande des großen Keilbeinflügels gebildete Rinne [Pars cartilaginea tubae auditiv.], die aufwärts durch die *Fissura sphenopetrosa* gespalten ist; diese Spalte und das *Foramen lacerum* [A. carotis int., Nn. petrosi superfic. maj. et min.], in das sie median-

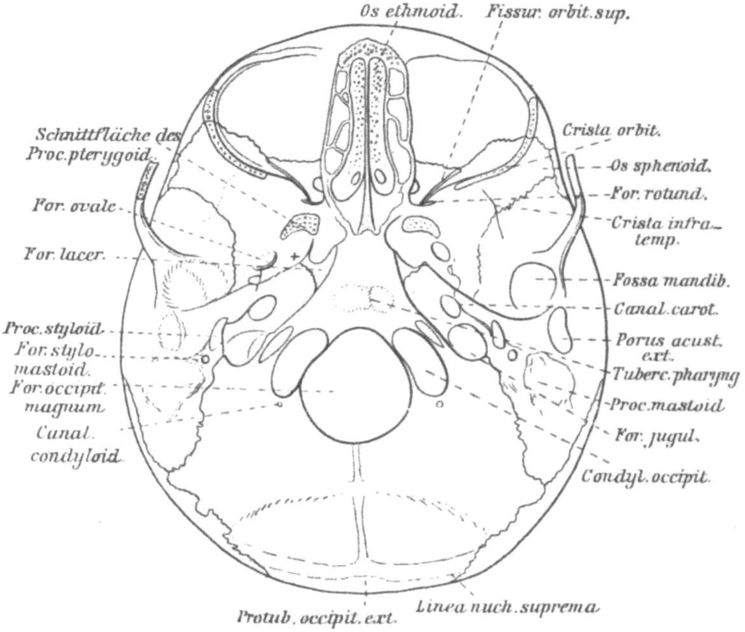

Fig. 3. Äußere Schädelbasis (nach Henle).

wärts einmündet, sind gleichfalls mit Faserknorpel erfüllt (*Synchondrosis sphenopetrosa* und *Fibrocartilago basalis*). Rückwärts vom Foramen lacer. die innere Öffnung des Canalis carot., vor ihm der hintere Eingang des Canalis pterygoid. (Vidii) [N. et Vasa canalis pterygoid]. Schließlich noch lateral-rückwärts vom Foramen ovale das Foramen spinosum [A. meningea media, N. spinosus]. 3. Die vordere oder Gesichtsfläche = Decke der Augen- und Nasenhöhle (s. diese). Versteht man jedoch unter Basis cranii externa die des gesamten Schädels, so entspricht das vordere Gebiet derselben dem Palatum durum und Proc. alveolaris des Oberkiefers.

B. *Basis cranii interna* (Fig. 4), innere oder obere Fläche der Schädelbasis, gliedert sich in drei hintereinander gelegene Abteilungen, von denen die vordere am höchsten, die hintere am tiefsten liegt.

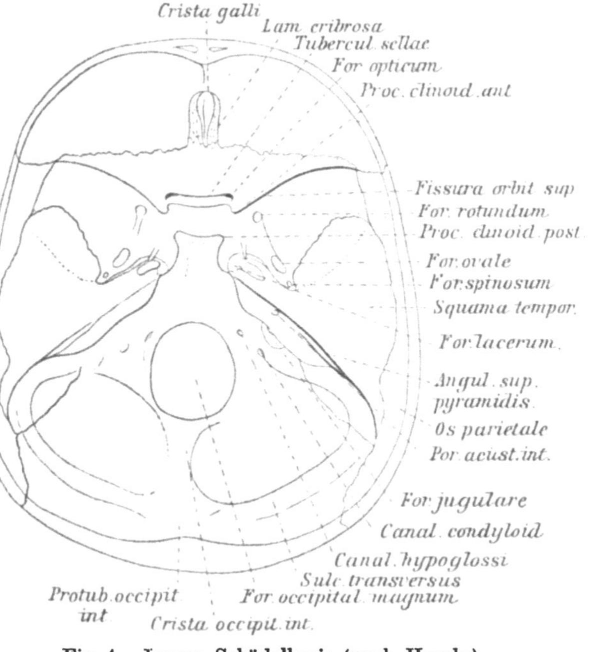

Fig. 4. Innere Schädelbasis (nach Henle).

1. *Fossa cranii anterior* [Lobi frontales], gebildet von den Partes orbit. des Stirnbeins, der Lam. cribosa, dem vordersten Teile des Körpers und den kleinen Flügeln des Keilbeins. Median liegen die Crista galli [Falx cerebri] und das Foramen caec., neben der ersteren die Öffnungen der Lam. cribrosa [N. olfactorius, N. et A. ethmoidal. ant.], auf den seitlichen Teilen kräftige Hirneindrücke.

2. *Fossa cranii media*, abgegrenzt gegen die vordere Schädelgrube durch die hinteren Ränder der kleinen Keilbeinflügel, gegen

die hintere durch die obere Pyramidenkante und das Dorsum sellae, gebildet von den Facies cerebrales des großen Keilbeinflügels und der Schläfenbeinschuppe, der vorderen Pyramidenfläche und dem mittleren Teile der oberen Fläche des Keilbeinkörpers; letzterer trennt die ganze Grube in einen kleineren mittleren, höheren Teil, die Fossa hypophyseos, und zwei größere seitliche, tiefere Teile [Lobi temporalis]. Öffnungen: a) nach der Augenhöhle die Fissura orbit. sup. [Nn. oculomotorius, trochlearis, ophthalmicus, abducens, V. ophthalmica sup.] und das Foramen optic. [N. opticus, A. ophthalmica], b) nach der Fossa pterygopalatina das hinter der Fissura orbit. sup. liegende Foramen rotund. [N. maxillaris], c) nach der äußeren Schädelbasis das weiter rückwärts liegende Foramen ovale [N. mandibularis], Foramen spinos. [A. mening. med., N. spinos.], Foramen lacer. [A. carotis int., Nn. petrosi superfic. maj. et min.] nebst innerer Mündung des Canal. caroticus und Fissura sphenopetr., d) zu Kanälen des Felsenbeins an der hinteren Wand der Grube der Hiatus canal. facialis [N. petrosus superfic. maj.] und darunter die Apertura sup. canaliculi tympan. [N. petrosus superfic. min.] nebst zugehörigen, nach den Nerven benannten, zum Foramen lacer. führenden Furchen. Im übrigen bemerkenswert: am mittleren höheren Teil der Grube die Proc. clinoidei und ab- und seitwärts von diesen der von der Lingula sphenoid. begrenzte Sulcus carot., an ihrer seitlichen Wand starke Hirneindrücke, an ihrer hinteren Wand medial-vorn die Impressio trigemini [Gangl. seminulare s. Gasseri], lateral-hinten die Eminentia arcuata [Canalis semicircul. sup.], an der Grenze zwischen Pyramide und Schläfenbeinschuppe die Fissura petrosquam. und hinter dieser das Tegmen tympani.

3. *Fossa cranii posterior* [Cerebellum, Pons, Medulla oblong.], gebildet vom hinteren Teile des Keilbeinkörpers, der hinteren Pyramidenfläche, der Pars mastoid. des Schläfenbeins, dem Angulus mastoid. des Scheitelbeins und dem Hinterhauptbeine außer dem oberhalb des Sulcus transv. gelegenen Abschnitte seiner Schuppe; letztere Furche bezeichnet die hintere Grenze der Grube. In der Mitte liegt das Foramen occipit. magn. [Medulla oblong., Nn. accessorii, Aa. vertebrales, spinales ant. et post., verschiedene Venen], an seinem seitlichen Rande oberhalb des Proc. condyloideus die innere Öffnung des Canalis hypoglossi, vor dem Foramen occipit. magn. senkt sich der Clivus [Pons, Medulla oblong.] herab; seitwärts vom letzteren

liegen am übrigen Teile der vorderen Wand der Grube der Sulcus petros. inf. [Sinus petros. inf.], der Porus acust. int. [Nn. facialis et acusticus, Vasa auditiva int.], die Apertura ext. aquaeductus vestibuli, die Fossa subarcuata (höher als die letztere), und unterhalb des Porus acust. int. das Foramen jugul. [Nn. glossopharyngeus, vagus, accessorius durch das vordere, Vena jugul. int. durch das hintere Fach]. Am Übergange der vorderen zur unteren und seitlichen Wand der Grube verläuft der Sulcus sigmoideus; dieser und der Sulcus transv. bilden eine kontinuierliche Furche, die auf ihrem Verlaufe von der Protuberantia occipit. int. bis zum Foramen jugul. einen nach außen-oben konvexen Bogen (Umbiegung am Angulus mastoid. des Scheitelbeins) beschreibt; es münden in sie ein der Sulcus sagitt [Sinus sagittalis sup.] (gewöhnlich rechts von der Protuberantia occipit. int.), das Foramen mastoid. [Emissar. mastoideum] und der Canalis condyloid. [Emissar. condyloideum]. — Die Crista occipitalis int.* trennt den hinteren Teil der Grube in zwei symmetrische Hälften [Hemisphaeria cerebelli].

2. Der Gesichtsschädel.

Dieser gliedert sich in eine Anzahl Höhlen und Gruben, an deren Aufbau auch die benachbarten Knochen des Hirnschädels teilnehmen.

Orbita, **Augenhöhle.**

Sie gleicht einer vierseitigen Pyramide mit nach hinten gerichteter Spitze und nach vorn gerichteter Basis. Am Eingange der Höhle, *Aditus orbitae,* sind ein oberer und unterer (Margo supra- und infraorbit.) und zwei seitliche Ränder zu unterscheiden. Die vier Seiten oder Wände sind:

Die untere Wand, *Paries inferior,* gebildet zum größten Teil von der Facies orbit. des Oberkieferkörpers, außerdem lateral-vorn vom Jochbeine und an der hinteren Ecke vom Proc. orbitalis des Gaumenbeins; ihr hinterer freier Rand begrenzt von unten her die zur Fossa infratemp. und Fossa pterygopalat. führende *Fissura orbitalis inferior* [N. et Vasa infraorbitalia, Vena ophthalmica inf.] und zeigt den Anfang des Sulcus und Canalis infraorbit. [N. et Vasa infraorbitalia].

Die laterale Wand, *Paries lateralis,* vorn vom Jochbein und einem kleinen Teile des Proc. zygomaticus des Oberkiefers, hinten von der Facies orbit. des großen Keilbeinflügels gebildet, zeigt vorn-unten das Foramen zygomaticoorbit. [N. zygomaticus], dicht dahinter die unbeständige Sutura sphenomaxill., weiter aufwärts die vertikal verlaufende Sutura sphenozygomat., ferner in horizontaler Lage, als Grenze gegen die obere Wand, die Sutura zygomaticofront. und sphenoorbitalis; der untere freie Rand, die Crista orbit.* des großen Keilbeinflügels, begrenzt von oben her die Fissura orbit. inferior.

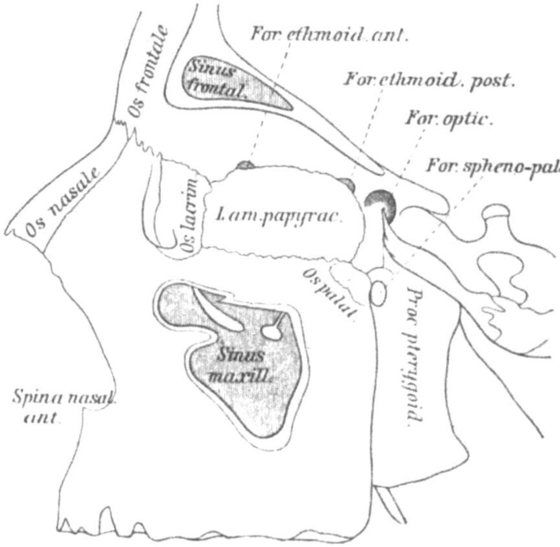

Fig. 5. **Sagittalschnitt durch den Gesichtsschädel; Augenhöhle und Kieferhöhle von außen geöffnet (nach Gegenbaur).**

Die obere Wand, *Paries superior*, gebildet von der Pars orbit. des Stirnbeins und dem kleinen Keilbeinflügel, zeigt am medialen Abschnitt des Margo supraorbit. das Foramen sive Incisura supraorbit. [N. et Vasa supraorbit.] und einwärts von diesem die undeutliche Incisura sive Foramen frontale [N. et Vasa frontal.], dicht hinter letzterer die Fovea und (unbeständig) Spina trochlearis [Trochlea M. obliqui sup.], gegenüber im lateral-vorderen Teile die Fossa glandulae lacrimalis, schließlich im hintersten Teile zwischen oberer und lateraler Wand die *Fissura orbitalis superior* [Nn. oculomotorius, trochlearis, ophthalmicus, abducens, V. ophthalmica sup.] und einwärts davon an der Grenze gegen die mediale Wand das Foramen opticum (N. opticus, A. ophthalmica.]

Die mediale Wand, *Paries medialis* (Fig. 5), gebildet vom Proc. frontalis des Oberkiefers, dem Tränenbein, der Lam. papyracea des Siebbeins und dem vordersten Abschnitte der Seitenfläche des Keilbeinkörpers, abgegrenzt gegen die obere Wand durch die Suturae frontomaxill., frontolacrim., frontoethmoid., gegen die untere durch die Sutura lacrimomaxill. (horizontaler Teil) und ethmoideomaxill.; zwischen diesen, je eine obere und untere kontinuierliche Horizontallinie bildenden Nähten ziehen die vertikalen Suturae lacrimomaxill., lacrimoethmoid.*, sphenoethmoid.; in der Sutura frontoethmoid. liegen das vordere und hintere Foramen ethmoid. [Nn. et Vasa ethmoidalia ant. et post.], ersteres zur Schädelhöhle, letzteres zur Nasenhöhle führend, und an der vorderen Grenze der medialen Wand die von den beiden Cristae lacrim. eingefaßte Fossa sacci lacrim., die sich abwärts in den zum unteren Nasengang führenden Canalis lacrim. fortsetzt.

*Cavum nasi (sceleti)**, **Nasenhöhle.**

Sie nimmt den mittleren Teil des Gesichtsschädels ein und grenzt in ihrem oberen Abschnitte seitwärts an die Augenhöhlen; ist vorn durch die *Apertura piriformis*, hinten durch die beiden *Choanae* geöffnet und zerfällt durch das *Septum nasi osseum* in zwei Hälften. Umgrenzungen der Apertura piriformis: lateral der Körper, unten der Alveolarfortsatz des Oberkiefers, oben die Nasenbeine; Umgrenzungen der Choanen: medial Vomer, lateral Lamina med. des Proc. pterygoideus, unten Pars horizont. des Gaumenbeins, oben Keilbeinkörper und Ala vomeris. Das knöcherne Nasenseptum (Fig. 6) setzt sich zusammen aus der Lamina perpendicul. des Siebbeins und dem Vomer; rückwärts stoßen beide an den Keilbeinkörper, abwärts der Vomer an die Crista nasalis; in den nach vorn offenen Winkel, den der vordere Rand der Lamina perpendicul. mit dem des Vomer bildet, legt sich das knorpelige Nasenseptum.

An jeder Abteilung der Nasenhöhle sind vier Wände zu unterscheiden:

1. Die mediale Wand = Septum nasi.

2. Die laterale Wand, gebildet von den nasalen Flächen des Körpers und Stirnfortsatzes des Oberkiefers, dem Tränenbein, dem Siebbeinlabyrinth nebst Muscheln, der unteren Muschel,

der Pars perpendicul. des Gaumenbeins und der Lamina med. des Proc. pterygoideus. Die von den Muscheln überdeckten Räume, Nasengänge, werden nach der Lage jener unterschieden als *Meatus nasi superior, medius* und *inferior*, von denen der letztere der größte und am weitesten nach vorn sich erstreckende ist. Die Gänge sind vorn höher als hinten (Konvergenz der Längsachsen der Muscheln nach hinten zu). Der medianwärts von den Muscheln bis zum Septum sich ausdehnende Raum wird *Meatus nasi communis* und der hintere und zugleich nied-

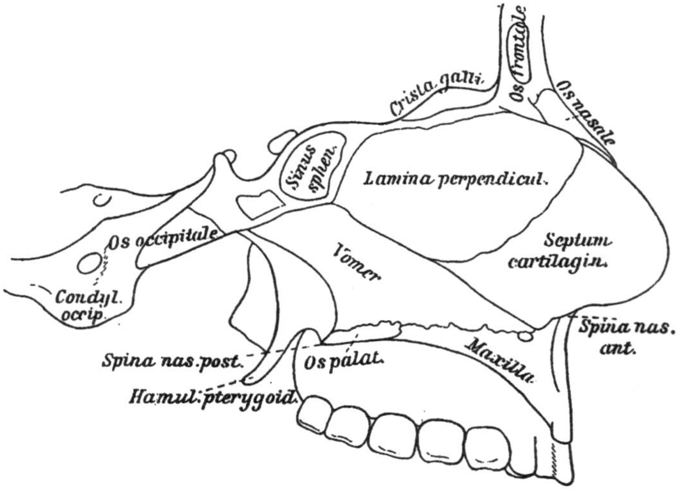

Fig. 6. Medianschnitt durch den Gesichtsschädel mit Nasenscheidewand (nach Gegenbaur).

rigste, zur Schlundhöhle übergehende Teil der Nasenhöhle *Meatus nasopharyngeus* genannt. Kommunikationen: Unterer Nasengang mit der Augenhöhle durch den Canalis nasolacrim., mittlerer Nasengang mit der Stirnhöhle, vorderen Siebbeinzellen und der Oberkieferhöhle (die Öffnung der letzteren wird durch Überlagerung des Proc. uncinatus des Siebbeins, der Fortsätze der unteren Muschel und der Pars perpendicul. des Gaumenbeins bedeutend eingeengt), oberer Nasengang mit hinteren Siebbeinzellen, Meatus nasopharyng. mit der Fossa pterygopalat. durch das am hinteren oberen Teile der lateralen Wand liegende For. sphenopalatinum.

3. Die untere Wand oder Boden der Nasenhöhle, zusammengesetzt aus dem Proc. palatinus des Oberkiefers und der Pars horizont. des Gaumenbeins; Kommunikation mit der Mundhöhle durch den Canalis incis. [N. nasopalatinus, Vasa palatina maj.].

4. Die obere Wand oder Decke, gebildet vom Nasenbein, Pars nasal. des Stirnbeins, Lamina cribr. des Siebbeins, Vorder- und Unterfläche des Keilbeinkörpers; Kommunikationen mit der Schädelhöhle durch die Löcher der Lamina cribr. [N. olfactorius, N. et A. ethmoid. ant.], mit der Augenhöhle durch das an der Grenze zwischen oberer und lateraler Wand gelegene For. ethmoidale post. [N. et Vasa ethmoid. post.], mit dem Sinus sphenoid., der in eine hinter der oberen Muschel befindliche Ausbuchtung, *Recessus sphenoethmoidalis*, mündet.

Cavum oris (sceleti),* **Mundhöhle.**

Unten und hinten vollständig offen, seitlich und vorn vom Unterkiefer und Proc. alveolaris des Oberkiefers, oben vom *Palatum durum* (= Boden der Nasenhöhle) abgegrenzt; Kommunikationen: vorn median durch den Canalis incis. mit der Nasenhöhle, seitlich durch den Canal. mandibulae mit dem Gesicht, hinten jederseits an der lateralen Ecke durch die Canales palat. (Foramina palat. majus et minora) [Nn. palatini ant., med. et post., Aa. palatinae major et minores] mit der Fossa pterygopalat.; Nähte am Palatum dur.: median Sutura intermaxill. und palat. mediana, senkrecht dazu Sutura palat. transversa, ferner vorn, rückwärts von den Schneidezähnen, die Sutura incisiva.

Selten findet sich ein der Sutura palatina mediana entlang ziehender Wulst, *Torus palatinus*, an der unteren Fläche des harten Gaumens.

Fossae temporalis, infratemporalis, pterygopalatina.

Diese drei Gruben stehen in unmittelbarem Zusammenhange. Die *Fossa temporalis* [M. temporalis] wird medial vom Planum tempor., lateral nur unvollständig vom Jochbogen, vorn von der Vereinigungsstelle des Jochbeins, großen Keilbeinflügels und Proc. zygomaticus des Stirnbeins begrenzt, oben und unten ist sie offen. Die *Fossa infratemporalis* ist eine Fortsetzung der vorigen nach unten und innen; Grenzen: Medial Lamina lat. des Proc. pterygoideus, lateral Proc. coronoideus des Unterkiefers, vorn Corpus maxill., oben medial die Facies infratempor.* des großen Keilbeinflügels nebst dem nächstbenachbarten Teile der

Schläfenbeinschuppe; oben lateral und unten ist die Grube offen; Kommunikation: Medianwärts mit der Fossa pterygopalat., nach vorn durch die Fissura orbit. inf. mit der Orbita.

Die spaltförmige *Fossa pterygopalatina* wird eingeschlossen vom Proc. pterygoideus, Corpus maxill. und Pars perpendic. des Gaumenbeins; Kommunikationen: Lateral durch einen weiten Spalt mit der Fossa infratempor., medial durch das Foramen sphenopalat. [Nn. nasales post. sup. laterales et mediales, A. sphenopalatina] mit der Nasenhöhle, vorn durch die Fissura orbit. inf. [N. et Vasa infraorbitalia, Vena ophthalmica inf.] mit der Augenhöhle, hinten durch das For. rotundum [N. maxillaris] mit der Schädelhöhle und durch den Canalis pterygoid. (Vidii) [N. et Vasa canalis pterygoidei] mit der Schädelbasis, unten durch den Canalis pterygopalat. [Nn. palatini des Gangl. sphenopalatinum, A. palat. descendens] mit der Mundhöhle.

Schädelmessung und Schädelformen. Bei der Schädelmessung wird diejenige Lage des Schädels zugrunde gelegt, bei der die oberen Ränder des Porus acust. ext. und die Infraorbitalränder in eine Horizontalebene, die sogen. deutsche Horizontalebene zu liegen kommen. Die Durchmesser des Hirnschädels sind 1. die größte Länge, von der Glabella zum vorspringendsten Medianpunkte (meist Protuberamtia occipit. ext.) des Occiput (mit der medianen oder geraden Länge annähernd übereinstimmend), 2. die größte Breite, senkrecht zur Medianebene; 3. die Höhe, vom Vorderrande des For. occipit. magnum senkrecht zur Horizontalebene. Das Verhältnis der Länge zur Breite und zur Höhe wird durch den Längenbreitenindex $\left(= \frac{100 \times \text{Breite}}{\text{Länge}}\right)$ und den Längenhöhenindex $\left(= \frac{100 \times \text{Höhe}}{\text{Länge}}\right)$ ausgedrückt. Nach der wechselnden Größe dieser Indices werden die Schädel eingeteilt in:

	Längenbreitenindex
Dolichokephale (Langschädel)	bis zu 75
Mesokephale (Mittellangschädel)	zwischen 75 und 80
Brachykephale (Kurzschädel)	über 80
	Höhenbreitenindex
Platykephale (Flachschädel)	bis zu 70
Orthokephale (Mittelhochschädel)	zwischen 70 und 75
Hypsikephale (Hochschädel)	über 75.

Am Gesichtsschädel ist die wichtigste Messung die des Profilwinkels; er wird gebildet von der deutschen Horizontalen mit der von der Sutura nasofrontalis nach dem unteren Rande des Proc. alveolaris des Oberkiefers in der Medianebene gezogenen Linie (Profillinie). Nach der Größe dieses Winkels ergibt sich die Einteilung der Schädel in Prognathe (Schiefzähner) mit weniger als 80° und Orthognathe (Geradzähner) mit über 80°.

Gesichtsformen werden unterschieden: die leptoprosope (lang und schmal) und die chamäprosope (breit und kurz). — Der Rauminhalt

		Ersatzknochen	Belegknochen	Bleibende Knorpelgebilde
Hirnkapsel		Os occipitale (außer Os interparietale) Os sphenoidale (außer Lamina med. des Proc. pterygoideus) Pyramide und Proc. mastoideus des Os temporale } Schädelbasis und unteres Gebiet der Seitenwand	Os interparietale Os parietale Squama temp. Annulus tympan. Os frontale } Dach und oberes Gebiet der Seitenwand	Synchondrosis intraoccipit. ant. et post. bis zum zweiten, Synchondrosis sphenooccipit. bis zum zwanzigsten Lebensjahre Synchondrosis petrooccipit. Synchondrosis sphenopetrosa Condyli occipitales
Nasenkapsel		Os ethmoidale Concha inferior Conchae sphenoidales	Os nasale Os lacrimale Os palatinum Vomer Lamina med. des Proc. pterygoideus	Knorpliges Nasenskelet
Schlundbögen	1.	Malleus Incus	Maxilla Os zygomaticum Mandibula (mit Lig. sphenomandibulare)	Gelenkknorpel des Kiefergelenks
	2.	Stapes Proc. styloideus (mit Lig. stylohyoideum) Körper und kleine Hörner des Zungenbeins		
	3.	Große Zungenbeinhörner		

(Synchondrosis petrooccipit. bis Gelenkknorpel des Kiefergelenks: } Dauernd)

des Schädels (Schädelkapazität) eines Mitteleuropäers beträgt durchschnittlich beim Manne 1500, beim Weibe 1300 ccm.

Entwickelung des Schädels. a) Die Vorstufe bildet die *Chorda dorsalis** (vgl. S. 8), deren Kopfteil sich ventral vom Hirnrohr bis zur Gegend der Sella turcica erstreckt; er geht mit der Verknöcherung der Schädelbasis zugrunde. b) Späterhin sind zwei Hauptanlagen zu unterscheiden: das Primordialkranium und die Schlundbögen oder Viszeralspangen. Ersteres gliedert sich wieder in Hirnkapsel (Neurocranium) und Nasenkapsel. Sämtliche Teile sind zunächst von häutiger Beschaffenheit. Später gehen sie entweder erst in den knorpligen und dann in den knöchernen Zustand oder aber unmittelbar (also ohne knorplige Zwischenstufe) in Knochen über. Nach dieser Entstehungsweise unterscheidet man: knorplig präformierte oder Ersatzknochen und Bindegewebs-, Deck- oder Belegknochen; ein Teil der letzteren entsteht an der Außenseite knorpliger Gebilde. — Knorpel sowohl als Knochen entsteht von bestimmten Stellen aus, die man Knorpel- und Knochenkerne oder -zentren nennt. Jedoch stimmen weder letztere noch die aus ihnen entstehenden Knochen mit den Knorpelkernen einigermaßen überein. — Weiteres über die Schädelentwickelung siehe in der vorstehenden Tabelle sowie bei den Schilderungen der einzelnen Knochen.

Die Fontanellen, *Fonticuli*, am Schädel des Neugeborenen sind noch membranös gebliebene Teile der Belegknochen, die an den Stellen, wo mehrere Knochen zusammentreffen, als Lücken zwischen diesen fühlbar sind. Die wichtigsten Fontanellen sind: Die Stirnfontanelle, *Fonticulus major* (*frontalis*), zwischen Stirn- und Scheitelbeinen, die Hinterhauptsfontanelle, *Fonticulus minor* (*occipitalis*), zwischen den Scheitelbeinen und Hinterhauptsschuppe, der *Fonticulus sphenoidalis* zwischen Stirnbein, Scheitelbein, Schläfenbeinschuppe und großem Keilbeinflügel, der *Fonticulus mastoideus* zwischen Scheitelbein, Pars mastoidea des Schläfenbeins und Hinterhauptsschuppe, letztere beiden kleiner als die ersteren und beim Neugeborenen oft schon verschwunden.

Vierter Abschnitt.

Ossa extremitatis superioris, Knochen der oberen Extremität.

Das Skelet der oberen Extremität gliedert sich in den Schultergürtel und das Skelet der oberen Gliedmaßen. Ersterer besteht aus dem Schulterblatt und Schlüsselbein und ist im Vergleich zum Beckengürtel durch leichte Beweglichkeit ausgezeichnet; letztere bestehen aus einer Anzahl in distaler Reihenfolge sich vermehrender Knochen: Oberarmbein (1), Vorderarmknochen (2), Handwurzelknochen (2 Reihen zu je 4), Mittelhandknochen (1 Reihe zu 5), Fingerknochen (2 Reihen zu 5, 1 Reihe zu 4 Gliedern).

Cingulum extremitatis superioris, Schultergürtel.

Clavicula, Schlüsselbein.

An dem zwischen Scapula und Sternum eingefügten **S**-förmig gebogenen Knochen unterscheidet man das Mittelstück, das sternale und das akromiale Ende. Das Mittelstück hat eine obere und eine untere, mit seichter Furche [M. subclavius] versehene Fläche; einen vorderen [Mm. pectoralis major und deltoideus] und hinteren Rand. Die *Extremitas sternalis* ist prismatisch mit vorderer [M. pectoralis major], hinterer [M. sternohyoideus], unterer und medialer Fläche = *Facies articularis sternalis*; oberem [M. sternocleidomastoideus], unterem und hinterem Rand. An der unteren Fläche findet sich die *Tuberositas costalis* [Lig. costoclaviculare]. Die *Extremitas acromialis* hat eine obere, untere und laterale Fläche = *Facies articularis acromialis,* einen vorderen [M. deltoideus] und hinteren [M. trapezius] Rand. An der unteren Fläche die *Tuberositas coracoidea* [Lig. coracoclaviculare].

Entwickelung: Hauptkern im Mittelstück. Epiphyse am sternalen Ende.

Scapula, Schulterblatt.

Liegt an der hinteren Thoraxwand in der Höhe der II.—VII. Rippe. Ist ein platter, dreieckiger Knochen mit vorderer *Facies costalis,* deren größten Teil die von den *Lineae musculares* durchzogene *Fossa subscapularis* einnimmt [M. subscapularis], und mit hinterer konvexer *Facies dorsalis.* Ränder: ein hinterer oder medialer, *Margo vertebralis,* mit vorderer [M. serratus anterior] und hinterer Lippe [Mm. rhomboidei], ein vorderer oder lateraler, *Margo axillaris* [Mm. teres minor et major], und ein *Margo superior* [M. omohyoideus]. Winkel: ein *Angulus medialis,* [M. levator scapulae], ein *Angulus inferior* [M. teres major], und ein *Angulus lateralis,* der nach einer Einschnürung, *Collum scapulae,* in den Gelenkknopf mit der flachen, eiförmigen *Cavitas glenoidalis* ausladet. *Tuberositas supraglenoidalis* [Caput longum bicipitis] und *Tuberositas infraglenoidalis* [Caput longum tricipitis] sind zwei Höcker oder seichte Eindrücke am oberen und unteren Rande des Gelenkknopfes.

Das Schulterblatt besitzt zwei starke Fortsätze, einen hinteren, die Schultergräte, *Spina scapulae,* und einen oberen, den Schulterhaken, *Proc. coracoideus.* Die Schultergräte verläuft von einem dreieckigen Felde [M. rhomboideus min.] des Margo vertebralis aus lateralwärts und endet mit der Schulterecke, *Acromion,* die das Schultergelenk hinten überdacht. Die Spina teilt die Facies dorsalis in die kleinere *Fossa supraspinata* [M. supraspinatus] und die größere *Fossa infraspinata* [M. infraspinatus]. Ihr hinterer Rand besitzt eine obere [M. trapezius] und untere [M. deltoideus] Lippe. Das *Acromion* trägt am Ende die *Facies articularis acromii* zur Verbindung mit der Clavicula. — Der Schulterhaken entspringt am oberen Schulterblattrande medial vom Gelenkknopf und lateral von einem Ausschnitt des Randes, *Incisura scapulae*; verläuft erst median-vorwärts, dann, winklig umbiegend, lateral-vorwärts, schützt das Schultergelenk vorn-oben und dient zur Anheftung von Bändern und Muskeln [M. pectoralis min. medial, M. coracobrachialis und Caput breve bicipitis an der Spitze].

Entwickelung: Der Hauptkern bildet das Blatt und die Spina. Außerdem entstehen Knochenkerne im Acromion, Processus coracoideus, Subcoracoid, Angulus inferior, Margo vertebralis und im Gelenkknopf.

Ligamenta cinguli extremitatis superioris, **Bänder des Schultergürtels.**

Lig. transversum scapulae superius überbrückt die Incisura scapulae zu einem Foramen [N. suprascapularis].

Lig. transversum scapulae inferius überbrückt das Collum scapulae zwischen Rand des Gelenkknopfes und freiem lateralen Rande der Spina [Anastomose der Vasa transvers. und circumflex. scapulae].

Lig. coracoacromiale fächerförmig vom oberen Rande des Processus coracoideus zur Spitze des Acromion.

Articulatio sternoclavicularis, **Brustbein-Schlüsselbeingelenk.**

Wird durch den *Discus articularis* in zwei gesonderte Höhlen geteilt, indem sich die *Capsula articularis* sowohl an die Bandscheibe wie den Umfang der überknorpelten Gelenkflächen inseriert und das ganze Gelenk allseitig umhüllt. Haftbänder: *Lig. interclaviculare* verläuft von der Extremitas sternalis claviculae über die Incisura jugularis zur anderen Seite. *Lig. costoclaviculare* vom oberen Rand der ersten Rippe zur Tuberositas costalis clavi culae. *Lig. sternoclaviculare* am vorderen, oberen Umfang des Gelenks.

Articulatio acromioclavicularis, **Schulterblatt-Schlüsselbeingelenk.**

Hat ebenfalls in der Regel einen *Discus articularis*. Die *Capsula articularis* umgibt die Ränder der Gelenkflächen; ihr oberer Teil, der weiter auf das Acromion und die Extremitas acromialis claviculae übergreift, heißt *Lig. acromioclaviculare*. Haftbänder: *Lig. coracoclaviculare* besteht aus einer lateralen, vorderen (= *Lig. trapezoideum*) und medialen, hinteren (= *Lig. conoideum*) Bandmasse; Ursprung: Wurzel und oberer Rand des Processus coracoideus; Ansatz: Tuberositas coracoidea claviculae und hinterer Rand der Extremitas acromialis claviculae.

Sceleton extremitatis superioris liberae, Skelet der oberen Gliedmaßen.

Humerus, Oberarmbein.

Ist ein langer Röhrenknochen. Das proximale Endstück trägt den überknorpelten Kopf, *Caput humeri*; unter ihm, durch eine schmale Furche, *Collum anatomicum*, geschieden, zwei Höcker, einen medialen, *Tuberculum minus*, mit Impression [M. subscapularis]; einen lateralen, *Tuberculum majus*, mit oberer, mittlerer und unterer Impression [Mm. supraspinatus, infraspinatus, teres minor]. Zwischen den Höckern der *Sulcus intertubercularis* [Tendo capitis longi bicipitis]. Der große Höcker läuft in die *Crista tuberculi majoris* [M. pectoralis major], der kleine in die *Crista tuberculi minoris* [Mm. teres major, latissimus dorsi] aus. Der unterhalb der Tubercula gelegene Teil des proximalen Endes wird als *Collum chirurgicum* bezeichnet und bildet den Übergang zum Mittelstück, *Corpus humeri*. Die Crista tuberculi majoris endet in eine rauhe Fläche, *Tuberositas deltoidea*, welche ihrerseits sich in eine rauhe Linie [M. brachialis] fortsetzt. Hinter der Tuberositas deltoidea beginnt der *Margo lateralis*; zwischen beiden liegt der *Sulcus nervi radialis*. Der *Margo medialis* beginnt in der Mitte des Oberarmes unter einer Rauhigkeit (= *Tuberositas m. coracobrachialis**) und zeigt das in einen distalwärts gerichteten Kanal führende Foramen nutritium. Die Flächen sind eine *Facies anterior medialis*, eine *Facies anterior lateralis* und eine *Facies posterior* [Caput laterale et mediale tricipitis]. Der Humerus verbreitert sich am distalen Ende, welches eine vordere und hintere Fläche, einen medialen und lateralen

[Mm. brachioradialis und extensor carpi rad. long.] Angulus hat. Jener endigt in den *Epicondylus medialis* [Mm. flex. carpi ulnar., flex. carpi radial., flex. digit. sublimis. palmaris longus, pronator teres]; dieser in den *Epicondylus lateralis* [Mm. anconaeus, supinator, extens. carpi radial. long., extens. carpi radial. brevis und extens. digit. communis]. Auf der hinteren Fläche des medialen Epicondylus verläuft der *Sulcus nervi ulnaris*. Die distale Endfläche zeigt zwei zusammenhängende überknorpelte Abschnitte: der mediale, aus einem Kugel- und einem Kegelabschnitt bestehend, heißt *Trochlea humeri*, der laterale, aus einem Kugelabschnitt bestehend, *Capitulum humeri*. Auf der Vorderfläche befindet sich über der Trochlea die *Fossa coronoidea*, über dem Capitulum die *Fossa radialis*; auf der hinteren Fläche findet sich die *Fossa olecrani*. Der *Processus supracondyloideus* an der vorderen Fläche über dem Epicondylus medialis ist nicht konstant [N. medianus].

Entwickelung: Die obere Epiphysenlinie trennt den Kopf und die Höcker von der Diaphyse. Kerne entstehen im Caput, Tuberculum majus und minus. Die untere Epiphysenlinie geht quer durch die Fossa olecrani und die vorderen Gruben. Kerne entstehen in den Epicondylen, der Trochlea und dem Capitulum. Hauptkern in der Diaphyse.

Articulatio humeri, Schultergelenk.

Die überknorpelte knöcherne Pfanne wird verbreitert durch einen fibrösen Ring, *Labrum glenoidale*. Von ihm nimmt die *Capsula articularis* ihren Ursprung und setzt sich an das Collum anatomicum, überbrückt aber noch den Sulcus intertuberc., wodurch eine Ausbuchtung des Gelenks, *Vagina mucosa intertubercularis* [M. biceps], entsteht. Eine zweite Ausstülpung erstreckt sich unter den Proc. coracoideus, die *Bursa m. subscapularis*. Verstärkungsbänder: *Lig. coracohumerale* vom oberen Rand des Schulterhakens in die obere Kapselwand ausstrahlend; ferner die Sehnen der Mm. subscapularis, supraspinatus und infraspinatus.

Ulna, Elle.

Das Mittelstück, *Corpus ulnae*, ist dreiseitig prismatisch. Flächen: *Facies volaris* [M. flex. digit. prof.], *Facies dorsalis* [M. extensor carpi ulnar.] und *Facies ulnaris seu medialis**; Ränder: ein medialer, *Margo volaris* [M. flex. digit. prof.], ein hinterer, *Margo dorsalis* [M. flex. carpi ulnar.] und ein lateraler = *Crista interossea*. For. nutritium im oberen Drittel der Facies volaris führt in einen Kanal mit proximaler Richtung. Die Extremitas proxim. besteht aus zwei Fortsätzen des Corpus. Der vordere, *Processus coronoideus*, hat vier Flächen: eine vordere mit der *Tuberositas ulnae* [M. brachialis], eine obere = Gelenkfläche, eine mediale [M. flex. digit. sublim. inkonstant] und eine laterale, die die *Incisura radialis* zur Artikulation mit dem Radius trägt. Der hintere Fortsatz, *Olecranon*, hat ebenfalls vier Flächen: eine vordere = Gelenkfläche, eine hintere (mit *Tuberositas m. tricipitis** und darunter gelegener *Facies triangularis**, deren lateralen Rand der Ansatz des M. anconaeus einnimmt, während am medialen ein Kopf des M. flex. carpi uln. entspringt), eine laterale und mediale. Die vordere Gelenkfläche des Olecranon und die obere des Proc. coronoideus stoßen etwa im rechten Winkel mit quer verlaufender Furche aufeinander und werden zusammen als *Incisura semilunaris* bezeichnet. Ein sagittaler, die Furche kreuzender Kamm paßt in den Einschnitt der Trochlea humeri; sie bilden die spiralige Führungslinie. Die Incisura semilunaris und radialis grenzen mit einem bogenförmigen Rand aneinander. Der dorsale Rand der Incisura radialis setzt sich distalwärts in eine rauhe Linie fort, die schräg auf der Facies dorsalis zum Margo dorsalis verläuft = *Crista m. supinatoris*. Die Extremitas distalis besteht aus dem kurzen Hals und dem *Capitulum ulnae* mit überknorpelter Endfläche und der den radialen Umfang einnehmenden, ebenfalls überknorpelten *Circumferentia articularis*. Dorsalwärts von ihm zeigt das Köpfchen eine tiefe [Tendo m. extens. carpi uln.], volarwärts eine seichte Furche [Tendo m. flex. carpi uln.]. An der medialen Seite wird es distalwärts von dem *Processus styloideus* überragt.

Entwickelung: Die obere Epiphysenlinie trennt den proximalen Teil der Incisura semilunaris und Spitze des Olecranon (ein Kern) von der Diaphyse. Der unteren Epiphyse (ein Kern) gehört außer der ganzen Gelenkfläche der Processus styloideus an. Hauptkern in der Diaphyse.

Radius, **Speiche.**

Das Mittelstück, *Corpus radii*, ist prismatisch. Flächen: *Facies volaris*, *Facies dorsalis*, *Facies radialis seu lateralis**. Kanten: *Crista interossea* (medial), *Margo volaris* und *Margo dorsalis*. In der Mitte der lateralen Fläche befindet sich eine rauhe Stelle [M. pronator teres], im oberen Drittel eine ebensolche größere [M. supinator], die sich auf die volare Fläche herüberzieht. In der Mitte der letzteren [M. flex. poll. long.] das Foramen nutritium. Die Crista interossea läuft proximal in einen rauhen Höcker, *Tuberositas radii* [Tendo m. bicip.], aus. Darüber beginnt die Extremitas proximalis mit dem zylindrischen *Collum radii*, auf dem das *Capitulum radii* sitzt mit überknorpelter, leicht eingedrückter Endfläche, *Fovea capituli radii*, zur Artikulation mit dem Capitulum humeri. Die zylindrische Seitenfläche des Radiusköpfchens, *Circumferentia articularis*, ist ebenfalls vollständig überknorpelt zur Artikulation mit der Incisura radialis ulnae und der Innenfläche des Ringbandes. Das distale Ende des Radius hat eine mediale Fläche, die dadurch entsteht, daß die Crista interossea sich in zwei Schenkel teilt. Sie zeigt die halbmondförmige Gelenkfläche, *Incisura ulnaris*, zur Artikulation mit der Circumferentia art. capit. ulnae. Die volare rauhe Fläche dient dem M. pronator quadratus zum Ansatz. Die laterale Fläche wird durch den *Processus styloideus* in zwei Felder geteilt, das radiale dient dem M. brachioradialis zum Ansatz und hat zwei Rinnen für die Sehnen der Mm. extens. poll. brevis und abduct. poll. longus; das ulnare hat zwei Rinnen für die Sehnen der Mm. extens. carpi rad. longus und brevis. Die dorsale Fläche zeigt neben dem stark vorspringenden Margo dorsalis eine tiefe Rinne für den M. extens. poll. longus und ulnarwärts seichte Furchen für die Sehnen der Mm. extens. indicis propr. und extens. digit. communis. Die Endfläche, *Facies articularis carpea*, ist überknorpelt, dreiseitig, durch eine sagittal verlaufende Linie in zwei Felder, ein drei- und ein viereckiges zur Artikulation mit dem Kahn- und Mondbein geteilt.

Entwickelung: Die proximale Epiphysenlinie trennt das Köpfchen von der Diaphyse. Die distale umfaßt Gelenkflächen und Process. styloideus. Hauptkern in der Diaphyse.

Membrana interossea antibrachii, **Zwischenknochenhaut des Vorderarms**

verbindet mit schräg abwärts vom Radius zur Ulna verlaufenden Fasern die Cristae inteross. der Mittelstücke; sie besitzt mehrere Gefäßöffnungen [A. interossea volaris]. Ihrem oberen Teile schließt sich an die *Chorda obliqua*, die schräg abwärts vom Proc. coronoid. ulnae zur Tuberositas radii läuft (Hemmungsband für die Supination).

Articulatio cubiti, **Ellbogengelenk**

umfaßt in einer gemeinsamen Kapsel drei verschiedene Gelenke: *Articulatio humeroulnaris* und *Articulatio humeroradialis*, in denen die Beuge- und Streckbewegung vor sich geht; sowie die *Articulatio radioulnaris proximalis*, die in Gemeinschaft mit der *Articulatio radioulnaris distalis* der Pronation und Supination dient. Die *Capsula articularis* inseriert an den Rändern der überknorpelten Gelenkflächen der Ulna, während sie am Humerus vorn über die Fossa coronoidea und radialis hinwegzieht, hinten mit querem Anheftungsrande die Fossa olecrani zum größten Teil in das Gelenk einbezieht, medial dicht unter dem Epicondylus med. inseriert. Lateral hält sich der Anheftungsrand an der Grenze des überknorpelten Capitulum humeri. Am Radius umsäumt er das Collum. Vorn und hinten ist die Kapsel schlaff, sackförmig, mit Fettauflagerungen versehen; an den Seiten straff, durch das Auftreten besonderer Verstärkungsbänder: Das *Lig. collaterale ulnare* verbindet die Wurzel des Epicondylus med. mit dem oberen Rand der medialen Fläche des Proc. coronoideus ulnae. Das *Lig. collaterale radiale* geht vom Epicondylus lat. nach abwärts und spaltet sich in der Höhe des Radiusköpfchens in zwei Schenkel, die als *Lig. annulare radii* das Köpfchen fest umschließen und am hinteren und vorderen Rande der Incisura radialis ulnae inserieren. Unterhalb des distalen Randes des Lig. annulare erstreckt sich die Capsula articul. noch blindsackförmig auf den Hals des Capitulum radii und zum unteren Umfang der Incisura radialis ulnae; dieser Teil heißt *Recessus sacciformis*.

Articulatio radioulnaris distalis, **Unteres Ellenspeichengelenk.**

Ein dreiseitiger *Discus articularis* ist mit seinem radialen Rande am ulnaren Rand der Radius-Endfläche und mit der Spitze durch eine gefäßreiche Bandmasse an dem Proc. styloideus ulnae befestigt. Der Diskus besitzt eine konkave distale und ebenfalls konkave proximale Fläche und schließt das untere Radioulnargelenk gegen das Handgelenk ab. Die schlaffe *Capsula articularis* geht von den freien Rändern des Diskus zu den Rändern der überknorpelten Gelenkflächen der beiden Knochen, zwischen ihnen eine blindsackförmige Ausstülpung, *Recessus sacciformis*, bildend.

Carpus, **Handwurzel.**

Die Handwurzelknochen, *Ossa carpi*, bilden zwei Reihen: 1. eine proximale: *Os naviculare manus*, Kahnbein, *Os lunatum*, Mondbein, *Os triquetrum*, dreieckiges Bein, *Os pisiforme*,

Erbsenbein und 2. eine distale: *Os multangulum majus*, großes vieleckiges oder Trapezbein, *Os multangulum minus*, kleines vieleckiges oder Trapezoidbein, *Os capitatum*, Kopfbein, *Os hamatum*, Hakenbein. Das *Os centrale*, das zwischen der proximalen und distalen Reihe eingeschaltet ist, fehlt in der Regel beim Menschen. Man unterscheidet an jedem dieser kurzen Knochen mit Ausnahme des Erbsenbeines sechs Flächen: Eine dorsale oder Rücken-, volare oder Hohlhand-, proximale oder brachiale, distale oder digitale, radiale oder Daumen- und ulnare oder Kleinfingerfläche. Die Flächen haben an den einzelnen Knochen verschiedene Größe und Form und halten auch die Richtung nicht streng ein. Die dorsalen Flächen sind in transversaler Richtung breiter als die volaren, ein Verhältnis, welches die Anordnung der Knochen zu einem flachen, nach der Vola offenen Gewölbe, *Sulcus carpi*, bedingt. Eine Vertiefung erfährt dies Gewölbe durch die Eminentiae carpi, von denen die *Eminentia carpi radialis* durch das *Tuberculum ossis navicularis* und das *Tuberculum ossis multang. majoris* und die höhere *Eminentia carpi ulnaris* durch das Os pisiforme und den *Hamulus ossis hamati* gebildet werden. Die volaren Flächen sind rauh und dienen Bändern zum Ansatz; nur die des Os triquetrum hat eine konvexe überknorpelte Gelenkfläche zur Artikulation mit der entsprechenden konkaven des halbkugelförmigen Os pisiforme. Das Os multangulum maj. und min. haben an der Volarfläche je eine Rinne [Tendo m. flex. poll. long. und Tendo m. flex. carpi radialis]. Die dorsalen Flächen sind ebenfalls rauh für den Ansatz von Bandmassen. Am Os multangulum majus finden sich zwei Höcker.

Die Gelenkflächen der Karpalknochen. 1. Die proximalen Flächen der ersten Reihe (außer Os pisiforme) sind konvex, überknorpelt und bilden zusammen den Gelenkkopf des Radiokarpalgelenks und zwar artikuliert die Gelenkfläche des Os naviculare mit dem dreieckigen Felde der distalen Radiusendfläche; die Gelenkfläche des Os lunatum mit dem viereckigen Felde der distalen Radiusendfläche und einem Teil des Discus articularis; die Gelenkfläche des Os triquetrum mit der distalen Fläche des Discus articularis.

2. Die distalen Flächen der ersten Reihe bilden zusammen eine Wellenfläche, an der zu unterscheiden ist: a) eine größere ($^2/_3$) ulnare, distalwärts stark konkave Abteilung = Gelenkpfanne (Os triquetr., lunat., navicul.), b) eine kleinere ($^1/_3$) radiale, distalwärts schwach konvexe Abteilung = Gelenkkopf (Os naviculare). Umgekehrt setzen die proximalen Flächen der zweiten Reihe einen ulnaren Gelenkkopf (Os hamat. und capitat.) und eine radiale Gelenkpfanne (Os multangul. maj. und min.) zusammen.

3. Die radiale und ulnare Fläche des Os lunatum verbindet sich

mit der ulnaren bzw. radialen Fläche des Os naviculare und Os triquetrum; die ulnare und radiale Fläche des Os capitatum mit der radialen des Os hamatum und der ulnaren des Os naviculare und des Os multang. minus; letzteres durch seine radiale Fläche mit der ulnaren des Os. multang. majus.

4. Die distalen Flächen der zweiten Reihe sind überknorpelt zur Artikulation mit dem Mittelhandknochen und zwar verbindet sich: das Os multang. majus radial durch eine größere Fläche mit dem Os metacarp. I, durch eine kleinere ulnar mit dem Os metacarp. II — das Os multang. minus durch eine konvexe Fläche mit Os metacarp. II — das Os capitatum durch eine schmale radial mit Os metacarp. II, eine größere mittlere mit Os metacarp. III, eine schmale ulnar mit Os metacarp. IV — das Os hamatum radial mit Os metacarp. IV, ulnar mit Os metacarp. V.

Ligg. intercarpea interossea, Zwischenknochenbänder der Handwurzel

sind kurze, straffe Bandmassen, die die Spalten zwischen den Knochen der proximalen Reihe (mit Ausnahme des Erbsenbeines) proximalwärts und die entsprechenden Spalten der distalen Reihe distalwärts abschließen; da jedoch zwischen Os capitat. und Os multang. min. das Band gewöhnlich fehlt, bleibt zwischen dem Interkarpal- und den Karpometakarpalgelenken eine Kommunikation bestehen.

Articulatio manus, Handgelenk

hat demnach eine proximale abgeschlossene Gelenkhöhle, die der *Articulatio radiocarpea* angehört; die distale Gelenkhöhle, welche der *Articulatio intercarpea* angehört, erscheint als ein verzweigtes Spaltensystem. Das Erbsenbein hat ein gesondertes Gelenk. — Bänder:

Die gemeinsame Kapselmembran, *Capsula articularis*, erscheint zum Teil als eine Fortsetzung der Kapsel des distalen Radioulnargelenkes, zum Teil entsteht sie an den Rändern der überknorpelten Radiusendfläche und des Diskus. Sie setzt sich auf der dorsalen, volaren und radialen Seite des Carpus, wo sie kurz ist, an den Rändern der überknorpelten Gelenkflächen der proximalen Reihe an. Ulnarwärts steht sie mit einem großen Abschnitte der überknorpelten Gelenkfläche des Os triquetrum in Kontakt, ein Verhältnis, durch das die größere Ausgiebigkeit der Ulnarflexion bedingt ist. Die Kapsel endet nicht an der proximalen Knochenreihe, sondern geht direkt in die Kapsel der Articulatio intercarpea über, die ihrerseits wieder in die Kapseln der Articulationes carpometacarpeae sich fortsetzt.

Die Haftbänder sind dorsale, volare und seitliche:

Lig. radiocarpeum dorsale vom Radius in schräger Richtung zu den rauhen Flächen des Os triquetrum.

Ligg. intercarpea dorsalia, kurze Bänder, verbinden die rauhen Dorsalflächen der Karpalknochen miteinander.

Lig. radiocarpeum volare vom distalen Rand und Proc. styloideus des Radius zur proximalen Handwurzelreihe.

Ligg. intercarpea volaria mit vorwiegend transversaler Richtung besonders zwischen den Knochen der distalen Reihe.

Lig. carpi radiatum von der rauhen Volarfläche des Os capitatum strahlenförmig zu den übrigen Karpal- sowie den Basen der Metakarpalknochen. Die volaren Bandmassen hängen untereinander zusammen und biegen beiderseits auf die Eminentiae carpi ab, um hier mit der dorsalen Fläche des Lig. carpi transversum zu verschmelzen. Durch Spaltung in zwei Blätter entsteht im radialen Teile eine Scheide für die Sehne des M. flex. carpi radialis.

Zwischen den Eminentiae carpi ist in querer Richtung das *Lig. carpi transversum* ausgespannt, das den Sulcus carpi zum *Canalis carpi* vervollständigt, für den Durchtritt der Sehnen der Mm. flexores digit. und flex. poll. long., sowie des N. medianus.

Lig. collaterale carpi radiale zwischen Processus styloideus radii und Os naviculare.

Lig. collaterale carpi ulnare zwischen Processus styloideus ulnae und Os triquetrum.

Articulatio ossis pisiformis, **Erbsenbeingelenk**

hat eine selbständige *Capsula articularis*. Das *Lig. pisohamatum* befestigt das Erbsenbein am Hamulus des Hakenbeins, während das *Lig. pisometacarpeum*, das die Basis des Os metacarpale IV und V erreicht, das Endstück der Sehne des M. flex. carpi ulnaris ist. Os pisiforme ist also ein Sesambein.

Metacarpus, **Mittelhandskelet.**

Die Mittelhandknochen, *Ossa metacarpalia I—V*, sind schwach gekrümmte Röhrenknochen mit volarwärts gerichteter Konkavität. Man unterscheidet an einem jeden das Mittelstück, *Corpus*, das verdickte proximale Ende, *Basis*, und das verdickte distale Ende, *Capitulum*. Zwischen den Mittelstücken bleiben die *Spatia interossea metacarpi* frei. Die Mittelhandknochen sind mit ihren Basen derart auf die distale Reihe der Handwurzelknochen aufgesetzt, daß sie das Gewölbe des Karpus verlängern. Die überknorpelten Endflächen der Basen entsprechen fast genau den distalen überknorpelten Endflächen der zweiten Handwurzelreihe. Die Gelenkfläche ist also am Os metacarp. I sattelförmig, dreiseitig — am Os metacarp. II ist das Mittelfeld sattelförmig vierseitig; das radiale eben, das ulnare konvex — am Os metacarp. III vierseitig, mit lang ausgezogener Spitze (*Proc. styloideus*) — am Os metacarp. IV nimmt die kleinere Gelenkfläche die dorsale, radialwärts gelegene Ecke ein zur Verbindung mit dem Os capitatum, die ulnare ist leicht konvex, vierseitig — die Gelenkfläche des Os metacarp. V ist sattelförmig, vierseitig. Mit der Form der freien Endflächen ist die der Basen überhaupt gegeben.

Man unterscheidet daher bei den Basen am Os metacarp. I eine dorsale und zwei volare Flächen, an den Ossa metacarp. II—V eine dorsale, volare, radiale und ulnare. Die dorsale Fläche des Os metacarp. II hat eine ausgezogene Spitze, die sich in den Ausschnitt zwischen Os multangulum maj. und min. legt. In gleicher Weise schiebt sich der Proc. styloideus des Os metacarp. III zwischen Os multangulum min. und Os capitatum ein. Die volaren Flächen zeigen sämtlich unter dem oberen Rande flache Höcker. Die ulnare Fläche des Os metacarp. V hat einen größeren Höcker [Tendo m. extens. carpi ulnaris]. Die einander zugekehrten Flächen der Ossa metacarp. II—V berühren sich mit kleinen, überknorpelten Feldern. — Die Mittelstücke sind dreiseitig, prismatisch, indem die volaren Flächen der Enden sich verschmälern und in eine Kante auslaufen. Die Flächen sind daher eine dorsale, radiale und ulnare [Mm. interossei]. — Die Foramina nutritia führen am 2.—5. Metakarpalknochen in proximalgerichtete Kanäle, am 1. in einen distalgerichteten.

Die vierkantigen Capitula haben seitliche Eindrücke und eine kugelförmige überknorpelte Endfläche, die an der Volarseite einen tiefausgeschnittenen Rand und zwei seitliche Zipfel hat. Auf letzteren artikulieren am Os metacarp. I die halbkugeligen *Ossa sesamoidea*.

Von den *Ossa sesamoidea* finden sich außerdem meist je eins am Interphalangealgelenk des Daumens sowie an den Metakarpophalangealgelenken des 2. und 5. Fingers.

Ligg. basium oss. metacarp. interossea, **Zwischenknochenbänder der Mittelhand**

finden sich konstant nur zwischen Ossa metacarp. III und IV und Os capitatum.

Articulatio carpometacarpea pollicis, **das Daumengrundgelenk**

ist ein Sattelgelenk. Seine *Capsula articularis* inseriert am Rande der überknorpelten Fläche des Os. multang. majus, am Os metacarp. I etwas distalwärts von der überknorpelten Gelenkfläche.

Articulationes carpometacarpeae II—V, **Handwurzelmittelhandgelenke.**

Die Gelenkhöhle kommuniziert mit der des Handgelenks. Die *Capsulae articulares*, die sowohl untereinander als auch mit der Kapsel des Handgelenks zusammenhängen und durch die *Ligg. carpometacarpea dorsalia et volaria* verstärkt werden, gehen kontinuierlich über in die Kapseln der:

Articulationes intermetacarpeae, **Zwischenmittelhandknochengelenke.**

Ihre *Capsulae articulares* werden verstärkt durch die *Ligg. basium oss. metacarp. dorsalia* und die *Ligg. basium oss. metacarp. volaria*, die in querer Richtung verlaufen. Ihre Gelenkhöhlen kommunizieren unter sich und mit den Höhlen der vorigen Gelenke, indirekt mit dem Handgelenk.

Phalanges digitorum manus, **Fingerglieder.**

Am Daumen ein Grund- und Nagelglied, an den übrigen Fingern ein Grund-, Mittel- und Nagelglied, *Phalanx prima, secunda* und *tertia*. Man unterscheidet an jedem Glied ein Mittelstück, *Corpus phalangis*, ein verdicktes proximales Ende, *Basis phalangis*, und ein distales Ende, *Trochlea phalangis*. Die Mittelstücke haben eine konkave volare und eine konvexe dorsale Fläche, ulnare und radiale Kanten. An den Grundphalangen haben die proximalen Enden eine ovale, etwas vertiefte überknorpelte Gelenkfläche, einen radialen und ulnaren Höcker. Die Gelenkfläche des distalen Endes ist ein Zylinderabschnitt mit einer Einbiegung in der Mitte; die Seitenflächen sind leicht eingedrückt. Das proximale Ende der Mittelphalange hat eine ovale, überknorpelte Gelenkfläche mit sagittalem Kamm. Dieses Verhältnis wiederholt sich am proximalen Ende der Nagelphalange, während das distale Ende der Mittelphalange dem der Grundphalange gleicht. Das distale Ende der Nagelphalange ist eine rauhe Platte, *Tuberositas unguicularis*. Foramina nutritia auf der Volarfläche führen in distalwärts gerichtete Kanäle.

Articulationes metacarpophalangeae, **Fingergrundgelenke**

haben dünne *Capsulae articulares*. Die *Ligg. capitulorum oss. metacarp. transversa* verbinden in querer Richtung die Köpfchen der Mittelhandknochen mit Ausnahme des ersten. Die *Ligg. collateralia* ziehen von den seitlichen Gruben der Capitula oss. metacarp. zu den Seitenflächen der Basen der Phalangen. Die *Ligg. accessoria volaria* sind Verstärkungsbänder der volaren Kapselwand, die mit den seitlichen Bändern im Zusammenhang stehen und mit den Scheiden der Beugesehnen verwachsen sind. In der volaren Wand sind am Metacarpophalangeal-Gelenk des Daumens die Sesambeine eingefügt.

Articulationes digitorum manus, **Fingergelenke**

haben dünne *Capsulae articulares*. Verstärkungsbänder sind die *Ligg. collateralia*, die sich ebenso verhalten wie an den vorigen Gelenken.

Zur Funktion der Gelenke.

An der oberen Extremität kommen fast sämtliche Formen der Gelenke vor: Straffe Gelenke, Amphiarthrosen, in denen nur ganz geringe Verschiebung nach den Seiten hin möglich ist, sind die Art. carpometacarp. II—V. Scharniergelenke, Gynglimi, mit einer Achse sind die Fingergelenke, sowie die Art. metacarpophalang. I. Sattelförmig mit zwei Achsen ist die Art. carpometacarp. pollicis. Gemischte Gelenke, Gynglimoarthrodiae, sind die Art. metacarpophalangeae. Eiförmig mit zwei Achsen ist das Handgelenk, das gleichzeitig das Beispiel eines geteilten Gelenkes ist, indem eine aktive, nur auf die Handwurzel beschränkte Bewegung nicht möglich ist. Die proximale Handwurzelreihe ist als knöcherner Meniscus aufzufassen. Ein einachsiges Drehgelenk ist das anatomisch getrennte distale und proximale Radioulnar-Gelenk; die Achse verbindet die Mitte des Radiusköpfchens mit der Mitte des Ulnaköpfchens, ihre Verlängerung den Mittelpunkt des Caput humeri. Ein Schraubengelenk ist die Art. humeroulnaris. Das Schultergelenk ist eine Arthrodie mit sagittaler = Abduktionsachse, transversaler = Pendelachse, vertikaler = Rotationsachse.

Fünfter Abschnitt.

Ossa extremitatis inferioris, Knochen der unteren Extremität.

Das Skelet der unteren Extremität gliedert sich in den Beckengürtel (die beiden Hüftbeine) und die Knochen der unteren Gliedmaßen. Der Beckengürtel ist im Gegensatz zum Schultergürtel mit dem Rumpfskelet innig verbunden und daher fast unbeweglich. Die Knochen der unteren Gliedmaßen bilden wie die der oberen eine Reihe, die distal an Zahl zunimmt und sich aneinanderfügt: Oberschenkelbein (1), Unterschenkelknochen (2), Fußwurzelknochen (1 Reihe zu 2, 1 zu 4 nebst einem Zwischenknochen), Mittelfußknochen (1 Reihe zu 5), Zehenglieder (2 Reihen zu 5, 1 zu 4); dazu ein zwischen Ober- und Unterschenkelknochen eingeschalteter Sehnenknochen (Kniescheibe).

Cingulum extremitatis inferioris, Beckengürtel.

Os coxae, Hüftbein.

Im jugendlichen Alter besteht jede Hälfte des knöchernen Beckengürtels aus drei Knochen, dem Darmbein, *Os ilium*, dem Sitzbein, *Os ichii*, dem Schambein, *Os pubis*, die in einer **Y**-förmigen Synchondrose zur Bildung der Pfanne zusammentreten. Jeder Knochen hat einen Körper, *Corpus ossis ilium*, *Corpus ossis ischii*, *Corpus ossis pubis* und einen Fortsatz. Dieser ist am Os ilium eine schaufelförmige Platte, *Ala oss. ilium*, an den beiden anderen Knochen je eine winkelig gebogene Spange, die aus zwei Ästen besteht: *Ramus superior oss. ichii* und *Ramus inferior oss. ichii* — *Ramus superior oss. pubis* und *Ramus inferior oss. pubis*. Äste und Körper des Sitz- und Schambeins umschließen zusammen das *Foramen obturatum*. Nach der Verknöcherung bildet das *Os coxae* einen platten, sanduhrförmigen Knochen mit äußerer und innerer Fläche, vorderem, hinterem, oberem und unterem Rande. Der Mitte der Sanduhr entspricht die Gelenkpfanne, *Acetabulum*, dem oberen Teil die Darmbeinschaufel, dem unteren die Äste des Sitz- und Schambeins. Das Acetabulum hat ein peripheres, halbmondförmiges, überknorpeltes Feld, *Facies lunata*, und ein zentrales, rauhes, *Fossa acetabuli*, das sich nach unten in die *Incisura acetabuli* fortsetzt; letztere unterbricht den überknorpelten Teil und den Rand der Pfanne. Oberhalb derselben zeigt die äußere Fläche des Hüftbeins drei Linien, die *Linea glutaea posterior*, die ein hinteres [M. glutaeus maximus], die *Linea glutaea anterior*, die ein vorderes oberes [M. glutaeus medius] von einem vorderen mittleren [M. glutaeus minimus], und die *Linea glutaea inferior*, die das mittlere von einem unteren [M. rectus femoris] Feld abgrenzt. Unterhalb und dorsalwärts vom Pfannenrande verläuft eine tiefe Furche. Nach vorn zieht vom Pfannenrande auf dem Os pubis entlang die *Crista obturatoria* und endet im *Tuberculum pubicum* [M. rectus abdominis]. Die äußeren Flächen des unteren Scham- und Sitzbeinastes sind rauh und dienen Muskeln zum Ursprunge [Mm. adductor longus, brevis, magnus, minimus und obturator extern.].

Die innere Fläche des Hüftbeins wird durch die *Linea*

arcuata in einen oberen und unteren Teil geschieden. Ersterer besteht wieder aus einer größeren, vorderen, glatten Hohlfläche, *Fossa iliaca*, und zwei hinteren Gebieten, nämlich der überknorpelten *Facies auricularis* (zur Verbindung mit der gleichnamigen Fläche des Kreuzbeins) und der *Tuberositas iliaca* [Ligg. sacroiliaca], die hinter der vorigen liegt. Der unterhalb der Linea arcuata befindliche Teil wird von der inneren Wand des Pfannengrundes, sowie den inneren Flächen der Sitz- und Schambeinäste gebildet. Am oberen Umfang des For. obturatum springen zwei Höcker vor, *Tuberculum obturatorium anterius* und *posterius*, die den Anfang des *Sulcus obturatorius*, einer hinter der Crista obturatoria verlaufenden Rinne, bezeichnen.

Der obere konvexe Rand des Hüftbeins, *Crista iliaca*, hat ein *Labium externum* [Mm. glutaeus maxim. und med. und obliqu. abdm. extern.] und ein *Labium internum* [Mm. quadrat. lumbor. und transvers. abdom.]; zwischen beiden die *Linea intermedia* [M. obliqu. intern.]. An der Grenze des oberen und vorderen Randes springt die *Spina iliaca anterior superior* vor [Mm. tensor fasciae und sartorius]. — Am vorderen Rand folgt dann abwärts die *Spina iliaca anterior inferior* [M. rectus femoris] und die *Eminentia iliopectinea*, von der der *Pecten oss. pubis* (schwach konvergierend mit der Crista obturat.) zum *Tuberculum pubicum* verläuft.

Der hintere Rand beginnt mit der *Spina iliaca posterior superior*, dann folgen nach abwärts die *Spina iliaca posterior inferior*, die tief ausgeschnittene *Incisura ischiadica major*, die *Spina ischiadica* [Mm. gemell. super. und coccyg.], die *Incisura ischiadica minor*, das *Tuber ischiadicum* [Mm. gemell. infer., quadrat. femoris, biceps femoris, semitendinos., semimembranos., transvers. perinei, ischiocavernosus].

Dem untern Rand gehören die stumpfen Kanten der Rami infer. oss. ischii et pubis an [Mm. adductor magnus, minim. und gracilis]. Den Übergang des unteren zum vorderen Rand bildet die Gelenkfläche der Symphyse, *Facies symphyseos*.

Entwickelung: Drei Hauptkerne, den drei Knochen entsprechend. Nebenkerne im Y-Knorpel, in der Crista iliaca, Spina iliaca anterior inferior, Tuber ischiad. und Symphysis.

Ligg. cinguli extremitatis inferioris, Bänder des Beckengürtels.

Den sehnigen Teil des Beckengürtelskelets bildet die *Membrana obturatoria*. Sie verschließt das Foramen obturatum, hat aber am oberen Winkel einen Ausschnitt, wodurch der Sulcus in einen *Canalis obturatorius* verwandelt wird [N. et Vas. obturat.]. Der *Processus falciformis* verbreitert nach innen den unteren Rand des Hüftbeins und zieht vom Tuber ischiadicum zur Symphysis ossium pubis.

Articulatio sacroiliaca, Kreuzdarmbeingelenk.

Die fast kongruenten Gelenkflächen, Facies auriculares, des Hüft- und Kreuzbeins verbinden sich zu einer Amphiarthrose. Die Gelenkkapsel folgt dem Umfange der überknorpelten Flächen. Die *Ligg. sacroiliaca interossea* sind kräftige Bandmassen zwischen Tuberositas iliaca und Tuberositas sacralis des Kreuzbeins. Dorsalwärts werden sie bedeckt von dem *Lig. sacroiliacum posterius breve* und *Lig. sacroiliacum posterius longum*, die von der Hinterfläche des Kreuzbeins, ersteres zur Spina iliaca post. inf., letzteres zur Spina iliaca post. sup. ziehen. Am vorderen Umfange des Gelenks wird die Kapsel durch die *Ligg. sacroiliaca anteriora* verstärkt, die von der Facies pelvina des Kreuzbeins zur innern Fläche des Darmbeins in der Umgebung der Gelenkfläche ziehen, sowie durch das *Lig. iliolumbale*, das von den Querfortsätzen des vierten und fünften Lendenwirbels nach der Crista iliaca nebst Umgebung ausstrahlt.

Haftbänder: Das fächerförmige *Lig. sacrotuberosum* verbindet das Tuber ischiadicum mit den seitlichen Rändern und hinteren Flächen der oberen Steiß- und unteren Kreuzbeinwirbel, sowie mit der Spina iliaca post. inferior. Das *Lig. sacrospinosum* verbindet, das vorige kreuzend, die Spina ischiad. mit den Rändern der unteren Kreuz- und oberen Steißbeinwirbel [M. coccyg.]. Durch diese beiden Bänder wird die Incisura ischiad. maj. zum *Foramen ischiadicum majus* [M. piriformis, Vasa glut. super., N. glut. super., Vasa glut. infer., N. glut. infer., N. ischiad., N. cut. fem. post., Vasa pudend. int., N. pudend.] und die Incisura ischiad. min. zum *Foramen ischiadicum minus* [M. obturat. int., Vasa pudend. int., N. pudend.] geschlossen.

Symphysis ossium pubis, Schambeinfuge.

Die überknorpelten elliptischen Facies symphyseos der beiden Schambeine werden durch die *Lamina fibrocartilaginea interpubica*, einen prismatischen, oft mit zentralem Spalt versehenen Faserknorpel verbunden. Am oberen, und besonders stark am unteren

Umfange finden sich fibröse Verstärkungsbänder: *Lig. pubicum superius* und *Lig. arcuatum pubis.*

Pelvis, **Becken.**

Das Becken wird gebildet durch die ringförmige Vereinigung der Hüftbeine untereinander und mit dem Kreuz- und Steißbein sowie die ligamentösen Verbindungen dieser Knochen. Durch die *Linea terminalis*, an der man eine *Pars sacralis* (Promontorium), eine *Pars iliaca* (Linea arcuata) und eine *Pars pubica* (Pecten ossis pubis) unterscheidet, wird das große Becken, *Pelvis major*, vom kleinen, *Pelvis minor*, abgegrenzt. Dieser Linie entspricht die *Apertura pelvis* (*minoris*) *superior*, die annähernd in einer Ebene liegt, beim Manne kartenherzförmig, beim Weibe fast oval ist. Die *Apertura pelvis* (*minoris*) *inferior* wird begrenzt von der Spitze und den Seitenrändern des Steißbeins, dem Lig. sacrotuberosum, Tuber ischiad., Proc. falciformis und Lig. arcuatum inf. jederseits; sie ist bei beiden Geschlechtern kartenherzförmig, liegt aber nicht in einer Ebene; der vordere Umfang ist beim Manne winkelig (*Angulus pubis*), beim Weibe bogenförmig (*Arcus pubis*). *Conjugata* heißt die Linie, welche die Mitte des Promontoriums mit dem oberen Rand der Symphyse verbindet. *Diameter transversa* ist der größte Durchmesser des Beckeneinganges in querer Richtung; die *Diametres obliquae* sind die Durchmesser zwischen der Articulatio sacroiliaca und der Eminentia iliopectinea der entgegengesetzten Seite. Die Beckenachse, *Axis pelvis*, ist eine Kurve, die den Mittelpunkt des Beckeneinganges mit dem des Beckenausganges verbindet. Die Beckenneigung, *Inclinatio pelvis*, ist der Winkel, den die Ebene der Apertura pelvis sup. mit der Horizontalebene bildet.

Sceleton extremitatis inferioris liberae, **Skelet der unteren Gliedmaßen.**

Femur, **Oberschenkelbein.**

Am Femur unterscheidet man das *Corpus*, das proximale, und das distale Endstück. Das nach vorn etwas konvexe Mittelstück ist dreiseitig prismatisch mit vorderer [M. vastus intermedius], innerer und äußerer Fläche. Die hintere Kante, *Linea aspera*, hat ein *Labium laterale* [Mm. glutaeus maximus, vastus later., caput breve bicipitis] und ein *Labium mediale* [Mm. vastus medial. und adductores]. Das Foramen nutritium, das in einen proximal gerichteten Kanal führt, findet sich unterhalb der Mitte neben dem Labium mediale. Die Lippen weichen proximalwärts auseinander. Das Labium laterale erreicht mit Einschaltung einer Rauhigkeit, *Tuberositas glutaea* = *Trochanter tertius* [M. glutaeus maximus], den Trochanter major. Das Labium mediale endet etwas unterhalb des Trochanter minor. Der in Verlängerung der äußeren Schafthälfte liegende große Rollhügel, *Trochanter major*, hat eine äußere konvexe [Mm. glutaeus medius et minimus] und eine innere vertiefte Fläche, *Fossa trochanterica* [Mm. gemell. sup., obturat. intern., gemell. inf. und obturat. extern.], und einen konvexen Rand [M. piriformis], der nach hinten in die *Crista intertrochanterica* [M. quadratus femoris] ausläuft; diese erreicht den kleinen Rollhügel, *Trochanter minor* [Mm. psoas major und iliacus], der nach hinten und innen liegt. Vorn geht vom Trochanter maj. die *Linea intertrochanterica* [M. vastus medialis] aus; sie verläuft gegen den Trochanter minor, erreicht ihn jedoch nicht, sondern geht distalwärts von ihm zum oberen Ende des Labium mediale lineae asperae. Die *Linea pectinea* [M. pectineus] geht vom Trochanter min. abwärts zum Winkel der Lippen der Linea aspera. Zwischen den Rollhügeln ragt der in sagittaler Richtung abgeplattete Hals, *Collum femoris*, schräg median- und proximalwärts; er trägt das kugelige, überknorpelte *Caput femoris*, welches in der unteren Hälfte eine Grube, *Fovea capitis femoris* [Lig. teres], trägt. Auch distalwärts divergieren die Lippen der Linea aspera, umgrenzen dabei das dreieckige *Planum popliteum* und verlieren sich in je einen Vorsprung, *Epicondylus medialis* [Mm. adductor magnus, Caput. mediale gastrocnem., Lig. collat. tibial.], und *Epicondylus lateralis* [Lig. collat. fibul. und M. popliteus].

Das bedeutend verdickte distale Ende des Femur läuft in zwei Gelenkknorren, den höheren *Condylus medialis* und den kürzeren *Condylus lateralis* aus, die aber bei richtiger (schräger) Stellung des Femur gleichweit abwärts reichen. Sie werden von den Epikondylen seitlich überragt und besitzen sagittal stark konvexe Knorpelflächen, die hinten durch die tiefe *Fossa intercondyloidea* geschieden werden, vorn aber zur *Facies patellaris* zusammenfließen (die gesamte Knorpelfläche demnach hufeisenförmig). Die Grenze zwischen Fossa intercondyl. und Planum poplit. bildet die *Linea intercondyloidea*.

Entwickelung: Der Hauptkern bildet die Diaphyse und das Collum femoris. Epiphysen und Apophysen im Caput, Trochanter major, Trochanter minor und in den Condyli.

Articulatio coxae, Hüftgelenk.

Auf den knöchernen Rand des Acetabulum ist ein fibröser Ring, *Labrum glenoidale*, aufgesetzt, der mit seinem scharfen Rande innerhalb der Gelenkkapsel endet. Der Teil des Labrum, der die Incisura acetabuli überbrückt, heißt *Lig. transversum acetabuli*. Durch das so gebildete Loch setzt sich das periartikuläre Fett in die Fossa acetabuli fort, sie bis zur Höhe des Knorpelüberzuges auspolsternd. Aus diesem Fettpolster (*Pulvinar**) erhebt sich ein bindegewebiger, gefäßhaltiger Strang, *Lig. teres femoris*, der in der Fovea capitis inseriert. Die *Capsula articularis* nimmt vom knöchernen Pfannenrande und dem Lig. transvers. acetabuli ihren Ursprung und hüllt außer dem freien Teil des Kopfes auch den größten Teil des Collum femoris ein, indem sie vorn an der Linea intertrochant., hinten etwas medial von der Crista intertrochant. ansetzt, so daß hier ein Teil des Schenkelhalses extrakapsulär bleibt. Verstärkungsbänder: Eine innere zirkuläre Schicht umgreift den mittleren Teil des Schenkelhalses als *Zona orbicularis*; die äußere longitudinale hat drei mächtige Bandstreifen, welche dünnere zwischen sich fassen: a) *Lig. iliofemorale* (Bertini), das stärkste Band des menschlichen Körpers, zieht von der Spina iliaca ant. inf. zum Trochanter maj. und zur Linea intertrochanterica; b) *Lig. pubocapsulare*, vom oberen Umfang des Foramen obturat. schräg-lateral zur Capsula articularis; c) *Lig. ischiocapsulare*, vom hinteren Umfang des knöchernen Pfannenrandes zur Zona orbicularis.

Tibia, Schienbein.

Man unterscheidet das *Corpus*, das proximale und das distale Endstück. Das Mittelstück hat drei Seiten und drei Kanten. Letztere sind eine innere, *Margo medialis*, die etwas dorsal liegt, eine vordere, *Crista anterior*, die leicht gekrümmt ist und proximal in die *Tuberositas tibiae* [Lig. patellae] ausläuft, und eine äußere, *Crista interossea* [Membr. interossea cruris]. Zwischen dieser und der Crista ant. liegt die *Facies lateralis* [M. tibialis ant.], zwischen Crista ant. und Margo medial. die *Facies medialis*.

Letztere liegt dicht unter der Haut und endet proximal mit einer Sehnenrauhigkeit [Tendines mm. sartor., gracil., semitendinos.]. Die *Facies posterior* zeigt im oberen Drittel die *Linea poplitea* [Mm. soleus und poplit.], die vom Condylus later. medianabwärts zur inneren Kante zieht. Das in einen distal gerichteten Kanal führende Foramen nutritium liegt unterhalb der Mitte der Linea poplitea, von ihr durch eine rauhe Linie getrennt, die distalwärts, gegen die Crista interossea verlaufend, die Grenze zwischen den Ursprüngen der Mm. tibialis post. und flexor digit. long. bildet.

Das verbreiterte proximale Endstück trägt zwei Gelenkknorren, *Condylus medialis* und *lateralis*, die abwärts von dem vertikal gestellten *Margo infraglenoidalis* umgrenzt werden. Die zur Artikulation mit den Femurcondylen überknorpelte Endfläche eines jeden Condylus, *Facies articularis superior*, ist halboval und schwach vertieft. Die einander zugekehrten Ränder beider Flächen laufen in der Mitte zu je einem Höcker aus, *Tuberculum intercondyloideum mediale et laterale*. Zwischen diesen liegt ein rauher Vorsprung, *Eminentia intercondyloidea*, die vor sich die *Fossa intercondyloidea anterior*, hinter sich die *Fossa intercondyloidea posterior* hat. Der äußere Gelenkknorren trägt hinten unter dem Margo infraglenoidal. eine rundliche, schwach konvexe Gelenkfläche, *Facies articularis fibularis*, zur Artikulation mit der Fibula; der innere Gelenkknorren eine Furche für die Sehne des M. semimembranosus. Gegen das distale Ende wird die Tibia vierseitig, indem die äußere Kante in zwei Schenkel auseinanderweicht und eine schwach konkave Gelenkfläche, *Incisura fibularis*, zur Verbindung mit der Fibula zwischen sich faßt. Die innere Fläche ragt am weitesten nach abwärts auf den *Malleolus medialis*, der hinten eine Grube [Lig. talotibiale post.] zeigt. Die hintere Fläche ist von einer Furche, *Sulcus malleolaris*, durchzogen für die Beugesehnen. Die distale Endfläche trägt ein viereckiges, sagittal konkaves, transversal konvexes, überknorpeltes Feld, *Facies articularis inferior*, die auf die laterale Fläche des Malleolus in einem abgerundeten Winkel umbiegend, in ein kleineres, unregelmäßig viereckiges Feld, *Facies articularis malleolaris* (beide Flächen zur Artikulation mit dem Talus), sich fortsetzt.

Entwickelung: Die obere Epiphyse (zwei Kerne) umfaßt außer den Condylen noch die Tuberositas tibiae; die untere außer dem Gelenkende den Malleolus medialis. Hauptkern in der Diaphyse.

Fibula, **Wadenbein.**

Man unterscheidet das *Corpus fibulae*, das proximale und das distale Endstück. Das Mittelstück ist dreiseitig, prismatisch mit vorderer scharfer Kante, *Crista anterior* [Mm. extens. digit. long. und peronaeus tert.], innerer gleichfalls scharfer Kante, *Crista medialis*, und äußerer stumpfer Kante, *Crista lateralis*. Die mediale konkave Fläche, *Facies medialis* [M. extens. hallucis long.], wird von der *Crista interossea* durchzogen, die sich im oberen Drittel von der Crista anterior abzweigt und im unteren Drittel mit der Crista medialis verschmilzt. Die äußere Fläche, *Facies lateralis* [Mm. peronaeus long. et brev.], liegt im oberen Drittel mehr nach vorn, im unteren mehr nach hinten. Die hintere Fläche, *Facies posterior* [M. flex. hallucis long.], zeigt das Foramen nutritium etwas oberhalb der Mitte. Das proximale Endstück verdickt sich zum *Capitulum fibulae*, das drei Höcker, einen vorderen [M. peronaeus long.], einen äußeren, *Apex capituli fibulae* [M. biceps femoris], und einen hinteren [M. soleus], sowie eine nach vorn und innen gerichtete, schwach konkave Gelenkfläche, *Facies articularis capituli*, zur Artikulation mit der Tibia hat. Das distale Ende, *Malleolus lateralis*, ist vierseitig. Seine mediale Fläche zeigt ein oberes dreieckiges, rauhes Feld zur Verbindung mit der Tibia und ein unteres, ebenfalls dreieckiges, überknorpeltes Feld, *Facies articularis malleoli*, zur Artikulation mit dem Talus. Die hintere Fläche ist medianwärts zu einer rauhen Grube [Lig. talofibulare post.] ausgehöhlt; lateralwärts verlaufen auf ihr die Furchen für die Sehnen der Mm. peronaei. Die äußere Fläche ragt am weitesten nach abwärts.

Entwickelung: Epiphysen: die proximale bildet das Capitulum fibulae, die distale den Malleolus. Hauptkern in der Diaphyse.

Membrana interossea cruris, **Zwischenknochenhaut des Unterschenkels**

füllt das Spatium interosseum proximalwärts nicht vollständig aus. Durch die freibleibende Lücke gelangen die A. u. V. tibial. ant. von der Beuge- zur Streckseite. Distalwärts ist das Band von einem Kanal durchbohrt. [Ram. perforans a. peron.]

Patella, **Kniescheibe**

ist herzförmig mit oberem, *Basis patellae* [Mm. rectus femoris et vastus intermedius], medialem [M. vastus medialis], und lateralem Rande [M. vastus lateralis]. Die vordere Fläche ist rauh mit kleinen Gefäßlöchern. Von der hinteren Fläche entspricht der unterste rauhe [Lig. patellae] Bezirk dem *Apex patellae*; der übrige Teil, *Facies articularis*, ist überknorpelt und durch eine Längskante in zwei ungleiche, halbovale Hälften geteilt.

Entwickelung: aus einem oder mehreren Kernen.

Articulatio genu, Kniegelenk.

Die knorpeligen Gelenkflächen der Tibia werden durch zwei Bandscheiben mit peripherischen konvexen, hohen und zentralen konkaven, zugeschärften Rändern vervollständigt. Der *Meniscus lateralis* ist nahezu ringförmig, mit den Enden an der Eminentia intercondyloid. befestigt; der *Meniscus medialis* ist C-förmig, mit dem vorderen Schenkel am vorderen Rande der Fossa intercondyl. ant., mit dem hinteren im vorderen Teile der Fossa intercondyl. post. haftend. Das *Lig. transversum genu* verbindet die Menisken vorn. Die *Ligg. cruciata* sind starke Haft- und Hemmungsbänder. Das *Lig. cruciatum anterius* zieht von der Fossa intercondyl. ant. zur medialen Fläche des Condylus lateral. femoris, das *Lig. cruciatum posterius* von der Fossa intercondyl. post. zur lateralen Fläche des Condylus medial. femoris. Die *Capsula articularis* haftet dicht an den Rändern des Knorpelüberzuges der Condyli femoris und der Patella, an der Tibia hingegen am Margo infraglenoidalis.

Verstärkungsbänder: a) Seitliche. *Lig. collaterale tibiale* vom Epicondylus femoris medialis zum konvexen Rand des Meniscus medial. und zum Margo infraglenoid. tibiae. *Lig. collaterale fibulare* vom Epicondylus lateralis femoris zum Capitulum fibulae. — b) Hintere. *Ligamentum popliteum obliquum* löst sich von der Sehne des M. semimembranos. ab und verläuft in der Kapsel schräg nach oben und außen gegen den Condylus lateralis femoris. Von seinem lateralen Endstück trennt sich das *Lig. popliteum arcuatum* bogenförmig medianwärts ab, verliert sich unterhalb in der Kapsel und wird durch das *Retinaculum lig. arcuati* am Capitulum fibulae befestigt. — c) Vordere. Das *Retinaculum patellae mediale* und *laterale* verbinden die Epicondylen des Femur mit den Seitenrändern der Patella. Das starke *Lig. patellae*, das den Apex patellae mit der Tuberositas tibiae verbindet, ist die verlängerte Sehne des M. quadriceps femoris.

Die Synovialmembran erfährt zu beiden Seiten der Patella zwei faltenförmige, ein Fettpolster einschließende Einstülpungen, *Plicae alares*, die sich nach der Mitte zur *Plica synovialis patellae* vereinigen. Sie umhüllt, nach rückwärts strebend, die Kreuzbänder und das zwischen diesen und der hinteren Kapselwand befindliche Gewebe. Auf diese Weise entstehen fünf Gelenkkammern, zwei obere, zwei untere und eine vordere. Ausstülpungen erfährt die Synovialmembran: vorn nach oben eine große unter die Sehne des M. quadriceps, *Bursa suprapatellaris*, außerdem kleinere nach hinten, wo die Gelenkhöhle mit einem unter der Sehne des M. semimembranosus, mit einem unter dem medialen Kopfe des Gastrocnemius liegenden und einem unter der Sehne des M. popliteus befindlichen Schleimbeutel in Verbindung tritt. Häufig besteht noch eine Kommunikation mit der Articulatio tibiofibularis.

Articulatio tibiofibularis, **Wadenbein-Schienbeingelenk**

ist ein straffes Gelenk zwischen der Facies articul. fibularis der Tibia und der Facies articul. capituli der Fibula. Die *Capsula articularis* wird verstärkt durch die *Ligg. capituli fibulae*, welche am vorderen und hinteren Umfange sich befinden.

Syndesmosis tibiofibularis, **Untere Verbindung des Schienbeins und Wadenbeins**

zwischen Incisura fibular. der Tibia und oberem Teil der Innenfläche des Malleolus later. der Fibula, ist kein wahres Gelenk, da überknorpelte Gelenkflächen fehlen; die vorhandene Höhle ist eine Ausstülpung des Talocruralgelenks. Zwei starke Bänder, *Lig. malleoli lateralis anterius* und *Lig. malleoli lateralis posterius*, ziehen schräg abwärts vom vorderen und hinteren Rande der Incisura fibul. tibiae zur vorderen und hinteren Fläche des äußeren Knöchels.

Tarsus, **Fußwurzel.**

Die proximale Reihe (*Talus* und *Calcaneus*) schneidet mit der Chopartschen Gelenklinie, *Articulatio tarsi transversa*, ab. Zwischen der proximalen und distalen Reihe (*Ossa cuneiformia* I—III und *cuboideum*) ist das Zentrale (*Os naviculare*) eingeschaltet. An jedem der sieben Fußwurzelknochen, *Ossa tarsi*, kann man eine obere oder dorsale, untere oder plantare, vordere oder distale, hintere oder proximale, mediale oder Großzehen- und laterale oder Kleinzehenfläche unterscheiden.

Talus, **Sprungbein.**

Den proximalen, größten Teil des *Corpus tali* bildet eine überknorpelte Rolle, *Trochlea tali*; ihre obere Fläche, *Facies superior*, ist vorn etwas breiter als hinten und in transversaler Richtung schwach konkav zur Artikulation mit der Facies articul. inf. tibiae. Der Knorpelüberzug biegt mit abgerundeten Winkeln auf beide Seitenflächen um und bildet außen die auf den *Proc. lateralis tali* sich erstreckende, dreiseitige *Facies malleolaris lateralis*, innen die halbmondförmige *Facies malleolaris medialis* zur Artikulation mit den Gelenkflächen der Malleolen. Die hintere Fläche des Corpus tali zeigt zwischen einem kleineren medialen und einem größeren lateralen Höcker, *Processus posterior tali*, eine schräg von oben-außen nach unten-innen ziehende Furche, *Sulcus m. flexoris hallucis longi*. Distal setzt sich der Körper unter Vermittelung des *Collum tali* in das *Caput tali* fort. Dieses wölbt sich mit der überknorpelten *Facies articularis navicularis* (zur Artikulation mit dem Kahnbein und der Fibrocartilago navicularis) distalwärts stark vor. Die untere Fläche des Talus wird durch den tiefen *Sulcus tali* in einen lateral-hinteren und medial-vorderen Abschnitt geteilt. Ersterer, dem Corpus angehörend, ist eine ovale, konkave Gelenkfläche, *Facies articularis calcanea posterior*, zur Artikulation mit der entsprechenden Gelenkfläche des Calcaneus. Letzterer, dem Caput tali angehörend und an die Facies articul. navicularis grenzend, ist ebenfalls eine überknorpelte, aber konvexe, längliche Gelenkfläche, die meist durch eine Querleiste in die *Facies articularis calcanea media* und die *Facies articularis calcanea anterior* zur Artikulation mit den entsprechenden Gelenkflächen des Calcaneus geteilt ist.

Der Processus posterior tali ist zuweilen ein selbständiger Knochen: *Os trigonum.*

Calcaneus, **Fersenbein.**

Man unterscheidet an ihm das *Corpus calcanei* (die Hauptmasse) und die Fortsätze (Tuber calcanei, Sustentaculum tali, Proc. trochlearis). Ersteres erscheint in transversaler Richtung zusammengedrückt. An seiner oberen Fläche ist der hintere Abschnitt frei; der mittlere zeigt die überknorpelte, konvexe *Facies articularis posterior* zur Artikulation mit der Facies articul. post. tali. Sie wird medial-vorn von dem *Sulcus calcanei* begrenzt, der mit dem Sulcus tali den *Sinus tarsi* schließt. Vorn ist die obere Fläche im lateralen Abschnitt rauh [M. extens. digit. brevis]; im medialen trägt sie die kleine, schwach konkave *Facies articularis anterior* und dicht hinter dieser, durch eine Furche von ihr geschieden, die ähnliche *Facies articularis media*; beide Fläche dienen zur Artikulation mit der Facies articul. calcanea ant. tali und Facies articul. calcanea media tali. Die mittlere Gelenkfläche gehört einer Ausladung der medialen rauhen Fläche des Corpus calcanei, dem *Sustentaculum tali* an, unter dem der *Sulcus m. flexoris hallucis longi* läuft. Die laterale, ebenfalls rauhe Fläche des Corpus calcanei hat ungefähr in der Mitte einen kleinen Fortsatz, *Processus trochlearis*, unter diesem eine Furche, *Sulcus m. peronaei* [Tendo m. peròn. longi]. Die Vorderfläche bildet ein sattelförmiges, überknorpeltes Feld, *Facies articularis cuboidea*, zur Artikulation mit dem Os cuboideum. Der hintere Fortsatz des Fersenbeins, *Tuber calcanei*, überragt rückwärts den Talus. Seine hintere Fläche ist im oberen Abschnitt glatt [Bursa tendinis calcan.], im unteren rauh [Tendo calcan.]; seine untere Fläche [Lig. plantare longum, M. quadrat. plant.] geht nach hinten in den massigeren *Processus medialis tuberis calcanei* [Mm. abductor hallucis und flexor. digit. brevis] und den kleineren *Processus lateralis tuberis calcanei* [M. abductor digit. V] über.

Os naviculare pedis, **Kahnbein des Fußes**

ist sagittal abgeplattet, dick-scheibenförmig. Seine hintere Seite besitzt eine konkave (zur Artikulation mit der Facies articularis navicularis capitis tali), seine vordere Seite drei fast ebene Gelenkflächen (zur Artikulation mit den Keilbeinen). Seine mediale Seite ist nach unten in einen kräftigen Höcker, *Tuberositas ossis navicularis* [M. tibial. post.], ausgezogen. An der lateralen Seite findet sich nach unten öfters ein kleines überknorpeltes Feld zur Verbindung mit dem Os cuboideum; an der unteren Seite eine Furche für die Sehne des M. tibial. post.

Os cuboideum, **Würfelbein**

ist prismatisch. Knorpelflächen: eine hintere zur Verbindung mit der Facies articul. cuboidea calcanei (sattelförmig); zwei vordere zur Artikulation mit den Ossa metatars. IV und V; zwei mediale, nämlich eine vordere zur Artikulation mit dem Os cuneiforme III und eine hintere kleinere zur Verbindung mit dem entsprechenden Feld des Os naviculare (unbeständig). Vom lateralen Rande des Würfelbeins zieht eine tiefe Furche, *Sulcus m. peronaei* [Tendo m. peronaei longi], auf die untere Fläche in fast transversaler Richtung hinüber. Hinter ihr erhebt sich eine stumpfe Kante, die *Tuberositas ossis cuboidei*.

Os cuneiforme primum, secundum, tertium, **Keilbeine.**

Das größte mediale kehrt seine Basis [Tendo m. tibial. post.] nach unten; das kleinste und kürzeste mittlere, sowie das laterale kehren ihre Basis nach oben. Die hinteren überknorpelten Flächen entsprechen den drei Facetten des Os naviculare. Die vorderen sind ebenfalls überknorpelt zur Artikulation mit den Ossa metatarsalia I bis III. Die einander zugekehrten Flächen haben ebene, überknorpelte Felder zur Verbindung untereinander; das dritte Keilbein außerdem ein solches zur Verbindung mit dem Os cuboideum an seiner lateralen Fläche. Ferner finden sich kleine Facetten an der medialen Fläche des III. und lateralen Fläche des I. zur Verbindung mit den seitlichen Facetten des Os metatars. II; endlich an der lateralen vorderen Ecke des III. ein kleines Feld zur Verbindung mit dem Os metatars. IV.

Entwickelung: In jedem Knochen ein Kern mit Ausnahme des Calcaneus, dessen Epiphyse das Tuber mit den Processus umfaßt.

Ligg. tarsi interossea, **Zwischenknochenbänder der Fußwurzel.**

Lig. talocalcaneum interosseum, im Sinus tarsi zwischen hinterem und vorderem Sprunggelenk.

Lig. bifurcatum, V-förmig, zwischen der medialen, vorderen, oberen Ecke des Calcaneus einerseits und dem Os naviculare (*Pars calcaneonavicularis*) sowie dem Würfelbein (*Pars calcaneocuboidea*) andrerseits, scheidet die Articulatio Choparti in eine laterale und mediale Abteilung.

Ligg. intercuneiformia interossea und *Lig. cuneocuboideum interosseum* zwischen den einander zugekehrten seitlichen Flächen der Keilbeine und des Würfelbeins, soweit diese nicht überknorpelt sind.

Ligg. cuneometatarsea interossea zwischen dem I. und III. Keilbein und dem II. Mittelfußknochen.

Articulationes pedis, Fußgelenke.

Articulatio talocruralis, Oberes Sprunggelenk.

Die vorn und hinten schlaffe, seitlich straffe *Capsula articularis* heftet sich an den Umfang der Facies articular. inf. tibiae und Facies articular. malleolares, sowie der Trochlea tali; nur vorn bezieht sie einen Teil des Collum tali in die Gelenkhöhle ein.

Verstärkungsbänder: a) Von der Fibula zu den Tarsalknochen: *Lig. talofibulare anterius*, entspringt über der Spitze des Malleol. lateral. und inseriert am Process. lateral. tali. *Lig. talofibulare posterius*, von der Grube der Hinterfläche des Malleol. lateral. zum Processus posterior tali. *Lig. calcaneofibulare*, vom vorderen Rande des Malleol. lateral. schräg nach hinten an die laterale Fläche des Calcaneus oberhalb des Proc. trochlearis. — b) Die mediale Bandmasse, die die Tibia mit dem Talus, Calcaneus und Os naviculare verbindet, wird als *Lig. deltoideum* bezeichnet und umfaßt folgende Bänder: *Lig. tibionaviculare*, vom Malleol. medial. zur Tuberositas ossis navicularis. *Lig. talotibiale anterius*, von der Spitze des Malleolus medial. zur medialen rauhen Fläche des Talus. *Lig. talotibiale posterius*, aus der Grube des Malleol. medial. zum medialen Höcker der hinteren Talusfläche. *Lig. calcaneotibiale*, vom Malleolus medial. zum hinteren Abschnitt des Sustentaculum tali.

Articulationes intertarseae, Fußwurzelgelenke.

Articulatio talocalcaneonavicularis, Unteres Sprunggelenk

besteht aus zwei anatomisch getrennten Gelenken, dem hinteren Sprunggelenk, *Articulatio talocalcanea,* und dem vorderen, *Articulatio talonavicularis.* Das hintere Gelenk wird von der Facies articul. calcan. post. des Talus als Pfanne und der Facies articul. post. des Calcaneus als Kopf gebildet. Die *Capsula articularis* hält sich an den Umfang der überknorpelten Felder, nur hinten bezieht sie einen Teil der Fersenbeinoberfläche in die Gelenkhöhle ein.

Verstärkungsbänder: *Lig. talocalcaneum posterius,* vom Proc. posterius tali zur oberen Fläche des Calcaneus. *Lig. talocalcaneum anterius* im Sinus tarsi hinter dem Zwischenknochenbande. *Lig. talocalcaneum laterale,* zwischen Proc. lateralis tali und äußerer Fläche des Calcaneus, verschmilzt mit dem Lig.

talofibul. ant. und dem Lig. calcaneofibulare. *Lig. talocalcaneum mediale*, zwischen der medialen rauhen Fläche des Talus und dem Sustentaculum tali.

Vorderes Gelenk: Der Kopf des Talus greift in eine Pfanne, die von der Facies articul. media und ant. des Calcaneus, der hinteren Gelenkfläche des Os naviculare und einer, die Lücke zwischen diesen Flächen ausfüllenden, überknorpelten Bandscheibe, *Fibrocartilago navicularis*, gebildet wird. Letztere ist der obere Teil eines starken Bandes, *Lig. calcaneonaviculare plantare*, das sich vom Sustentaculum tali und vorderen Umfang der Facies articul. ant. des Calcaneus zur medialen Fläche und Tuberositas des Os naviculare erstreckt und nach oben mit dem Lig. tibionaviculare verschmilzt; es ist das untere starke Haftband des Gelenks[1] und hat an der Außenfläche eine Furche [Tendo m. tibial. post.]. Die *Capsula articularis* folgt dem Umfange der überknorpelten Gelenkflächen.

Articulatio cuneonavicularis umfaßt die Gelenke zwischen Kahnbein, den drei Keilbeinen und dem Würfelbein.

Articulatio calcaneocuboidea ist ein gesondertes Gelenk; die *Capsula articularis* folgt den Rändern der überknorpelten Gelenkflächen.

Ligg. tarsi dorsalia sind Verstärkungsbänder der Gelenkkapseln, die die Dorsalflächen der Ossa tarsi teils in sagittaler, teils in transversaler Richtung mit meist kurzen Faserzügen verbinden. Man bezeichnet sie als: *Lig. talonaviculare dorsale, Lig. calcaneonaviculare dorsale, Lig. cuboideonaviculare dorsale, Lig. cuneocuboideum dorsale, Ligg. navicularicuneiformia dorsalia.*

Ligg. tarsi plantaria sind Verstärkungsbänder an der Plantarfläche der Tarsalknochen. Die tiefen Bandmassen: *Ligg. tarsi profunda* setzen sich zusammen aus dem bereits beschriebenen Lig. calcaneonaviculare plantare, ferner dem *Lig. calcaneocuboideum plantare, Lig. cuboideonaviculare plantare,* den *Ligg. navicularicuneiformia plantaria, Ligg. intercuneiformia plantaria* und *Lig. cuneocuboideum plantare.*

Lig. plantare longum bedeckt von unten her die tiefen Bänder. Es entspringt von der unteren Fläche des Calcaneus, sowie dem Tuber calcanei und setzt sich an der Tuberositas

---

[1] Dies Band trägt den Kopf des Talus. Bei Erschlaffung desselben wird letzterer abwärtsgetrieben und dadurch das Fußgewölbe abgeflacht (Plattfußbildung).

ossis cuboidei fest sowie mit fächerförmiger Ausbreitung darüber hinaus an den Basen der drei oder vier äußeren Metatarsalknochen, wodurch der Sulcus m. peronaei zu einem Kanal geschlossen wird.

Metatarsus, **Mittelfußskelet.**

Von den Mittelfußknochen, *Ossa metatarsalia I—V*, ist der erste der stärkste, der zweite der längste. Man unterscheidet an jedem ein proximales Endstück, *Basis*, ein distales, *Capitulum*, und ein Mittelstück, *Corpus*. *Spatia interossea* bleiben zwischen den Mittelstücken frei. Die überknorpelten Endflächen der Basen sind nahezu eben und artikulieren in der sogenannten Lisfrancschen Gelenklinie mit den entsprechenden Gelenkflächen der distalen Reihe des Tarsus. Am Os metatars. I ist die Gelenkfläche nierenförmig, am Os metatars. II und III dreiseitig; am Os metatars. IV vierseitig, am Os metatars. V wieder dreiseitig.

Die Basis des Os metatars. I ladet plantarwärts in einen stumpfen Höcker, *Tuberositas ossis metatars. I*, aus [Tendo m. tibial. ant. und m. peronaei long.] und die des Os metatars. V lateralwärts in einen Fortsatz *Tuberositas ossis metatarsalis V* [Tendo m. peronaei brevis], der das Os cuboid. überragt.

Die Basis des Os metatars. II hat an der Großzehenseite ein kleines, überknorpeltes Feld zur Artikulation mit dem Os cuneiforme I; an der Kleinzehenseite zur Artikulation mit dem Os cuneiforme III eine schmale Gelenkfläche und an diese angrenzend noch zwei übereinander liegende, durch eine Rinne getrennte Gelenkflächen zur Artikulation mit der Basis des Os metatars. III, welche an der Großzehenseite zwei entsprechende Facetten zeigt. An der Kleinzehenseite hat das Os metatars. III ein größeres Feld zur Artikulation mit der Basis des Os metatars. IV. Letzteres hat an der Großzehenseite eine Gelenkfläche mit zwei Feldern, deren proximales die Verbindung mit dem Os cuneiforme III herstellt. An der Kleinzehenseite findet sich eine Gelenkfläche zur Verbindung mit der Basis des Os metatars. V, das an der medialen Seite eine entsprechende Gelenkfläche hat.

Die Mittelstücke sind dreiseitig prismatisch mit Rücken-, Groß- und Kleinzehenflächen [Mm. interossei]. Die plantaren Kanten haben eine nach dem Hohlfuß konkave Krümmung. Foramina nutritia führen mit Ausnahme des am Os metatars. I befindlichen in proximal gerichtete Kanäle.

Die Köpfchen sind vierseitig mit kugeliger Endfläche. An den Seitenflächen finden sich Grübchen [Ligg. collateralia]; hinter dem oberen Rande der Gelenkfläche eine transversale Furche [Capsul. artic.] und an den Grenzen der Rücken- und Seitenflächen je ein Höcker.

Ligg. basium oss. metatars. interossea, **Zwischenknochenbänder des Mittelfußes**

finden sich zwischen den Seitenflächen der Basen der Mittelfußknochen distal von den Articul. intermetatarseae.

Articulationes tarsometatarseae, **Fußwurzelmittelfußgelenke.**

Es sind drei besondere *Capsulae articulares* vorhanden, Os metatars. I ist mit Os cuneiforme I durch eine selbständige Kapsel verbunden. Oss. metatars. II und III sind mit Oss. cuneiform. II und III durch eine gemeinschaftliche Kapsel verbunden, die Ausstülpungen an den seitlichen Gelenkflächen des I. und II. Keilbeins und der Mittelfußknochen hat. Oss. metatars. IV und V sind durch eine gemeinschaftliche Kapsel mit dem Os cuboid. verbunden, die Ausstülpungen nach dem Os cuneiforme III und zwischen die seitlichen Flächen der Mittelfußknochen hat. Der Lisfrancsche Gelenkspalt wird somit in drei Kammern, eine mediale, eine mittlere und eine laterale geteilt.

Verstärkungsbänder zwischen den Basen der Mittelfußknochen und der distalen Reihe der Fußwurzel sind an der Rückenfläche die *Ligg. tarsometatarsea dorsalia*, an der Hohlfußfläche die *Ligg. tarsometatarsea plantaria.*

Articulationes intermetatarseae, **Zwischenmittelfußgelenke.**

Die Gelenkhöhlen stehen mit denen der Fußwurzelmittelfußknochen in Kommunikation und entsprechend sind die *Capsulae articulares* miteinander verbunden. Verstärkungsbänder, schräg und transversal verlaufend, sind die *Ligg. basium oss. metatars. dorsalia* und die *Ligg. basium oss. metatars. plantaria.*

Phalanges digitorum pedis, **Zehenglieder**

entsprechen genau den Fingergliedern. Es finden sich also zwei Glieder für den Hallux, je drei für die übrigen Zehen: Grund-, Mittel- und Nagelphalange, *Phalanx prima, Phalanx secunda, Phalanx tertia.* An den vier äußeren Zehen ist die Länge der Mittel- und Nagelphalangen derjenigen der entsprechenden Fingerglieder gegenüber stark reduziert. Jedes Glied hat ein *Corpus phalangis*, eine *Basis phalangis*, sowie eine *Trochlea phalangis* mit Ausnahme des Nagelgliedes, das an Stelle der Trochlea eine

Tuberositas unguicularis hat. Den Gelenkflächen zwischen Mittel- und Nagelphalangen fehlen die Führungslinien.

Articulationes metatarsophalangeae, Mittelfußzehengelenke

haben gesonderte *Capsulae articulares*. Zwischen den Köpfchen der Mittelfußknochen sind die *Ligg. capitulorum metatarsi transversa* ausgespannt. Die *Ligg. collateralia* und das *Lig. accessorium plantare* entsprechen den Bändern an den Fingern.

Articulationes digitorum pedis, Zehengelenke

haben besondere *Capsulae articulares* mit seitlichen Verstärkungsbändern, *Ligg. collateralia*, die denen der Fingergelenke entsprechen.

Ossa sesamoidea, finden sich zu zwei an der Plantarfläche des Capitulum oss. metatars. I, eingeschlossen in das Lig. accessor. plantare und verbunden durch ein straffes Querband; ferner je eins am Ende der Phalanx I derselben Zehe, an der Tuberositas oss. cuboidei (Tendo m. peronaei longi) und (unbeständig) an der Fibrocartilago navicul. (Tendo m. tibialis post.).

Zur Funktion der Gelenke.

Das Hüftgelenk ist ein Nußgelenk, Enarthrose, mit transversaler = Flexionsachse, sagittaler = Abduktions-(Adduktions-)achse, vertikaler = Rotationsachse. Nicht möglich ist die Flexion nach hinten, die durch die Spannung des Lig. iliofemorale verhindert wird. Das Kniegelenk ist eine Ginglymo-Arthrodie. Es finden statt im Meniscofemoralgelenk: 1. Beugung und Streckung; die Achse für diese Bewegungen ist eine annähernd transversale, doch keine konstante, sondern verschiebt sich in einer Spirale. 2. Anfangsrotation der Tibia nach innen bei der Beugung und Schlußrotation der Tibia nach außen bei der Streckung. 3. In der Beugestellung kann im Meniscotibialgelenke die Tibia um ihre Längsachse gedreht werden. Die Patella deckt das Gelenk bei der Beugung. Talocrural- = oberes Sprunggelenk ist ein Ginglymus mit transversaler Achse: Dorsal- und Plantarflexion. Der Talus ist als knöcherner Meniscus aufzufassen; der Fuß wird als Ganzes bewegt. Ist dieser in Plantarflexion gestellt, so können außerdem Abduktion und Adduktion um eine vertikale Achse stattfinden, da der hintere, schmalere Teil der Talusrolle in die Gabel der Malleolen gerückt ist. Die Fibula hat die Bedeutung einer Feder. Das hintere Sprunggelenk (Sattelgelenk) bildet mit dem vorderen (Arthrodie) funktionell ein Gelenk: das untere Sprunggelenk. Bewegungen sind nur um eine Achse möglich, die schräg von der äußeren Fläche des Calcaneus nach der inneren des Os navicul. verläuft: Supination = Heben des inneren, Pronation = Heben des äußeren Fußrandes. Bei diesen Bewegungen finden gleichzeitig leichte Exkursionen im Calcaneocuboidgelenke statt. An den Metatarsophalangeal- und Interphalangealgelenken wiederholen sich die Verhältnisse der oberen Extremität.

Der **Fuß** ist ein **Gewölbe**, das sich medianwärts öffnet (Nischengewölbe), indem der Großzehenbogen höher und länger ist als der Kleinzehenbogen; jener nur mit den Endpunkten, dieser fast in der ganzen Ausdehnung die Unterlage berührt. Schlußstein ist der Talus; Fußpunkte sind die Köpfchen der Metatarsalknochen, insbesondere des II und III.

Die Fußwurzel mit den Mittelfußknochen haben eine fächerförmige Anordnung, indem die mediale Reihe (Talus, Os naviculare, Os cuneiform. I bis III, Oss. metatars. I bis III) proximal über, distal neben die laterale Reihe (Calcaneus, Os cuboid., Oss. metatars. IV und V) zu liegen kommt. Durch diese Anordnung ist eine zweite Wölbung des Fußes und zwar in transversaler Richtung bedingt.

Ossifikationstabelle[1] (nach Eisler modifiziert).

Skeletteil		Zahl der Knochenkerne	Zeit des Auftretens	Zeit der Verschmelzung	Abschluß des Wachstums
Clavicula	Mittelstück	1*	6. FW	20.—30. J.	
	Sternalepiph.	1	18.—20. J		
Scapula	Blatt u. Spina	1*	7.—9. FW	8.—15. J	18.—25. J
	Proc. corac.	1	P bis 1. J		
	Subcoracoid	1		18.—24. J	
	Epiphysen				
	d. Acromion	2—3	8.—16. J		
	d. Margo vert.	2—4	10.—18. J		
	d. Angul. inf.	1			
	d. Cavit. glen.	1			
Humerus	Schaft	1*	6.—7. FW		20.—22. J
	Kopf	1	P bis 2. J	20.—22. J	
	Tuberc. maj.	1	2.—3. J	5 J	
	„ min.	1	3.—5. J		
	Capitulum	1	1.—3. J		
	Epicond. med.	1	2.—8. J	18 J	
	Trochlea	1	10.—12. J	16.—17. J	
	Epicond. lat.	1	8.—12. J		
Ulna	Schaft	1*	7.—8. FW		20.—22. J
	Olecranon	1	8.—10. J	16.—17. J	
	Capitulum	1	4.—7. J	20.—22. J	
Radius	Schaft	1*	7.—8. FW		20.—22. J
	Capitulum	1	5. J	16.—18. J	
	Distale Epiph.	1	1.—6. J	20.—22. J	
Carpus	Triquetrum	1	1.—3. J		
	Lunatum	1	5. J		
	Naviculare	1	6.—8. J		
	Multang. maj.	1	5.—6. J		
	Multang. min.	1	5.—8. J		
	Capitatum	1	4. M — 2. J		
	Hamatum	1	5. M — 2. J		
	Pisiforme	1	10.—12. J		

[1] W = Woche; M = Monat; J = Jahr; P = Geburt; F = Fötal; * (Stern) = Hauptkern.

Fortsetzung.

Skeletteil		Zahl der Knochenkerne	Zeit des Auftretens	Zeit der Verschmelzung	Abschluß des Wachstums
Ossa metacarp.	Schäfte	je 1	8.—10. FW	18.—24. J	
	Epiphysen	je 1	2—8. J		
Phalanges digit. manus	Schäfte	je 1	8.—10. FW	18.—24. J	
	Epiphysen	je 1	3.—8. J		
Os coxae	Ilium	1*	3.—4. FM	7.—8. J	26. J
	Ischii	1*	4. FM		
	Pubis	1*	4.—5. FM		
	Y-Knorpel (Os acetabuli)	3	9.—12. J	14.—18. J	
	Apophysen	7—10	6.—14. J	18.—26. J	
Femur	Schaft	1*	6.—8. FW		24. J
	Kopf	1	1.—3. J	18.—19. J	
	Troch. maj.	1	3.—6. J	18. J	
	„ min.	1	6.—10. J	17.—18. J	
	Dist. Epiphyse	1	9. FM — 3. M	20.—24. J	
Tibia	Schaft	1*	7.—8. FW		23. J
	Prox. Epiphyse	1—2	P	20.—24. J	
	Dist. Epiphyse	1	2. J	18.—19. J	
Fibula	Schaft	1*	8. FW		26. J
	Prox. Epiphyse	1	3.—5. J	24.—26. J	
	Dist. Epiphyse	1	2. J	20.—22. J	
Patella		1	2.—5. J		
Tarsus	Calcaneus	1	6.—7. FM	15.—18. J	
	Epiphyse (Tuber calc.)	1	6.—10. J		
	Talus	1	6.—8. FM		
	Naviculare	1	4.—5. J		
	Cuneiforme I	1	1. J		
	„ II	1	3.—4. J		
	„ III	1	3. J		
	Cuboideum	1	P		
Ossa metatars.	Schäfte	je 1	8.—10. FW	17.—21. J	
	Epiphysen	je 1	3.—10. J		
Phalanges digit. pedis	Schäfte	je 1	8.—10. FW	14.—21. J	
	Epiphysen	je 1	3.—10. J		

Myologie.

Muskellehre.

Am Muskel, *Musculus*, unterscheidet man einen mittleren Teil, Bauch, *Venter*, ein Ursprungsstück, *Caput*, und Ansatzstück, *Cauda**. Nach der Form unterscheidet man spindelförmige, *Musculi fusiformes*, gefiederte, *Musculi unipennati*, doppelt gefiederte, *Musculi bipennati*, ringförmig offene, *Musculi orbiculares*, ringförmig geschlossene, *Musculi sphincteres*. Mit Rücksicht auf den Ansatz unterscheidet man *Musculi sceleti*, an Knochenteilen, *Musculi articulares*, an Gelenkkapseln, *Musculi cutanei*, an der Haut inserierende Muskeln. Die Sehnen, *Tendines*, finden sich entweder am Ursprungs- oder Endstück oder an beiden. Breite, flache Sehnen heißen *Aponeuroses*. *Inscriptio tendinea* ist eine sehnige Einschaltung, die den Muskelbauch quer durchsetzt. *Arcus tendineus* ist ein Sehnenbogen, der eine Öffnung überbrückt, durch die Gefäße usw. durchtreten. *Perimysium* ist ein lockeres Bindegewebe, das die Oberfläche der Muskeln bedeckt und zwischen seine Bündel eindringt. Die Muskelbinden, *Fasciae*, scheiden den einzelnen Muskel oder Muskelgruppen ein. Die allgemeine, zwischen Haut und Muskulatur liegende sehnige Hülle heißt *Fascia superficialis*. *Vaginae fibrosae tendinum* sind fibröse Rohre oder Halbrohre, die den Sehnen ihre Lage sichern, Leitkanäle. *Ligamenta vaginalia* sind Verstärkungsbänder dieser Scheiden. *Trochlea muscularis* ist ein faserknorpliger Ring, in der eine durchtretende Sehne abbiegt. *Bursae mucosae* sind bindegewebige, einfache oder gefächerte, mit synoviaähnlicher Flüssigkeit gefüllte Säcke. Sie liegen entweder unter der Haut, *Bursae mucosae subcutaneae*, oder unter Fascien, *Bursae mucosae subfasciales*, oder unter Sehnen, *Bursae mucosae subtendineae*, oder unter bzw. zwischen Muskeln, *Bursae mucosae submusculares*. Schleimbeutel, die eine oder mehrere Sehnen umgeben, heißen Schleimscheiden, *Vaginae mucosae tendinum*.

Erst…

Musculi do…

Die Rückenmuskeln liegen in Gruppen schichtweise übereinander und werden danach eingeteilt in:

A. Breite oberflächliche Muskeln, bestehend aus vier Schichten, von denen die beiden obersten wegen ihrer Beziehungen zur oberen Extremität als Extremitätenmuskeln und die dritte Schichte aus entsprechendem Grunde als Rippenmuskeln bezeichnet werden.

Oberflächli…

	Extremitätenmuskeln			
	I. Schicht	II. Schicht		
Muskeln	*M. trapezius*	*M. latissimus dorsi*	*M. rhomboideus minor*	*M. rhom boideus m…*
Ursprung	Von der Protuberantia occipit. ext. nebst Linea nuchae sup. und von den Proc. spinosi aller Hals- (durch Vermittelung des Lig. nuchae) und Brustwirbel.	Durch Vermittelung der Fascia lumbodorsalis von den Proc. spinosi der 4—5 unteren Brust- und aller Lenden- und Kreuzbeinwirbel, sowie von der Crista iliaca; mit 3—4 Zacken von den untersten Rippen.	Von den zwei unteren Halswirbeldornen durch Vermittelung des Lig. nuchae.	Von den oberen Br… wirbeldorn…
Ansatz	Die oberen Fasern am lateralen Drittel der Clavicula, die mittleren und unteren am Acromion u. der Spina scapulae.	An der Crista tuberculi minoris, gegenüber dem Ansatz des M. pectoralis major. Die Endsehne verschmilzt mit der des M. teres major.	Am Margo vertebralis scapulae.	Am M… vertebralis … pulae un… halb des … rigen Mus…
Motor. Nerven	N. accessorius und obere Nn. cervicales.	N. thoracodorsalis (Plexus brachialis).	N. dorsalis scapulae (Plexus … chialis).	
Funktion	Bei der Wirkung sämtlicher Fasern wird das Schulterblatt nach hinten und innen gezogen.	Der hängende Arm wird einwärts gerollt, der erhobene Arm herabgezogen.	Das Schulterblatt wird nach i… und oben gezogen.	
Bemerkungen	Seine Insertion entspricht dem Ursprunge des M deltoideus. — Gestalt des ganzen Muskels ein stumpfwinkliges Dreieck.	Nur der obere mediale Teil dieses Muskels wird vom M. trapezius bedeckt. Schleimbeutel: Zwischen den Sehnen der Mm. latiss. dorsi u. teres major die *Bursa m. latissimi dorsi.*	Völlig verdeckt vom M. trape… Beide Muskeln öfters zu einem … schmolzen.	

bschnitt.

ückenmuskeln.

B. Tiefe Muskeln; sie füllen die Sulci dorsales aus und zerfallen wieder in

1. lange tiefe Muskeln (3 Gruppen),
2. kurze tiefe Muskeln
   a) an den Beugewirbeln,
   b) an den Drehwirbeln und dem Hinterhaupt.

ickenmuskeln.

	Rippenmuskeln			
	III. Schicht		IV. Schicht	
M. levator scapulae	*M. serratus posterior superior*	*M. serratus posterior inferior*	*M. splenius capitis*	*M. splenius cervicis*
on den hin- n Zacken der erfortsätze der r obersten Hals- bel.	Von den zwei unteren Hals- und zwei oberen Brustwirbeldornen.	Von der Fascia lumbodorsalis in der Höhe des XI. Brust- bis II. Lendenwirbels.	Von den fünf unteren Hals- und drei oberen Brustwirbeldornen.	Vom IV. bis VI. Brustwirbeldorn, unterhalb des vorigen Muskels.
m Angulus me- lis scapulae.	An der II. bis V. Rippe mit vier Zacken.	An den vier untersten Rippen mit vier Zacken.	An der Linea nuchae superior bis zum Proc. mastoideus.	An den Querfortsätzen der zwei bis drei obersten Halswirbel.
. dorsalis sca- e.	Rami anteriores (Nn. intercostales) der Nn thoracales.		Nn. cervicales II (N. occipital. maj.) — VIII.	
as Schulterblatt l nach oben ge- n.	Die oberen Rippen werden gehoben. Beide Muskeln Inspiratoren (Gegenbaur).	Die unteren Rippen werden nach hinten-unten gezogen	Kopf und Hals werden bei einseitiger Wirkung seitwärts gedreht, bei doppelseitiger Wirkung rückwärts gezogen.	
nten vom M. tra- us, oben vom M rnocleidomastoi- s bedeckt Wird h zur Gruppe der eren lateral Hals- skeln gerechnet.	Bedeckt von den Mm rhomboidei. Vom M. serratus infer. aus aufwärts sich fortsetzende sehnige Fasern deuten die genetische Einheitlichkeit beider Muskeln an.	Bedeckt vom M. latissimus dorsi.	Bedeckt von den Mm. trapezius, rhomboidei und serratus post sup — Werden auch zu den langen tiefen Rückenmuskeln gerechnet.	

Lange ti

	I. Gruppe				II. Gruppe		
Muskeln	*M. sacrospinalis* lateraler Teil *M. iliocostalis* { *lumborum, dorsi, cervicis*	medialer Teil *M. longissimus* *dorsi*	*cervicis*	*capitis*	*M. spinalis* *dorsi*	*cervicis* (unbeständig)	*capit* (unb ständ
Ursprung	Gemeinsamer Ursprung beider Teile: von der Crista iliaca, dem Kreuzbein, den Dornen der unteren Lendenwirbel und den beiden Blättern der Fascia lumbodorsalis. Accessorische Ursprünge				Von den Dornen der obersten Lenden- und untersten Brustwirbel (gemeinsam mit dem M. longissimus).	der obersten Brust- und untersten Halswirbel.	der H und o sten Br wirb
	des *M. iliocostalis* von allen Rippen.	des *M. longissimus* *dorsi* von den Dornen der oberen Lenden- u. unteren Brustwirbel.	*cervicis* von den Querfortsätzen der oberen Brustwirbel.	*capitis* von den Querfortsätzen der oberen Brust- und unteren Halswirbel.			
Insertion	Mit Zacken an den Anguli costarum und den Querfortsätzen der unteren Halswirbel.	An den Proc. accessorii und transversi der Lendenwirbel, den Proc. transversi der oberen Halswirbel u. den hinteren Rippenenden.	An den Proc. transversi der oberen Halswirbel.	Am Proc. mastoideus.	Nach Überspringen von r destens einem Wirbel an höh Wirbeldornen: an höheren Brustwirbeldornen.	an oberen Halswirbeldornen.	mit c M. se spina capitis einig
Motor. Nerven	Rami posteriores der Nn. cervi						
Funktion	Bei doppelseitiger Wirkung Streckung (Rückwärtsbewegung) der Wirbelsäule und des K						
Bemerkungen	Bedeckt von der II. und III. Schicht der oberflächlichen Rückenmuskeln.				Liegt medianwärts vom Lon mus.		

ckenmuskeln.

III. Gruppe (*M. transversospinalis**)

M. semispinalis dorsi	*M. semispinalis* cervicis	*M. semispinalis* capitis (medialer Teil / lateraler Teil)	*M. multifidus*	*Mm. rotatores* (breves / longi)
Von den Querfortsätzen 5 bis 7 un- en Brust- wirbel.	der 5 oberen Brustwirbel.	der oberen Brustwirbel (medialer Teil), der oberen Brust- und 5 unteren Halswirbel (lateraler Teil).	Von der Crista sacralis lateralis des Kreuzbeins, den Proc. mamillares der Lenden- und unteren Brustwirbel und den Querfortsätzen der übrigen Brust- und der 4 unteren Halswirbel.	Von den Wurzeln der Querfortsätze der Brustwirbel.
ach Überspringen von 4 bis 6 Wirbeln an eren Wirbeldornen: n den 5 ren Brust- 2 unteren alswirbel- dornen.	an dem II. bis VI. Halswirbeldorn.	am Hinterhauptbein zwischen Linea nuchae superior und inferior.	An den Dornen des V. Lenden- bis II. Halswirbels nach Überspringen von 2 bis 3 Wirbeln.	An den Wurzeln der Dornfortsätze des nächsthöheren Wirbels (Rot. breves) oder des zweitnächsten höheren Wirbels (Rot. longi).
acales, lumbales, sacrales.				
einseitiger Wirkung Drehung der einzelnen Wirbel gegeneinander und seitliche Bewegungen fes.				
ine untere Abteilung wird vom Longissimus, der e Teil des S. cervicis vom S. capitis bedeckt			Außer in der Lendengegend vom Semispinalis bedeckt.	Bedeckt vom Multifidus und mit diesem verwachsen.

Kurze tiefe Rückenmuskeln.

I. An den Beugewirbeln.

1. *Mm. interspinales,* paarig neben den Ligg. interspinalia zwischen je zwei Dornfortsätzen; fehlen an der Brustwirbelsäule.

2. *Mm. intertransversarii,*

a) *anteriores* zwischen den Tubercula anteriora
b) *posteriores* zwischen den Tubercula posteriora } benachbarter Halswirbel,

c) *mediales* zwischen den Proc. mamillares und Proc. accessorii
d) *laterales* zwischen den Querfortsätzen } benachbarter Lendenwirbel.

Fehlen gleichfalls den Brustwirbeln.

Motor. Nerven aus den hinteren Ästen der Nn. spinales.

II. An den Drehwirbeln und dem Hinterhaupt.

1. *M. rectus capitis posterior major.* Ursprung: Dorn des Epistropheus. Insertion: mittleres Drittel der Linea nuchae inferior.

2. *M. rectus capitis posterior minor.* Ursprung: Tuberculum posterius des Atlas. Insertion: verbreitert an der Linea nuchae inferior medianwärts vom vorigen.

3. *M. rectus capitis lateralis.* Ursprung: Querfortsatz des Atlas. Insertion: Proc. jugularis des Hinterhauptbeins.

4. *M. obliquus capitis superior.* Ursprung: Querfortsatz des Atlas. Insertion: Linea nuchae inferior, dicht über dem Rectus capitis major.

5. *M. obliquus capitis inferior.* Ursprung: Dorn des Epistropheus. Insertion: Querfortsatz des Atlas.

Motor. Nerven aus dem N. suboccipitalis.

Funktion. Recti posteriores und Obliquus superior: dorsale Beugung des Kopfes (Articulatio atlantooccipitalis); Obliquus inferior: einseitig Drehbewegung des Atlas und Kopfes (Articulatio atlantoepistrophica), beiderseitig Fixieren des Atlas auf dem Epistropheus; Rectus lateralis: seitliche Neigung des Kopfes.

Die Fascien des Rückens.

1. Die oberflächliche Rückenfascie: ein dünner Überzug der Dorsalfläche der Mm. trapezius und latissimus dorsi.

2. Die tiefe Rückenfascie. Ihr stärkster Teil in der Lendengegend die *Fascia lumbodorsalis*, an der zu unterscheiden ist: a) ein ventrales Blatt = *Ligamentum lumbocostale* (s. S. 15), zwischen M. quadratus lumborum und den langen tiefen Rückenmuskeln, b) ein dorsales Blatt, befestigt an der Crista iliaca und den Dornfortsätzen, Ursprungssehne für die Mm. latissimus dorsi, serratus post. infer., sacrospinalis; beide Blätter verschmelzen lateralwärts zu einem gemeinsamen (Ursprung der Mm. transversus und obliquus int. abdominis). Der übrige Teil der tiefen Rückenfascie schwach ausgebildet, von der Fascia lumbodorsalis aufwärts sich fortsetzend unter den Rhomboidei hinweg zum Serratus post. sup. (für diesen zugleich Ursprungssehne), weiterhin zwischen Mm. splenius und trapezius als *Fascia nuchae* bis zum Occiput.

Schleimbeutel: *Bursa subcutanea sacralis*, befindet sich zwischen Haut und Fascia lumbodorsalis in der unteren Kreuzbeingegend.

Zweiter Abschnitt.

Musculi capitis, Kopfmuskeln.

Einteilung.

A. Oberflächliche Muskeln, mit einem oder auch mit beiden Enden in der Haut befestigt, häufig nicht scharf voneinander abgegrenzt. Motor. Nerv: N. facialis.	I. Muskeln des Schädeldaches. II. Muskeln des Gesichts. 1. Platysma. 2. Muskeln der Mundöffnung. 3. Muskeln der Nase. 4. Muskeln der Augenlider.
B. Tiefe Muskeln. Motor. Nerv: N. mandibularis.	III. Kiefermuskeln.

I. Muskeln des Schädeldaches.

1. *M. epicranius.* Besteht aus zwei muskulösen Teilen, *M. frontalis* und *M. occipitalis*, und einer breiten Zwischensehne, der *Galea aponeurotica*, die mit der behaarten Kopfhaut sehr fest, mit dem Perioste nur locker verbunden ist. M. frontalis: Ursprung: Nasenrücken (*M. procerus*), medialer Augenwinkel, Arcus superciliaris, Haut der Augenbraue; Insertion: Galea aponeurotica über dem Tuber frontale; M. occipitalis: Ursprung: Linea nuchae suprema; Insertion: Galea aponeurotica.

Funktion. M. frontalis: Stirnrunzeln, Heben der Augenbrauen; M. occipitalis: Rückwärtsziehen der Kopfhaut.

2. Muskeln des äußeren Ohres. *M. auricularis anterior*: Ursprung: vordere Gegend der Fascia temporalis nebst Galea aponeurotica; Insertion: Umgebung der Spina helicis. *M. auricularis superior*, mit dem vorigen oft verschmolzen; Ursprung breit an der oberen Gegend der Fascia temporalis; Insertion verschmälert am oberen Teile des Ohrknorpels. *M. auricularis posterior*: Ursprung: Pars mastoidea des Schläfenbeins über der Insertionssehne des M. sternocleidomastoideus; Insertion: mediale Fläche des Ohrknorpels.

Funktion. Einzelwirkung (meist nicht vorhanden): Vor-, Auf- und Rückwärtsziehen der Ohrmuschel. Kombinierte Wirkung: Erweiterung des Porus acust. externus.

M. transversus nuchae: ein unbeständiges schmales Faserbündel, von der Protuberantia occipitalis externa und Linea nuchae superior zur Haut hinter der Ohrmuschel ziehend.

II. Gesichtsmuskeln.

1. Platysma (zugleich Halsmuskel),

eine breite, dünne, dicht unter der Haut gelegene Muskelplatte, bedeckt den größten Teil des Halses, strahlt abwärts in die obere Brust- und Schultergegend, aufwärts über den Unterkieferrand hinaus in die Kinn-, Mundwinkel- und Wangengegend aus (Ver bindung mit den Mm. risorius und quadratus labii inferioris). Zwischen den medialen Rändern der beiderseitigen Muskeln bleibt am Halse ein Streifen frei; die obersten medialen Fasern kreuzen sich am Kinn.

Funktion: Abheben der Haut von den tieferliegenden Teilen des Halses, Ab- und Seitwärtsziehen des Mundwinkels.

2. Muskeln der Mundöffnung.

Erste Schicht.

M. orbicularis oris, die Mundöffnung umgebende ringförmige Faserzüge, teils selbständig, teils aus den zu dem Mundwinkel ziehenden Muskeln (besonders Buccinator, Incisivi und Triangularis) stammend. Vgl. M. depressor septi nasi.

Funktion: Schließen und Zuspitzen des Mundes.

M. triangularis. Ursprung breit am Kinnteile des Unterkiefers, Insertion verschmälert am Mundwinkel bis in die Oberlippe hinein; die vordersten Bündel des beiderseitigen Muskels bilden öfters durch Vereinigung unter dem Kinn den *M. transversus menti*.

Funktion: Herabziehen des Mundwinkels.

M. risorius, der lateralen Seite des Triangularis angeschlossene, nach dem Mundwinkel zu konvergierende Bündel; Ursprung breit von der Fascia parotideomasseterica.

Funktion: Seitwärtsziehen des Mundwinkels, Bildung des Wangengrübchens.

M. zygomaticus, ein schmaler, vom Jochbein entspringender und am Mundwinkel inserierender Muskel.

Funktion: Auf- und Seitwärtsziehen des Mundwinkels.

M. quadratus labii superioris. Ursprung mit drei Portionen vom Proc. frontalis des Oberkiefers (*Caput angulare*), vom Infraorbitalrande (*Caput infraorbitale*) und vom Jochbein, medial vom M. zygomaticus (*Caput zygomaticum*); Insertion: Oberlippe und Nasenflügel.

Funktion: Emporziehen der Oberlippe und des Nasenflügels.

Zweite Schicht.

M. quadratus labii inferioris, zum Teil bedeckt vom Triangularis; Ursprung unterhalb des Foramen mentale, Beimengung von Platysmafasern; Insertion: Unterlippe.

Funktion: Herab- und Seitwärtsziehen der Unterlippe.

M. caninus, bedeckt vom M. quadratus labii superioris; Ursprung: Fossa canina; Insertion: Mundwinkel; Verbindung mit Triangularisfasern.

Funktion: Emporziehen des Mundwinkels.

Dritte Schicht.

M. buccinator, breit, dicht über der Wangenschleimhaut gelegen. Ursprung in hufeisenförmiger Linie von der Gegend der hinteren Backzähne des Ober- und Unterkiefers und dazwischen von der Raphe pterygomandibularis; rückwärts Zusammenhang mit dem Ringmuskel des Schlundes; Insertion am Mundwinkel und den Lippen (Kreuzung der Fasern).

Dieser Muskel bildet den Boden einer fettreichen Grube, die außen vom Zygomaticus und Risorius überbrückt, hinten vom Vorderrande des Masseter begrenzt wird. Zwischen den Muskelbündeln der Ausführungsgang der Parotis. — Funktion: Auspressen der Luft aus der Mundhöhle, Andrücken der Lippen gegen die Zähne.

Mm. incisivi labii superioris et inferioris, unbedeutend, entspringen seitwärts von den Juga alveolaria der lateralen Schneidezähne des Ober- und Unterkiefers und ziehen schräg ab- und schräg aufwärts zum Mundwinkel.

M. mentalis, vom Quadratus labii inferioris bedeckt. Ursprung schmal unterhalb desjenigen des M. incisivus labii inf.; Insertion verbreitert in der Kinnhaut.

Funktion: Heben des Kinns, Vertiefen des Kinngrübchens.

Schleimbeutel: *Bursa subcutanea praementalis*, unbeständig, vor dem Kinn, zwischen Weichteilen und Periost.

3. Muskeln der Nase.

1. Der mediale Teil des Quadratus labii superioris.

2. *M. nasalis*. Ursprung (verbunden mit dem des Incisivus labii superioris und bedeckt vom Quadratus labii superioris) an den Juga alveolaria des oberen Eck- und lateralen Schneidezahns; Insertion dreifach: a) der laterale Teil, *Pars transversa*, aponeurotisch am knorpligen Nasenrücken, b) der mediale Teil, *Pars alaris*, am Nasenflügel, c) einige Fasern, vermischt mit solchen aus der Oberlippe, am häutigen Septum, *M. depressor septi*.

Funktion: Herabziehen der Nase.

4. Muskeln der Augenlider.

1. M. levator palpebrae superioris s. unter Sehorgan.

2. *M. orbicularis oculi*, eine platte Schicht ringförmiger Fasern, ausgebreitet auf den Augenlidern (Pars palpebralis und lacrimalis) und den den Rand der Orbita umgebenden Knochenteilen (Pars orbitalis). a) *Pars orbitalis*, der äußere oder periphere

Teil; Ursprung: die knöchernen Teile des inneren Augenwinkels; Verbindung mit benachbarten Muskeln. b) *Pars palpebralis*, Ursprung: Lig. palpebrale mediale; Insertion: Raphe palpebralis lat. (vgl. Sehorgan). c) *Pars lacrimalis* (*Horneri*) (auch als Teil der P. palpebralis angesehen): von der Crista lacrimalis post. entspringende, von hinten her dem Tränensack sich anlegende und in beide Augenlider sich fortsetzende Fasern.

Funktion. Pars orbitalis: faltiges Zusammenziehen der Haut in der Umgebung des Auges; Pars palpebralis und lacrimalis: Augenlidschluß und Beförderung der Aufsaugung des Tränensekretes durch Zug am Tränensacke.

III. Kiefermuskeln.

Zwei Gruppen: die eine (Masseter und Temporalis) an der lateralen, die andere (Pterygoidei) an der medialen Seite des Unterkiefers; Ursprung am Schädel, Insertion am Unterkiefer.

Motor. Nn.: Zweige des N. masticatorius (aus dem III. Trigeminusaste).

M. masseter. Ursprung: Jochbogen; Insertion: Außenfläche des Angulus mandibulae; zwei Schichten: eine oberflächliche, schräg nach hinten, und eine tiefe, gerade abwärts verlaufende; letztere nur im hintersten Teile von der ersteren unbedeckt.

M. temporalis. Ursprung breit am Planum temporale, tiefem Blatte der Fascia temporalis und Jochbogen; Faserverlauf abwärts konvergierend; Insertion sehnig und verschmälert am Proc. coronoideus des Unterkiefers.

Funktion des Masseter und Temporalis: Heben des gesenkten Unterkiefers; Funktion der hinteren Temporalisabteilung: Zurückziehen des Gelenkkopfes vom Tuberculum articulare in die Pfanne.

M. pterygoideus externus. Ursprung (zwei Portionen): Äußere Seite der Lamina lat. des Proc. pterygoideus und Facies infratemporalis des großen Keilbeinflügels; Verlauf lateral-rückwärts; Insertion: Collum proc. condyloidei mandibulae und Gelenkkapsel.

M. pterygoideus internus. Ursprung: Fossa pterygoidea; Verlauf lateral-ab- und rückwärts; Insertion: Innenfläche des Angulus mandibulae.

Funktion. Pterygoideus externus bei beiderseitiger Wirkung: Vorwärtsbewegung des Unterkiefers, dabei Heraustreten des Gelenkkopfes auf das Tuberculum articulare. Pterygoideus internus bei beiderseitiger Wirkung: Heben des gesenkten Unterkiefers und etwas Nachvornziehen.

Die beiden Pterygoidei einer Seite: Verschiebung des Unterkiefers nach der Seite.

Die Fascien des Kopfes.

1. *Fascia buccopharyngea*, überzieht den Buccinator, hängt rückwärts mit der Raphe pterygomandibularis zusammen und setzt sich direkt auf die Schlundmuskulatur fort.

2. *Fascia parotideomasseterica*, oberflächlich, derb, vom Jochbogen abwärts über die Glandula parotis und den Masseter ziehend, vorn in der vor dem Buccinator lagernden Fettmasse sich verlierend, hinten-unten verbunden mit dem oberflächlichen Blatte der Fascia colli.

3. *Fascia temporalis*, sehnig, ausgespannt zwischen Linea temporalis superior (hier Verbindung mit dem Periost) und Jochbogen; oben einfach, unten in zwei, die mediale und laterale Fläche des Jochbogens umfassende Blätter gespalten; zwischen beiden Blättern ein Fettpolster.

Musculi ossis hyoidei, Zungenbeinmuskeln.

Zu diesen werden nur die oberen, zwischen Schädelbasis, Zungenbein und Unterkiefer verlaufenden Zungenbeinmuskeln gerechnet, die unteren gehören zu den Halsmuskeln; sie werden sämtlich noch von den Hirnnerven innerviert.

Genetisch bilden obere Zungenbeinmuskeln und Kiefermuskeln, sowie die Muskeln der Gehörknöchelchen zusammen die Muskulatur des Viszeralskelets.

M. digastricus. Zwei platte Bäuche, *Venter anterior* und *posterior*, verbunden durch eine Zwischensehne, die durch straffes Bindegewebe und durch die Insertion des M. stylohyoideus am Zungenbein befestigt ist. Ursprung des hinteren Bauches: Incisura mastoidea des Schläfenbeins; Insertion des vorderen: Fossa digastrica des Unterkiefers; der Verlauf des ganzen Muskels bildet einen nach unten konvexen Bogen. (Zwischen Muskel und Unterkieferrand die Gl. submaxillaris.)

Motor. N.: für den hinteren Bauch Ram. digastricus des N. facialis, für den vorderen N. mylohyoideus (Zweig des N. alveolaris inf. des III. Trigeminusastes). — Funktion: bei Fixierung des Unterkiefers Heben des Zungenbeins, bei Fixierung des Zungenbeins Herabziehen des Unterkiefers.

M. stylohyoideus, schlank, medial vom hinteren Bauche des Digastricus verlaufend. Ursprung: Proc. styloideus; Insertion mit zwei die Digastricussehne umfassenden Bündeln am Körper und großen Horne des Zungenbeins.

Motor. N.: Ram. stylohyoideus des Ram. digastricus des N. facialis. — Funktion: Auf- und Rückwärtsziehen des Zungenbeins.

M. mylohyoideus, breit, unpaar, oberhalb des Digastricus gelegen, den Boden der Mundhöhle bildend. Ursprung: Linea mylohyoidea beiderseits; Insertion der hintersten, schräg rückwärts ziehenden Fasern am Zungenbeinkörper, der übrigen, nach vorn zu mehr transversalen Fasern an einem zwischen Zungenbeinkörper und Spina mentalis befestigten Sehnenstreifen.

Motor. N.: N. mylohyoideus. — Funktion: Heben des Zungenbeins und des Bodens der Mundhöhle (Andrücken der Zunge gegen den harten Gaumen).

M. geniohyoideus, oberhalb vom Mylohyoideus gelegen; die beiderseitigen Muskeln dicht nebeneinander. Ursprung: Spina mentalis; Insertion verbreitert am Zungenbeinkörper.

Motor. N.: N. hypoglossus. — Funktion: Vorwärtsziehen des Zungenbeins.

Dritter Abschnitt.

Musculi colli, **Halsmuskeln.**

Einteilung:

- I. Vordere Halsmuskeln.
  - A. Platysma.
  - B. M. sternocleidomastoideus.
  - C. Untere Zungenbeinmuskeln: Viszeralmuskeln
    - Vordere Schicht
      - 1. M. sternohyoideus.
      - 2. M. omohyoideus.
    - Hintere Schicht
      - 3. M. sternothyreoideus.
      - 4. M. thyreohyoideus.
      - 5. M. levator glandulae thyreoideae.
- II. Hintere Halsmuskeln.
  - A. Laterale Gruppe: Mm. scaleni.
  - B. Mediale oder vertebrale Gruppe.
    - M. longus colli.
    - M. longus capitis.
    - M. rectus capitis anterior.

I. Vordere Halsmuskeln.

Platysma, der oberflächliche Halsmuskel, siehe unter Kopfmuskeln.

M. sternocleidomastoideus, in der seitlichen Halsgegend, vom Platysma nicht ganz bedeckt, morphologisch zusammengehörig mit dem M. trapezius. Zwei am Ursprunge getrennte, nach der Insertion zu verwachsende Portionen; Ursprung: Manubrium sterni (sternale Portion) und Extremitas sternalis des Schlüsselbeins (claviculare Portion); Insertion: Proc. mastoideus und Linea nuchae superior.

Motor. N.: N. accessorius und Äste der Cervicalnerven. — Funktion: Dorsale Beugung des Kopfes bei beiderseitiger, seitliche und etwas dorsale Beugung des Kopfes bei einseitiger Wirkung; bei Fixierung des Kopfes Inspirationswirkung.

Untere Zungenbeinmuskeln.

M. sternohyoideus. Ursprung: Dorsale Fläche des Manubrium sterni, des Sternoclaviculargelenks und der Extremitas sternalis des Schlüsselbeins; Insertion: Zungenbeinkörper. Bisweilen Inscriptio tendinea.

Funktion: Herabziehen des Zungenbeins.

M. omohyoideus, zum Teil vom Sternocleidomastoideus bedeckt und mit diesem sich kreuzend. Zwei Bäuche (*Venter superior* und *inferior*) mit intermediärer Sehne, die von der tiefen Halsfascie (vor den Gefäßstämmen) festgehalten wird; Ursprung: oberer Schulterblattrand nebst Lig. transversum scapulae superius; Insertion: Zungenbeinkörper (lateral vom Sternohyoideus).

Varietät: Accessorischer oder alleiniger Ursprung vom Schlüsselbein, Verdoppelung des Muskels. — Funktion: Herabziehen des Zungenbeins, Spannen der Halsfascie (Einwirkung auf die großen Halsgefäße).

M. sternothyreoideus, vom M. sternohyoideus fast ganz bedeckt. Ursprung: dorsale Fläche des Manubrium sterni und der beiden ersten Rippenknorpel; Insertion: Seitenfläche des Schildknorpels (schräge Insertionslinie).

Häufig 1—2 Inscriptiones tendineae. Bei Vergrößerung der Schilddrüse Verbreiterung und Abflachung des Muskels. — Funktion: Herabziehen des Kehlkopfes.

M. thyreohyoideus, Fortsetzung des vorigen; die lateralen Fasern beider Muskeln oft direkt zusammenhängend. Ursprung an der Insertion des vorigen; Insertion: lateraler Teil des Zungenbeinkörpers und großes Zungenbeinhorn.

Funktion: Herabziehen des Zungenbeins, bei Fixierung des letzteren Heben des Kehlkopfes.

M. levator glandulae thyreoideae, unbeständiges, vom Zungenbeinkörper zur Schilddrüse ziehendes Muskelbündel, medianwärts vom vorigen.

Motor. N. sämtlicher unteren Zungenbeinmuskeln: N. hypoglossus mit oberen Cervicalnerven.

Schleimbeutel (unbeständig): *Bursa subcutanea prominentiae laryngeae*: vor der Promin. laryngea, häufiger bei Männern. *Bursa m. sternohyoidei*: hinter dem Ansatze ihres Muskels am unteren Rande des Zungenbeinkörpers, einfach oder doppelt. *Bursa m. thyreohyoidei*: zwischen dem Ansatze ihres Muskels und dem großen Zungenbeinhorne.

II. Hintere Halsmuskeln.

Diese liegen dicht an der Halswirbelsäule, von den vorderen Halsmuskeln getrennt durch die Speise- und Luftwege und die großen Gefäßstämme, die laterale Gruppe zur Seite, die mediale an der ventralen Fläche der Halswirbelsäule.

Motor. N.: Äste der vorderen Cervicalnerven.

Laterale Gruppe.

Mm. scaleni anterior, medius und *posterior*. Ursprung des vorderen und hinteren Muskels von den Querfortsätzen des dritten bis sechsten Halswirbels, des mittleren von den Querfortsätzen aller Halswirbel; Insertion des vorderen Muskels am Tuberculum scaleni der ersten Rippe, also vor dem Sulcus subclaviae, des mittleren gleichfalls an der ersten Rippe, aber hinter dem Sulcus subclaviae, des hinteren an der zweiten Rippe.

Funktion: Heben der zwei obersten Rippen (Inspiration). — Von den öfters vorkommenden überzähligen Scaleni stellt der *M. scalenus minimus* eine Wiederholung des vorderen Scalenus vor, hinter dem er zur ersten Rippe verläuft.

Mediale Gruppe.

M. longus colli. Bildet ein stumpfwinkliges, mit der Basis medianwärts liegendes Dreieck und besteht aus drei Portionen. 1. Die vertikale Portion. Ursprung: die Körper der 3 obersten Brust- und 3 untersten Halswirbel; Insertion: die Körper der 3 bis 4 obersten Halswirbel (einschl. Tuberculum anterius des Atlas). 2. Die nach oben-außen verlaufende Portion. Ursprung gemeinsam mit dem untersten Teile der vorigen Portion; Insertion: Tubercula anteriora der 2 bis 3 letzten Halswirbel. 3. Die nach oben-innen verlaufende Portion. Ursprung: dritter bis fünfter Halswirbelquerfortsatz; Insertion: Tuberculum anterius des Atlas.

Funktion: Bei beiderseitiger Wirkung aller Teile ventrale Beugung, bei einseitiger Wirkung Torsion der Halswirbelsäule.

M. longus capitis, den oberen Teil des vorigen bedeckend. Ursprung: Tubercula anteriora des dritten bis sechsten Halswirbels; Insertion: seitwärts vom Tuberculum pharyngeum des Hinterhauptbeins.

M. rectus capitis anterior, dorsalwärts vom oberen Teile des Longus capitis. Ursprung: Vorderfläche des Seitenteils des Atlas; Insertion: Pars basilaris des Hinterhauptbeins dicht hinter dem Longus capitis.

Funktion der Mm. longus capitis und rectus capitis anterior: ventrale Beugung des Kopfes.

Fascien des Halses.

Außer der sehr dünnen, oberflächlichen Hautfascie, die auch die vordere Fläche des Platysma überzieht, sind zu unterscheiden: Die eigentliche Halsfascie, *Fascia colli*, die wieder aus einem oberflächlichen und einem tiefen Blatte besteht, und die *Fascia praevertebralis*.

Das oberflächliche Blatt der Fascia colli, zum größten Teile vom Platysma bedeckt, hängt oben mit der Fascia parotideomasseterica zusammen und befestigt sich unten an Clavicula und Manubrium sterni, ohne in die Brusthöhle sich fortzusetzen; hinten geht es in die oberflächliche Rückenfascie (hinteren Fascienüberzug des Trapezius) über; es zieht vor dem Sternocleidomastoideus und den unteren und oberen Zungenbeinmuskel hinweg.

Das tiefe Blatt der Fascia colli hängt zusammen oben mit der Fascia buccopharyngea, hinten mit der Fascia nuchae und der Fascia praevertebralis und setzt sich abwärts in die Brusthöhle fort (Verbindung mit dem Periost des Brustbeins); es zieht hinter dem Sternocleidomastoideus, aber vor den Halsgefäßstämmen, mit deren Scheide es fest verbunden ist (vgl. M. omohyoideus), hinweg und liefert Scheiden für untere und obere Zungenbeinmuskeln.

In den Gegenden, wo das tiefe Blatt, von Muskeln unbedeckt, zur Oberfläche gelangt, ist es mit dem oberflächlichen Blatte mehr oder weniger deutlich verwachsen (obere Zungenbein- und Kehlkopfgegend, Gegend oberhalb des unteren Bauches des M. omohyoideus); im unteren Halsdreiecke und oberhalb des Manubrium sterni sind beide Blätter durch eine Fett- und Bindegewebsschicht voneinander getrennt.

Die *Fascia praevertebralis* überzieht die Ventralfläche der Wirbelkörper und die prävertebralen Halsmuskeln, setzt sich lateralwärts auf die Scaleni, weiter auf Levator scapulae und Splenius fort, um schließlich in Verbindung mit dem tiefen Blatte der Fascia colli in die Fascia nuchae überzugehen; mit der Scheide der Halsgefäßstämme tritt sie von hinten her in Verbindung. — Zwischen ihr und dem Schlunde und der Speiseröhre befindet sich lockeres, abwärts bis in das hintere Mediastinum sich fortsetzendes Gewebe.

Topographische Bemerkungen. Durch die Kreuzung des Sternocleidomastoideus und Omohyoideus (letzteren denke man sich aufwärts bis zum Kinn verlängert) werden zwei nach oben durch den Unterkieferrand, nach unten durch das Schlüsselbein abgegrenzte dreiseitige Regionen, das obere und untere Halsdreieck, gebildet (Fig. 85 und 86). Ersteres zerfällt durch den hinteren Bauch des Digastricus wieder in einen oberen Teil, die *Regio* (Fossa) *submaxillaris*, und einen unteren Teil, die *Fossa carotica* (Trigonum caroticum). Es liegen in der Regio submaxillaris: die Glandula submaxillaris, in der Fossa carotica: die Teilungsstelle der A. carotis communis, lateralwärts davon die Vena jugularis interna, hinter und zwischen diesen (nur von Fascie bedeckten) Gefäßen der N. vagus, vor der Carotis der Ramus descendens N. hypoglossi. — Im unteren Halsdreieck, *Trigonum omoclaviculare*, dem äußerlich ungefähr die *Fossa supraclavicularis major* (vgl. Fig. III) entspricht, befinden sich: die Insertionsenden des Scalenus anterior und medius, zwischen beiden ein dreieckiger Spalt (Basis: Sulcus subclaviae), in diesem unten auf der 1. Rippe die A. subclavia, oberhalb davon der Plexus brachialis; vor der Insertion des Scalenus anterior die V. subclavia, auf dem Scalenus anterior abwärts laufend der N. phrenicus, nach innen von ihm der Truncus thyreocervicalis.

Vierter Abschnitt.

Musculi thoracis, **Brustmuskeln.**

Einteilung:

I. Oberflächliche oder Extremitätenmuskeln (drei Schichten).
II. Tiefe oder eigentliche Thoraxmuskeln.
III. Zwerchfell.

I. Oberflächliche oder Extremitätenmuskeln.

Erste Schicht.

M. pectoralis major. Ursprung dreifach: 1. von der medialen Claviculahälfte (*Par. clavicularis*), 2. in zwei Schichten vom Sternum und den 6 oberen Rippenknorpeln (*Pars sternocostalis*), 3. mit einer Ursprungszacke von der Rektusscheide (*Pars abdominalis*); Insertion der lateralwärts konvergierenden Fasern an der Crista tuberculi majoris mit einer aufwärts rinnenförmig ausgehöhlten Sehne.

Motor. N.: Nn. thoracales anteriores (Plexus brachialis). — Funktion: Adduktion und Einwärtsrollen des Oberarms.

M. sternalis, ein kleiner, verschiedenartig entwickelter und unbeständiger Muskel, vor dem Sternalursprunge des Pectoralis major gelegen, wird angesehen als Varietät des Pectoralis maj. oder des Rectus abdominis.

Zweite Schicht.

M. pectoralis minor, vom M. pectoralis major völlig bedeckt. Ursprung zackig von der dritten bis fünften Rippe; Insertion der lateral-aufwärts konvergierenden Fasern am Proc. coracoideus.

Motor. N.: ein Ast der Nn. thoracales anteriores. — Funktion: Vor- und Abwärtsziehen des Schultergürtels; bei Fixierung (Aufstützen) des Armes können die Mm. pectorales major und minor durch Heben des Thorax als Inspirationsmuskel dienen (Orthopnoe).

M. subclavius, vom Pectoralis major bedeckt. Ursprung sehnig vom sternalen Ende der ersten Rippe; Insertion verbreitert an der unteren Fläche des Schlüsselbeins.

Motor. N.: N. subclavius (Plex. brachialis). — Funktion: Heranziehen des Schlüsselbeins gegen die erste Rippe (Fixierung desselben in dieser Lage).

Dritte Schicht.

M. serratus anterior, auf der Seitenfläche des Thorax gelegen, vorn oben vom Pectoralis minor, hinten vom Subscapularis bedeckt. Ursprung von der Seitenfläche der 9 oberen Rippen mit ebensoviel Zacken, deren 4 unterste sich zwischen die obersten Zacken des Obliquus abdominis externus einschieben; Insertion: Margo vertebralis der Scapula; die größere (untere) Hälfte der Fasermasse konvergiert nach dem unteren Schulterblattwinkel.

Motor. N.: N. thoracalis longus (Plex. brachialis). — Funktion: Vorwärtsziehen der Scapula, zugleich Seitwärtsbewegung des Angulus inferior; Fixierung der Scapula am Thorax bei Bewegungen der von der Scapula zum Arm verlaufenden Muskeln; bei Fixierung der Scapula durch die übrigen Schulterblattmuskeln Heben der Rippen (Inspiration).

II. Tiefe oder eigentliche Thoraxmuskeln.

Mm. levatores costarum, bedeckt vom Sacrospinalis. Ursprung: Querfortsätze des letzten Hals bis vorletzten Brustwirbels, Insertion der divergierenden Fasern an der nächst-unteren (*Levatores breves*) oder der zweitnächst-unteren Rippe (*Levatores longi*) bis zum Angulus costae hin; die Levatores longi finden sich meist nur an den untersten Rippen.

Motor. N.: N. cervicalis VII für den ersten, Rami anteriores der Nn. spinales für die übrigen Levatoren.

Mm. intercostales externi, füllen, dem lateralen Rande der Levatores costarum sich anfügend, die Interkostalräume bis zum Beginn der Rippenknorpel aus und werden zwischen letzteren durch die Ligg. intercostalia ext. (vgl. Bänder des Thorax) ersetzt; Faserrichtung schräg nach unten-vorn, wie beim Obliquus abdom. externus.

Mm. intercostales interni, an der Innenfläche der vorigen gelegen, füllen die Interkostalräume vom Angulus costae bis zum Sternum aus; Faserrichtung schräg nach unten-hinten, wie beim Obliquus abdominis internus, in den die letzten zwei Intercostales interni bisweilen übergehen.

Funktion: Beide Muskelgruppen sind wahrscheinlich im wesentlichen Rippenheber, also Inspiratoren; nach Fick wirken jedoch bei ruhiger Atmung die äußeren Zwischenrippen- und die Zwischenknorpelmuskeln (also innere Interkostalmuskeln) als Inspiratoren, die inneren Zwischenrippenmuskeln als Exspiratoren.

Mm. subcostales, an der seitlichen und hinteren Innenfläche des Thorax, von gleicher Faserrichtung wie die Intercostales interni und deren hinterem Rande sich anschließend, jedoch 1 bis 2 Rippen überspringend.

Motor. N. für die Intercostales und Subcostales: Rami anteriores der Nn. spinales.

M. transversus thoracis, an der Innenfläche der vorderen Thoraxwand gelegen, sehr veränderlich, aus dem Transversus abdominis sich fortsetzend, von diesem aber durch Zwerchfellursprünge getrennt; Ursprung: unterer Teil des Corpus sterni und Proc. xiphoideus; Ansatz zackig an den 2. bis 6. Rippenknorpeln.

Motor. N.: Rami anteriores der Nn. spinales. — Funktion: Herabziehen der Rippen (Exspiration).

Brustfascien.

Das dünne oberflächliche Blatt der *Fascia pectoralis* überzieht den Pectoralis major und geht am freien Rande desselben in das **tiefe Blatt** über. Letzteres ist in seinem oberen, den Subclavius umhüllenden und an Clavicula und Proc. coracoideus befestigten Teile, *Fascia coracoclavicularis*, am stärksten (sehnig) entwickelt, der übrige, den Pectoralis minor und Serratus anterior umhüllende Teil wird ab- und lateralwärts schwächer und geht in die Fascie der Achselhöhle und die oberflächliche Bauchfascie über. — Die Interkostalmuskeln nebst Rippen besitzen an der Außen- wie an der Innenfläche des Thorax einen dünnen Fascienüberzug, der an der letzteren *Fascia endothoracalis* genannt wird.

Topographische Bemerkungen. In der Regio infraclavicularis ist der topographisch wichtigste Teil die dreiseitige Spalte zwischen den Rändern des Pectoralis major und Deltoideus, *Trigonum deltoideopectorale* (vgl. Fig. III). Hier liegt oberflächlich die zur V. axillaris oder subclavia ziehende V. cephalica nebst Bindegewebe und Fett; in der Tiefe trifft man auf den Proc. coracoideus und die Fascia coracoclavicularis (beide leicht durchzufühlen) und unter letzterer auf die großen Gefäße und Nervenstämme: A. subclavia in der Mitte, V. subclavia medianwärts, Plex. brachialis lateralwärts davon.

III. Diaphragma, Zwerchfell.

Eine verhältnismäßig dünne, an der Umgrenzung der unteren Brustapertur entspringende, aufwärts gewölbte Muskelplatte, die Scheidewand zwischen Brust- und Bauchhöhle bildend. Der mittlere Teil, *Centrum tendineum*, sehnig, der peripherische Teil muskulös, außer an den Ursprüngen. Letztere bestehen aus drei Hauptteilen:

1. *Pars lumbalis.* An ihr drei Schenkel zu unterscheiden: a) *Crus mediale*, am Lig. longitudinale ant. vom 1. bis zum 3. (links) oder 4. (rechts) Lendenwirbelkörper entspringend; die Fasern beider Seiten vereinigen sich vor dem 1. Lendenwirbel und begrenzen mit sehniger Umrandung den *Hiatus aorticus*; oberhalb und etwas links davon liegt der *Hiatus oesophageus*, begrenzt von Muskelfasern, die, vom Hiatus aorticus ausgehend, sich hier kreuzen. b) *Crus intermedium*, Ursprung von dem den M. psoas major überbrückenden sehnigen *Arcus lumbocostalis medialis (Halleri)*, der von der Seitenfläche des Körpers zum Querfortsatze des ersten oder zweiten Lendenwirbels zieht. c) *Crus laterale*, dem vorigen unmittelbar angeschlossen; Ursprung von dem den M. quadratus lumborum überbrückenden *Arcus lumbocostalis lateralis* (*Halleri*), der von dem genannten Querfortsatze zur untersten Rippe zieht.

Es treten durch den Hiatus aorticus: Aorta nebst Plexus aorticus, Ductus thoracalis, — durch den Hiatus oesophageus: Oesophagus und Nn. vagi, — durch eine Spalte zwischen mittlerem und innerem Schenkel: V. azygos (links hemiazygos), N. splanchnicus major (N. splanchnicus minor entweder mit dem major vereinigt durch dieselbe Spalte oder allein durch den inneren Schenkel), — durch eine Spalte zwischen mittlerem und äußerem Schenkel der Grenzstrang des Sympathicus.

2. *Pars costalis.* Ursprung mit platten Zacken, die mit denen des Transversus abdominis abwechseln, von den Knorpeln der 6 unteren Rippen.

3. *Pars sternalis*, nur einige kurze, von der Dorsalfläche des Proc. xiphoideus und hinterem Blatt der Rectusscheide kommende Zacken.

Das Centrum tendineum, in welches alle Muskelfasern einstrahlen, ist dreilappig mit zwei großen seitlichen und einem kleinen vorderen Blatte. Im Übergangsteile vom rechtsseitigen zum vorderen Blatte, dicht neben der Medianlinie rechts, liegt das *Foramen venae cavae* [V. cava inf., Phrenicusäste].

Die Wölbung des Zwerchfells steht rechts, entsprechend dem darunter gelagerten rechten Leberlappen, höher als links; der tiefste Zwerchfellstand (bei stärkster Inspiration) entspricht etwa der Höhe des Sternalendes des fünften Rippenknorpels, der höchste etwa der des dritten Rippenknorpels.

Motor. N.: N. phrenicus. — Funktion: Erweiterung der Brusthöhle durch Abflachung der Wölbung bei Kontraktion des Muskels, also Inspiration; bei der Exspiration (durch die Elastizität der Lungen und des Thorax) Zurücktreten des erschlafften Zwerchfelles in die gewölbte Lage.

Fünfter Abschnitt.

Musculi abdominis, Bauchmuskeln

füllen die Lücke zwischen den Rippenbögen und dem oberen Beckenrande aus. Der Lendenwirbelsäule hinten entspricht vorn als sehniger Teil des Skelets ein starker, fibröser Streif zwischen Schwertfortsatz und Symphyse, die *Linea alba*, die ungefähr in ihrer Mitte eine ringförmige, von der Narbe des Nabelstrangs ausgefüllte Unterbrechung, den *Annulus umbilicalis*, hat. An dem hinteren Rande der Symphyse ist sie durch eine dreieckige Platte mit oberer Spitze, dem *Adminiculum lineae albae*, befestigt. Man kann 3 Muskelgruppen unterscheiden: eine seitliche (dreischichtige)

(Obliqui und Transversus), vordere (Rectus und Pyramidalis) und hintere (Quadratus lumborum). Die seitlichen (breiten) Muskeln scheiden mit ihren sehnigen Ausbreitungen, der *Vagina m. recti abdominis*, die vorderen (langen) ein.

M. obliquus externus abdominis entspringt mit sieben Zacken, die mit denen der Mm. serrat. ant. und latissimus dorsi alternieren, und mit einer vom M. pector. major sich ablösenden Zacke, verläuft schräg ab-medianwärts und setzt sich mit den lateral-unteren Fasern an den vorderen Abschnitt des Labium extern. cristae iliac. an; die übrigen gehen in eine breite Sehne über. Diese läuft vor (ventralwärts von) dem M. rect. abdom. und inseriert medianwärts an der Linea alba, kaudal-lateralwärts an der Spina iliaca ant. sup. Von hier spannt sie sich zum Tuberculum pubicum mit verdicktem, eingerolltem Rande, dem *Lig. inguinale* (*Pouparti*), hinüber. Das mediale Ende dieses Bandes überschreiten einzelne Sehnenzüge nach hinten (unten) und heften sich als *Lig. lacunare* (*Gimbernati*) an den Pecten ossis pubis; andere schlagen sich medianwärts nach oben um als *Lig. inguinale reflexum* (*Collesi*).

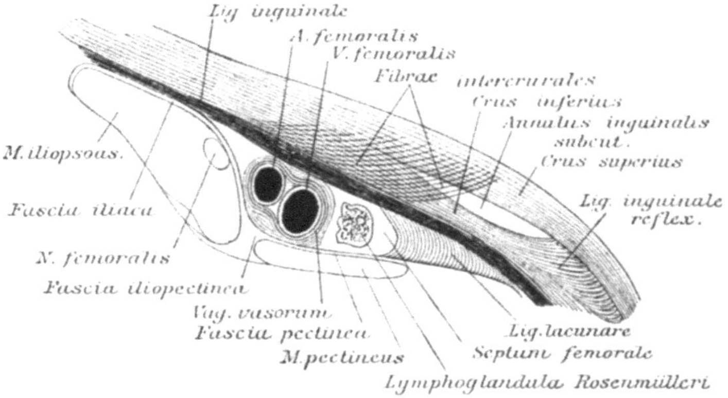

Fig. 7.

Gegend des äußeren Leisten- und inneren Schenkelringes.

Eine Querfingerbreite oberhalb des medialen Abschnittes des Lig. inguinale befindet sich in der Aponeurose eine Lücke, *Annulus inguinalis subcutaneus*, der von zwei, in einem — durch die *Fibrae intercrurales* abgerundeten — Winkel auseinanderweichenden Zügen, dem *Crus superius* und *Crus inferius*, begrenzt wird.

Letzteres strahlt in das Lig. inguinale aus; ersteres verläuft gegen die Linea alba, wo es sich mit dem der anderen Seite kreuzt, und liefert Fasern zum *Lig. suspensorium penis* (*clitoridis*), das als kaudale Fortsetzung der Linea alba von der Vorderfläche der Symphyse zum Dorsum penis (clitoridis) zieht.

Der hintere Rand des M. obliqu. extern. begrenzt mit dem vorderen Rand des M. latissimus und der Crista iliaca eine Lücke, das *Trigonum lumbale* (*Petiti*), in dessen Grunde ein Teil des M. obliqu. int. sichtbar ist.

M. obliquus internus abdominis, von der Fascia lumbodorsalis, der Linea intermed. cristae iliac. und dem Lig. inguinale fächerförmig sich ausbreitend, erreicht kranialwärts die drei untersten Rippen, medianwärts geht er in eine breite Sehne über. Diese teilt sich in ein ventrales und dorsales Blatt; jenes verschmilzt mit der Sehne des M. obliquus ext., dieses verläuft hinter dem M. rectus zur Linea alba, reicht jedoch kaudalwärts nicht bis zur Symphyse herab (Figg. 8 und 9), sondern schneidet etwas

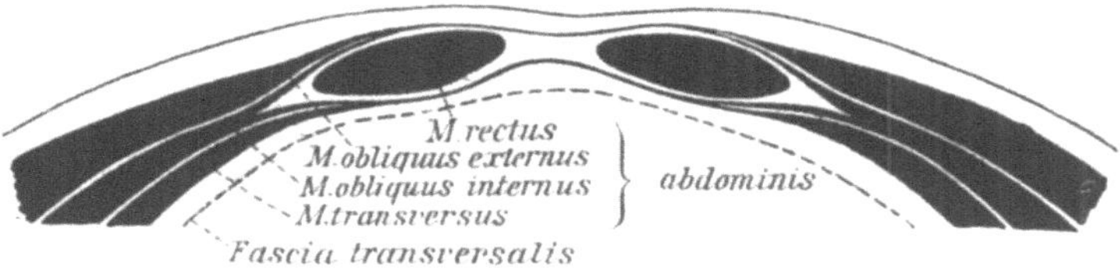

Fig. 8.
Horizontalschnitt durch den kranialen Teil der Rectusscheide.

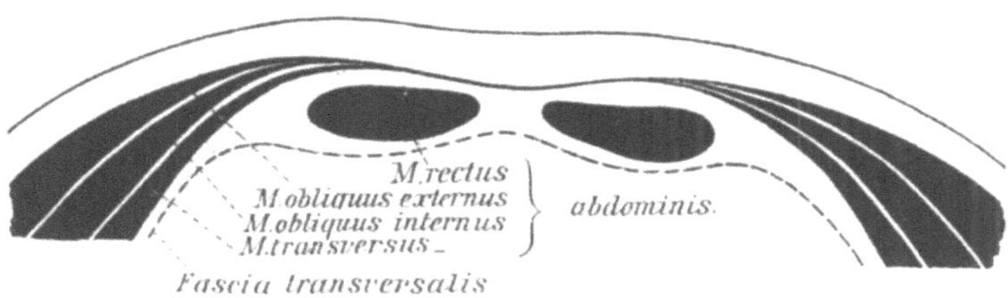

Fig. 9.
Horizontalschnitt durch den kaudalen Teil der Rectusscheide.

unterhalb der Nabelhöhe mit einem bogenförmigen, scharfen Rande, der *Linea semicircularis* (*Douglasi*), ab, deren oberer Anheftungspunkt an der Linea alba ist, deren unterer sich im lateralen Rande der Rectusscheide verliert, welcher medianwärts vom Tuberculum pubicum inseriert. Vom unteren Rande des

Muskels lösen sich Fasern ab, die als *M. cremaster* durch den Leistenkanal beim Manne in den Hodensack gelangen, wo sie den Testikel schleifenförmig umfassen. Beim Weibe können analoge Fasern das Lig. teres uteri begleiten.

M. transversus abdominis geht von der Innenfläche der sechs unteren Rippen, der Fascia lumbodorsalis, dem Labium intern. cristae iliac. und dem Lig. inguinale mit queren Fasern in eine breite Sehne über, die sich in ein kraniales und kaudales Blatt teilt. Ersteres verschmilzt mit dem dorsalen, letzteres mit dem ventralen Blatt der Sehne des M. obliquus intern. (Figg. 8 und 9).

Einen stärkeren Streifen der Transversussehne stellt die *Falx* (*aponeurotica*) *inguinalis* dar, die sich vom lateralen Rande der Rectusscheide ablöst und im Bogen kaudallateralwärts mit dem Lig. inguinale verbindet. Das *Lig. interfoveolare* (*Hesselbachi*), ebenfalls ein stärkerer Sehnenstreifen, liegt lateralwärts von der Falx, mit der es eine dünnere Stelle der Bauchwand[1] einschließt. Es ist mit der Basis an den hinteren Rand des Lig. inguinale angeheftet und begrenzt mit einem bogenförmigen, lateralwärts offenen Rande den *Annulus inguinalis abdominalis*, d. i. die obere Öffnung des Leistenkanals, *Canalis inguinalis*, eines Schlitzes,

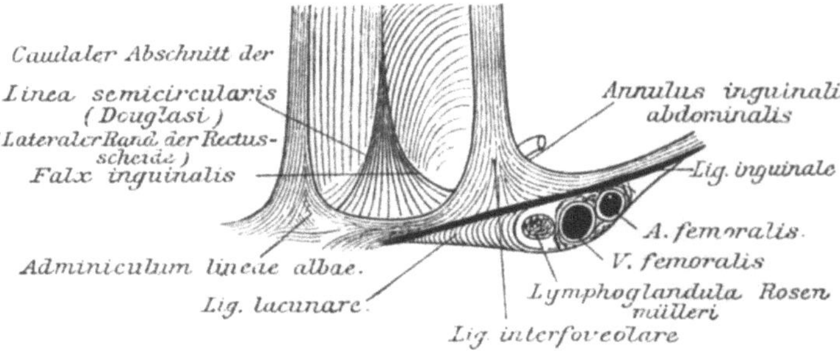

Fig. 10.
Gegend des innern Leistenringes.

der von hier in schräger Richtung medianabwärts die Sehnen und das Fleisch der seitlichen Bauchmuskeln bis zum Annulus inguinalis subcutan. durchsetzt.

Die bogenförmige Linie, in der die Muskelfasern des Transversus sich gegen die Sehne absetzen, heißt *Linea semilunaris* (*Spiegeli*).

---

[1] Hier drängt sich der direkte, innere Leistenbruch durch, während der indirekte, äußere seinen Weg durch den Leistenkanal nimmt.

M. rectus abdominis, von der Außenfläche der Knorpel der 5. bis 7. Rippe und dem Seitenrand des Brustbeins entspringend, kaudalwärts sich verschmälernd, inseriert sehnig am oberen Rande des Os pubis seiner und an der Vorderfläche des Os pubis der anderen Seite. Das Fleisch wird von vier queren Sehnenstreifen, *Inscriptiones tendineae,* unterbrochen, die mit dem vorderen Blatt seiner Scheide verwachsen sind.

M. pyramidalis, zieht vor dem Rectus innerhalb dessen Scheide vom oberen Rand der Symphyse zur Linea alba (unbeständig).

M. quadratus lumborum: a) hintere Schicht vom Labium int. cristae iliac. und Lig. iliolumbale zum unteren Rand der 12. Rippe und zu den Querfortsätzen der Lendenwirbel; b) vordere Schicht von den Querfortsätzen des 2.—5. Lendenwirbels zum unteren Rande der 12. Rippe und Körper des 12. Brustwirbels.

Motor. N. des Quadratus lumborum: Rami musculares des Plexus lumbalis; der übrigen Bauchmuskeln: letzte Thoracal- und erste Lumbalnerven (N. iliohypogastricus und N. ilioinguinalis). Funktion: Die kombinierte Wirkung der Bauchmuskeln besteht in der sogenannten Bauchpresse, d. i. Verengerung der Bauchhöhle. Isolierte Wirkung der Mm. recti: Gerade Annäherung des Brustkorbs an das Becken; der Mm. obliqui einer Seite: schiefe Annäherung des Brustkorbs an das Becken. Wirkung des Quadrat. lumb. einer Seite: Lateralflexion der Lendenwirbelsäule, Abwärtsziehen der letzten Rippe.

Bauchfascien.

Die äußere Bauchfascie ist identisch mit der Fascia superficialis; sie überzieht den M. obliquus ext. abdom. und ist unten mit dem Lig. inguinale verwachsen. Aus dieser Fascie entsteht das *Lig. fundiforme penis,* das sich etwa drei Finger breit über der Symphyse (also oberhalb des Lig. suspensorium penis) von der Linea alba trennt und das Glied schlingenförmig umfaßt. Die innere Bauchfascie, *Fascia transversalis,* liegt zwischen Bauchfell einerseits und den Mm. transversi abdom. und den kaudalen Abschnitten der Mm. recti anderseits. Sie schickt nach oben eine dünne Fortsetzung auf die untere Fläche des Zwerchfells; hinten hat sie Verbindung mit dem ventralen Blatt der Fascia lumbodorsalis, bedeckt die ventrale Fläche des M. quadratus lumb. und grenzt unten an die Fasciae iliaca, pectinea, pelvis.

Sechster Abschnitt.

Musculi coccygei, Kaudale Muskeln.

M. coccygeus, von der Spina ischiad. zum Seitenrande des letzten Kreuzbeinwirbels und oberen Steißbeinwirbels (mit Lig. sacrospinosum verwachsen).

Motor. N.: 3. und 4. Sacralnerv. Funktion: Abductor oss. coccygis.

M. sacrococcygeus anterior, von der Vorderfläche der Seitenteile des Kreuzbeins zur Vorderfläche des Steißbeins (unbeständig).

Motor. N.: 4. Sacralnerv. Funktion: Curvator oss. coccygis.

M. sacrococcygeus posterior, vom unteren Abschnitt der Hinterfläche des Kreuzbeins zur Hinterfläche des Steißbeins (unbeständig).

Motor. N.: 4. Sacralnerv. Funktion: Extensor oss. coccygis.

Siebenter Abschnitt.

Musculi extremitatis superioris, Muskeln der oberen Extremität.

Einteilung:

1. Muskeln, die am Oberarm inserieren (Schultermuskeln).	M. deltoideus. „ supraspinatus. „ infraspinatus. „ teres minor. „ subscapularis. „ teres major. „ coracobrachialis.
2. Muskeln, die am Vorderarm inserieren (Oberarmmuskeln).	M. triceps brachii. „ anconaeus. „ biceps brachii. „ brachialis.

3. Muskeln des Vorderarms

a) der Beugeseite: 3 Schichten

oberflächliche Schicht:
- M. pronator teres.
- „ palmaris longus.
- „ flexor carpi radialis.
- „ flexor carpi ulnaris.

Zwischenschicht:
- M. flexor digitorum sublimis.
  (Wird meistens zur oberflächlichen Schicht gerechnet.)

tiefe Schicht:
- M. flexor digitorum profundus.
- „ flexor pollicis longus.
- „ pronator quadratus.

b) des Radialrandes:
- M. brachioradialis.
- „ extensor carpi radialis longus.
- „ extensor carpi radialis brevis.

c) der Streckseite: 3 Schichten

oberflächliche Schicht:
- M. extensor digitorum communis.
- „ extensor digiti V proprius.
- „ extensor carpi ulnaris.

Zwischenschicht:
- M. supinator.
  (Wird meistens zur tiefen Schicht gerechnet.)

tiefe Schicht:
- M. abductor pollicis longus.
- „ extensor pollicis brevis.
- „ extensor pollicis longus.
- „ extensor indicis proprius.

4. Muskeln der Hand

a) des Thenar:
- M. abductor pollicis brevis.
- „ flexor pollicis brevis.
- „ opponens pollicis.
- „ adductor pollicis.

b) des Hypothenar:
- M. palmaris brevis.
- „ abductor digiti V.
- „ flexor brevis digiti V.
- „ opponens digiti V.

c) der Mitte der Hand:
- Mm. lumbricales (4).
- „ interossei volares (3).
- „ interossei dorsales (4).

Muskeln de[s]

Musculus	Ursprung	Ansatz
deltoideus	Acromialende der Clavicula, Acromion, Spina scapulae	Tuberositas deltoidea humer[i]
supraspinatus	Fossa und Fascia supraspinata	Tuberculum majus humeri u[nd] Gelenkkapsel
infraspinatus	Fossa und Fascia infraspinata	Tuberculum majus humeri
teres minor	Margo axillaris scapulae (facies dorsalis)	Tuberculum majus humeri
teres major	Angulus inferior scapulae (facies dorsalis)	Crista tuberculi min. hum[eri] neben der Sehne des M. latis[si]mus dorsi
subscapularis	Fossa subscapularis	Tuberculum minus humeri u[nd] Gelenkkapsel
coracobrachialis	Processus coracoideus	Rauhigkeit in der Mitte d[es] Humerus und Septum intermu[sc.] mediale
biceps brachii:		
caput longum	Tuberositas supraglenoidalis scapulae	Tuberositas radii mittels [ge]meinsamer Sehne und Fas[cia] antibrachii mittels medianwä[rts] gerichteten *Lacertus fibrosus*
caput breve	Processus coracoideus	
brachialis	Facies ant. medial. et lateral. humeri; Septa intermuscularia	Tuberositas ulnae
triceps brachii:		
caput longum	Tuberositas infraglenoidalis scapulae	Olecranon mittels gemeinsa[m]er Sehne
caput laterale	Facies post. humeri; Septum intermuscul. laterale	
caput mediale	Facies post. humeri; Septum intermuscul. mediale et lat.	
anconaeus	Hintere Fläche des Epicondylus lateralis	Oberes Gebiet der Facies dor[salis] ulnae
epitrochleoanconaeus **(unbeständig)**	Epicondylus medialis humeri	Olecranon

berarms.

Motor. Nerv	Funktion	Bemerkungen
N. axillaris	Hebt den Arm bis zur Horizontalen nach vorn (Pars clavicularis) nach außen (Pars acromialis) nach hinten (Pars scapularis)	Schleimbeutel: *Bursa subdeltoidea* zwischen M. deltoid. und Tubercul. majus.
N. suprascapularis	Hebt den Arm bis zur Horizontalen nach außen	*Bursa subacromialis* zwischen Sehne des M. supraspinatus und Acromion. *Bursa subcutanea acromialis* zwischen Haut und Acromion.
N. suprascapularis	Rollt den Oberarm nach außen	*Bursa m. infraspinati* zwischen Sehne des Muskels und Gelenkkapsel.
N. axillaris	Rollt den Oberarm nach außen	
N. subscapularis	Zieht den Arm median- und rückwärts	*Bursa m. teretis majoris* zwischen Sehne des Muskels und Crista tuberculi minoris.
N. subscapularis	Rollt den Oberarm nach innen	*Bursa m. subscapularis* zwischen Sehne des Muskels und Schultergelenk, mit dem sie kommuniziert.
N. musculocutaneus	Führt den abduzierten Arm nach innen und vorn, drückt das Caput humeri gegen die Pfanne	*Bursa m. coracobrachialis* an der Spitze des Proc. coracoideus zwischen M. coracobrach. und M. subscapularis.
N. musculocutaneus	Beugt den Vorderarm in halber Supinationsstellung	Die Ursprungssehne des Caput long. zieht durch das Schultergelenk erst lateral-, dann gebogen-abwärts in der *Vagina mucosa intertuberc.* (s. S. 56). *Bursa bicipitoradialis* zwischen Sehne des M. biceps und Tuberositas radii.
. musculocutaneus et radialis	Beugt den Vorderarm	*Bursa cubitalis interossea* zwischen Sehnen des M. biceps und M. brachialis auf der Membrana interossea. *Bursae subcutaneae epicondyli humeri lateral. et medial.* zwischen Haut und den betreffenden Epicondylen.
N. radialis	Streckt den Vorderarm (Caput longum sichert den Kontakt des Caput humeri mit der Pfanne)	*Bursa intratendinea olecrani* zwischen den Sehnenteilen des M. triceps. *Bursa subtendinea olecrani* zwischen Sehne des M. triceps und Olecranon. *Bursa subcutanea olecrani* zwischen Haut und Olecranon.
N. radialis	Streckt den Vorderarm	Schließt sich oben unmittelbar an das Caput mediale m. tricipitis an.
		Bedeckt den N. ulnaris.

Muskeln d

Musculus	Ursprung	Ansatz
pronator teres	Epicondylus medial. humeri, Septum intermusc. medial. (*Caput humerale*) und Proc. coronoideus ulnae (*Caput ulnare*)	Rauhigkeit an der radia Radiusfläche
palmaris longus	Epicondylus medial. und Fascia antibrachii	Lig. carpi transvers. und Aponeurosis palmaris
flexor carpi radialis		Volare Fläche der Basis metacarp. II und III
flexor carpi ulnaris	Desgl. (*Caput humerale*); Olecranon, Margo dorsal. ulnae (*Caput ulnare*)	Os pisiforme, Ligg. pisome carpeum et pisohamatum
flexor digitorum sublimis	Epicondylus medial., Proc. coronoideus ulnae (*Caput humerale*); Facies volar. radii (*Caput radiale*)	Jede der vier Sehnen mit z Schenkeln seitlich an der Vo fläche der Mittelphalange
flexor digitorum profundus	Facies et Margo volar. ulnae, Membrana interossea	Jede der vier Sehnen einfach der Volarfläche der Endphala
flexor pollicis longus	Facies volar. radii	Volarfläche der Daumene phalange
pronator quadratus	Facies dorsal. et Margo volar. ulnae (unteres Drittel)	Facies volaris radii (unteres Drittel)
brachioradialis	Margo lat. humeri, Septum intermusc. laterale	Facies radialis des unte Radiusendes
extensor carpi radialis longus[1]	Margo lat. et Epicondylus lat. humeri, Septum intermusc. laterale	Dorsale Fläche der Basis metacarp. II
extensor carpi radialis brevis[1]	Epicondylus lat., Fascia antibrachii	Proc. styloideus oss. me carp. III
extensor digitorum communis[1]		Jede der 4 Sehnen hat 3 Schen der mittlere heftet sich an die B der Grundphalange, setzt sich d fort bis zur Basis d. Mittelph., seitlichen enden an d. Endphalar
extensor digiti V proprius[1]		Dorsalaponeurose des klei Fingers
extensor carpi ulnaris[1]	Desgl. und Ellenbogengelenkkapsel	Basis oss. metacarp. V

orderarms.

Motor. Nerv	Funktion	Bemerkungen
medianus	Proniert und beugt gleichzeitig den Vorderarm	Zwischen beiden Köpfen verläuft unter einem Sehnenbogen der N. medianus.
Desgl.	Volarflexion der Hand, Spannung der Aponeur. palmaris	Nicht ganz beständig.
Desgl.	Volarflexion der Hand mit gleichzeitiger Pronation	Seine Sehne liegt im Handgelenk, vom Lig. carpi transvers. bedeckt, in der Furche des Os multang. majus. Schleimbeutel: *Bursa m. flexoris carpi radialis* zwischen Sehne und Os naviculare.
. ulnaris	Volar- und Ulnarflexion der Hand	Unter dem die beiden Köpfe verbindenden Sehnenbogen verläuft der N. ulnaris. Schleimbeutel: *Bursa m. flexoris carpi ulnaris* zwischen Sehne des Muskels und Os pisiforme.
medianus	Volarflexion der Mittelphalange des 2.—5. Fingers	Zwischen beiden Köpfen verläuft der N. medianus. Die 8 Sehnen der Flexores digit. und die Sehne des Flexor poll. long. treten durch den Canalis carpi in die Hohlhand. An der Grundphalange tritt d. Sehne des tiefen durch einen Schlitz der Sehne des oberflächlichen Beugers. Distal vom Schlitze findet eine Kreuzung, *Chiasma tendinum*, der sich wieder vereinigenden Schenkel statt. Die Sehne des langen Daumenbeugers verläuft distal zwischen den Köpfen des M. flex. pollicis brevis und zwischen den Sesambeinen. Bereits vor dem Eintritt in den Canalis carpi erhalten die acht Sehnen eine gemeinschaftliche gefächerte Schleimscheide, *Vagina tendinum mm. flexor. commun.*, die bis in die Nähe der Capitula oss. metacarp. sich erstreckt. Die Daumensehne hat eine gesonderte Scheide, *Vagina tendinis m. flexor. pollicis longi* (Fig. 11 u. 13).
medianus und . ulnaris	Volarflexion der End- und Mittelphalange des 2.—5. Fingers	
N. medianus	Volarflexion der Daumenendphalange	
	Bewirkt reine Pronation	
radialis	Beugt den Vorderarm und bringt die Hand in eine Mittelstellung zwischen Pronation und Supination	
Desgl.	Dorsalflexion mit gleichzeitiger Abduktion der Hand	
Desgl.	Reine Dorsalflexion der Hand	Schleimbeutel: *Bursa m. extensoris carpi radialis brevis* zwischen Sehne des Muskels und Proc. styloideus oss. metacarp. III.
Desgl.	Dorsalflexion des 2.—5. Fingers, insbesondere der Grundphalangen	Die Sehnen treten durch das 4. Fach des Lig. carpi dors. zum Handrücken, wo sie auseinanderweichen und auf dem Metacarpus sich durch die schrägen *Juncturae tendinum* verbinden (Fig. 12).
Desgl.	Dorsalflexion und Abduktion des kleinen Fingers	[1]) Die Sehnen dieser Muskeln verlaufen durch besondere Fächer des Lig. carpi dorsale (vgl. S. 122)
Desgl.	Dorsalflexion mit gleichzeitiger Adduktion der Hand	

Muskeln des Vord

Musculus	Ursprung gemeinsamer	Ursprung besonderer	Ansatz
supinator	Epicondylus lat., Lig. collat. radiale, Crista m. supinat. ulnae		Rauhigkeit im oberen Drittel Radius
abductor pollicis longus[1]	Membrana inteross. antibrachii und Facies dorsalis radii	Facies dorsalis ulnae	Basis oss. metacarp. I, multangul. majus
extensor pollicis brevis[1]			Basis der Daumengrundphal
extensor pollicis longus[1]	Membrana inteross. antibrachii und Facies dorsalis ulnae		Dorsalaponeurose der Dau endphalange
extensor indicis proprius[1]			Dorsalaponeurose des Ze fingers

Musk

abductor pollicis brevis	Tubercul. ossis multang. maj. und Lig. carpi transversum		Laterales Sesambein
flexor pollicis brevis		Ossa multang. min., capitat., metacarp. II	Geteilt an beiden Sesambe (radiale und ulnare Portic
opponens pollicis			Os metacarp. I
adductor pollicis		Os metacarp. III	Mediales Sesambein
palmaris brevis		Ulnarrand d. Aponeurosis palmaris	Haut am Ulnarrande
abductor digiti V		Os pisiforme, Lig., carpi transvers.	Phalanx I digit. V
flexor brevis digiti V	Hamul. oss. hamati und Lig. carpi transversum		
opponens digt. V			Os metacarp. V
Mm. lumbricales (vier)	Sehnen des M. flex. digit. profund.		Radialseite der Rückenapo rose der Finger
Mm. interossei volares (drei)	Ulnarfläche des Os metacarp. II, Radialfläche d. Os metacarp. IV und V		Rückenaponeurose der Fi
interossei dorsales (vier)	Einander zugekehrte Flächen der Oss. metacarp. I—V		Rückenaponeurose der Fi

ms und der Hand.

Motor. Nerv	Funktion	Bemerkungen
. radialis	Reine Supination	Zwischen der tiefen und oberflächlichen Abteilung verläuft der Ramus profundus N. radialis.
Desgl.	Abduktion und Volarflexion des ersten Mittelhandknochens	Schleimbeutel: *Bursae subcutaneae metacarpophalangeae dorsales* zwischen Haut und Dorsalseite der Articul. metacarpophalang. (unbeständig). *Bursae intermetacarpophalangeae* dorsalwärts von den Ligg. capitul. oss. metacarp. transversa. *Bursae subcutaneae digitorum dorsales* zwischen Haut und Dorsalseite der proximalen Fingergelenke.
Desgl.	Dorsalflexion der Grundphalange u. Abduktion des Os metacarp. I	
Desgl.	Dorsalflexion der Phalangen und Abduktion des Os metacarp. I	[1] Die Sehnen dieser Muskeln verlaufen durch besondere Fächer des Lig. carpi dorsale (vgl. S. 122).
Desgl.	Dorsalflexion des Zeigefingers	

r Hand.

	Opponiert das Os metacarp. I, beugt die Phalanx I nach außen, streckt die Phalanx II	Distal vom Sesambein setzt sich die Sehne auf die Dorsalfläche fort und endet an der Nagelphalange radialwärts.
. medianus	Beugt das 1. Daumenglied; die radiale Portion unterstützt den Opponens, die ulnare den Adductor	Die distalen Fortsetzungen der Sehnen verschmelzen mit denen des Abductor und Adductor.
	Beugt und zieht das Os metacarp. I ulnarwärts	
. ulnaris	Adduziert u. opponiert den Daumen, streckt die Phalanx II	Distal vom Sesambein setzt sich die Sehne auf die Dorsalfläche fort und endet an der Nagelphalange ulnarwärts.
Desgl.	Runzelt die Haut	
Desgl.	Zieht den kleinen Finger ulnarwärts	
Desgl.	Beugt und abduziert die Phalanx I	
Desgl.	Zieht den kleinen Finger daumenwärts	
. median. I und II) N. ulnar. II und IV)	Beugen die 1., strecken die 2. und 3. Phalanx des 2.—5. Fingers	Die Rückenaponeurose bildet an der Phalanx I eine dreieckige Kappe zu beiden Seiten der Strecksehne. Distalwärts verschmelzen die Sehnen der Mm. interossei und lumbricales mit den seitlichen Schenkeln der Strecksehnen.
N. ulnaris	Adduktion der Finger } Achse durch den Mittelfinger	Gemeinsame Funktion: Beugen die Grund- und strecken gleichzeitig die Mittel- und Nagelglieder.
	Abduktion der Finger } Achse durch den Mittelfinger	

Fascie der oberen Extremität

ist die Fortsetzung der Fascien des Rückens und der Brust. An der Schultergegend wird sie, die gleichnamigen Muskeln bedeckend, als *Fascia supraspinata, infraspinata* und *subscapularis*

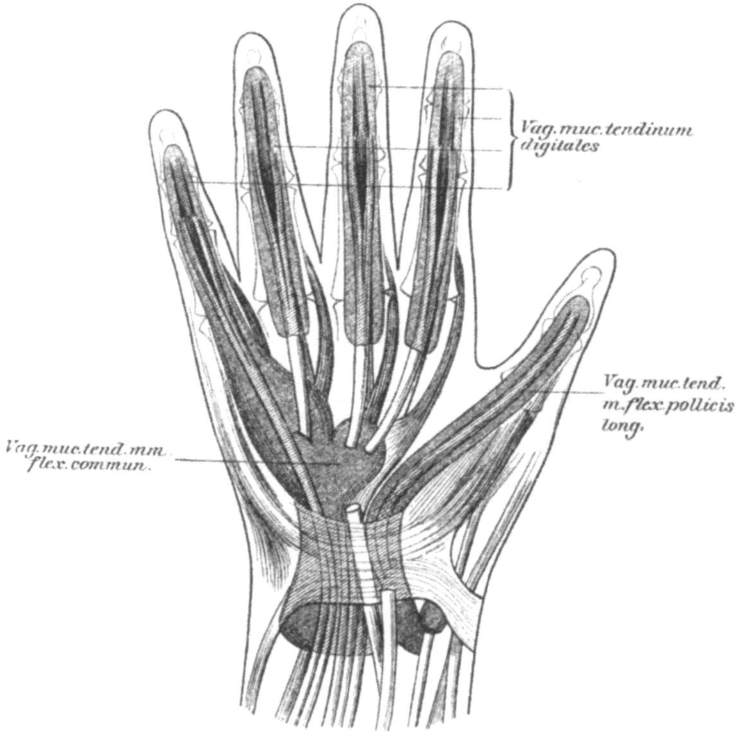

Fig. 11.
Schleimscheiden an der Volarfläche der Hand.

unterschieden. In der Achselhöhle heißt sie *Fascia axillaris*; im ganzen ist sie hier dünn und vielfach durchlöchert; der derbere Streifen, der sich mit scharfem Rande vom M. pectoralis major zum M. latissimus dorsi spannt, heißt Achselbogen (Langer). Am Oberarm hüllt die *Fascia brachii* die Muskeln ein und bildet zwischen der Beuge- und Streckmuskulatur zwei Duplikaturen, das *Septum intermusculare (humeri) mediale et laterale*. Das mediale ist am Margo medial. humeri angeheftet; sein freier Rand zwischen Tuberositas m. coracobrachialis und Epicondylus medial. ausgespannt. Das laterale ist am Margo lat. humeri angeheftet

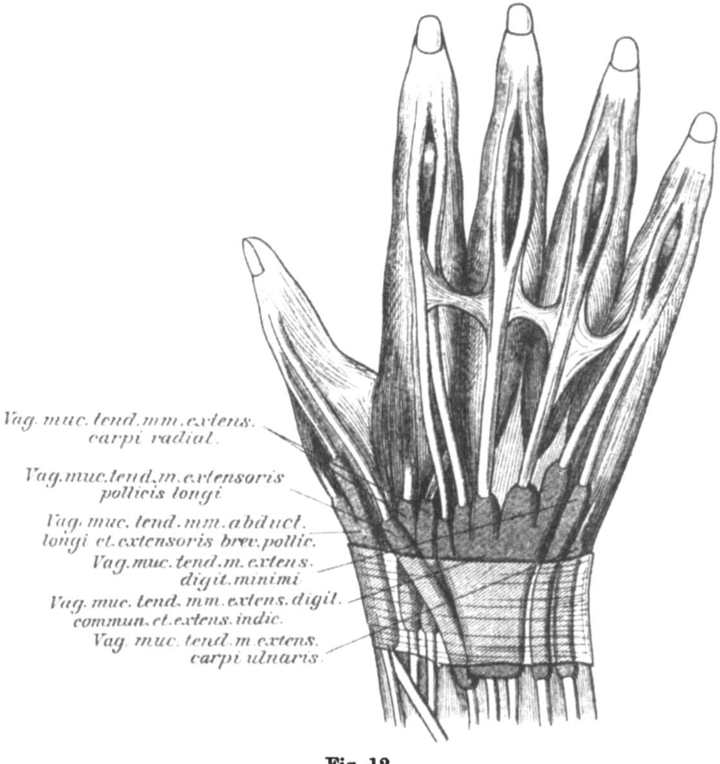

Fig. 12.
Schleimscheiden an der Dorsalfläche der Hand.

und reicht ungefähr von der Höhe der Tuberositas deltoid. bis zum Epicondylus lateralis. Proximal hat es einen Schlitz für den N. radialis und die A. profund. brachii. Den beiden Septen entsprechen an der Oberfläche zwei furchenartige Einziehungen: der *Sulcus bicipitalis medialis et lateralis*. Etwas unterhalb der

Mitte des Oberarms befindet sich im Sulc. bicipitalis medial. eine spaltförmige Öffnung in der Fascie für den Eintritt der V. basilica und den Austritt von Hautnerven. Am Vorderarm hüllt die *Fascia antibrachii* die Muskeln ein, denen sie vielfach zum Ursprung dient. In der Plica cubiti wird sie vom *Lacertus fibrosus (m. bicipitis)* verstärkt. Lateral von diesem hat die Fascie eine Öffnung für den Eintritt eines anastomotischen Astes der V. mediana cubiti (Fig. 24). In der Gegend des Handgelenks treten stärkere quere Faserzüge auf: *Ligamentum carpi dorsale et volare.* Das dorsale Ligament bildet Fächer für die Strecksehnen, innerhalb deren die letzteren von blindsackförmigen Schleimscheiden eingeschlossen sind, die sich bis zur Mitte des Metacarpus erstrecken können. Radialwärts beginnend (Fig. 12 u. 13) sind es: 1) *Vagina tendinum mm. abductoris longi et extensoris brevis pollicis*, 2) *Vagina tendinum mm. extensorum carpi radialium*, 3) *Vagina tendinis m. extensoris pollicis longi*, 4) *Vagina tendinum mm. extensoris digitorum communis et extensoris indicis*, 5) *Vagina tendinis m. extensoris digiti minimi*, 6) *Vagina tendinis m. extensoris carpi ulnaris*. Die Fortsetzung des Lig. carpi dorsale bedeckt auf dem Handrücken als *Fascia dorsalis manus* mit einem oberflächlichen Blatte die Strecksehnen, mit einem tiefen die Mm. interossei dorsalwärts. Das *Lig. carpi volare* ist an den Eminentiae carpi angeheftet und geht seitlich in das *Lig. carpi dorsale* über. Zwischen Lig. carpi volare und dem tiefer gelegenen Lig. carpi transversum (s. S. 62) verlaufen die Vasa ulnaria und der Ramus volaris manus n. ulnaris (Fig. 13). Beide Bänder sind in der Mitte untereinander und mit der Sehne des M. palmaris longus verwachsen. Aus der letzteren sowie aus den Bändern setzt sich distalwärts die *Aponeurosis palmaris* fort. Diese strahlt in vier Längsstreifen aus, die teils in der Haut, teils seitlich an den fibrösen Scheiden der Beugesehnen des 2. bis 5. Fingers enden. Die Zwischenräume sind mit Fettträubchen ausgefüllt; die Endpunkte durch die quer zwischen den Grundphalangen verlaufenden *Fasciculi transversi* verbunden. An den Fingern gleiten die Beugesehnen in Röhren, die dorsalwärts vom Periost der Phalangen und den Ligg. accessoria vol., volarwärts von fibrösen Halbkanälen, den *Ligg. vaginalia digitorum manus*, gebildet werden. Verstärkungsbänder der letzteren sind die *Ligg. annularia et cruciata digitorum manus*. Innerhalb der fibrösen Scheiden liegen die Schleimscheiden, Vaginae tendinum digitales (mucosae), die zu den Sehnen in distaler Richtung

Duplikaturen, *Vincula tendinum*, schicken. Die blindsackförmigen Schleimscheiden erstrecken sich distal bis zu den Basen der Nagelglieder; ihre proximalen Enden reichen bis in die Nähe der gemeinsamen großen Schleimscheide der Hohlhand, mit der sie zuweilen in offene Verbindung treten, ein Verhältnis,

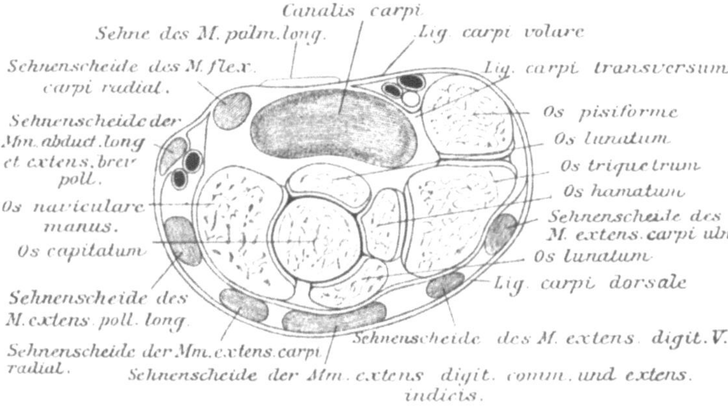

Fig. 13.
Querschnitt des Handgelenks nach Henle.

das für die Schleimscheide am kleinen Finger die Regel bildet. Die Schleimscheide der Sehne des M. flexor pollicis longus erstreckt sich proximalwärts bis unter den Canalis carpi (Fig. 11). Seine fibröse Scheide gleicht denen der anderen Beugesehnen.

Topographische Bemerkungen. Die Achselhöhle, *Fossa axillaris*, gleicht einer Pyramide, deren Basis die untere Öffnung der Grube bildet, und deren Spitze am Proc. coracoideus liegt. Die vordere Wand wird von den Mm. pectoralis major und minor, die mediale vom M. serratus ant., die hintere von den Mm. subscapularis, teres major und latissimus dorsi, die laterale von den Mm. coracobrachialis und biceps (caput breve) gebildet. Die V. axillaris liegt am weitesten medial und nach unten. Die A. axillaris lateralwärts und nach oben; sie wird von den Nerven umgeben. N. radialis liegt nach hinten, N. medianus nach vorn, N. ulnaris nach unten (Fig. 87 u. 88).

Achter Abschnitt.

Musculi extremitatis inferioris, **Muskeln der unteren Extremität.**

Einteilung:

1. Hüftmuskeln

- a) hintere Gruppe
  - I. Schicht: M. glutaeus maximus.
  - II. Schicht: M. glutaeus medius.
  - III. Schicht:
    - M. glutaeus minimus.
    - „ piriformis.
    - „ obturator internus
    - Mm. gemelli.
  - IV. Schicht:
    - M. obturator externus.
    - „ quadratus femoris.
- b) seitliche Gruppe:
  - M. tensor fasciae latae.
- c) vordere Gruppe:
  - M. iliopsoas (psoas major und iliacus).
  - M. psoas minor.

2. Oberschenkelmuskeln

- am Oberschenkel inserierende Muskeln
  - a) mediale Gruppe
    - I. Schicht:
      - M. pectineus.
      - „ adductor longus.
    - II. Schicht: M. adductor brevis.
    - III. Schicht:
      - M. adductor magnus.
      - „ adductor minimus.
- am Unterschenkel inserierende Muskeln
  - M. gracilis (auch zur I. Schicht der medialen Gruppe gerechnet).
  - b) vordere Gruppe:
    - M. sartorius.
    - „ quadriceps femoris, bestehend aus Mm. rectus femoris, vastus lat., vastus medialis, vastus intermedius.
    - „ articularis genu.
  - c) hintere Gruppe:
    - M. semitendinosus.
    - „ semimembranosus.
    - „ biceps femoris.
    - „ popliteus.

3. Unterschenkelmuskeln

a) vordere Gruppe:	M. tibialis anterior. „ extensor hallucis longus. „ extensor digitorum longus.
b) seitliche Gruppe:	M. peronaeus longus. „ peronaeus brevis.
c) hintere Gruppe:	M. triceps surae, bestehend aus M. gastrocnemius (2 Köpfe) und M. soleus. „ tibialis posterior. „ flexor hallucis longus. „ flexor digitorum longus.

4. Fußmuskeln

a) dorsale Gruppe:	M. extensor hallucis brevis. „ extensor digitorum brevis. Mm. interossei dorsales (4).
b) plantare Gruppe α) der Großzehenseite:	M. flexor hallucis brevis. „ abductor hallucis. „ adductor hallucis.
β) der Kleinzehenseite:	M. flexor digiti V brevis. „ abductor digiti V. „ opponens digiti V.
γ) der Mitte des Fußes:	M. quadratus plantae. „ flexor digitorum brevis. Mm. lumbricales (4). Mm. interossei plantares (3).

Hüft

Musculus	Ursprung	Ansatz
glutaeus maximus	Äußere Darmbeinfläche hinter der Linea glutaea post.; hintere Fläche der Oss. sacr. und coccyg., Fascia lumbodorsalis, Lig. sacrotuberosum	Tuberositas glutaea, Labiu later. lineae asperae, Tract iliotibialis
glutaeus medius	Vorderer Abschnitt des Labium ext. cristae iliacae; äußere Darmbeinfläche zwischen Linea glutaea post. und ant., Fascia lata	Laterale Fläche des Trochant major
glutaeus minimus	Äußere Darmbeinfläche zwischen Linea glut. ant. und inf., Rand der Incisura ischiadica major	Vorderer Abschnitt des Tr chanter major
piriformis	Facies pelvina des Kreuzbeins neben den Foramina sacral. anteriora	Oberer Rand des Trochant major
obturator internus	Membrana obturatoria; innere Fläche des Sitz- und Schambeins	Fossa trochanterica
gemellus superior	Spina ischiadiaca	Fossa trochanterica
gemellus inferior	Tuber ischiadicum	Fossa trochanterica
obturator externus	Äußerer Umfang des Foramen obturat. und Membrana obturatoria	Fossa trochanterica
quadratus femoris	Äußere Fläche des Tuber ischiadicum	Crista intertrochanterica
tensor fasciae latae	Spina iliaca ant. superior und Fascia lata	Tractus iliotibialis
iliopsoas: *psoas major*	Seitenfläche der Körper und Zwischenwirbelscheiben des 12. Brust- und aller Lendenwirbel, Proc. transversi der letzteren und Sehnenstreifen, die die Lendenwirbelkörper seitlich überbrücken [Vasa lumbal.]	Trochanter minor
iliacus	Fossa iliaca, Labium int. crist. iliacae, Spinae iliac. anteriores	(Trochanter minor)
psoas minor	Seitenfläche des letzten Brust- und ersten Lendenwirbelkörpers	Fascia iliaca

[M]uskeln.

Motor. Nerv.	Funktion	Bemerkungen
[N]. glutaeus inferior	Streckt den Oberschenkel rückwärts und rollt ihn nach außen	Schleimbeutel: *Bursa ischiadica m. glutaei maximi* zwischen Muskel und Tuber ischiadicum. *Bursa trochanterica subcutanea* zwischen Haut und Trochanter major. *Bursa trochanterica m. glutaei max.* zwischen Sehne des M. glut. max. und Trochanter major. *Bursa trochanterica m. glutaei medii anterior* zwischen Sehne des M. glut. med. und Trochanter major. *Bursa trochanterica m. glutaei medii posterior* zwischen den Sehnen der Mm. glut. med. und piriformis. *Bursa trochanterica m. glutaei minimi* zwischen Sehne des M. glut. minimus und Trochanter major. *Bursae glutaeofemorales* zwischen Sehne des M. glutaeus max. und benachbarten Muskeln (M. vast. lat., quadratus fem., obturator ext.).
[N]. glutaeus superior	Abduzieren den Oberschenkel oder fixieren das Becken auf dem Oberschenkel. Vordere Fasern abduzieren nach vorn und nach außen, rotieren nach innen; hintere Fasern abduzieren nach hinten und außen, rotieren nach außen	
Desgl.		
[A]st des Plexus sacralis	Rollt den Oberschenkel nach außen und abduziert ihn schief nach hinten	Verläuft durch das Foram. ischiad. majus. — *Bursa m. piriformis* zwischen Sehne des M. pirif. und Trochanter major.
Desgl.	Rollt den Oberschenkel nach außen	Verläuft erst durch das For. ischiad. min. lateral-rückwärts, dann zwischen den Gemelli lateral-vorwärts. — *Bursa m. obturatoris interni* zwischen Sehne des M. obturat. int. und Rand der Incisura ischiad. minor.
Desgl.	Desgl.	
Desgl.	Desgl.	
N. obturatorius	Desgl.	
[A]st des Plexus sacralis oder N. ischiadicus	Desgl.	
N. glutaeus superior	Beugt den Oberschenkel gegen das Becken, rollt ihn nach innen	
[R]ami muscul. und N. [f]emoralis des Plexus lumbalis	Beugt den Oberschenkel gegen das Becken, rollt ihn nach außen	*Bursa iliopectinea* zwischen M. iliopsoas und Eminentia iliopectinea. *Bursa iliaca subtendinea* zwischen Sehne des M. iliopsoas und Trochanter minor.
Rami muscul. des Plexus lumbalis	Spannt die Fascia iliaca	

Oberschenke

Musculus	Ursprung	Ansatz
pectineus	Pecten ossis pubis, Lig. pubicum sup., vordere Schambeinfläche	Linea pectinea femoris
adductor longus	Vordere Fläche des Ramus superior ossis pubis	Mittleres Drittel des Lab. m diale lineae asperae
adductor brevis	Vordere Fläche des Ramus sup. ossis pubis (unterhalb des vorigen)	Oberes Stück des Labium medi lineae asperae (zwischen M pectineus und adductor long
adductor magnus	Vordere Fläche des Ramus inf. ossis ischii und Tuber ischiadicum	Labium mediale lineae asper. u (mittels Sehnenbogen) Epic dyl. medialis
adductor minimus	Vordere Fläche der Rami inf. oss. pubis et ischii	Unter dem Trochanter m neben Labium lat. lineae aspe
sartorius	Spina iliaca ant. superior	Mediale Fläche der Tibia neb der Tuberositas
gracilis	Rami oss. pubis neben der Symphysis	Mediale Fläche der Tibia (z schen Sehnen der Mm. sartor und semitendinosus)
quadriceps femoris:		Oberer und seitliche Ränder Patella mittels gemeinsam Sehne, deren Fortsetzung Lig. patellae bildet
a) *rectus femoris*	Spina iliaca ant. infer.; äußere Darmbeinfläche unterhalb der Linea glut. anterior	
b) *vastus lateralis*	Labium lat. lineae asperae, Lateralfläche des Trochanter major	
c) *vastus medialis*	Labium mediale lineae asperae	
d) *vastus intermedius*	Vorderfläche des Femur von der Linea intertroch. ant. ab	
articularis genu	Vorderfläche des Femur unterhalb des vorigen	Capsula artic. genu, vorn-o
semitendinosus	Tuber ischiadic. (gemeinsam mit Caput long. m. bicipitis)	Mediale Fläche der Tibia neb der Sehne des M. gracilis
semimembranosus	Tuber ischiadicum	Condyl. u. Margo medialis tibi Lig. poplit. obliquum u. Cond lat. tibiae (geteilte Sehne)
biceps femoris:		
a) *caput longum*	Tuber ischiadic. (gemeinsam mit Semitendinosus)	Äußerer Höcker des Capitul fibulae
b) *caput breve*	Mittleres Drittel des Labium laterale lineae asperae	(wie a)
popliteus	Epicondylus femoris lateral. und Lig. poplit. arcuatum	Linea poplitea tibiae und d eckiges Feld oberhalb diese

Muskeln.

Motor. Nerv	Funktion	Bemerkungen
N. femoralis und obturatorius	Beugt den Oberschenkel gegen das Becken und zieht ihn an	Schleimbeutel: *Bursa m. pectinei* zwischen Sehne des M. pectineus und Trochanter minor.
N. obturatorius	Adduzieren den Oberschenkel, beugen ihn in geringem Grade gegen das Becken	
Desgl.		
Desgl.	Adduziert den Oberschenkel	An der Grenze des mittleren und unteren Drittels wird das Femur vom sehnigen Ansatz des Adductor magnus bogenförmig überbrückt: *Hiatus tendineus* (*adductorius*) [Vasa femoralia].
Desgl.	Desgl.	
N. femoralis	Beugt den Oberschenkel gegen das Becken, beugt den Unterschenkel und rotiert ihn nach innen	Schleimbeutel: *Bursa m. sartorii propria* zwischen Sehne des M. sartorius und Tibia.
N. obturatorius	Adduziert den Oberschenkel, beugt den Unterschenkel und rotiert ihn nach innen	
N. femoralis	Streckt den Unterschenkel Desgl. und beugt gleichzeitig den Oberschenkel gegen das Becken Streckt den Unterschenkel, zieht die Patella nach oben-außen Desgl. nach oben-innen Streckt den Unterschenkel	*Bursa m. recti femoris* zwischen Muskel und Pfannenrand. *Bursa praepatellaris subcutanea* zwischen Haut und Fascie. *Bursa praepatellaris subfascialis* zwischen Fascie und Sehne des Quadriceps. *Bursa praepatellaris subtendinea* zwischen Quadricepssehne und Patella. *Bursa infrapatellaris subcutanea* zwischen Haut und Lig. patellae. *Bursa infrapatellaris profunda* zwischen Lig. patellae und Tibia. *Bursa subcutanea tuberositatis tibiae* zwischen Haut und Tuberositas tibiae.
	Spannt die Kniegelenkkapsel	
Plexus sacralis oder N. ischiadicus	Streckt den Oberschenkel gegen das Becken, beugt den Unterschenkel und rotiert ihn nach innen	*Bursa anserina* zwischen den verschmolzenen Sehnen der Mm. sartor., gracil., semitendinos. und Tibia.
Desgl.	Streckt den Oberschenkel gegen das Becken, beugt den Unterschenkel	*Bursa m. semimembranosi* zwischen Sehne des M. semimembranos. und Kniegelenkkapsel.
Desgl. N. peronaeus	Streckt den Oberschenkel gegen das Becken, beugt den Unterschenkel und rotiert ihn nach außen	*Bursa m. bicipitis femoris superior* zwischen langem Kopf und Tuber ischiad. *Bursa m. bicipitis femoris inferior* zwischen Sehne des Biceps und Lig. collateral. fibulare. *Bursa bicipitogastrocnemialis* zwischen Sehne des Biceps und Caput laterale m. gastrocnemii.
N. tibialis	Beugt den Unterschenkel und rotiert ihn nach innen	*Bursa m. poplitei* zwischen Ursprungsehne des M. popliteus und Kniegelenkkapsel.

Unterschenk

Musculus	Ursprung	Ansatz
tibialis anterior[1]	Condyl. lat., Facies lat. tibiae, Membrana interossea	Mediale Fläche des Os cu forme I; Basis ossis metatar
extensor hallucis longus[1]	Facies medial. fibulae (distale Hälfte), Membrana interossea	Rückenaponeurose der Phalan und Basis des Nagelgliedes Hallux
extensor digitorum longus[1] und *peronaeus tertius*	Condyl. lat. tibiae, Capitul. et Crista ant. fibulae, Membr. interossea, Fascia cruris	Die 4 Sehnen gehen in die Rück aponeurose der Zehen über. J zerfällt dann in 3 Schenkel, sich wie an den Fingern verha Die fünfte Sehne geht zur B ossis metatars. V
peronaeus longus[1]	Capitulum, facies lateralis, crista anterior et lateralis fibulae	Basis ossis cuneiform. I; un Fläche des Os metatars. I un
peronaeus brevis[1]	Facies lateralis et crista anterior fibulae	Tuberositas ossis metatars.
triceps surae:		
a) *gastrocnemius*: 1. *caput laterale*	Epicondylus lateral. femoris; Labium laterale lineae asperae (distales Ende)	Hintere Fläche des Tuber canei mittels gemeinsame Sehne: *Tendo calcaneus* (*Achillis*)
2. *caput mediale*	Epicondylus medialis femoris; Labium mediale lineae asperae (distales Ende)	
b) *soleus*	Capitulum et facies posterior fibulae, Linea poplit. tibiae und der zwischen diesen Ursprüngen ausgespannte *Arcus tendineus m. solei* [Durchtrittsstelle für N. tibialis et Vasa poplitea]	
plantaris	Epicondylus lateral. femoris	Tiefes Blatt der Fascia cr und Aponeurosis plantari
tibialis posterior[1]	Facies post. tibiae (proximaler Teil), Membrana interossea, Facies medial. et post. fibulae	Tuberositas ossis navicula Basis oss. cuneiform. I u Kanten der Ossa cuneiform. und III
flexor hallucis longus[1]	Facies posterior fibulae; Membrana interossea	Endphalange des Hallux, vo Abgabe eines Sehnenzipfels die Sehne des Flexor digit. l
flexor digitorum longus[1]	Facies posterior und Crista interossea tibiae	Die 4 Sehnen durchbohren an ersten Phalanx die des ku Beugers und inserieren an Nagelphalangen der 2.—5. Z

Muskeln.

Motor. Nerv	Funktion	Bemerkungen
N. peronaeus profundus	Dorsalflexion, Adduktion und Supination des Fußes	Schleimbeutel: *Bursa subtendinea m. tibialis anterioris* zwis Sehne und Os cuneiforme I.
Desgl.	Hilfsmuskel des M. tibialis ant., streckt die Grundphalange des Hallux	*Bursae subcutaneae malleoli lateralis et med* zwischen Haut und Spitze der Knöchel
Desgl.	Dorsalflexion und Abduktion des Fußes; Streckung der Grundphalangen Dorsalflexion und Abduktion des Fußes	*Bursa sinus tarsi* zwischen der fibrösen Sch des M. extensor digit. long. und Lig. taloca interosseum. [1] Über die Beziehungen der Sehnen di Muskeln zu den Fascienbändern und ü die Sehnenscheiden s. S. 136 u. 137
N. peronaeus superficialis	Plantarflexion, Abduktion und Pronation des Fußes	Die Sehne verläuft in einer Furche des äuß Knöchels, dann unter dem Proc. trochlearis canei und zuletzt im Sulcus des Os cuboid
Desgl.	Abduktion und Pronation des Fußes	Die Sehne verläuft in einer Furche des äuß Knöchels und über dem Proc. trochlearis canei.
N. tibialis	Plantarflexion und Supination des Fußes Gleichzeitig Beugung des Unterschenkels gegen den Oberschenkel	Schleimbeutel: *Bursa m. gastrocnemii lateralis* zwischen Caput rale und Epicondylus lateralis femoris. *Bursa m. gastrocnemii medialis* zwischen Caput diale und Kniegelenkskapsel. *Bursa subcutanea calcanea* zwischen Haut Tuber calcanei. *Bursa tendinis calcanei (Achillis)* zwischen Ach sehne und hinterer Fläche des Tuber calc Der Soleus ist vom Gastrocnemius fast bedeckt.
Desgl.	Spannt die Fascia cruris und Aponeurosis plantaris	Die Sehne verläuft zwischen Soleus und medi Kopf des Gastrocnemius.
Desgl.	Beugung und Adduktion des Fußes; geringe Supination	Schleimbeutel: *Bursa subtendinea m. tibialis posterioris* zwis Sehne einer-, Os navicul. u. cuneiforme II ar seits. Die Sehne verläuft im Sulcus malleolaris ti dann an der Fibrocartilago navicularis, zulet der Furche des Os naviculare.
Desgl.	Beugt die 1. und — je nach der sehnigen Verbindung — noch weitere Zehen	Die Sehne verläuft im gleichnamigen Sulcus Talus, sodann unter dem Sustentaculum t
Desgl.	Beugt die Nagelphalangen der 2.—5. Zehe	Die Sehne verläuft im Sulcus malleolaris ti kreuzt mit der Sehne des M. tibialis post., weiter distal zwischen den Sehnen der Mm. ti post. u. flexor hallucis long. u. kreuzt in der Pl die Sehne des letzteren, die sich dorsalwärts la

Muskel

Musculus	Ursprung	Ansatz
extensor hallucis brevis *extensor digitorum brevis*	Obere laterale Fläche des Calcaneus	Phalanx I und Rückenaponerose der Zehen I—IV
abductor hallucis	Medialfläche des Tuber calcan., Lig. laciniatum, Tuberositas ossis navicul., Os cuneiforme I	Mediales Sesambein und Dors aponeurose der großen Zeh
flexor hallucis brevis	Ossa cuneiformia und Lig. plantare longum	Mit geteilter Sehne am medial und lateralen Sesambein und der Basis phalangis I
adductor hallucis:		
a) *caput obliquum*	Basis oss. metatars. II und III; Os cuboideum; Lig. plantare longum	Laterales Sesambein und Ba phalangis I
b) *caput transversum*	Capsulae articul. metatarsophalang. IV und V und Ligg. capitul. oss. metatars. transversa	
abductor digiti quinti	Proc. lateralis tuberis calcan., Aponeurosis plantaris	Tuberositas ossis metatars. Basis phalang. I digiti V
flexor digiti quinti brevis	Basis ossis metatars. V und Lig. plantare longum	Basis phalang. I digit. V
opponens digiti quinti	Lig. plantare longum (gemeinsam mit dem vorigen)	Os metatars. V, laterale Kan
quadratus plantae	Untere mediale Fläche des Calcaneus und Lig. plant. long.	Lateraler Rand der Sehne d Flexor digit. longus
flexor digitorum brevis	Proc. medialis tuberis calcanei und Aponeurosis plantaris	Geht in 4 Sehnen über, sich mit je 2 Schenkeln an d Phalanx II inserieren
Mm. lumbricales (vier)	Sehnen des M. flexor digitorum longus	Dorsalaponeurose der 2.—5. Ze
interossei dorsales (vier)	Zweiköpfig von den einander zugekehrten Flächen der Ossa metatarsalia	Der erste an der Großzehense der Grundphalange der 2. Zeh die übrigen an der Kleinzehe seite der Grundphalange d 2.—4. Zehe
interossei plantares (drei)	Mediale Seite der Ossa metatars. III—V	Dorsalaponeurose der 3.— Zehe

m Fuße.

Motor. Nerv	Funktion	Bemerkungen
N. peronaeus profundus	Streckt die Grundphalange, schwächer die Nagelphalange Streckt die Grundphalangen, schwächer die distalen Phalangen	Die 4 Sehnen treten von außen an die Sehnen des langen Streckers des Hallux und der folgenden 3 Zehen, mit denen sie verschmelzen.
. plantaris medialis	Zieht die große Zehe ab, beugt die Grund-, streckt die Nagelphalange	
Desgl.	Beugt die große Zehe	
. plantaris lateralis	Zieht die große Zehe lateral- und plantarwärts	Schleimbeutel: *Bursa intermetatarsophalangeae* dorsalwärts von den Ligg. capitulorum metatarsi transversa.
Desgl.	Zieht die kleine Zehe ab	
Desgl.	Beugt die Grund-, streckt die distalen Phalangen	
Desgl.	Senkt den äußeren Fußrand	
Desgl.	Hilfsmuskel des Flexor digitor. longus	Plantarer Kopf des Flexor digitorum longus.
. plantaris medialis	Beugt die Mittelphalangen der 2.—5. Zehe	Jede Sehne spaltet sich an der Grundphalange in zwei Schenkel und läßt die Sehne des langen Beugers durchtreten.
N. plantaris medial. (I u. II) N. plantaris lateral. (III u. IV)	Beugen die Grund-, strecken die distalen Phalangen	Schleimbeutel: *Bursae mm. lumbricalium pedis* umhüllen die Enden der Sehnen.
N. plantaris lateralis	Abduktion der Zehen } Achse durch die 2. Zehe	Gemeinsame Wirkung: Beuger der Grund-, Strecker der distalen Phalangen.
Desgl.	Adduktion der Zehen } Achse durch die 2. Zehe	

Fascie der unteren Extremität.

Die Fascie des Oberschenkels, *Fascia lata*, besteht aus zwei Blättern, einem tiefen und oberflächlichen, die an vielen Stellen miteinander zusammenhängen. Das oberflächliche ist hinten und besonders an der Außenseite derb, an der medialen Seite dünner. Das tiefe Blatt entsteht ventral an der Wirbelsäule und am Labium int. cristae iliacae; es bedeckt als *Fascia iliaca* die freie Oberfläche des M. iliopsoas und erreicht medianwärts die Linea terminalis, distal den Trochanter minor. Am lateralen Teil des Lig. inguinale (Pouparti) ist die Fascia iliaca angewachsen (Fig. 7, S. 108), medianwärts trennt sie sich, der medialen abhängigen Fläche des Muskels folgend, von dem Ligament und erreicht die Eminentia iliopectinea. Durch den letzteren Streifen wird der Raum zwischen Lig. inguinale (Pouparti) und dem Beckenrande in zwei Abteile getrennt, einen lateralen, *Lacuna musculorum*, durch die der M. iliopsoas und N. femoralis, und einen medialen, *Lacuna vasorum*, durch die die Vasa femoralia (die Arterie lateral von der Vene) aus dem Becken treten. Medianwärts entspringt das tiefe Fascienblatt am Pecten ossis pubis und überzieht als *Fascia pectinea* die Mm. pectineus, adductor long. und gracilis. Sie verbindet sich lateralwärts mit der Fascia iliaca; dieser Teil der Fascie, der hinter den großen Gefäßen liegt, heißt *Fascia iliopectinea*. Der Raum, der vorn (oben) vom medialen Abschnitt des Lig. inguinale, hinten (unten) von dem Ursprunge der Fascia pectinea, lateral von der Scheide der Schenkelgefäße, medial vom freien Rande des Lig. lacunare geschlossen wird, heißt innerer Schenkelring, *Annulus femoralis*. Er wird von einem dünnen Ausläufer der Fascia transversalis, dem *Septum femorale* (*Cloqueti*), das häufig eine Lymphdrüse (Rosenmüllersche) einhüllt, geschlossen (Fig. 7). Das oberflächliche Blatt der Fascia lata beginnt am Lig. inguinale und bedeckt wie ein Vorhang das *Trignonum femorale* (*Fossa Scarpae major*), dessen Basis jenes Ligament, dessen lateralen Schenkel der M. sartorius, dessen medialen Schenkel der M. adductor longus und gracilis bilden. An den Schenkeln verschmilzt das oberflächliche Blatt mit dem tiefen. Im proximalen Teile des großen Schenkeldreiecks liegt die *Fossa iliopectinea*, ein Trichter, dessen obere weite Öffnung die Lacuna vasorum bildet, und dessen untere Spitze sich direkt in den *Canalis adductorius* (*Hunteri*) zwischen den Adduktoren und M. vastus medialis fortsetzt. Etwas unterhalb des Lig. inguinale befindet sich im oberflächlichen Blatte der Fascia lata ein Ausschnitt (äußerer Schenkelring), durch den die V. saphena magna, sowie eine Anzahl anderer subkutaner Venen in die Tiefe zur V. femoralis gelangen (Fig. 14). Der medianwärts offene, bogenförmige Rand dieses Ausschnittes heißt *Margo falciformis*, sein oberes Ende *Cornu superius*, sein unteres *Cornu inferius*. Den Ausschnitt bedeckt die von der allgemeinen oberflächlichen Fascie gelieferte,

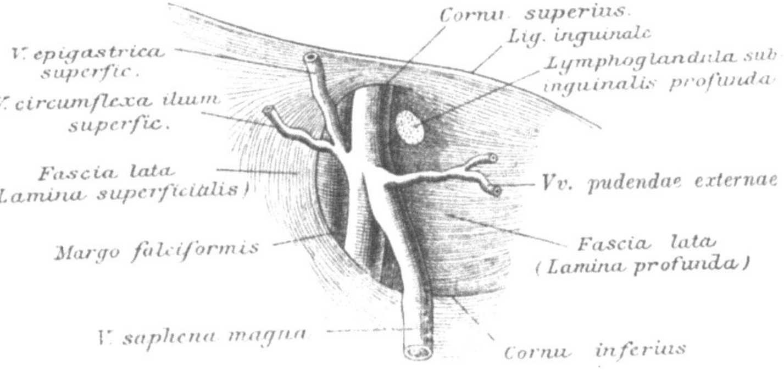

Fig. 14.
Gegend des äußeren Schenkelringes.

dünne, vielfach durchbrochene *Fascia cribrosa.* Nimmt man diese, sowie die Lymphdrüsen, Lymphgefäße, Fettträubchen, die sich in die Tiefe erstrecken, hinweg, so stößt man medianwärts auf das tiefe Fascienblatt. Die Grube, welche nunmehr lateralwärts vom Margo falciformis des oberflächlichen Blattes, medianwärts vom tiefen Blatte der Fascia lata gebildet wird, heißt *Fossa ovalis*; sie bildet also den Zugang zur Fossa iliopectinea. — Seitlich und hinten beginnt das oberflächliche Blatt der Fascia lata am Labium ext. cristae iliac. und von der hinteren Fläche des Kreuzbeines, überzieht die Mm. glutaeus maximus und medius und setzt sich auf die äußere und hintere Seite des Oberschenkels fort; medial entsteht es an den Rami inferiores oss. pubis et ischii und dem Tuber isch. und überzieht distalwärts die hier entspringenden Muskeln. An der lateralen Seite ist ein derber Streifen, der *Tractus iliotibialis* (*Maissiati*), eingewebt, der an der Spina iliaca ant. sup. und dem ventralen Abschnitt des Labium ext. cristae iliac. entspringt, und am vorderen Teile des Condylus lateralis tibiae endet; er dient den Mm. glutaeus maxim. und tensor fasciae lat. zum Ansatz. Das tiefe Blatt dringt zwischen die einzelnen Muskeln ein. Ein stärkerer Streifen, *Septum intermusculare (femoris) laterale*, der am Trochanter major beginnt und an das Labium lat. lineae asperae geheftet ist, schiebt sich zwischen M. vastus lat. und M. biceps ein; ein zweiter, *Septum intermusculare (femoris) mediale*, der am Trochanter minor beginnt und an das Labium mediale lineae asperae geheftet ist, trennt den M. vastus medialis von den Adduktoren. In der Fossa poplitea hat das oberflächliche Blatt einen Spalt, durch den die V. saphena parva in die Tiefe zur V. poplitea gelangt.

Die Fascie des Unterschenkels, *Fascia cruris*, besteht ebenfalls aus einem oberflächlichen und einem tiefen Blatt. Letzteres trennt an der hinteren Seite die tiefen Beugemuskeln vom M. triceps surae; ferner trennt ein stärkerer Streif, *Septum intermusculare anterius*, der sich an der Crista ant. fibulae anheftet, die Peronäalgruppe vom M. extensor digit. long.; ein zweiter Streif, *Septum intermusculare posterius*, der sich an die Facies post. fibulae heftet, trennt die Peronäalgruppe von den Flexoren. Oberhalb der Knöchel wird das oberflächliche Blatt durch das zwischen Tibia und Fibula ausgespannte *Ligamentum transversum cruris* verstärkt. Das *Ligamentum cruciatum cruris*, das den Übergang der Fascia cruris zur Fascia dorsalis pedis bildet, entspringt unterhalb des äußeren Knöchels am lateralen Fußrande und trennt sich über dem Sprunggelenke in zwei Schenkel, von denen der obere über den inneren Knöchel aufsteigt, der untere nach abwärts zur medialen Fläche des Os naviculare zieht. Es sendet in die Tiefe Scheiden, die mit dem tiefen Blatt der Dorsalfascie und dem dorsalen Bandapparat des Fußes in Verbindung treten und Leitkanäle für die Sehnen der Mm. tibialis ant., extensor hallucis long. und extensor digit. long. bilden. Die Schleimscheiden, die bereits oberhalb des Lig. cruciat. beginnen, sind: *Vagina tendinis m. tibialis anterioris*, *Vagina tendinis m. extensoris hallucis longi* und die *Vaginae tend. m. extensoris digitorum pedis longi*. Das *Ligamentum laciniatum* geht vom inneren Knöchel ab- und rückwärts zur medialen Fläche des Calcaneus und bildet Leitkanäle für die Sehnen der Mm. tibialis post., flexor digit. long. und flexor hallucis longus. Am hinteren Rande des Lig. laciniatum beginnen die Schleimscheiden der Beugesehnen: *Vagina tendinis m. tibialis posterioris*, *Vagina tendinis m. flexoris hallucis longi, Vaginae tend. m. flexoris digit. pedis longi.* Das *Retinaculum mm. peronaeorum superius* geht vom äußeren Knöchel ab- und rückwärts zur lateralen Fläche des Calcaneus und bildet Leitkanäle für die Sehnen der Mm. peronaei long. und brevis. An seinem oberen Rande beginnt die gemeinsame Schleimscheide, *Vagina tendinum mm. peronaeorum communis*; distal erhält die Sehne des M. peronaeus long. noch eine besondere Schleimscheide, *Vagina tendinis m. peronaei longi plantaris.* Das *Retinaculum m. peronaeorum inferius* liegt an der lateralen Fläche des Calcaneus, wo es sich an den Processus trochlearis anheftet, mit oberem Fach für die Sehne des M. peronaeus brevis, unterem für die Sehne des M. peronaeus longus. Die *Fascia dorsalis pedis* überzieht mit einem oberflächlichen Blatte die Strecksehnen, geht distal auf die Zehen über, seitlich in die Aponeurosis plantaris. Das tiefe Blatt deckt die Mm. interossei. Die *Aponeurosis plantaris* entsteht an den Proc. medialis et lateralis tuberis calcan., spaltet sich distal in fünf Zipfel, die an den fibrösen Scheiden der Beugesehnen und den Ligg. capitul. metatarsi transversa ansetzen und durch die zwischen den Grundphalangen ausgespannten *Fasciculi transversi (aponeurosis plant.)* verbunden werden. Zwischen den M. flexor digit. brevis einerseits und die Muskeln des Groß- und Kleinzehenballens andererseits sendet die Aponeurose Scheiden in die Tiefe. Die *Ligg. vaginalia, annularia, cruciata* der Zehen wiederholen die Verhältnisse an den Fingern. Innerhalb der fibrösen Scheiden liegen die Schleimscheiden, *Vaginae tendinum digitales pedis.*

Topographische Bemerkungen. Der Durchtritt des M. piriformis scheidet das Foramen ischiad. maj. in einen oberen und unteren Abteil. Durch den oberen treten nur N. et Vasa glutaea super.; durch den unteren Nn. ischiad., cutaneus femoris post., glutaeus inf., pudend., Vasa glutaea inf. et pudenda interna. — Der Schenkelkanal, *Canalis femoralis*, ist der Raum, der lateral von der Gefäßscheide, vorn vom oberflächlichen, hinten vom tiefen Blatt der Fascia lata eingeschlossen wird. Seine obere Öffnung ist der innere Schenkelring, *Annulus femoralis*, verschlossen durch das Septum femorale (Fig. 7). Seine untere Öffnung ist der äußere Schenkelring, verschlossen durch die *Fascia cribrosa.* Den Schenkelkanal füllen außer einer oder mehreren Lymphdrüsen und den zugehörigen Gefäßen Fettträubchen aus. Letztere werden unter pathologischen Verhältnissen von dem Schenkelbruch, Hernia femoralis, distalwärts verdrängt. — In der Kniekehle liegt die A. poplitea medial und am tiefsten, der N. tibialis lateral und am oberflächlichsten, zwischen beiden die V. poplitea (Fig. 21).

Angiologia.

Gefäßlehre.

Das Gefäßsystem besteht aus einem Zentralapparate, dem Herzen, und einem peripherischen Teile, den Gefäßen. Letztere entspringen aus dem Herzen oder münden in es ein als größere Kanäle und verästeln sich im Körper baumartig bis zu äußerst feinen Zweigen. Das Herz treibt die Ernährungsflüssigkeit, das Blut, *Sanguis*, durch die ausführenden Gefäße, *Arteriae* (Puls- oder Schlagadern), in sämtliche Körperteile; von hier kehrt das Blut durch die zurückführenden Gefäße, *Venae* (Blutadern), wieder zum Herzen. Den Übergang von Arterien zu Venen bilden Gefäße feinsten Kalibers, *Vasa capillaria* (Haargefäße), durch deren dünne Wandungen ein Teil des Blutes zur Ernährung der Gewebe abgeliefert wird. Von dieser ausgetretenen Flüssigkeit sammelt sich der überschüssige Teil als Lymphe, *Lympha*, und kehrt in eigenen Kanälen, den *Vasa lymphatica* (Saugadern), gleichfalls zum Herzen zurück; jedoch münden die größeren Lymphgefäßstämme nicht direkt in dieses, sondern zuvor in Venenstämme ein. Durch die von der Darmschleimhaut ausgehenden Lymphgefäße (Chylusgefäße) wird der Lymphe auch die dort während der Verdauung neu gewonnene Nährflüssigkeit, der *Chylus* (Milchsaft), beigemischt.

Das venöse Blut ist infolge der in den Kapillaren vor sich gegangenen chemischen Veränderung, insbesondere wegen Reichtum an Kohlensäure und Mangel an Sauerstoff, zur Ernährung untauglich geworden. Es wird deshalb vom Herzen zunächst (durch die Lungenarterien) den Lungen zugeführt, tauscht hier (in den Lungenkapillaren) Kohlensäure gegen neuen Sauerstoff um und kehrt, arteriell geworden, (durch die Lungenvenen) zum Herzen zurück. Eine Mischung des venösen und arteriellen Blutes findet im Herzen nicht statt, da es getrennte Abteilungen besitzt, eine linke für das arterielle und eine rechte für das venöse Blut. Der Blutkreislauf ist also einzuteilen in den Körper- oder großen Kreislauf (linke Herzhälfte — Körperarterien — Körpervenen — rechte Herzhälfte) und den Lungen- oder kleinen Kreislauf (rechte Herzhälfte — Lungenarterien — Lungenvenen — linke Herzhälfte).

Die Arterien und Venen kleinsten Kalibers führen die Namen *Arteriolae* und *Venulae*.

Sanguis, Blut. Farbe: in den Arterien und Lungenvenen hellrot, in den Venen und der Lungenarterie dunkel- oder blaurot. Zusammensetzung:

Blut

- Morphologische Bestandteile
  - Erythrozyten, farbige Blutzellen
  - Leukozyten, farblose Blutzellen
  - Thrombozyten, Blutplättchen
- Plasma (Blutflüssigkeit)
  - Serum (Blutwasser)
  - Fibrin (Faserstoff).

Lympha, Lymphe. Zusammengesetzt aus Plasma (ähnlich dem Blutplasma) und Leukozyten.

Erythrozyten: runde, bikonkave Scheiben, mit Membran, aber ohne Kern; enthalten den roten Blutfarbstoff, Hämoglobin. Leukozyten: membranlos, einkernig, formveränderlich, weil beweglich (amöboid); zu unterscheiden: 1. Hämoleukozyten, größer als die Erythrozyten: a) feinkörnige mit vielgestaltiger Kernform, b) grobkörnige mit mehr beständiger Kernform; 2. Lymphozyten, kleiner, ungekörnt, mit verhältnismäßig großem Kern. Thrombozyten: farblos, vielgestaltig, mit Kern, kleiner als die übrigen Blutzellen. — Zahlenverhältnis der drei Blutzellenarten zueinander schwankend; im Mittel kommen auf 1 Leukozyten 666 Erythrozyten und 66 Thrombozyten.

Bau der Gefäße. Die Gefäßwand besteht aus drei, nach Gattung und Stärke des Gefäßes verschieden ausgebildeten Schichten, *Tunica intima, media* und *externa* (*adventitia*). Allen Gefäßen gemeinsam ist eine die innere Oberfläche der T. intima auskleidende Endothelschicht; die Wand der Kapillaren besteht nur aus einer solchen. Die Arterien zeichnen sich hauptsächlich durch größeren Gehalt an Muskelfasern (besonders zirkuläre in der T. media) und elastischem Gewebe, die Venen durch geringere Mengen dieser Bestandteile und Überwiegen des Bindegewebes, sowie durch dünnere Wandung und weiteres Lumen aus. Venen und Lymphgefäße besitzen außerdem vielfach Klappen, Taschenventile, die den Rückfluß des Inhalts verhindern. Am zahlreichsten sind sie in den Lymphgefäßen, demnächst in den Venen der unteren und der oberen Extremität. Sie fehlen mit wenigen Ausnahmen den Eingeweidevenen.

Eine Abart der Venen, die *Sinus venosi* der harten Hirnhaut, sind von letzterer eingeschlossene, weite, nicht kontraktile Hohlräume ohne eigentliche Gefäßwandung und ohne Klappen; verlaufen meist in Knochenfurchen und stehen z. T. durch Seitenäste (*Emissaria*) mit Hautvenen des Schädels in Verbndiung.

Vagina vasorum, Gefäßscheide, bildet die äußere, bindegewebige, von der Umgebung (namentlich Faszien) gelieferte Hülle der Gefäße und geht in die Tunica ext. über; umschließt nebeneinander verlaufende Arterien und Venen gemeinsam. — *Vasa vasorum* kommen den größeren Gefäßen zu, dringen bis in die Tunica media; entspringen nie direkt aus demselben Gefäße. — Nerven besitzen alle Blutgefäße.

Vasa anastomotica, kommunizierende Gefäße. Ihr Vorkommen zahlreich bei kleineren Gefäßen, selten bei größeren Stämmen, am häufigsten bei Kapillaren, demnächst bei Lymphgefäßen und Venen, nicht so häufig bei Arterien. 1. Einfache Anastomosenarten: a) Verbindung zweier Gefäße vermittelst besonderer Seitenäste (*Rami communicantes*); hierzu gehören auch die *Emissaria* (s. o.); b) Verschmelzung zweier Gefäße unter winkligem Zusammentreffen zu einem gemeinsamen (Beispiel: A. basilaris aus den Aa. vertebrales); c) direkter Übergang zweier Gefäße ineinander (Beispiel: Interkostaläste der Aorta thoracalis und der A. mammaria int.). 2. Komplizierte Anastomosen, durch eine größere Anzahl Gefäße gebildet: a) *Retia vasculosa*, weitmaschige Gefäßnetze, Hauptvertreter: das Kapillarnetz; Abart davon: das *Rete mirabile*, das aus einem Gefäße sich entwickelt und deren Zweige ohne Kapillarenbildung zu einem Gefäße gleicher Art wieder zusammenfließen; beim Menschen nur durch den Glomerulus der Niere vertreten; b) *Plexus vasculosi*, engmaschigere Geflechte von verhältnismäßig weiten Gefäßen, nur bei Venen und Lymphgefäßen vorkommend (*Plexus venosi* und *lymphatici*); Abart davon: das schwammartig gebaute, erektile *Corpus cavernosum* (s. Näheres unter Penis und Clitoris).

Die Wichtigkeit der Anastomosen beruht auf dem Kollateralkreislauf. Er besteht in der Zu- oder Abführung des Blutes auf Seitenbahnen (*Vasa collateralia*), sobald die Hauptbahn des betreffenden Gefäßbezirkes unterbrochen ist. — In einigen Organen (Milz, Niere, Hirnrinde u. a.) besitzen die Arterien keine Anastomosen, so daß hier ein Kollateralkreislauf ausgeschlossen ist; solche Gefäße heißen Endarterien.

Erster Abschnitt.

Cor, Herz.

Form und allgemeiner Bau.

Das Herz, *Cor*, ist ein halbkegelförmiger, muskulöser Hohlkörper, an dem äußerlich zu unterscheiden sind die Herzspitze, *Apex cordis*, nur der linken Kammer angehörig, und drei Flächen: 1. die *Basis cordis*, gewölbt, den Vorhöfen angehörig, 2. die *Facies sternocostalis*, gewölbt, nach vorn und etwas nach oben und links gerichtet, zum größten Teil von den Lungen bedeckt, 3. die *Facies diaphragmatica*, abgeflacht, nach hinten und etwas nach unten und rechts gerichtet, dem mittleren Zwerchfellabschnitte aufliegend.

Der Hohlraum des Herzens ist durch eine Scheidewand, *Septum ventriculorum* und *Septum atriorum*, in eine rechte und linke Hälfte geschieden, jede Hälfte wieder in eine obere Abteilung, Vorhof, *Atrium cordis*, und eine untere Abteilung, Kammer, *Ventriculus cordis*. An der Oberfläche des Herzens, vorn und hinten, ist die Grenze zwischen rechtem und linkem Herzen durch den *Sulcus longitudinalis anterior* und *posterior*, die Grenze zwischen den Vorhöfen und Kammern durch den *Sulcus coronarius* gekennzeichnet. Beide Furchen dienen zur Einlagerung der Ernährungsgefäße des Herzens und werden vorn durch die Ursprünge der Aorta und A. pulmonalis verdeckt oder unterbrochen. Der Umbiegungsteil der vorderen zur hinteren Längsfurche, *Incisura* (*apicis*) *cordis*, geht nicht über die Herzspitze, sondern biegt nach rechts ab.

Die vier Herzabteilungen sind räumlich gleich groß, von Gestalt aber verschieden. Die Atrien gleichen abgerundeten Würfeln und besitzen je eine Ausbuchtung, Herzohr, *Auricula cordis*, die sich sternalwärts zur A. pulmonalis hinbiegt. Der linke Ventrikel ist kegelförmig (Querschnitt kreisförmig), der rechte Ventrikel durch Ausbuchtung des Septum ventriculorum in ihn hinein etwa halbkegelförmig (Querschnitt halbmondförmig).

Die von Muskulatur, dem *Myocardium*, gebildeten und innen vom *Endocardium* überkleideten Wände sind in den Atrien glatt, außer in den Herzohren, wo die meist parallel verlaufenden, teils durchflochtenen *Mm. pectinati* hervorspringen (vgl. S. 145). Die Innenfläche der Ventrikel zeigt ein netzförmiges Balkenwerk, *Trabeculae carneae*, außerdem eine Anzahl kegelförmiger Muskelvorsprünge, *Mm. papillares* (vgl. S. 146).

Ostien. In die Atrien münden die Venen ein, in das rechte die V. cava superior und inferior (venöses Blut), in das linke die vier Vv. pulmonales (arterielles Blut). Aus den Ventrikeln treten die Arterien aus, rechts die A. pulmonalis (venöses Blut), links die Aorta (arterielles Blut); die Mündung der A. pulmonalis liegt vor der der Aorta, beide Mündungen, *Ostia arteriosa*, in der vorderen oberen Abteilung eines jeden Ventrikels. Atrien und Ventrikel stehen jederseits durch das *Ostium venosum* in

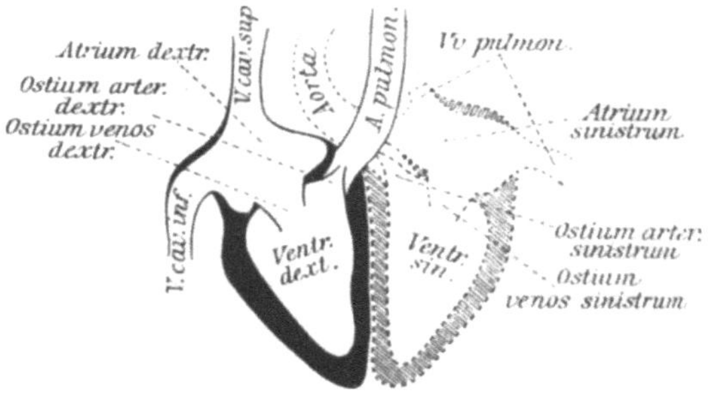

Fig. 15.

Schematischer Frontaldurchschnitt des Herzens (nach Rauber und Henle).

Verbindung, das in ungefähr gleicher Ebene mit den Ostia arteriosa liegt. Ostia venosa sowohl wie Ostia arteriosa besitzen Klappenvorrichtungen. Die Klappen der Ostia venosa (Atrioventrikularklappen) sind bindegewebige, mit Endokard überzogene Membranen und entspringen an den *Annuli fibrosi*, Ringen von derber Bindegewebsmasse, die das Myocardium der Ventrikel von dem der Atrien trennen. Die Klappen sind rechts in drei (*Valvula tricuspidalis*), links in zwei Zipfel (*Valvula bicuspidalis*) gespalten, deren freie Ränder durch sehnige Fäden, die *Chordae tendineae*, mit den Mm. papillares in Verbindung treten. — Dicht über den Ostia arteriosa befinden sich je drei halbmondförmige Klappen, *Valvulae semilunares*, deren unterer, abwärts konvexer Rand an der Arterienwand befestigt, deren oberer, annähernd gerader Rand frei ist und in der Mitte ein Knötchen,

Nodulus valvulae semilunaris (*Arantii*), besitzt. Die Randhälfte zu jeder Seite des letzteren wird von einem schmalen, verdünnten Saume, der sogenannten *Lunula valvulae semilunaris*, begrenzt. Mit der Arterienwand bildet jede Klappe eine taschenförmige Bucht, *Sinus aortae* und *Sinus a. pulmonalis* (*Valsalvae*). Beim Klappenschluß stellen die aneinander liegenden Ränder eine dreistrahlige Figur dar, in deren Zentrum die Knötchen zu liegen kommen; die Lunulae sind dabei eingeknickt.

Funktion. Die Herzbewegung besteht aus zwei Akten (und einer Pause): 1. Zusammenziehung (Systole) der Atrien, wodurch das Blut in die Ventrikel getrieben wird, 2. Zusammenziehung der Ventrikel, wodurch das Blut in die Arterien gelangt; während der Zusammenziehung der Atrien befinden sich die Ventrikel und während der Zusammenziehung der Ventrikel die Atrien in Erschlaffung (Diastole). Bei der Zusammenziehung der Ventrikel wird der Rückfluß des Blutes aus diesen in die Atrien durch Verschluß der als Segelventile wirkenden Atrioventrikularklappen verhindert; die Chordae tendineae und Mm. papillares halten hierbei die Klappen abwärts fest, so daß diese nicht in die Atrien hineingedrängt werden. Den Rücktritt des Blutes aus den Arterien in die Ventrikel verhindert der Verschluß der als Taschenventile wirkenden Semilunarklappen.

Myocardium. Muskelfasern (Zellen) quergestreift, kurzzylindrisch, mit mehreren Kernen (in der Zellachse), sehr zartem Sarkolemm und seitlichen Fortsätzen zur Verbindung mit benachbarten Fasern. Anordnung der Faserzüge: Die Muskulatur der Atrien und die der Ventrikel ist durch die Annuli fibrosi geschieden[1]; von letzteren entspringt ein großer Teil der Fasern. Die Atrien haben 1. eine gemeinsame äußere Faserschicht von transversalem Verlaufe, die mit den Ringfasern an der Einmündungsstelle der Venen kontinuierlich zusammenhängt, 2. eine jedem Atrium getrennt zukommende, innere Schicht von schlingenförmig-longitudinalem oder — an den Herzohren — ringförmigem Verlaufe. Die Ventrikel haben 1. eine gemeinsame äußere Schicht von schrägem bis longitudinalem Verlaufe; an der Herzspitze konvergieren diese Fasern und biegen in die Tiefe zur inneren Schicht um, wodurch der Herzwirbel, *Vortex cordis*, entsteht; 2. eine mittlere, wesentlich transversale und 3. eine innere, wieder mehr longitudinale Faserschicht mit den Trabeculae carneae und Mm. papillares; die beiden letzteren Schichten besitzt jeder Ventrikel für sich. — Die Stärke der Muskelwände ist, entsprechend der Arbeitsleistung der einzelnen Herzabteilungen, am schwäch-

[1] Nur ein schmaler Muskelstreifen (Hissches Bündel) stellt eine Verbindung zwischen rechtem Vorhof und Septum ventriculorum her.

sten an den Atrien, kräftiger am rechten Ventrikel, am kräftigsten am linken Ventrikel und an der Ventrikelscheidewand. Ein kleinerer durchscheinender Teil am oberen Rande der letzteren wird nur von den beiderseitigen Endokardblättern gebildet und als *Septum membranaceum ventriculorum* von dem übrigen Teile, dem *Septum musculare ventriculorum*, unterschieden. In die Vorhofsscheidewand setzt es sich als *Pars membranacea septi atriorum* fort, die von ihm nur durch den Anheftungsrand des medialen Trikuspidallappens abgegrenzt wird.

Endocardium. Setzt sich aus der Tunica intima der großen Gefäße fort, besteht in den Ventrikeln aus Netzen feiner elastischer Fasern, in den Atrien aus elastischen Lamellen und hat an der Oberfläche eine Schicht großer platter Zellen.

Pericardium, Herzbeutel. Bildet einen serösen Sack. Sein viszerales Blatt, *Epicardium*, eine mit der Oberfläche des Herzfleisches fest verbundene, außen mit einer Schicht polygonaler Zellen belegte Bindegewebshaut, setzt sich bis auf die großen Gefäßstämme fort und zwar erhalten Aorta und A. pulmonalis (etwa 3 cm weit) einen gemeinsamen und (abgesehen von ihren aneinander stoßenden Wandflächen) vollständigen, die Venenstämme dagegen nur einen unvollständigen Überzug (fast nur an der Vorderfläche). Auf diese Weise wird zwischen dem Perikardialüberzug der beiden Arterien einer- und dem der Vorhöfe andererseits innerhalb der Herzbeutelhöhle ein Spalt, der *Sinus transversus pericardii*, gebildet. Das parietale Blatt, der eigentliche Herzbeutel, von gleicher Beschaffenheit wie das viszerale, liegt diesem verschieblich auf; zwischen beiden Blättern der *Liquor pericardii*. Die Außenseite des parietalen Blattes wird von einer besonderen Bindegewebsschicht, einer Fortsetzung der Tunica ext. der großen Gefäße überzogen, die man als fibröses Blatt von dem inneren serösen unterscheidet. Es ist unten mit dem Centrum tendin. des Zwerchfells verwachsen, stößt hinten an Oesophagus und Aorta thoracalis, wird an den Seiten von der Pleura pericardiaca überzogen und ist vorn mittelst der *Ligg. sternopericardiaca* mit dem Brustbein verbunden.

Besonderheiten der einzelnen Herzabteilungen.

Atrium dextrum. Die Einmündungsstellen der Venen liegen dicht am Septum atriorum, die der V. cava sup. in der oberen, die der V. cava inf. in der hinteren unteren Wand und die des Sinus coronarius in der hinteren unteren Ecke zwischen der

Valvula venae cav. inf. und dem Ostium venos.; der zwischen den Einmündungen der Hohlvenen liegende Bezirk ist etwas eingebuchtet: *Tuberculum intervenosum* (*Loweri*). Am Septum und zwar gleich oberhalb der Einmündung der V. cava inf. liegt die flache, durchscheinende *Fossa ovalis*, umgeben von dem *Limbus fossae ovalis* (*Vieusseni*); letzterer grenzt oben an das Tuberculum intervenos., unten geht er in die häutige *Valvula venae cavae inferioris* (*Eustachii*) über, die den vorderen Mündungsteil dieser Vene umgreift. Unterhalb davon, an der Mündung des gleichnamigen Sinus die kleinere, oft rudimentäre *Valvula sinus coronarii* (*Thebesi*).

Bis zur Geburt entspricht der Fossa ovalis das von rechts unten her zugängliche *Foramen ovale**, das von dem eigentlichen Septum und von einer vom hinteren unteren Teil des Atriums her entspringenden und in das linke Atrium hineinragenden Platte, *Valvula foraminis ovalis*, begrenzt wird. Das aus der unteren Hohlvene kommende Blut, das stärker arteriell (durch Zufluß aus der V. umbilicalis) als venös ist, wird mittelst der Valvula venae cavae durch das Foramen ovale hindurch in den linken Vorhof geleitet. Mit dem ersten Atemzuge erfolgt durch den Druck, den das jetzt in weit größerer Menge ins linke Atrium einströmende Blut ausübt, der Verschluß der Valvula foraminis ovalis; ihre Verwachsung mit dem eigentlichen Septum wird nicht immer vollständig.

An der hinteren Wand umzieht die Hohlvenenmündungen bogenförmig ein Muskelzug, der innen als Leiste, *Crista terminalis*, außen als Furche, *Sulcus terminalis atrii dextri*, sich kenntlich macht; er bezeichnet die Grenze zwischen dem ursprünglich selbständigen, zur Aufnahme der Hohlvenen bestimmten *Sinus venarum* (*cavarum*) und dem eigentlichen Vorhofsraume; an der Crista terminalis endigen die Mm. pectinati. — Die mehrfach eingekerbte *Auricula dextra* bildet eine einfache Verlängerung des Vorhofs und liegt von allen seinen Teilen am meisten nach vorn, oben und links. An verschiedenen Stellen der Vorhofswände finden sich kleine Venenöffnungen, *Foramina venarum minimarum* (*Thebesi*).

Atrium sinistrum. Von allen Herzabteilungen am weitesten nach hinten und oben gelegen; von vorn her sichtbar nur die Spitze der *Auricula sinistra* (links von der A. pulmon.). Letztere ist rechtwinklig gebogen, an der Wurzel eingeschnürt, mehr eingekerbt und länger als die rechte Auricula. An der der Fossa ovalis entsprechenden Stelle des Septum findet sich der Rest der Valvula foraminis ovalis. Die Einmündungen der vier Lungenvenen liegen an der Grenze der hinteren zur oberen Wand, die rechten von den linken getrennt, aber die einer Seite öfters zu einer gemeinsamen Öffnung zusammenfließend.

Ventriculus dexter. Umfaßt von der vorderen ventrikulären Gesamtfläche das bei weitem größte Gebiet, von der hinteren die kleinere Hälfte. Von den drei Lappen der *Valvula tricuspidalis* liegen zwei an der äußeren Kammerwand, der eine vorn (*Cuspis anterior*), der andere hinten (*Cuspis posterior*), der dritte medial am Septum (*Cuspis medialis*). Papillarmuskeln: gewöhnlich drei größere und oft noch einige kleinere; die größeren entsprechen in ihrer Lage den Einschnitten zwischen je zwei Lappen und senden stets zu den benachbarten Rändern beider ihre Chorden. — Der Übergangsteil vom Ventrikel zur Pulmonalarterie, *Conus arteriosus*, aufwärts trichterförmig verjüngt, ist vom übrigen Ventrikelraume durch die Cuspis ant. getrennt. Das Ostium arterios. liegt nach vorn und links vom Ostium venos., schräg nach links gerichtet. Die Muskelleiste zwischen beiden Ostien heißt *Crista supraventricularis*. Lage der halbmondförmigen Klappen: eine in frontaler Ebene vorn, die beiden anderen hinten, schräg rechts und schräg links (*Valvula semilunaris anterior, dextra, sinistra*).

Ventriculus sinister. Umfaßt von der vorderen ventrikulären Gesamtfläche nur einen schmalen Streifen (einschl. Herzspitze), von der hinteren die größere Hälfte. Lappen der *Valvula bicuspidalis* (*mitralis*): ein vorderer am hinteren Rande der Aortenwurzel (*Cuspis anterior*) und ein hinterer an der hinteren Ventrikelwand (*Cuspis posterior*). Papillarmuskeln: eine mediale und eine laterale Gruppe; ihr Verhältnis zu den Lappenrändern das gleiche wie im rechten Ventrikel. Der Übergangsteil des Ventrikels zur Aorta ist vom Ostium venos. durch die Cuspis ant. geschieden. Das Ostium arterios. liegt hinter dem gleichnamigen des rechten Ventrikels, nach vorn und rechts vom linken Ostium venos. und nach links vom rechten Ostium venosum. *Valvulae semilunares*: eine *posterior, dextra* und *sinistra*, sie stehen also umgekehrt wie bei der A. pulmonalis.

Zwei knotige Verdickungen, *Trigona fibrosa*, liegen, die eine am linken Umfange der Aortenwurzel vor dem linken Ostium venosum, die andere hinter der Aortenwurzel zwischen den beiden venösen Ostien; von ihnen strahlen fadenförmige Fortsätze in beide Annuli fibrosi ein.

Lage des Herzens. Das Herz nebst Herzbeutel und Gefäßstämmen liegt umschlossen von den mediastinalen Pleurablättern im Cavum mediastinale anterius, grenzt vorn an die

Thoraxwand, hinten an den Oesophagus, seitlich an die Lungen, unten an das Zwerchfell. Die Längsachse läuft von rechts oben hinten nach links unten vorn. Die Masse des Herzens ist etwa zu ein Drittel auf die rechte und etwa zu zwei Drittel auf die linke Thoraxhälfte verteilt. Rechts von der Medianebene liegen: Atrium dextr. (außer der Spitze der Auricula), ein großer Teil des Atrium sin., ein kleiner Teil der Basis beider Ventrikel; links von der Medianebene: ein kleiner Teil des Atrium sin. nebst Auricula, der größte Teil der Ventrikel einschl. Ostia arteriosa. — Die wichtigsten Lagebeziehnungen zu den benachbarten Skeletteilen sind folgende (Fig. 16):

Herzspitze — im 5. linken Interkostalraume (medianwärts von der Mamillarlinie), 8—10 cm von der Medianlinie entfernt;

Ostium arteriosum dextrum — über dem 3. linken Sternokostalgelenk;

Ostium arteriosum sinistrum — am 3. linken Sternokostalgelenk hinter dem vorigen und etwas tiefer;

Ostium venosum dextrum — in der Verbindungslinie zwischen dem 5. rechten und 3. linken Sternokostalgelenk;

Ostium venosum sinistrum — in der Höhe des 3. bis 4. linken Sternokostalgelenkes, am weitesten nach hinten von allen Ostien.

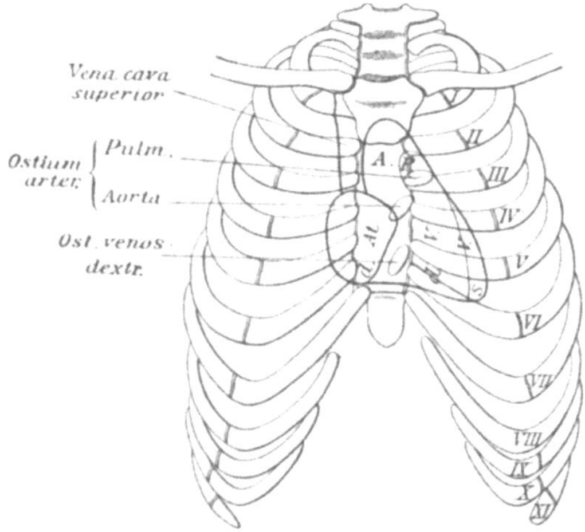

Fig. 16. Lage des Herzens im Brustkorbe (nach Gegenbaur).

Entwickelungsgeschichtliches. Die erste Herzanlage ist ein dicht unterhalb des Kopfes liegender Schlauch, der nur einen Hohlraum enthält und am Kopfende mit den Arterien, am entgegengesetzten Ende mit den Venen kommuniziert. Mit dem Längenwachstum krümmt sich der Schlauch schleifenförmig, die venöse Schleife kommt dabei nach links und hinten, sowie schließlich höher zu liegen als die arterielle Schleife. Durch Entstehung einer ringförmigen Einschnürung (*Canalis auricularis**) zwischen den beiden Schleifenteilen wird die Anlage der zwei Hauptabteilungen, Ventrikel (arterielle Schleife) und Atrium (venöse Schleife), gekennzeichnet. Am vorderen Teile des Atrium bildet sich nach rechts und links hin je eine Ausbuchtung, die spätere Auricula. Die Venen stehen mit dem Atrium zunächst nicht direkt, sondern durch den Sinus venarum in Verbindung. Am vorderen Umfange des Ventrikels wird äußerlich durch eine Furche die spätere Trennung in eine rechte und linke Abteilung angedeutet; die rechte Abteilung geht nach oben in den Bulbus (Truncus) arteriosus über.

Die bisher (4.—5. Woche) einfachen Hohlräume werden durch Entstehung von Scheidewänden in je eine rechte und linke Hälfte geschieden. Die von der Herzspitze aus aufwärts wachsende Scheidewand des Ventrikels verschmilzt schließlich im Canalis auricularis mit der des Atriums; eine Lücke (eigentlich Ausbuchtung) im oberen Teile der muskulösen Ventrikelscheidewand wird später häutig geschlossen (Septum membranaceum ventriculorum). Das Vorhofsseptum entwickelt sich unvollständig: bis zur Geburt bleibt durch das Foramen ovale (s. S. 145) eine Kommunikation zwischen beiden Vorhöfen bestehen. Im Bulbus arteriosus wird durch zwei einander entgegenwachsende Leisten allmählich eine völlige Trennung in zwei Röhren, eine vordere, in den rechten Ventrikel (A. pulmonalis), und eine hintere, in den linken Ventrikel (Aorta) einmündende, herbeigeführt.

Zweiter Abschnitt.

Lungenkreislauf.

A. pulmonalis, Lungenschlagader.

Die von allen Gefäßen des Herzens am weitesten nach vorn liegende *A. pulmonalis* (Blut venös) entspringt aus dem Conus arterios. des rechten Ventrikels, verläuft vor dem Anfangsteile der Aorta nach links-oben und teilt sich unterhalb des Arcus aortae in einen *Ramus dexter* und *Ramus sinister*. Der rechte Ast zieht hinter der Aorta ascend. und der V. cava sup. und vor dem Bronchus dext. zum rechten Lungenhilus, der linke vor der Aorta descend. und dem Bronchus sin. zum linken Lungenhilus; beide verästeln sich (rechts 3 oder 2, links 2 Äste) von den Hilus aus gemeinsam mit den Bronchien. Die Teilungsstelle der

A. pulmonalis ist mit der unteren Wand des Arcus aortae durch das *Lig. arteriosum* verbunden; dieses ist der Rest des *Ductus arteriosus* (*Botalli*), der beim Fetus eine Kommunikation zwischen jenen beiden Gefäßen bildet. — Der Anfangsteil der A. pulmonalis verhält sich wie der Bulbus aortae.

Venae pulmonales, Lungenvenen.

Aus den Lungenhilus treten jederseits zwei Venen (Blut arteriell), eine obere und untere, die in fast querer Richtung vor den Bronchien und unter den Ästen der A. pulmonalis zum linken Vorhof verlaufen. Die *Vv. pulmonales sinistrae* sind kürzer als die *Vv. pulmonales dextrae*, die die hintere Wand der V. cava sup. kreuzen.

Dritter Abschnitt.

Körperkreislauf.

I. *Arteriae*, Schlagadern.

Aorta.

Entspringt am linken Ostium arterios. (vgl. S. 142 u. 146) und läßt in ihrem Verlaufe drei Strecken unterscheiden: 1. *Aorta ascendens*, vom Ursprunge etwas nach rechts und aufwärts bis zur A. anonyma; 2. *Arcus aortae*, von letzterer ab nach links und hinten in abwärts konkavem Bogen bis zur Höhe des 3.—4. Brustwirbels; 3. *Aorta descendens*, von da an abwärts, erst an der linken, später an der vorderen Seite der Wirbelsäule bis zu deren Ende; dieser längste Abschnitt besteht wieder aus drei Teilen: a) *Aorta thoracalis* bis zum Hiatus aortic. des Zwerchfelles, b) *Aorta abdominalis* bis zur Abzweigung der beiden *Aa. iliacae communes* (Verbindung des 4. und 5. Lendenwirbels), c) *A. sacralis media* (auch als Endast der Aorta beschrieben) bis zur Steißbeinspitze; der Übergang der letzteren Arterie aus dem vorigen Aortenteile geschieht infolge der Abgabe der starken Aa. iliacae communes unter plötzlicher, beträchtlicher Verminderung des Kalibers.

Aorta ascendens. Liegt noch innerhalb der Perikardialhöhle; grenzt vorn an die A. pulmonalis, rechts an die Auricula dextra, hinten an den linken Vorhof. Der infolge der Rückstauung des Blutes bauchig erweiterte Anfangsteil heißt *Bulbus aortae* und entspricht den drei *Sinus aortae* (*Valsalvae*) (s. S. 143). Eine zweite Erweiterung liegt etwas höher am Übergange zum Arcus aortae. Äste: *Aa. coronariae cordis dextra* und *sinistra*, aus den entsprechenden Sinus aortae entspringend.

A. coronaria cordis dextra verläuft im rechten Sulcus coronarius um die rechte Herzhälfte herum, ihr Ende als *Ramus descendens posterior* abwärts im Sulcus longitudinalis posterior.

A. coronaria cordis sinistra, ist bald nach dem Austritt in zwei Äste geteilt, den *Ramus circumflexus*, der im linken Sulcus coronarius, und den *Ramus descendens anterior*, der im Sulcus longitudinalis anterior verläuft.

Arcus aortae. Liegt hinter dem Manubrium sterni, in der Höhe des 2. Brustwirbels; unter ihm der Bronchus sinister, über und vor ihm die V. anonyma sinistra. Von der Konvexität des Bogens entspringen in der Reihenfolge von rechts nach links:

A. anonyma, *A. carotis communis sinistra*, *A. subclavia sinistra*. Die A. anonyma verläuft vor der Trachea nach rechts-oben und teilt sich nach kurzem Verlaufe in die *A. carotis communis dextra* und *A. subclavia dextra*.

Aus der A. anonyma oder dem Arcus aortae entspringt die *A. thyreoidea ima* (unbeständig) und verläuft in der Medianlinie vor der Trachea aufwärts zur Gl. thyreoidea. — Eine Einschnürung des Arcus aortae an der Verbindungsstelle mit dem Lig. arteriosum bezeichnet man als *Isthmus aortae.*

A. carotis communis.

Verläuft zur Seite der Trachea und des Oesophagus bis zur Höhe des oberen Randes des Schildknorpels; teilt sich hier in die *A. carotis externa* und *interna.* Unten wird die Arterie von den Mm. sternocleidomastoideus, sternothyreoideus und oberem Bauche des M. omohyoideus, oben in der Fossa carot. (s. S. 103) nur von Faszie und Platysma bedeckt; lateralwärts von ihr V. jugularis int., hinter und zwischen beiden Gefäßen N. vagus (Fig. 84); an der Teilungsstelle der Arterie das *Glomus caroticum*, ein mit nervösen Bestandteilen gemischter Gefäßknäuel, früher als Carotisdrüse beschrieben.

A. carotis externa.

Hinter dem Unterkiefer kranialwärts, anfangs nur vom Platysma, später von der Parotis bedeckt; unterhalb des Kiefergelenkes Teilung in die beiden Endäste (*A. maxillaris interna* und *A. temporalis superficialis*), die übrigen Äste bilden eine vordere, mediale und hintere Gruppe. Versorgungsgebiet: der Kopf außer Auge, innerem Ohr und Gehirn.

Vordere Äste.

1. *A. thyreoidea superior*, der unterste Ast, unterhalb des großen Zungenbeinhornes abwärts zur Schilddrüse; Ästchen an letztere (*Rami glandulares*) und benachbarte Muskeln; die übrigen Zweige sind: *Ramus hyoideus* medianwärts zum Zungenbein nebst Muskelansätzen, *Ramus sternocleidomastoideus* lateralwärts zum gleichnamigen Muskel, *A. laryngea superior* durch ein Loch der Membrana hyothyreoidea oder durch das For. thyreoideum zum Inneren des Kehlkopfes, *Ramus cricothyreoideus* zum gleichnamigen Muskel und Band und Innerem des Kehlkopfes (Anastomose mit dem anderseitigen Ast auf dem Lig. cricothyreoideum — Laryngotomie!).

2. *A. lingualis*, oberhalb der vorigen entspringend, zieht über dem Zungenbeine neben dem M. hyoglossus zur Zunge und verläuft zwischen M. genioglossus und M. longitudinalis inferior bis zur Zungenspitze. Äste:

a) *Ramus hyoideus*, ersetzt den gleichen Ast der A. thyreoidea superior, wenn dieser fehlt;

b) *A. sublingualis*, zwischen M. mylohyoideus und Gl. sublingualis nach vorn; versorgt letztere und die Mundhöhlenschleimhaut;

c) *Rami dorsales linguae*, zum Zungenrücken und zur Epiglottis;

d) *A. profunda linguae*, der nahe der unteren Zungenfläche zur Zungenspitze ziehende Endast.

3. *A. maxillaris externa*, zieht, bedeckt vom hinteren Bauche des M. digastricus, zu der sie umhüllenden Gl. submaxillaris, von da am vorderen Masseterrande über den Unterkieferrand hinweg ins Gesicht bis zum inneren Augenwinkel. Äste:

a) *A. palatina ascendens*, zwischen M. styloglossus und M. stylopharyngeus zum Pharynx und (mit dem *Ramus tonsillaris*) zu den Tonsillen und dem weichen Gaumen;

b) *A. submentalis*, unterhalb des M. mylohoideus bis zum Kinn (*Rami glandulares* zur Gl. submaxillaris);

c, d) *A. labialis inferior* und *superior*, zur Unter- und Oberlippe und Nasenscheidewand;

e) *A. angularis*, Endast, zum Nasenflügel und Nasenrücken; am inneren Augenwinkel Anastomose mit der A. dorsalis nasi aus der A. ophthalmica.

Mediale Äste.

4. *A. pharyngea ascendens*, an der seitlichen Pharynxwand aufwärts zur Schädelbasis; Ursprung oberhalb der Teilungsstelle der beiden Carotiden. Äste: *Rami pharyngei* an den Pharynx; *A. meninga posterior* mit mehreren Ästchen durch das For. lacerum, For. jugulare und den Canal. hypoglossi zur Dura mater; *A. tympanica inferior* mit dem N. tympanicus durch den Canaliculus tymp. zum Promontorium.

A. palatina ascendens vertritt den gleichnamigen Ast der A. maxillaris externa, wenn dieser fehlt.

Hintere Äste.

5. *A. sternocleidomastoidea*, über dem N. hypoglossus zu ihrem Muskel.

6. *A. occipitalis*, läuft unter dem hinteren Bauche des M. digastricus rück- und aufwärts, dann im Sulcus a. occipitalis des Schläfenbeins und weiterhin bedeckt vom M. longissimus und splenius capitis nach hinten, um nach Durchbohrung der Trapezius-Sehne an die Oberfläche zu gelangen. Die Endäste versorgen Hinterhaupt (*Rami occipitales* mit verschiedenen Anastomosen) und Scheitelgegend und Dura mater (*Ramus meningeus* durch das For. parietale, unbeständig); die übrigen Äste sind: *Ramus mastoideus* gleichfalls zur Dura mater [For. mastoideum]; *Rami musculares*, oft aus einem gemeinsamen Aste, dem *Ramus descendens*, kommend, abwärts zur Nackenmuskulatur.

7. *A. auricularis posterior*, vor dem Proc. mastoideus und hinter der Ohrmuschel aufwärts. Äste: *Ramus auricularis* zu letzterer; *Ramus occipitalis* zur Haut hinter dieser; *A. stylomastoidea* durch das gleichnamige Loch in den Canalis facialis, schickt Zweige zur Schleimhaut der Paukenhöhle (*A. tympanica post.*), zu den Cellulae mastoid. (*Rami mastoidei*), zum M. stapedius (*Ramus stapedius*) und ihren Endast durch den Canalis facialis zur Dura mater.

Endäste.

8. *A. temporalis superficialis*, vor dem Ohre aufwärts zur Schläfengegend; hier Teilung in die Endäste: *Ramus frontalis* und *parietalis*. Zuvor abgehende Äste: *Rami parotidei* zu ihrer Drüse; *A. transversa faciei*, von letzterer bedeckt, nach vorn zum Gesicht; *Rami auriculares anteriores* rückwärts zum Ohre; *A. zygomaticoorbitalis* oberhalb des Jochbogens vorwärts zum lateralen Augenwinkel; *A. temporalis media* nach Durchbohrung der Fascia temporalis zu ihrem Muskel.

9. *A. maxillaris interna*, an der Innenfläche des Unterkiefers zwischen den Kaumuskeln hindurch median-vorwärts zur Fossa pterygopalatina; hier Teilung in die Endäste. An dem Verlaufe der Arterie 4 Strecken und dementsprechend 4 Gruppen von Ästen zu unterscheiden:

I. Erste Strecke, medial vom Unterkiefergelenke:

a) *A. auricularis profunda* zum Kiefergelenk und äußeren Gehörgang;

b) *A. tympanica anterior* durch die Fissura petrotympanica (Glaseri) zur Paukenhöhle;

c) *A. meningea media* durch das For. spinosum in die Schädelhöhle, versorgt ein großes Gebiet der Dura mater und des Schädeldaches; Ästchen: *Ramus petrosus superficialis* zum Tensor tympani und mit einem Ast, *A. tympanica sup.*, durch den Hiatus canal. facialis zur Paukenhöhle (Anastomose mit der A. stylomastoidea); *Ramus meningeus accessorius*, unbeständig, durch das For. ovale zur Dura mater;

d) *A. alveolaris inferior*, verläuft im Canalis mandibulae, Knochen, Zähne und Zahnfleisch versorgend; Endast: *A. mentalis* aus dem For. mentale heraus zum Kinn; der *Ramus mylohyoideus* zweigt sich vor der Öffnung des Canalis mandibulae zu seinem Muskel ab.

II. Zweite Strecke, zwischen den Kaumuskeln:

e) *A. masseterica*
f) *Aa. temporales profundae posterior et anterior* } zu ihren Muskeln
g) *Rami pterygoidei*

III. Dritte Strecke, am Tuber maxillare:

h) *A. buccinatoria*, längs dem oberen Rande des gleichnamigen Muskels zu diesem und zur Wange;

i) *A. alveolaris superior posterior*, verläuft mit mehreren Ästchen in den gleichnamigen Kanälen zu den oberen Backzähnen, oft von der folgenden sich abzweigend;

k) *A. infraorbitalis*, durch den Canalis infraorbitalis zum Gesicht (hier Anastomosen, besonders mit Ästen der A. maxillaris externa); Äste: *Aa. alveolares superiores anteriores*, durch die gleichnamigen Kanäle zu den oberen Schneidezähnen und zum Eckzahn.

IV. Endäste in der Fossa pterygopalatina:

l) *A. palatina descendens*, durch den Canalis pterygopalat. abwärts, sendet durch das For. palat. majus die *A. palatina major*, die am knöchernen Gaumen nach vorn verläuft, und durch die Foramina palat. min. die *Aa. palatinae minores* zum weichen Gaumen und zu den Tonsillen;

m) *A. canalis pterygoidei* (*Vidii*), rückwärts durch ihren Kanal zur Tube und zum Pharynx; oft ein Ast der vorigen;

n) *A. sphenopalatina*, medianwärts durch das gleichnamige Loch in die Nasenhöhle, verästelt sich am oberen Pharynx, an den Muscheln, Labyrinth nebst Nebenhöhlen und der Scheidewand der Nasenhöhle (*Aa. nasales posteriores laterales et septi*).

A. carotis interna.

Beschreibt auf ihrem Verlaufe fünf Biegungen: 1. Biegung von der lateralen um die hintere zur medialen Seite der A. carotis externa, Verlauf dabei zugleich aufwärts zur Seite des Pharynx und medial-vorn von der V. jugul. int. (zwischen beiden Arterien treten die Mm. styloglossus und stylopharyngeus durch); 2. Biegung, medianwärts konvex unterhalb der Schädelbasis; 3. Biegung, aufwärts konvex, im Canalis carot.; 4. Biegung von gleicher Richtung im Sulcus carot. des Keilbeinkörpers (umschlossen vom Sinus cavern.); 5. Biegung vorwärts konvex hinter dem For. opticum. Schließlich durchbohrt die Arterie die Dura mater und teilt sich in die *A. ophthalmica* und die *Aa. cerebri*; vorher gibt sie neben anderen kleinen Ästchen im Canalis carot. den *Ramus caroticotympanicus* zur Paukenhöhle ab.

1. *A. ophthalmica*, zieht spiralig erst unterhalb, vom For. opticum ab lateral vom Sehnerven in die Augenhöhle, sodann über den Nerven hinweg median- und vorwärts zum inneren Augenwinkel. Versorgungsgebiet: Auge, Stirn, oberes Nasengebiet. — Äste:

a) *A. centralis retinae*, innerhalb der Achse des Sehnerven, dessen Hülle sie durchbohrt, zur Retina (beim Fetus bis in den Glaskörper und zur Linsenkapsel).

b) *A. lacrimalis*, an der lateralen Orbitalwand entlang dem oberen Rande des M. rectus lat. zur Tränendrüse; Äste: *Aa. palpebrales laterales*, am äußeren Augenwinkel zum oberen und unteren Lid (vgl. Aa. palpebrales medial.).

c) *Rami musculares* zu den Augenmuskeln; Äste derselben: *Aa. ciliares anteriores*, an der Außenfläche der Sklera bis zum Hornhautrande und durch die Sklera zur Iris.

Aa. episclerales, Ästchen der Aa. ciliares ant., versorgen die Oberfläche des vorderen Teiles der Sklera (Netzbildung, Anastomosen).

d) *Aa. ciliares posteriores longae et breves*, durchbohren in der Umgebung des Sehnerveneintrittes die Sklera; die kurzen versorgen die Chorioidea, die langen Iris und Ciliarkörper.

e) *A. supraorbitalis*, mit dem gleichnamigen Nerven unter der Orbitaldecke vorwärts zur Incisura supraorbitalis, von da aufwärts zur Stirn.

f) *A. ethmoidalis posterior*, durch das gleichnamige Loch zu den hinteren Siebbeinzellen.

g) *A. ethmoidalis anterior*, durch das gleichnamige Loch zur Schädelhöhle; von hier — nach Abgabe der *A. meningea anterior* zur Dura mater — durch die Lamina cribrosa zum vorderen Teile der Nasenhöhle.

h) *Aa. palpebrales mediales*, eine obere und untere, am inneren Augenwinkel zur Conjunctiva, zum Tränensack und zu den Augenlidern, an den freien Rändern der letzteren gemeinsam mit den Aa. palpebrales laterales den *Arcus tarseus superior* und *inferior* bildend.

Aa. conjunctivales anteriores et posteriores, versorgen die Conjunctiva bulbi und stammen aus den Aa. palpebrales mediales und laterales und den Rami musculares.

Siehe außerdem Gefäße des Augapfels unter Sehorgan.

Endäste:

i) *A. frontalis*, medial von der A. supraorbitalis durch die Incisura front. zur Stirn.

k) *A. dorsalis nasi*, über dem Lig. palpebr. mediale zur Glabella, zum Rücken und seitlichen Gebiet der Nase; Anastomose: A. angularis.

2. *Aa. cerebri* (Fig. 17): a) *A. cerebri anterior*. Die beiderseitigen Arterien laufen nebeneinander das ganze Corpus callosum (bis zum Splenium) entlang, dieses und die medialen Hemisphärenflächen versorgend; am Rostrum corp. callosi anastomosieren sie durch die *A. communicans anterior*.

b) *A. cerebri media*, der stärkste Ast, seitwärts in die Fissura cerebri lat. zur Versorgung der angrenzenden Lappen.

c) *A. chorioidea*, mit dem Tractus opticus lateral-rückwärts in das Unterhorn zum Plexus chorioideus.

d) *A. communicans posterior*, gerade rückwärts zur Verbindung mit der A. cerebri posterior (vgl. Circulus arteriosus unter A. basilaris).

A. subclavia.

Verläuft über die Pleurakuppel bogenförmig und lateralwärts zur ersten Rippe, in deren Sulcus subclaviae sie zwischen M. scalenus anterior und medius zu liegen kommt, gelangt sodann unter die Clavicula. Versorgungsgebiet: obere Extremität, Teile des Halses, der Brust und des Gehirns. Ihre fünf Äste (Fig. 18), außer der A. transversa colli vor dem Eintritt der Arterie in den Scalenusspalt entspringend, sind:

1. *A. vertebralis*, durchläuft vier Strecken: a) hinter dem M. scalenus ant. zum 6. Halswirbel, b) durch alle Foramina transversaria außer dem des 7. Halswirbels, c) rückwärts gekrümmt in der nach ihr benannten Furche des Atlas, d) nach Durchbohrung der Membrana atlantooccipit. post. durch den Wirbelkanal und das For. occipit. magnum in die Schädelhöhle, hier zwischen Clivus und Medulla oblong. bis zum vorderen Rande der letzteren, wo sie sich mit der anderseitigen Arterie zur *A. basilaris* vereinigt. Letztere zieht median zwischen Clivus und Brücke vorwärts bis vor deren vorderen Rand, wo sie in ihre beiden Endäste, die *Aa. cerebri posteriores*, zerfällt. — Äste der A. vertebralis: 1. auf der Strecke b die *Rami spinales* in den Wirbelkanal, 2. in der Schädelhöhle (Fig. 17):

a) *A. spinalis anterior*, ein aus Verschmelzung des rechts- und linksseitigen Astes entstehendes unpaares Gefäß, in medianem Verlaufe abwärts an der Vorderseite des Rückenmarks; Anastomosen mit den Rami spinales.

b) *A. spinalis posterior*, an der hinteren Seitenfläche des Rückenmarkes abwärts; Anastomosen mit dem anderseitigen Aste und den Rami spinales.

c) *Ramus meningeus*, zur Dura mater der hinteren Schädelgrube.

d) *A. cerebelli inferior posterior*, zum Kleinhirn.

Äste der *A. basilaris* (Fig. 17):

a) *A. auditiva interna*, durch den Porus acusticus int. zum inneren Gehörorgan (Näheres s. dort).

b) *A. cerebelli inferior anterior*, zum Kleinhirn.

c) *Rami ad pontem.*

d) *A. cerebelli superior*, zum Kleinhirn.

e) *A. cerebri posterior*, um den Pedunculus cerebri herum lateral-rück- und aufwärts zum hinteren Teile des Großhirns.

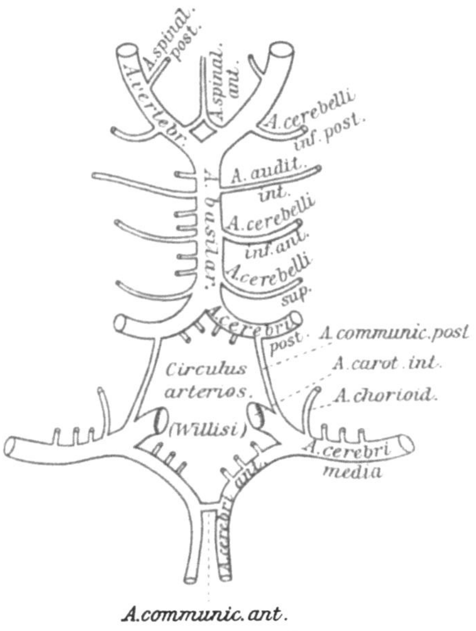

Fig. 17. Circulus arteriosus (Willisi). Äste der A. basilaris, Hirnäste der A. carotis interna. (Nach Rauber.)

Anastomose mit der A. carotis interna vermittelst der A. communicans posterior und dadurch Abschluß des sechsseitigen *Circulus arteriosus* (*Willisi*); diesen bilden demnach:

vorn — A. communicans anterior (1)

an jeder Seite { vorn — A. cerebri anterior (2 und 3)
hinten — ein kurzer Teil der A. carotis int. + A. communicans posterior (4 und 5)

hinten — Aa. cerebri posteriores dextra et sinistra (6).

Seiner Lage nach der Sella turcica entsprechend, umschließt der Circulus das Chiasma, Tuber cinereum und die Corpora mamillaria.

2. *A. mammaria interna*, zuerst über die Pleurakuppel hinweg und hinter dem Sternoclaviculargelenk, dann hinter den vorderen Rippenenden am Seitenrande des Brustbeins abwärts bis zum 6. oder 7. Rippenknorpel, wo sie in ihre Endäste zerfällt. Äste:

a) *Aa. mediastinales anteriores, Aa. thymicae, Rami bronchiales* zu den Versorgungsgebieten, nach denen sie benannt sind.

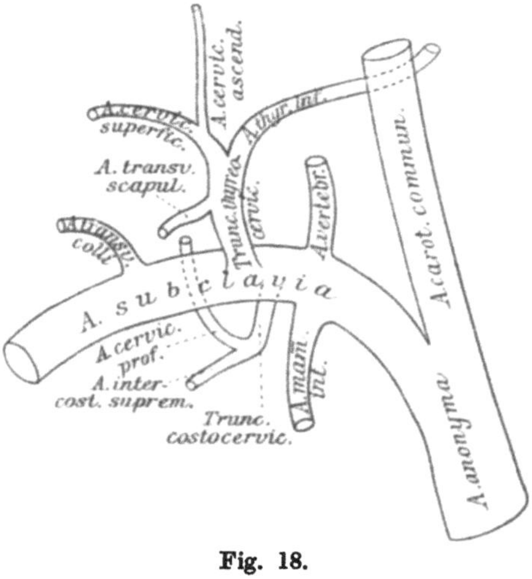

Fig. 18.
Astfolge der A. subclavia dextra (nach Rauber).

b) *A. pericardiacophrenica*, in Begleitung des N. phrenicus an der Seite des Herzbeutels abwärts bis zum Zwerchfell.

c) *Rami sternales* (oft aus den Ästen a oder b stammend) zur hinteren Brustbeinfläche.

d) *Rami perforantes*, dringen durch die 5 bis 6 oberen Interkostalräume nach außen und versorgen Muskulatur (*R. musculares*), Haut (*R. cutanei*) und Brustdrüse (*R. mammarii*).

e) *Rami intercostales*, meist je zwei Äste zu einem Interkostalraum, mit den Interkostalarterien aus der Aorta zusammenfließend; die Äste für die sechs oberen Interkostalräume kommen direkt aus dem Stamme, die für die fünf unteren Interkostalräume aus der A. musculophrenica.

f) *Ramus costalis lateralis*, nicht beständig, vom obersten Teile des Stammes lateral-abwärts an der inneren Thoraxwand, anastomosierend mit den Interkostalarterien.

Endäste, ein lateraler (g) und ein medialer (h):

g) *A. musculophrenica*, über dem Zwerchfellansatz lateral-abwärts hinter den unteren Rippenknorpeln; Zweige zum Zwerchfell und in die Interkostalräume (s. oben).

h) *A. epigastrica superior*, nach Durchbohrung des Zwerchfells (zwischen Pars costalis und sternalis) an der hinteren Fläche des M. rectus abdom. abwärts; in der Nabelgegend die wichtige Anastomose mit der A. epigastrica inferior.

3. *Truncus thyreocervicalis*, ein kurzer Stamm an der inneren Seite des M. scalenus ant. mit vier Ästen:

a) *A. thyreoidea inferior*, hinter der Carotis communis in medianwärts konvexem Bogen zur Schilddrüse. Außer den *Rami glandulares* zur letzteren gibt sie ab die *A. laryngea inferior*, die mit dem gleichnamigen Nerven zur hinteren Larynxfläche zieht und *Rami pharyngei* zum Pharynx sendet, sowie die *Rami oesophagei* und *tracheales* zu ihren Versorgungsgebieten.

b) *A. cervicalis ascendens*, neben dem N. phrenicus zwischen Mm. scalenus ant. und longus capit. aufwärts bis zur äußeren Schädelbasis. Äste: *Rami spinales* zum Wirbelkanal, *Rami musculares* zu den hinteren Halsmuskeln, oft auch zu den tiefen Nackenmuskeln (*Ram. profundus*).

c) *A. cervicalis superficialis*, oberflächlich, durch die Fossa supraclavicularis major bis zum vorderen Rande des Trapezius.

d) *A. transversa scapulae*, parallel mit der vorigen, aber tiefer als diese, zieht vor dem M. scalenus ant. lateralwärts hinter die Clavicula, gelangt über das Lig. transversum scapulae sup. zur Fossa supraspin., von da durch die Incisura colli scapulae zur Fossa infraspin.; hier Anastomose mit der A. circumflexa scapulae (aus der A. axillaris). Äste zu den Muskeln der beiden Gruben und zuvor zur Gegend des Acromion (*R. acromialis*).

4. *Truncus costocervicalis*. Ursprung am hinteren Umfange der Subclavia neben der 1. Rippe. Äste:

a) *A. cervicalis profunda*, hinter den Querfortsätzen der Halswirbel auf dem M. semispinalis cervicis aufwärts zu den tiefen Nackenmuskeln.

b) *A. intercostalis suprema*, abwärts vor dem Halse der 1. und 2. Rippe, dann vorwärts umbiegend mit zwei Ästen in die beiden oberen Interkostalräume; ihre *Rami dorsales* und *spinales* verhalten sich wie die entsprechenden Zweige der übrigen Aa. intercostales (aus der Aorta).

5. *A. transversa colli*, variierend. Meist entspringt sie nach dem Durchtritte der Subclavia durch die Scalenusspalte hinter dem Schlüsselbeine und läuft in der Tiefe der Fossa supraclavicul. maj. zwischen dem Plexus brachialis hindurch zu dem Angulus medialis scapulae, wo sie sich in einen *Ramus ascendens* für die Nackenmuskeln und einen *Ramus descendens* für die Schulterblatt- und Rückenmuskeln teilt.

A. axillaris

ist der fortgesetzte Stamm der A. subclavia vom unteren Rande des Schlüsselbeins bis zum unteren Rande des M. pectoralis major; sie verläuft, vom Plexus brachialis umgeben (Fig. 87 u. 88), schräg lateralwärts durch die Achselhöhle, deren Wandungen sie mit ihren Ästen versorgt. Äste:

Rami subscapulares sind kleinere Zweige zum M. subscapularis.

1. *A. thoracalis suprema* (nach vorn) dringt zwischen Mm. pectoralis minor und major ein, die sie nebst dem M. serrat. ant. versorgt.

2. *A. thoracoacromialis* (nach vorn) über den oberen Rand des M. pectoralis minor, schickt den *Ramus acromialis* zum Acromion, wo er mit dem Ramus acromialis der A. transversa scapulae das *Rete acromiale* bildet, den *Ramus deltoideus* zum M. deltoideus und die *Rami pectorales* zu den Brustmuskeln.

3. *A. thoracalis lateralis* (medianwärts) verläuft mit dem N. thoracalis longus auf dem M. serratus ant., den sie versorgt, und schickt die *Rami mammarii externi* zur Brustdrüse.

4. *A. subscapularis* (nach hinten) teilt sich in die *A. thoracodorsalis*, die, parallel dem äußeren Schulterblattrande verlaufend, die Mm. latissimus dorsi und serrat. ant. versorgt, und in die *A. circumflexa scapulae*, die, zur Fossa infraspinata ziehend, die Mm. teretes und infraspinat. versorgt und mit der A. transversa scapulae anastomosiert.

5. *A. circumflexa humeri anterior* (lateralwärts), vor dem Collum chirurgicum humeri verlaufend, anastomosiert mit dem stärkeren, folgenden Aste.

6. *A. circumflexa humeri posterior* gelangt vor dem Caput longum m. tricipitis und unter dem M. teres minor an die hintere Fläche des Collum chirurgicum humeri und gibt Zweige an diese Muskeln, an das Schultergelenk und den M. deltoideus.

A. brachialis

ist der fortgesetzte Stamm der A. axillaris; verläuft im Sulcus bicipitalis medialis vom unteren Rande des M. pectoralis maj. bis zur Ellenbeuge, wo sie sich unter dem Lacertus fibrosus in die *A. radialis* und *A. ulnaris* teilt. Äste:

1. *A. profunda brachii* gelangt mit dem N. radialis zur Außenseite des Oberarms, zweigt den *R. deltoideus* für die Mm. deltoid. und brachial. ab, die *A. collateralis media* für den M. triceps, die *Aa. nutriciae humeri* für das Oberarmbein und endet als *A. collateralis radialis*, hinter dem Septum intermuscul. lat. herabziehend, im Rete articulare cubiti.

2. *A. collateralis ulnaris superior* verläuft mit dem N. ulnaris hinter dem Septum intermuscul. mediale und versorgt die Mm. brachialis und triceps (Äste zum Rete articulare cubiti).

3. *A. collateralis ulnaris inferior* entsteht über dem Epicondyl. humeri medialis, durchbohrt das Septum intermuscul. mediale und versorgt die benachbarten Muskeln (Äste zum Rete articul. cubiti).

A. radialis,

anfänglich zwischen den Mm. brachioradialis und pronator teres, dann zwischen den Mm. brachioradialis und flexor carpi radialis (in der distalen Strecke oberflächlich) verlaufend, gelangt zwischen Proc. styloid. radii und Os naviculare zum Handrücken unter die Sehnen der Mm. abductor pollic. long. und extensor pollic. brevis, dann unter der Sehne des M. extensor pollic. longus zum ersten Zwischenknochenraum, wo sie zwischen den Köpfen des M. inteross. dorsalis I zur Hohlhand sich wendet. Hier endet sie dorsal von den Beugesehnen als *Arcus volaris profundus*. Äste:

1. *A. recurrens radialis* gegen den Epicondylus lateralis zur Muskulatur und zum Rete articul. cubiti, anastomosiert mit der A. collateralis radialis.

2. *Rami musculares* zu den am Radius verlaufenden Muskeln.

3. *Ramus carpeus volaris* am distalen Rande des M. pronator quadratus zum Rete carpi volare.

4. *Ramus volaris superficialis* entspringt vor dem Abbiegen der A. radialis zum Handrücken, verläuft oberflächlich am Daumen der A. radialis zum Handrücken, verläuft oberflächlich am Daumenballen, versorgt hier die Muskulatur und endet im Arcus volaris superficialis.

5. *Ramus carpeus dorsalis* zweigt sich auf dem Handrücken ab zum Rete carpi dorsale.

6. *A. princeps pollicis*, in der Hohlhand entspringend, versorgt mit zwei Ästen an der Volarfläche die beiden Seiten des Daumens und mit der *A. volaris indicis radialis* den Radialrand des Zeigefingers.

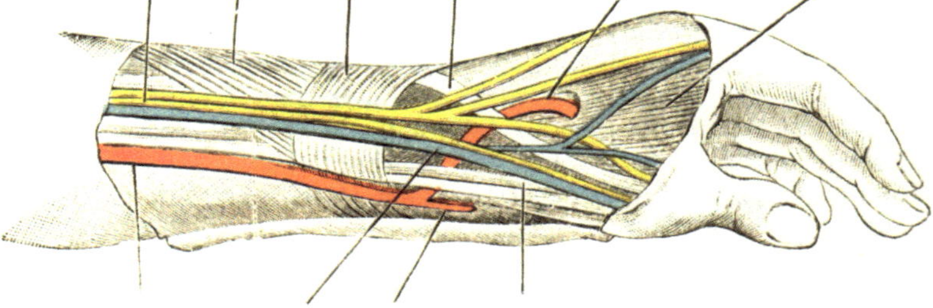

Fig. 19. Radiale Seite der Handgelenkgegend mit der Lage der A. radialis (nach v. Bardeleben u. Haeckel). Arterien rot, Venen blau, Nerven gelb.

A. ulnaris,

tiefer als die A. radialis gelegen, verläuft auf dem Bauche des M. flexor digit. prof., weiter unten zwischen der Sehne des M. flexor carpi ulnaris und den Fingerbeugesehnen, an der ulnaren Seite vom N. ulnaris begleitet, und gelangt hinter dem Lig. carpi volare und vor dem Lig. carpi transversum (neben dem Os pisiforme) zur Vola manus, wo sie sich in den stärkeren *Arcus volaris superficialis* und den schwächeren *Ramus volaris profundus* teilt. Äste:

1. *Aa. recurrentes ulnares*, eine vordere und hintere, in der Ellenbeuge, anastomosieren mit den Aa. collaterales ulnares.

2. *Rami musculares* zu den an der Ulna gelegenen Muskeln.

3. *A. interossea communis* teilt sich in die a) *A. interossea dorsalis*, die zwischen Membr. interossea und Chorda zur Rückseite gelangt, eine A. *interossea recurrens* zum Rete articul. cubiti

sendet, sich auf die Bäuche der Mm. abductor long. et extens. long. pollicis lagert und im Rete carpi dors. endet; b) *A. interossea volaris* verläuft auf der volaren Seite der Membr. interossea, versorgt die tiefen Beugemuskeln und mit perforierenden Ästen die Streckmuskeln und endet mit einem volaren Ast im Rete carpi volare und einem dorsalen, perforierenden Ast im Rete carpi dorsale; unbeständiger Ast: die den N. medianus begleitende *A. mediana.*

4. *Ramus carpeus dorsalis* gelangt um das untere Ulnarende zum Rete carpi dorsale.

5. *Ramus carpeus volaris* zum Rete carpi volare.

Rete articulare cubiti umspinnt die Articulatio cubiti, besonders an der Streckseite. Es beteiligen sich oben: die Aa. collat. media, collat. radial. und collat. ulnares sup. et inf.; unten: Aa. recurrens radialis, recurrentes ulnares und interossea recurrens.

*Rete carpi volare** auf der volaren Bandmasse, schwach ausgebildet; es beteiligen sich Ramus carpeus volaris a. ulnaris, Ramus carpeus volaris a. radialis, A. interossea volaris und Arcus volaris profundus.

Rete carpi dorsale auf den dorsalen Bändern, stark ausgebildet; es beteiligen sich daran die Rami carpei dorsales der A. radialis und ulnaris, A. interossea dorsalis, A. interossea volaris (dorsaler Ast). Aus diesem Rete gehen hervor drei *Aa. metacarpeae dorsales*, die auf den Mm. interossei dors. II—IV verlaufen und sich distal gabeln in je zwei *Aa. digitales dorsales* für die Fingerränder, die sie etwa bis zur Mitte des Mittelgliedes versorgen. Die *A. metacarpea dorsalis* I entspringt in der Regel aus dem Stamme der A. radialis und versorgt die Ränder des Daumens und den Radialrand des Zeigefingers. Der Ulnarrand des kleinen Fingers wird meist von einem Ast des Ramus carpeus dorsalis a. ulnaris versorgt.

Arcus volaris superficialis (Fig. 20) ist das Endstück der A. ulnaris, das sich mit dem schwachen Ram. volaris superficialis a. radialis verbindet; liegt zwischen der Aponeurosis palmaris und den Sehnen des Flexor digit. sublimis. Aus seiner Konvexität entspringen drei *Aa. digitales volares communes*, die zwischen den Sehnen verlaufen und sich distal gabeln in je zwei *Aa. digitales volares propriae.* Letztere versorgen an der Volarfläche die einander zugekehrten Flächen des 2.—5. Fingers. An der Endphalange werden bogenförmige Anastomosen gebildet. Die Arterie für den Ulnarrand des kleinen Fingers stammt aus dem Ram. volaris profundus a. ulnaris. Siehe auch A. princeps pollicis.

Arcus volaris profundus ist das Endstück der A. radialis, das sich mit dem schwachen Ram. volaris profundus a. ulnaris verbindet, liegt auf den Basen der Mittelhandknochen, dorsal von den Beugesehnen. Aus ihm entstehen vier *Aa. metacarpeae*

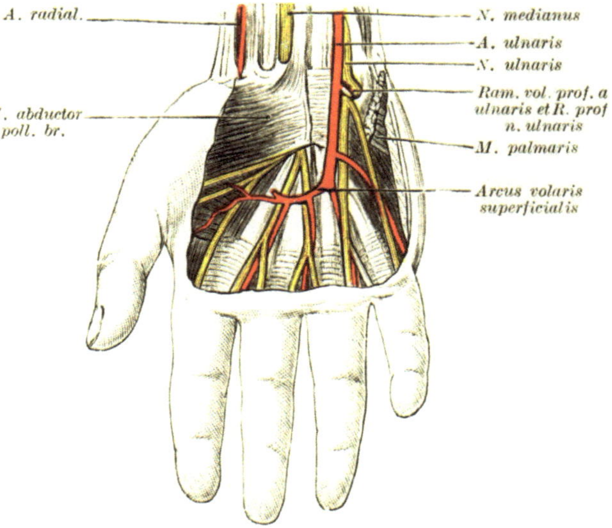

Fig. 20. Rechte Handgelenksgegend und Hohlhand. Oberflächlicher Hohlhandbogen (nach v. Bardeleben und Haeckel).

volares, die auf den Mm. interossei volares verlaufen und an der Gabelung der Aa. digitales volares comm. in diese einmünden. Sie geben drei *Rami perforantes* (durch die Mm. interossei) ab zur Anastomose mit den Aa. metacarpeae dorsales.

Aorta thoracalis (vgl. S. 149).

Verläuft kranial an der linken Seite der Wirbelkörper, kaudal näher der Medianlinie. An ihrer rechten Seite liegt oben der Oesophagus, der weiter unten vor sie tritt, unten der Ductus thorac. und die V. azygos; an ihrer vorderen Seite oben Lungengefäße und linker Bronchus, weiter unten Herzbeutel (Fig. 30). — Äste:

1. *Rami parietales.*

a) *Aa. intercostales* ziehen, die linken direkt, die rechten, nach querem Verlaufe über die Wirbelkörper, zu den Interkostalräumen (außer zu den beiden obersten, die von der A. intercostalis suprema aus der Subclavia versorgt werden). Jede Arterie teilt sich zwischen den Rippenhälsen in einen *Ramus posterior* und *anterior*.

Äste des Ramus posterior: *Ramus spinalis* in den Wirbelkanal, *Rami musculares* zu den Rückenmuskeln, *Ramus cutaneus medialis* und *lateralis* (als Endäste) zur Haut des Rückens.

Ramus anterior läuft als eigentlicher Stamm der Arterie zwischen den äußeren und inneren Interkostalmuskeln nach vorn, geteilt in einen oberen Ast entlang dem unteren Rande der oberen und einen unteren Ast entlang dem oberen Rande der unteren Rippe, anastomosiert mit dem Ram. intercostalis der A. mammaria interna. Äste des Ramus anterior: *Rami musculares* zu den Interkostalmuskeln, *Rami cutanei laterales* und *anteriores* zur Seiten- und Vorderwand der Brust und des Bauches; die lateralen Hautäste teilen sich wieder in je einen *Ramus anterior* und *posterior* und geben die *Rami mammarii laterales*, die vorderen Hautäste dagegen die *Rami mammarii mediales* zur Brustdrüse ab.

b) *Rami mediastinales*, zahlreich zum hinteren Mediastinum, versorgen Lymphdrüsen, Herzbeutel (*Rami pericardiaci*), Pleura und obere Fläche des Zwerchfells (*Aa. phrenicae superiores*).

2. *Rami viscerales.*

Kleine Äste; Ursprung und Verbreitung variierend.

Aa. bronchiales, 2—3 zur hinteren Wand der Bronchen und weiterhin zur Lunge.

Aa. oesophageae, 3—7 zum Oesophagus nebst Zweigen für den Herzbeutel (*Rami pericardiaci*).

Aorta abdominalis (vgl. S. 149),

Vor den Wirbelkörpern fast in der Medianlinie kaudalwärts. Rechts von ihr V. cava inf., vor ihr Pankreas, Pars horizontalis (inf.) duodeni und Radix mesenterii (hier Kompressionsmöglichkeit!). — Äste:

1. *Rami parietales.*

A. phrenica inferior, paarig, oft auch aus der A. coeliaca entspringend, versorgt hinteres Zwerchfell und benachbarte Bauchorgane; je ein Ast zu den Nebennieren (*Rami suprarenales superiores*).

Aa. lumbales, gewöhnlich 4 Paare, entsprechen den Aa. intercostales, ziehen hinter der lumbalen Zwerchfellportion und dem M. psoas major seitwärts zu Lenden- und Bauchmuskeln. Äste: *Ramus spinalis* in den Wirbelkanal, *Ramus dorsalis* zu Muskeln und Haut des Rückens.

2. *Rami viscerales.*

a) Unpaare Äste.

Drei Äste: *A. coeliaca* für Magen, oberen Duodenum-Teil, Leber, Pankreas, Milz; *A. mesenterica superior* für unteren Duodenum-Teil, Pankreas, Dünndarm, Caecum, Colon ascendens und transversum; *A. mesenterica inferior* für das übrige Colon und oberen Teil des Rectum. Allgemeines Charakteristikum: am Magen und Darm bogenförmige Anastomosen von Ästen desselben Stammes oder mehrerer Stämme, aus denen die direkten Äste für jene Organe hervorgehen.

1. ***A. coeliaca.***

Ursprung zwischen Hiatus aorticus und oberem Rande des Pankreas (Höhe des 12. Brustwirbels). Drei Äste:

a) *A. gastrica sinistra*, entlang der kleinen Magenkurvatur; Anastomose mit der A. gastrica dextra; Zweige auch zur Cardia und Speiseröhre (*Rami oesophagei*).

b) *A. hepatica.* Der Stamm, *A. hepatica propria*, zur Leberpforte, von hier mit einem *Ramus dexter* und *sinister* zu den beiden Leberlappen; ein Teil des rechten Astes, *A. cystica*, zur Gallenblase. Auf dem Wege zur Leberpforte gibt die A. hepatica ab:

α) *A. gastrica dextra* zur kleinen Magenkurvatur; Anastom.: A. gastrica sinistra;

β) *A. gastroduodenalis* hinter dem Pylorus abwärts mit zwei Endästen:

1. *A. pancreaticoduodenalis superior* zum Duodenum (*Rami duodenales*) und Pankreaskopf (*Rami pancreatici*), anastomosierend mit der A. pancreaticoduodenalis inferior aus der A. mesenterica sup.;

2. *A. gastroepiploica dextra*, entlang der großen Magenkurvatur, anastomosierend mit dem gleichnamigen linken Aste der A. lienalis; Zweige zum großen Netz (*Rami epiploici*).

c) *A. lienalis*, hinter dem Magen, entlang dem oberen Rande des Pankreas zur Milz. Äste:

α) *Rami pancreatici*;

β) *Rami lienales*, zahlreich in den Hilus der Milz; von diesen abzweigend die *Aa. gastricae breves* zum Magenfundus;

γ) *A. gastroepiploica sinistra*, zur großen Magenkurvatur; auch Äste zum großen Netz; Anastom.: A. gastroepiploica dextra.

2. *A. mesenterica superior.*

Entspringt etwas tiefer als die A. coeliaca, tritt zwischen Pankreas und Pars ascendens duodeni in die Mesenteriumwurzel und zieht mit nach links hin konvexem Bogen nach der rechten Fossa iliaca. Äste:

Aus der konvexen Seite des Bogens entspringen:

a) *Aa. intestinales*, etwa 15, zum Jejunum (*Aa. jejunales*) und Ileum (*Aa. ileae*); die bogenförmigen Anastomosen dieser Äste wiederholen sich mehrfach.

Aus der konkaven Seite des Bogens entspringen:

b) *A. pancreaticoduodenalis inferior*; Anastom.: A. pancreaticoduodenalis superior;

c) *Aa. colicae* (mit weiten Anastomosenbogen):

α) *A. ileocolica*, gewöhnlich Endast des Stammes, zum Ende des Ileum und Anfangsteil des Colon ascendens; ein Zweig, *A. appendicularis*, zum Wurmfortsatz;

β) *A. colica dextra*, bisweilen zwei, zum Colon ascendens; Ursprung oberhalb der vorigen;

γ) *A. colica media*, bisweilen zwei, zum Colon transversum; Ursprung oberhalb der vorigen und unterhalb der A. pancreaticoduodenalis inferior.

3. *A. mesenterica inferior.*

Entspringt in der Höhe des 3. Lendenwirbels und begibt sich nach links unten ins Mesocolon; Anastomosenbogen weit. Äste:

a) *A. colica sinistra*, zum Colon descendens; Anastomosenbogen mit der A. colica media und dem folgenden Aste; aus der letzteren Anastomose Zweige zum Colon sigmoideum (*Aa. sigmoideae*);

b) *A. haemorrhoidalis superior*, zum Colon sigmoideum und

zum oberen Rectum; Anastom.: A. colica sinistra und A. haemorrhoidalis media aus der Hypogastrica.

b) Paarige Äste.

1. *A. suprarenalis media*, rechtwinklig zur Nebenniere.

2. ***A. renalis***, unterhalb der A. mesenterica superior (Höhe des 2. Lendenwirbels) rechtwinklig zur Niere, vor dem Hilus mehrfache Teilung; ein oder mehrere Ästchen zur Nebenniere (*A. suprarenalis inferior*).

3. *A. spermatica interna*, entspringt unterhalb der A. renalis (die beiderseitigen gewöhnlich in ungleicher Höhe), zieht vor dem M. psoas in schräger Kreuzung mit dem Ureter abwärts (Fig. 23), dann mit dem Samenstrang durch den Leistenkanal als *A. testicularis* zum Hoden. Beim Weibe tritt das entsprechende Gefäß, *A. ovarica*, ins kleine Becken zum Ovarium; Anastom.: A. uterina.

A. sacralis media (vgl. S. 149).

Verläuft an der Vorderfläche des 5. Lendenwirbels, des Kreuzbeins und Steißbeins; endet im *Glomus coccygeum*, einem früher als Steißdrüse beschriebenen Gefäßknäuel. Ihre Seitenäste entsprechen den Interkostal- und Lumbalarterien; der oberste davon, *A. lumbalis ima*, anastomisiert mit der A. iliolumbalis, die übrigen mit Zweigen der A. sacralis lateralis.

A. iliaca communis (vgl. S. 149).

Zieht vom 5. Lendenwirbel ab am inneren Rande des M. psoas major lateral-abwärts bis vor die Articulatio sacroiliaca, wo sie sich in die *A. hypogastrica* und *A. iliaca externa* teilt. (Fig. 23.)

I. *A. hypogastrica.*

Zieht ins kleine Becken und gibt hier 5 parietale und 5 viszerale Äste ab; zuvor oft in zwei Hauptäste gespalten.

Rami parietales.

1. *A. iliolumbalis*, hinter dem M. psoas major lateralaufwärts; Äste: *Ramus iliacus* in die Fossa iliaca zum gleichnamigen Muskel (Anastom.: A. circumflexa ilium profunda), *Ramus lumbalis* zum M. psoas und quadratus lumborum, *Ramus spinalis* durch das letzte For. intervertebrale in den Wirbelkanal.

2. *A. sacralis lateralis*, eine oder mehrere an der vorderen Kreuzbeinfläche abwärts; versorgt die inneren Beckenmuskeln und sendet die *Rami spinales* durch die vorderen Kreuzbeinlöcher in den Canalis sacralis, sowie deren Endästchen durch die hinteren Kreuzbeinlöcher zur Muskulatur und Haut dieser Gegend. Anastom.: A. sacralis media.

3. *A. obturatoria*, läuft unterhalb der Linea terminalis gemeinsam mit dem N. obturatorius an der Innenseite des M. obturator int. vorwärts und verläßt durch den Canalis obturatorius das Becken, um sich dann in ihre Endäste, *Ramus anterior* und *posterior*, zu teilen. Ersterer versorgt in medianwärts gerichtetem Verlaufe den M. obturator ext. und das obere Gebiet der Oberschenkeladduktoren, letzterer, zwischen Tuber ischiadicum und Acetabulum rückwärts ziehend, die tiefere Schicht der äußeren Hüftmuskeln und schickt die *A. acetabuli* durch die gleichnamige Inzisur ins Lig. teres femoris und zum Schenkelkopf. Innerhalb des Beckens sendet die A. obturatoria den *Ramus pubicus* bis zur hinteren Fläche der Schambeinfuge, der am Lig. lacunare mit dem gleichnamigen Aste der A. epigastrica inferior anastomosiert.

Bei starker Ausbildung dieser für Operation der Schenkelhernien wichtigen Anastomose kann entweder der Ursprung der A. obturatoria aus der A. hypogastrica oder der Ursprung der A. epigastrica inf. aus der A. iliaca externa so verkümmert sein, daß die A. obturatoria aus der A. epigastrica inf. oder umgekehrt diese aus jener entspringt.

4. *A. glutaea superior*, meist der stärkste Ast, gelangt über dem M. piriformis mit dem N. glutaeus sup. durch das For. ischiadic. majus aus dem Becken, verästelt sich mit einem *Ramus superior* zwischen M. glutaeus medius und minimus und mit einem *Ramus inferior* zwischen M. glutaeus maximus und medius.

5. *A. glutaea inferior*, gelangt unter dem M. piriformis mit dem N. ischiadicus und N. glutaeus inf. durch das For. ischiadicum majus aus dem Becken und versorgt den M. glutaeus maximus und die benachbarten Muskeln des Oberschenkels; ein Ast begleitet den N. ischiadicus (*A. comitans n. ischiadici*).

Rami viscerales.

6. *A. umbilicalis*, läuft beim Fetus an der Seite der Harnblase zur vorderen Bauchwand, hier aufwärts (mit der anderseitigen Arterie konvergierend) zum Nabel; beim Erwachsenen obliteriert, bildet sie das *Lig. umbilicale laterale*; nur ihr An-

fangsteil, der die *Aa. vesicales superiores* zum oberen Teil der Blase sendet, bleibt wegsam.

7. *A. vesicalis inferior*, median-vorwärts zum Blasengrunde, Prostata und Samenbläschen.

8. *A. deferentialis* oder *A. uterina*. *A. deferentialis*, meist ein Zweig der A. vesicalis inferior, zieht mit dem Ductus deferens in den Leistenkanal. *A. uterina* läuft median-vorwärts gegen die Cervix uteri, dann aufwärts zur Seite des Uterus, sendet Äste an diesen und weiterhin an die Tube (*Ramus tubarius*) und den Eierstock (*Ramus ovarii*); ferner von der Cervix aus abwärts die *A. vaginalis* zur Scheide.

9. *A. haemorrhoidalis media*, oberhalb der Beckenfascie zum Rectum und M. levator ani.

10. *A. pudenda interna*, gelangt unter dem M. piriformis mit der A. glutaea inf. und dem N. pudendus durch das For. ischiadicum maj. aus dem Becken heraus und durch das For. ischiadicum min. wieder in dieses hinein, läuft hier (an der lateralen Wand der Fossa ischiorectalis), bedeckt von der Fascia obturat., vorwärts, um sich hinter dem M. transversus perinei superficial. in die *A. perinei* und *A. penis* oder *clitoridis* zu spalten. Äste:

a) *A. haemorrhoidalis inferior*, eine oder mehrere durch die Fossa ischiorectalis hindurch zum Ende des Rectums.

b) *A. perinei*, oberflächlich median-vorwärts mit Zweigen zu den Perinealmuskeln und zum Skrotum (*Aa. scrotales posteriores*) oder zu den Labia majora (*Aa. labiales posteriores*).

c) *A. penis* oder *clitoridis*, gibt zunächst zwei Äste ab:

α) *A. bulbi urethrae* oder *bulbi vestibuli* (*vaginae*) zum Bulbus urethrae oder Bulbus vestibuli, zum Diaphragma urogenitale und zur Prostata,

β) *A. urethralis* zum Corpus cavernosum urethrae (bis zur Eichel),

und spaltet sich darauf in ihre beiden Endäste:

γ) *A. profunda penis* oder *clitoridis*, die, von der medialen Seite in die Wurzel des Corpus cavernosum penis s. clitoridis eindringend, in diesem vorwärts läuft;

δ) *A. dorsalis penis* oder *clitoridis*, die unter der Symphyse zum Penis tritt und in der Rückenfurche desselben mit der anderseitigen Arterie und der V. dorsalis penis (letztere in der Mitte zwischen jenen beiden) bis zur Eichel zieht, besonders Haut des Penis und Eichel versorgend; Anastom.: A. profunda penis.

II. *A. iliaca externa*

verläuft am medialen Rande des M. psoas major von der Articul. sacroiliaca bis zur Lacuna vasorum. Äste:

1. *A. epigastrica inferior*, an der hinteren Fläche der vorderen Bauchwand im Bogen median-aufwärts verlaufend, gelangt an der Linea semicircul. (Douglasi) in die Rectusscheide, versorgt den M. rectus abdom. und anastomosiert mit der A. epigastrica sup. (vgl. Plica epigastrica). Sie gibt ab den *Ramus pubicus*, der medianwärts gegen die Symphyse verläuft und mit dem Ramus pubicus a. obturatoriae anastomosiert (*Ramus obturatorius*) (vgl. S. 169). Ferner entspringt aus ihr die *A. spermatica externa* (beim Weibe *A. lig. teretis uteri*), die durch den inneren Leistenring zu dem Samenstrang und den Hüllen des Hodens gelangt.

2. *A. circumflexa ilium profunda*, lateral-aufwärts gegen die Spina iliaca ant. sup., folgt der Crista iliaca und anastomosiert mit der A. iliolumbalis.

A. femoralis

ist der fortgesetzte Stamm der A. iliaca ext. von der Lacuna vasorum bis zum Hiatus tendin. adductorius; verläuft proximal in der Fossa iliopect., distal im Canalis adductorius (Hunteri).

Oberflächliche Äste entspringen in der Höhe der Fossa ovalis:

1. *A. epigastrica superficialis* nach oben zur vorderen Bauchwand.

2. *A. circumflexa ilium superficialis* lateralwärts längs dem Lig. inguinale.

3. *Aa. pudendae externae* medianwärts zu den äußeren Genitalien, enden als *Aa. scrotales* oder *labiales anteriores. Rami inguinales* versorgen die Leistendrüsen.

Tiefe Äste:

4. ***A. profunda femoris***, das ernährende Gefäß des Oberschenkels, entspringt einige Zentimeter unterhalb des Lig. inguinale aus der A. femoralis, hinter der sie liegt, gibt vordere *Rami musculares* ab und teilt sich bald in folgende Äste:

a) *A. circumflexa femoris medialis* wendet sich medianwärts zum oberen Rand des M. pectineus und verläuft um das Collum femoris zur Fossa trochanterica. *Ramus superficialis* zum M. pectineus und zu den angrenzenden Adductoren. *Ramus profundus* zu den Rotatoren des Hüftgelenks. *Ramus acetabuli* zum Hüftgelenk.

b) *A. circumflexa femoris lateralis* verläuft lateralwärts hinter dem M. rectus femoris unterhalb des Trochanter major. *Ramus ascendens* versorgt die Mm. sartorius, tensor fasciae, iliopsoas und glutaei. *Ramus descendens* versorgt die Mm. rectus femoris, vastus intermedius und lateralis und endet im Rete articulare genu.

c) *Aa. perforantes prima, secunda, tertia* gelangen durch Bögen der Adductorensehnen auf die Rückseite des Oberschenkels und versorgen die Flexorengruppe. Aus der ersten geht die *A. nutricia femoris superior*, aus der dritten die *A. nutricia femoris inferior* ab.

Distaler Ast:

5. *A. genu suprema* geht dicht vor dem Hiatus adductorius ab, gibt *Rami musculares* zu den Mm. vastus medialis, sartorius und gracilis, *Rami articulares* zum Kniegelenknetz. *Ramus saphenus* begleitet den N. saphenus.

A. poplitea

erstreckt sich als Fortsetzung der A. femoralis vom Austritt am Adductorenschlitz bis unter den Sehnenbogen des M. soleus, wo sie sich in die *A. tibialis anterior* und *posterior* spaltet; liegt proximal auf dem Planum poplit., dann auf der hinteren Kapselwand des Kniegelenks, distal auf dem M. popliteus (vgl. S. 137 und Fig. 21).

Muskeläste: *Aa. surales* zur Wadenmuskulatur.

Gelenkäste: *A. genu superior lateralis* (stärker) und *A. genu superior medialis* (schwächer) umschlingen die Gelenkknorren des Femur. *A. genu media* dringt durch die hintere Wand in das Innere des Gelenks (Ligg. cruciata). *A. genu inferior lateralis* (schwächer) verläuft unter dem Caput lat. m. gastrocnemii in der Höhe der Gelenkspalte. *A. genu inferior medialis* (stärker) verläuft unter dem Caput mediale m. gastrocnemii um den Condyl. tibiae medialis.

A. tibialis anterior

geht oberhalb der Membr. interossea nach vorn, verläuft hier am lateralen Rande des M. tibialis ant. auf der Zwischenknochenhaut abwärts und gelangt am oberen Sprunggelenk hinter die tiefe Schicht des Lig. cruciatum, um sich dann in die *A. dorsalis pedis* fortzusetzen. Sie versorgt die vordere Muskelgruppe des Unterschenkels und gibt ab

proximal: *A. recurrens tibialis posterior* vor, *A. recurrens tibialis anterior* nach dem Durchtritt auf die vordere Fläche der Membrana interossea;

distal: *Aa. malleolares anterior medialis* und *lateralis* auf dem Periost der Knöchel nach hinten verlaufend.

Das *Rete articulare genu* kommt zustande durch Verästelung und Anastomosenbildung der seitlichen Gelenkäste der A. poplitea, der A. genu suprema, des R. descendens a. circumflex. femoris lateralis und der Aa. recurrentes tibiales. Es bildet eine tiefe Lage auf dem Periost und der Gelenkkapsel und eine oberflächliche zwischen Fascie und Haut. Die Maschen auf der Kniescheibe heißen *Rete patellae.*

A. dorsalis pedis verläuft zwischen den Sehnen der Mm. extens. hallucis long. und brevis; gelangt zum Spatium interosseum I, wo sie sich in einen dorsalen und plantaren Ast teilt; letzterer, *Ramus plantaris profundus*, bildet mit der A. plantaris lateralis den *Arcus plantaris.* Ersterer ist die *A. metatarsea dorsalis I*, die sich distal in drei *Aa. digitales dorsales* für die Ränder des Hallux und den Großzehenrand der 2. Zehe teilt.

Seitliche Äste der A. dorsalis pedis:

1. *Aa. tarseae mediales* zum Periost und zu den Gelenkkapseln des Tarsus am inneren Fußrande sowie zur Großzehenmuskulatur.

2. *A. tarsea lateralis* verläuft unter den Muskeln des Fußrückens gegen den äußeren Fußrand zum Periost und zu den Gelenkkapseln des Tarsus und verbindet sich schließlich mit der

3. *A. arcuata*, die distal von der vorigen die A. dorsalis pedis verläßt und im Bogen, der Lisfrancschen Gelenklinie entsprechend, nach außen verläuft. Durch Verästelung der Aa. tarsalis lat. und arcuata wird das *Rete dorsale pedis* gebildet. Die A. arcuata entsendet distal: 1. die *Aa. metatarsae dorsales* II—IV, die sich in die *Aa. digitales dorsales* spalten für die einander zugekehrten Ränder der 2.—5. Zehe; 2. einen Ast für den äußeren Rand der kleinen Zehe.

A. tibialis posterior

beginnt am Sehnenbogen des M. soleus, liegt proximal auf dem M. tibial. post., gelangt dann an den lateralen Rand des M. flexor

digit. long. und biegt distal unter dem inneren Knöchel im mitt-
leren Fach des Lig. laciniat. zwischen den Sehnen des M. flexor

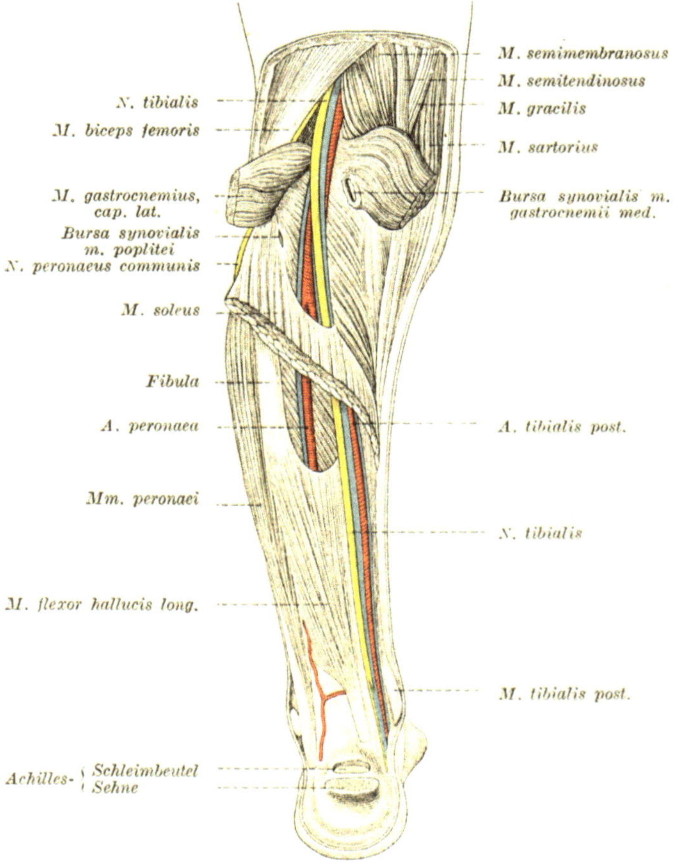

Fig. 21. Tiefe Schicht des linken Unterschenkels, von hinten gesehen (nach v. Bardeleben und Haeckel).

digit. und M. flex. hallucis long. zur Planta, wo sie sich in die schwächere *A. plantaris medialis* und die stärkere *A. plantaris lateralis* teilt. Sie gibt ab:

1. *Ramus fibularis*, Muskelast, zum Capit. fibul. verlaufend.

2. *A. peronaea* verläuft zwischen M. tibial post. und M. flex. hallucis long. zum lateralen Knöchel, versorgt diese sowie den M. soleus, gibt ab die *A. nutricia fibulae*; einen *Ramus perforans*, der auf die Vorderfläche der Membr. interossea zum Rete malleolare lat. gelangt; einen *Ramus communicans* über dem oberen Sprunggelenk zur A. tibialis post. und die *A. malleolaris posterior lateralis*, die mit der gleichnamigen vorderen Schlagader das *Rete malleolare laterale* bildet. Die Endäste sind die *Rami calcanei laterales*.

3. *A. nutricia tibiae.*

4. *A. malleolaris posterior medialis*, die mit der gleichnamigen vorderen Schlagader das *Rete malleolare mediale* bildet.

5. *Rami calcanei mediales*, die mit den lateralen Ästen der Peronaea das *Rete calcaneum* bilden.

6. *A. plantaris medialis* zwischen M. abductor hallucis und flexor digit. brevis verlaufend, versorgt mit dem *Ramus profundus* die Gebilde am inneren Fußrand. *Ramus superficialis* gelangt an den oberen Rand des M. abductor hallucis.

7. *A. plantaris lateralis* wendet sich zwischen Mm. flexor digit. brevis und quadratus plantae lateralwärts zur Gegend der Basis ossis metatarsi V, von hier im Bogen auf den Basen der Mittelfußknochen medianwärts, um mit dem Ramus plant. prof. der A. dorsalis pedis den *Arcus plantaris* zu bilden. Aus ihm gehen hervor *Aa. metatarseae plantares* I—IV, die sich an den Grundphalangen der Zehen in je zwei Äste, die *Aa. digitales plantares*, spalten. Die A. metatars. plant. I gibt außerdem einen Ast für die mediale Seite des Hallux ab; die laterale Seite der kleinen Zehe wird versorgt aus der A. plantaris lateralis. *Rami perforantes* sind Verbindungsäste zu den dorsalen Arterien an den proximalen und distalen Enden der Zwischenknochenräume.

II. *Venae*, Blutadern.

Die Venen des Körperkreislaufes sammeln sich aus drei Gebieten in ebensoviel Stämme, den *Sinus coronarius*, die *V. cava superior* und *V. cava inferior*. Zu den Systemen der beiden letzteren gehören außer tiefen Venen die Hautvenen. Die Mehrzahl der tiefen Venen verläuft mit den gleichnamigen Arterien, und begleitet sie als *Vv. comitantes* in doppelter, seltener mehrfacher Anzahl, zuweilen geflechtartig. Auch da, wo neben einer Schlagader scheinbar nur eine starke Vene verläuft, ist häufig noch eine zweite feinkalibrige vorhanden. Die Hautvenen, *Vv. cutaneae*, verlaufen ganz unabhängig von den unbedeutenden Arterien des Teguments und treten mit tiefen Venen durch zahlreiche Anastomosen in Verbindung. Letztere führen an einzelnen Regionen von der Oberfläche zur Tiefe, an anderen in umgekehrter Richtung; auch gibt es Verbindungen, die den Blutstrom in beiderlei Richtung zulassen.

A. Tiefe Venen.

Venae cordis, Herzvenen.

V. cordis magna verläuft im Sulcus long. ant., wendet sich im Sulcus coronarius um das linke Herz nach hinten und erweitert sich an der Einmündungsstelle der V. obliqua atrii sinistri zum *Sinus coronarius* (vgl. S. 144).

V. posterior ventriculi sinistri verläuft an der hinteren Fläche des linken Ventrikels und mündet in den Sinus coronarius oder die V. cordis magna.

V. obliqua atrii sinistri (*Marshalli*) verläuft an der hinteren Fläche des linken Vorhofs und mündet in den Sinus coronarius; sie beginnt in der Nähe des Sin. transv. pericard. als *Ligamentum v. cavae sinistrae,* durch das sie auch völlig ersetzt sein kann.

V. cordis media verläuft im Sulcus long. post. und mündet in den Sinus coronarius.

V. cordis parva verläuft im rechten Teil des Sulcus coronarius, sammelt Zuflüsse vom rechten Herzen und mündet in den Sinus coronarius.

Vv. cordis anteriores verlaufen an der vorderen Fläche der rechten Kammer und treten über dem Sulcus coronarius gesondert in das Atrium dextrum.

Vv. cordis minimae treten aus der Herzmuskulatur direkt in das Atrium durch die nach ihnen benannten Foramina (Thebesii).

Das *Lig. v. cavae sinistrae,* die *V. obliqua atrii sinistri* und der *Sinus coronarius* sind die Überbleibsel der fetalen linken oberen Hohlvene.

V. cava superior, obere Hohlvene,

verläuft am rechten Sternalrande, rechts von der Aorta ascendens, abwärts und mündet in der Höhe des oberen Randes des Knorpels der 3. Rippe in den rechten Vorhof; sie entsteht hinter dem Knorpel der 1. rechten Rippe aus den

Vv. anonymae dextra et sinistra (Fig. 22 und 84), von denen die erstere kürzere vertikal, die letztere längere nahezu transversal hinter dem Manubrium sterni verläuft. Eine dritte Wurzel ist die ***V. azygos*** (s. S. 182). Unbeständige Zuflüsse sind *Vv. pericardiacae* und *mediastinales*.

In die *Vv. anonymae*, deren Wurzeln das Blut aus dem Kopfe, dem Halse und den Armen sammeln, münden

1. Eingeweidevenen:

Vv. thyreoideae inferiores und *V. thyreoidea ima*, die in den Vereinigungswinkel der Anonymae tritt; sie gehen aus dem *Plexus thyreoideus impar* hervor, einem Geflecht am unteren Rande der Schilddrüse, das die *V. laryngea inferior*, *Vv. tracheales* und *oesophageae* aufnimmt. Fernere Eingeweidevenen: *Vv. thymicae*, *Vv. pericardiacae*, *Vv. mediastinales ant.*, *Vv. bronchiales ant.* und *Vv. phrenicae superiores*.

2. *V. vertebralis* begleitet die Arterie durch die Foramina transversaria, beginnt am Hinterhauptbeine, wo sie mit der V. occipitalis anastomosiert, nimmt die Abzüge der Geflechte der Halswirbelsäule auf (siehe S. 184).

3. *V. cervicalis profunda*, auf der tiefsten Schicht der Nackenmuskulatur verlaufend, anastomosiert mit der V. jugularis externa und verbindet sich kaudal häufig mit der *V. vertebralis*.

4. *V. intercostalis suprema*. Die rechte nimmt die Gefäße der 2 oder 3 oberen Brustsegmente auf und erhält eine Anastomose von der V. azygos. Die linke nimmt die Gefäße der 3 oder 4 oberen Brustsegmente auf und mündet in die V. hemiazygos accessoria ein.

5. *V. mammaria interna*, nur vor der Einmündung einfach, begleitet die Arterie doppelt, anastomosiert mit der gegenseitigen Vene; ihre Wurzel ist die *V. epigastrica superior*.

Jede *V. anonyma* entsteht durch die hinter der Articul. sternoclavicularis stattfindende Vereinigung der *V. subclavia* und *V. jugularis interna*. Das Wurzelgebiet der letzteren entspricht dem Verästelungsgebiet der A. carotis communis (während die V. jugularis externa eine Hautvene ist).

V. jugularis interna beginnt im For. jugulare mit einer Anschwellung, dem *Bulbus venae jugularis superior*, in den außer den *Sinus durae matris* (s. unten) die *V. canaliculi cochleae* mündet. Sie verläuft kranial an der hinteren Seite der A. carotis int., kaudal an der lateralen Seite der A. carotis comm. und hat vor ihrem Zusammenfluß mit der V. subclavia eine zweite Anschwellung, den mit einer Klappe versehenen *Bulbus venae jugularis inferior* (Fig. 84 und 86).

In die V. jugularis interna münden:

1. *Vv. pharyngeae*; sie entstehen aus dem *Plexus pharyngeus*, einem Geflecht an der äußeren Fläche des Pharynx, das mit den vorderen Geflechten der Halswirbelsäule und dem Plexus pterygoideus anastomosiert. Es nimmt auf die *Vv. meningeae* und *Vv. canalis pterygoidei (Vidii)*.

2. *V. lingualis* entsteht aus drei Wurzeln; die erste sind die Begleiter der A. lingualis; die zweite sind die *Vv. dorsales linguae*; die dritte ist die *V. sublingualis*. Sie beginnt an der Zungenspitze, erhält Zuflüsse aus der Gl. submaxillaris und sublingualis und verbindet sich mit der *V. comitans n. hypoglossi*.

3. *Vv. thyreoideae superiores*, der gleichnamigen Arterie entsprechend, stehen mit der V. lingualis und den Vv. thyreoid. inferiores in Verbindung. Mit der kranialen V. thyreoidea sup. verbindet sich die *V. sternocleidomastoidea*, oft auch die *V. laryngea superior*.

4. *V. facialis communis* entsteht am Angulus mandibulae durch Vereinigung der *Vv. faciales anterior et posterior*, kreuzt die A. carotis externa schräg und mündet in die V. jugularis interna in der Höhe des Zungenbeins.

a) *V. facialis anterior* (Fig. 85) setzt sich aus einem tiefen, aus dem Plexus pterygoideus entspringenden, und einem oberflächlichen Stamme zusammen. Das Wurzelgebiet des letzteren entspricht ungefähr dem Verästlungsgebiete der A. maxillaris externa. Es münden ein die *Vv. parotideae anteriores, Vv. massetericae, V. palatina* sowie Hautvenen (s. S. 190).

b) *V. facialis posterior* setzt sich ebenfalls aus einem tiefen und oberflächlichen Stamme zusammen. Das Gebiet des letzteren entspricht etwa dem der A. temp. superficialis Der tiefe, der A. maxillaris int. entsprechende Stamm ist kurz und geht aus dem *Plexus pterygoideus* hervor, einem zwischen den Mm. pterygoidei liegenden Geflechte; es nimmt auf die *Vv. meningeae mediae, Vv. temporales profundae*, ferner eine Anastomose von der V. ophthalmica inferior. Zum oberflächlichen Stamme treten: der tiefe Arm der *V. transversa faciei, Vv. parotideae posteriores, Vv. articulares mandibulae, Vv. tympanicae, V. stylomastoidea, V. temporalis media* sowie Hautvenen (s. S. 190).

Sinus durae matris,

in die Wandung der harten Hirnhaut eingeschlossene Kanäle (vgl. S. 140 Anmerk.), sammeln das venöse Blut aus den im Schädel liegenden Organen und führen es jederseits zum Bulbus v. jugularis superior ab. Man teilt sie in zwei Gruppen:

Erste (dorsale oder fornikale) Gruppe: die zum Sinus transversus sich vereinigenden Sinus.

1. *Sinus transversus*, paarig, läuft von der Protuberantia occipit. int. ab im Sulcus transv. entlang der Ansatzlinie des Tentoriums, dann im Sulcus sigmoid. bis zum Foramen jugul., wo er in den Bulbus v. jugularis sup. einmündet. Anastomosen mit extrakranialen Venen: *Emissarium mastoideum* (V. occipitalis) (vgl. S. 190) und *Emissarium condyloideum* (Plexus vertebr. anterior).

2. *Sinus sagittalis superior*, unpaar, entlang dem konvexen Rande der Falx cerebri im Sulcus sagittalis. Anastomose mit extrakranialen Venen: *Emissarium parietale* (Vv. temporales superfic.) (vgl. S. 190).

3. *Sinus sagittalis inferior*, unpaar, im konkaven Rande der Falx cerebri, mündet in den folgenden ein.

4. *Sinus rectus*, unpaar, entlang dem Verwachsungsrande der Falx cerebri mit dem Tentorium; entsteht aus dem Zusammenfluß des vorigen Sinus und der V. cerebri magna.

5. *Sinus occipitalis*, meist unpaar, nicht ganz beständig, entlang der Falx cerebelli an der Crista occipitalis int., kommt aus dem Plexus basilaris.

Der Sinus sagittalis sup., rectus und occipitalis treten vor der Protuberantia occip. int. zu dem *Confluens sinuum* zusammen, von dem nach jeder Seite hin der Sinus transv. ausgeht; sehr häufig mündet jedoch der Sinus sagittalis sup. in den rechten, der Sinus rectus in den linken Sinus transv. ein.

Unterhalb der Protuberantia occipitalis externa verbindet das *Emissarium occipitale* (gewöhnlich mehrere) die extrakranialen Venen (V. occipitalis) mit dem Confluens sinuum oder nur mit der V. diploica occipitalis.

Zweite (ventrale oder basale) Gruppe: die mit dem S. cavernosus zusammenhängenden Sinus.

6. *Sinus cavernosus*, paarig, an der Seitenfläche des Wespenbeinkörpers; die beiderseitigen verbindet am vorderen Rande der Sella turcica der *Sinus intercavernosus anterior*, an deren hinterem Rande der *Sinus intercavernosus posterior*. Diese vier

Sinus bilden zusammen den die Hypophyse umkreisenden *Sinus circularis*.

Der Sinus cavernosus schließt die A. carotis int. mit ihrem sympathischen Nervengeflecht und den N. abducens ein; in seiner Außenwand liegen die Nn. oculomotorius, trochlearis und ophthalmicus. Abflüsse nach der äußeren Schädelbasis hat er in dem *Plexus venosus caroticus internus* und dem *Rete foraminis ovalis* zum Plexus pterygoideus. — Den Hohlraum des Sinus durchsetzt ein Balkenwerk.

7. *Sinus alae parvae*, paarig, entlang dem hinteren Rande des kleinen Keilbeinflügels, mündet in den Sinus cavernosus ein.

8. *Sinus petrosus superior*, paarig, in der gleichnamigen Furche vom Sinus cavern. zum Sinus transv. (am Angulus mastoid. des Scheitelbeins).

9. *Sinus petrosus inferior*, paarig, in der gleichnamigen Furche vom Sinus cavernosus zum Bulbus v. jugularis superior.

10. *Plexus basilaris*, auf dem Clivus und am Umfange des For. occipitale magn., schließt sich vorn unmittelbar den Sinus cavernosi und petrosi an, anastomosiert abwärts mit dem inneren Venengeflecht der Wirbelsäule, rückwärts durch den *Sinus occipitalis* mit dem Sinus transversus.

Das *Rete canalis hypoglossi* verbindet den Sinus occipitalis oder Sinus petrosus inferior mit dem Plexus vertebralis anterior oder dem Bulbus v. jugul. superior.

Zuflüsse der *Sinus durae matris*

sind 1. *Vv. meningeae* aus der Dura mater selbst, 2. *Vv. diploicae* aus der Diploë der Schädelknochen, 3. *Vv. cerebri* aus dem Gehirn, 4. *Vv. auditivae internae* aus dem inneren Ohre (s. unter Gehörorgan), 5. *V. ophthalmica superior* aus der Augenhöhle.

Vv. diploicae

verlaufen in den gleichnamigen Kanälen und münden teils in die Sinus, teils durch Emissarien in äußere Schädelvenen.

a) *V. diploica frontalis* mündet in die V. frontalis oder in den Sinus sagitt. sup.; b) *V. diploica temporalis anterior* in die V. tempor. profunda oder in den Sinus alae parv.; c) *V. diploica temporalis posterior* in den Sinus transv. oder nach außen; d) *V. diploica occipitalis* in den Sinus occipit. oder nach außen.

Vv. cerebri.

1. Oberflächliche Venen: a) des Großhirns, b) des Kleinhirns.

a) *Vv. cerebri superiores* von der konvexen Fläche der Großhirnhemisphären in den Sinus sagitt. superior.

V. cerebri media aus der Fissura cerebri lat. zum Sinus cavern.; Anastomose durch die *V. ophthalmomeningea* mit der V. ophthalm. superior.

Vv. cerebri inferiores in die nächstliegenden Sinus.

b) *Vv. cerebelli superiores* in den Sinus rectus und *Vv. cerebelli inferiores* hauptsächlich in den Sinus transversus.

2. Tiefe oder innere Hirnvenen. Sie sammeln sich zu der rechten und linken, innerhalb der Tela chorioidea ventriculi III gelegenen *V. cerebri interna*; diese fließen unter dem Balkenwulst zu der unpaaren *V. cerebri magna* (*Galeni*), die in den Sinus rectus einmündet, zusammen.

Die Vv. cerebri int. erhalten Zuflüsse hauptsächlich durch die *V. terminalis* (unter der Stria terminalis verlaufend), *V. septi pellucidi*, *V. chorioidea* (aus dem Plexus chorioid. ventriculi lat.) und *V. basalis**, die von der Hirnbasis aus um den Pedunculus cerebri herum aufwärts zieht.

V. ophthalmica superior

zieht vom inneren Augenwinkel (hier Anastomose mit der V. angularis) an der inneren Orbitalwand rückwärts und tritt durch die Fissura orbitalis sup. zum Sinus cavernosus. Sie empfängt folgende Zuflüsse:

V. nasofrontalis, die Wurzel der V. ophthalmica superior.

Vv. ethmoidales anterior et posterior aus dem Siebbein (durch die gleichnamigen Öffnungen).

V. lacrimalis von den Tränendrüsen.

Vv. musculares von den Augenmuskeln,
Vv. vorticosae, *V. centralis retinae*,
Vv. ciliares anteriores et posteriores, Begleitvenen der Aa. ciliares; ersteren fließen *Vv. episclerales* zu und durch diese die
Vv. conjunctivales anteriores, die mit den in die Vv. palpebrales mündenden *Vv. conjunctivales posteriores* anastomosieren.
} Vgl. Sehorgan

V. ophthalmica inferior am Boden der Orbita rückwärts entweder zur V. ophthalmica sup. (auch direkt zum Sinus cavern.) oder durch die Fissura orb. inf. zum Plexus pterygoid.; anastomosiert mit Gesichtsvenen, nimmt Vv. musculares und ciliares auf.

V. subclavia

kreuzt die erste Rippe und verläuft vor dem M. scalenus ant., (vgl. S. 103), ist mit der Fascia colli, sowie der Fascie des M. subclavius verwachsen. Sie nimmt auf die *V. thoracoacromialis* und die *Vv. transversae colli*, falls diese nicht in die V. jugularis externa mit der *V. transversa scapulae* münden. Auch letzteres Gefäß tritt zuweilen in die V. subclavia ein. Ihr distaler Anfang ist die

V. axillaris,

die medial-vorn von der Arterie liegt (Fig. 87 und 88); außer der *V. cephalica* (s. S. 193) nimmt sie Venen auf, die den gleichnamigen Schlagadern entsprechen. Ein starker Zufluß ist die *V. thoracalis lateralis*, die Hautgefäße zuführt (s. S. 189). Ferner münden ein die *Vv. costoaxillares*, starke Anastomosen von den Vv. intercostales. Am Oberarm, Vorderarm und an der Hand finden sich paarige Begleitvenen: *Vv. brachiales, radiales, ulnares* etc. Der doppelte *Arcus volaris venos. profundus* ist im Gegensatz zu dem Verhältnis der arteriellen Bögen stärker als der *Arcus volaris venos. superficialis*. Der tiefe Bogen erhält Zufluß vom Rete carpeum volare und hat Abflüsse zum Rete venos. dorsale manus. Die *Vv. digitales volares communes* gehen distal über in den Arcus venos. marginalis palmae (s. S. 191). Die *Vv. metacarpeae volares* sammeln die Gefäße der Mm. interossei; die *Vv. digitales volares propriae* sind, falls vorhanden, dünne Stämmchen; sie werden in der Regel durch Hautvenen ersetzt. Die *Vv. metacarpeae dorsales* sammeln Gefäße aus den Mm. interossei und haben Verbindung mit dem Rete dorsale manus und mit dem tiefen Hohlhandbogen.

Hautvenen der oberen Extremität s. S. 190—193.

V. azygos (Fig. 22)

verläuft an der rechten Seite der Brustwirbelsäule im hinteren Mediastinum und biegt in der Höhe des 3. Brustwirbels nach vorn im Bogen über den rechten Bronchus, um nach Aufnahme der *Vv. oesophageae* und *Vv. bronchiales posteriores* in die V. cava sup. einzumünden. Ihre kaudale Wurzel ist die *V. lumbalis ascendens*, eine vertikale, die Vv. lumbales rechtwinklig kreuzende Anastomosenkette, deren oberstes Glied durch den Schlitz zwischen medialem und mittlerem Zwerchfellschenkel tritt. Linkerseits heißt die Fortsetzung der V. lumbalis ascendens in der Brusthöhle *V. hemiazygos*; sie geht meistens in der Höhe des 8. Brustwirbels schräg nach der rechten Seite herüber, um in die *V. azygos* einzumünden; hat aber auch eine kraniale Fortsetzung, die *V. hemiazygos accessoria*, die in die *V. intercostalis suprema sinistra* einmündet. Entsprechend ist die *V. intercostalis*

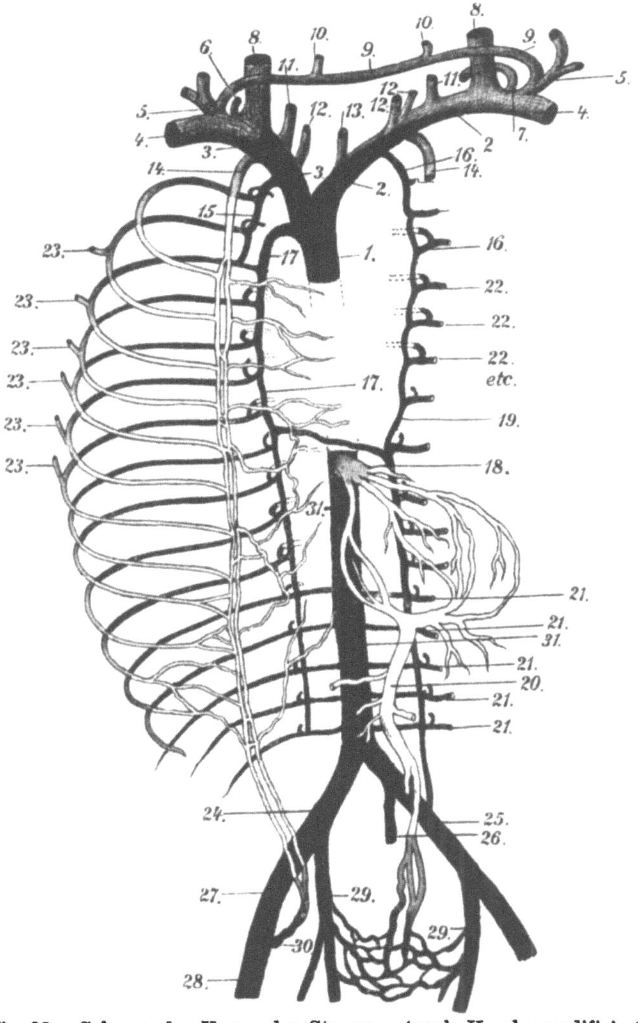

Fig. 22. Schema der Venen des Stammes (nach Henle modifiziert).
1. V. cava superior. 2. V. anonyma sin. 3. V. anonyma dextra. 4. V. subclavia. 5. V. jug. externa. 6. Ductus lymph. dexter. 7. Ductus thoracalis. 8. V. jug. interna. 9. Arcus venosus juguli. 10. V. jug. anter. 11. V. cervic. prof. u. V. vertebral. 12. Vv. thyreoideae inferiores. 13. V. thyreoid. ima. 14. V. mammaria int. 15. V. intercostalis suprema dextra. 16. V. intercost. suprema sinistra. 17. V. azygos. 18. V hemiazygos. 19. V. hemiazygos accessoria. 20. V. portae. 21. Vv. lumbales. 22. Vv. intercostales. 23. Vv. costoaxillares. 24. V. iliaca communis dextra. 25. V. iliaca communis sin. 26. V. sacralis media. 27. V. iliaca externa. 28. V. femoralis. 29. Vv hypogastricae. 30. V. epigastrica inf. 31. V. cava inferior.

suprema dextra durch eine vertikale Anastomose mit der *V. azygos* direkt oder indirekt verbunden. Die *Vv. azygos, hemiazygos* und *hemiazygos accessoria* sammeln das Blut aus der Brustwirbelsäule und der hinteren und seitlichen Brustwand durch die acht oder neun unteren Rippenvenenpaare. Die einfache *V. intercostalis* verläuft am oberen Rande der gleichnamigen Arterie und verbindet sich ventral mit der *V. mammaria interna.* Jede V. intercostalis erhält Zuflüsse von der Vorderfläche der Wirbelkörper, sowie einen starken *Ramus dorsalis,* der Zuflüsse von der Rückenmuskulatur, den Hautvenen des Rückens und den Wirbelgeflechten erhält.

An den Wirbelgeflechten kann man außer dem Brustteile einen Halsteil, der seine Abzüge in die *Vv. vertebrales,* einen Lendenteil, der sie in die *Vv. lumbales,* und einen Kreuzteil, der sie in die *Vv. sacrales laterales* entleert, unterscheiden. Die Geflechte stehen sämtlich in kontinuierlichem Zusammenhange; sie umgeben die Wirbelkörper und -bögen von außen als *Plexus venosi vertebrales externi,* die in die *Plexus venosi vertebrales anteriores* und *posteriores* geschieden werden, und liegen im Wirbelkanal als *Plexus venosi vertebrales interni,* welche die *Vv. intervertebrales* durch die Foramina intervertebr. nach außen schicken.[1] Als *Retia venosa vertebrarum* bezeichnet man die Segmente der inneren Geflechte, die durch die *Sinus vertebrales longitudinales,* je zwei an der hinteren Fläche der Wirbelkörper und an der vorderen Fläche der Wirbelbögen verlaufende Anastomosenketten, verbunden werden. Am inneren Umfange der Foramina intervertebr. finden sich Bogengefäße, die die austretenden Nerven umgeben. Die *Vv. basivertebrales* sind bogenförmige Gefäße im Innern des Wirbelkörpers, die das Blut aus der spongiösen Substanz des Körpers und des Bogens sammeln und die *Plexus venosi vertebrales ext.* und *int.* miteinander verbinden. In der Pia des Rückenmarks finden sich die *Vv. spinales externae anteriores,* unter denen sich eine longitudinale, in der vorderen Längsfurche verlaufende findet, und die *Vv. spinales externae posteriores,* unter denen sich ebenfalls eine longitudinale, in der hinteren Längsfurche verlaufende findet. Die *Vv. spinales internae* sind segmentale und zwei longitudinale, neben dem Zentralkanal verlaufende.

---

[1] Am Brustteile werden die *Vv. intervertebrales* auch als *Rami spinales vv. intercostalium* bezeichnet.

V. cava inferior, untere Hohlvene

entsteht durch Vereinigung der beiden *Vv. iliacae communes* in der Höhe des 4.—5. Lendenwirbels, läuft an der rechten Seite der Aorta die Wirbelsäule aufwärts, lagert sich in die Fossa venae cavae hepatis und tritt durch das Foramen venae cavae des Zwerchfells zur rechten Vorkammer des Herzens. Ihre Nebenwurzeln sind parietale und viszerale.

Radices parietales.

1. *Vv. phrenicae inferiores*, die gleichnamige Arterie begleitend.

2. *Vv. lumbales* nehmen Rami dorsales auf gleich den Interkostalvenen und werden durch die V. lumbalis ascendens untereinander sowie mit der V. iliaca comm. verbunden.

Radices viscerales.

1. *Vv. renales.* Die Nierenvene tritt ventral von der Arterie aus dem Hilus. Vor der Einmündung Klappen. Anastomosen mit der V. azygos oder hemiazygos. Die linke Nierenvene nimmt die V. spermatica auf, kreuzt die Aorta in der Regel ventral.

2. *Vv. suprarenales* münden öfters in die Vv. renales.

3. *Vv. spermaticae*, von denen die linke in die V. renalis sinistra mündet, entstehen aus dem *Plexus pampiniformis*, einem Geflecht, das die Gefäße des Hodens und Nebenhodens (*V. testicularis*) sammelt und vor dem Ductus deferens durch den Leistenkanal verläuft. Am inneren Leistenringe reduziert sich die Anzahl der Gefäße und fließt schließlich zu einem Stamm zusammen; kleine Gefäße des Ureter münden ein. Beim Weibe entsteht die V. spermatica aus einem Geflechte, das im Lig. latum parallel der Tuba verläuft, die Gefäße des Ovarium (*V. ovarica*) aufnimmt und mit dem Plexus uterinus anastomosiert.

4. *Vv. hepaticae*, zwei oder drei größere und eine Anzahl kleinere münden in die Hohlvene während ihres Verlaufes in der Fossa venae cavae; sie sammeln das Blut aus der Leber, das, durch die *V. portae* zugeführt, hier nochmals ein Kapillarnetz passieren muß.

V. portae, Pfortader

sammelt das Blut aus der Milz und dem Magendarmtraktus, das diesen durch die unpaaren Äste der Aorta zugeführt wird. Sie hat drei Hauptwurzeln, *Vv. lienalis, mesenterica superior* und *mesenterica inferior*, und zwei Nebenwurzeln, die *V. coronaria ventriculi*, die an der kleinen Kurvatur des Magens verläuft, und die von der Gallenblase kommende *V. cystica.*[1] Zu diesen kommt beim Fetus noch ein Ast der *A. umbilicalis*. Der Stamm der Pfortader beginnt dorsal vom Pankreaskopfe und zieht hinter der Pars sup. duodeni, dann im Lig. hepatoduodenale zur Leberpforte, wo er sich in einen Ramus dexter und sinister teilt, die sich im rechten und linken Leberlappen verästeln. (Pfortaderkreislauf.)

Topographische Bemerkung: Im Lig. hepatoduodenale liegt die V. portae dorsal, die Arteria hepatica ventral linkerseits, der Ductus choledochus ventral rechterseits.

a) *V. lienalis* verläuft am oberen Rande des Pankreas, nimmt die Milzvenen auf, die *V. gastroepiploica sinistra* von der großen Kurvatur, sowie eine Anzahl vertikaler Stämmchen des Magens, *Vv. gastricae breves*, und kleine Venen vom Pankreas.

b) *V. mesenterica superior* läuft rechts von der Arterie, nimmt auf: die *V. gastroepiploica dextra*, die mit der sinistra einen Bogen bildet; die *Vv. pancreaticoduodenales* sowie selbständige *Vv. pancreaticae* und *duodenales*; *Vv. intestinales* vom Jejunum; *V. ileocolica* vom Ileum und Caecum; *Vv. colicae dextrae* vom Colon ascendens; *V. colica media* vom Colon transversum.

c) *V. mesenterica inferior* nimmt auf: die *V. colica sinistra* vom Colon descendens, die *Vv. sigmoideae* vom Colon sigmoideum und die *V. haemorrhoidalis superior* vom oberen Teil des Rectum. Ihr Stamm trennt sich von der A. mesenter. inf., indem er im Mesocolon descendens aufwärts bis hinter das Pankreas läuft und zuletzt rechts umbiegt.

d) Die klappenlose Nabelvene, *V. umbilicalis*, führt dem Fetus aus der Placenta arterielles Blut zu; verläuft zunächst innerhalb des Nabelstrangs bis zum Nabel, dann im Lig. falciforme zur Fossa v. umbilicalis der Leber. Hier teilt sie sich in zwei Arme. Der eine mündet in den Ram. sinister der Pfortader (außerdem gelangen zuvor mehrere Ästchen direkt in die Lebersubstanz), der andere, *Ductus venosus* (*Arantii*) genannt, in die

---

[1] In der Leber selbst erhalten die Verzweigungen der Pfortader Zuflüsse, die aus dem Kapillargebiete der Arteria hepatica hervorgehen. Man bezeichnet diese kleinen Venen als innere Wurzeln der V. portae, während die obigen die äußeren Wurzeln darstellen.

V. hepatica oder direkt in die V. cava inferior. Nach der Geburt wird durch übrigens öfters unvollständige Verödung letzterer zum *Lig. venosum* (*Arantii*), ersterer zum *Lig. teres hepatis*.

Vv. parumbilicales (*Sappeyi*) entstehen aus Hautvenen und Wurzeln der Vv. epigastricae infer., verlaufen mit dem Lig. teres und münden zum Teil in die V. portae, zum Teil vermittelst der *V. parumbilicalis xiphoidea** in die V. epigastrica superior sinistra.

V. iliaca communis

reicht von der Articulatio sacroiliaca bis zum 4. Lendenwirbel. Die beiden Venen kreuzen die A. iliaca communis dextra, da sie bei ihrer Vereinigung zur unteren Hohlvene sich nach rechts

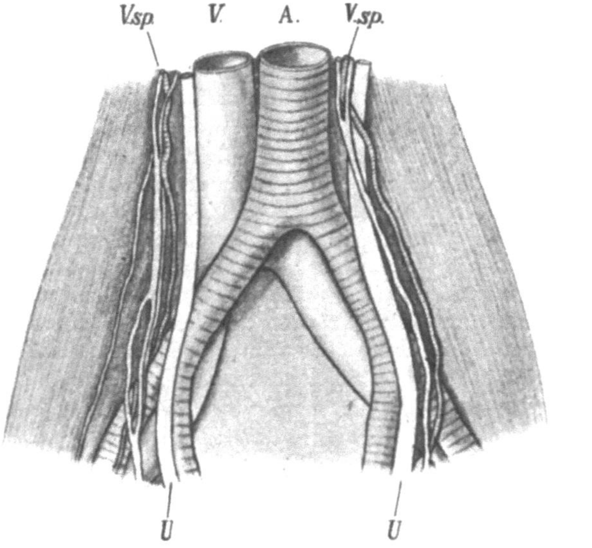

Fig. 23. Topographie der Aorta, der Vena cava inferior und der Vasa iliaca. *A* Aorta. *V* Vena cava inferior. *Vsp* Vasa spermatica. *U* Ureter (nach Hartmann).

wenden müssen. In die *V. iliaca communis sinistra* mündet die *V. sacralis media*. Jede V. iliaca communis sendet das kaudale Glied der *V. lumbalis ascendens* aufwärts und entsteht aus der Vereinigung der *V. hypogastrica* und *V. iliaca externa* (Figg. 22 u. 23).

1. *V. hypogastrica* sammelt die Gefäße des Beckens.

Die parietalen Wurzeln verlaufen in der Regel doppelt neben den Arterien: *Vv. iliolumbales, Vv. glutaeae superiores, Vv. glutaeae inferiores*. Die *Vv. obturatoriae* anastomosieren mit der V. iliaca ext. und der V. circumflexa femoris medialis und erhalten einen starken Zufluß vom Plexus pudendalis. Die *Vv. sacrales laterales* bilden mit Wurzeln der *V. sacralis media* den *Plexus sacralis anterior*, der durch die Foramina sacralia ant. dorsale und spinale Zuflüsse erhält.

Die viszeralen Wurzeln gehen aus Geflechten hervor:

Plexus haemorrhoidalis umgibt das Rectum und hat Abzüge durch die *V. haemorrhoidalis superior* zur V. mesenterica inf. (V. portae), durch die *V. haemorrhoidalis media* direkt zur Hypogastrica und indirekt zu ihr durch die *Vv. haemorrhoidales inferiores*, die in die *Vv. pudendae internae** münden.

Plexus vesicalis liegt an den Seiten der Blase, steht mit dem Plexus haemorrhoidalis und pudendalis in Verbindung.

Plexus pudendalis erstreckt sich von der hinteren Fläche der Symphyse zur Prostata oder Vagina; nimmt auf die *V. dorsalis penis (clitoridis)*, die sich unter der Symphyse kurz vor der Einmündung in zwei Schenkel spaltet, und die *Vv. profundae penis (clitoridis)*, falls diese nicht in die *Vv. pudendae internae** einmünden. Die *Vv. dorsales penis subcutaneae* entleeren sich teils in die *V. dorsalis penis*, teils in die *Vv. pudendae externae*. Die *Vv. scrotales posteriores* münden in die *Vv. pudendae internae**. Eine starke Verbindung geht vom Plexus pudendalis zur V. obturatoria sowie zur V. iliaca externa (*V. pubica**).

Plexus uterovaginalis umgibt die Wände der Scheide und des Uterus und sendet die *Vv. uterinae* zur V. hypogastrica.

2. *V. iliaca externa*, Fortsetzung der V. femoralis, beginnt an der Lacuna vasorum und liegt medial von der Arterie. Zuflüsse sind die *V. epigastrica inferior*, die *V. circumflexa ilium profunda* und die *V. pubica** vom Plexus pudendalis.

V. femoralis, Fortsetzung der V. poplitea, reicht vom Adduktorenschlitz bis zur Lacuna vasorum; im proximalen Abschnitt einfach, im distalen meist mit zwei Vv. comitantes versehen. In der Fossa ovalis nimmt sie auf die Saphena magna, sowie vermittelst dieser oder auch direkt eine Anzahl anderer Hautvenen (s. S. 189 und 195).

V. poplitea liegt im distalen Abschnitt medial, im proximalen lateral von der Arterie (vgl. S. 137 und Fig. 21) und hat eine obere *V. comitans* (*medialis*) und untere *V. comitans* (*lateralis*), die mit den Gelenkvenen Verbindung haben.

Die übrigen tiefen Venen begleiten paarig die Arterien; es finden sich also am Oberschenkel *Vv. profundae femoris, Vv. circumflexae femoris mediales et laterales, Vv. perforantes* usw.; am Unterschenkel *Vv. tibiales anteriores et posteriores, Vv. peronaeae*; am Fuß *Vv. metatarseae dorsales et plantares, Arcus venosus plantaris.* An den Zehen werden die den Arterien entsprechenden Venen durch Hautvenen ersetzt.

B. **Hautvenen**

gliedern sich nach den Regionen in Venen des Rumpfes, des Halses und Kopfes, und der Extremitäten.

1. Die Venen der vorderen Rumpfwand, *Venae subcutaneae abdominis* (*et pectoris**), bilden ein weitmaschiges Netz, das die Achsel-, Hals- und Oberschenkelvenen miteinander in Verbindung setzt (Braune); so zwar, daß aus einem neutralen Mittelgebiete der Blutstrom kraniale oder kaudale Richtung nimmt. Stärkere Abzugswege sind: *V. circumflexa ilium superficialis* und *V. epigastrica superficialis,* die in die V. femoralis oberhalb der V. saphena magna münden. Die *V. thoracoepigastrica* verbindet die V. epigastrica superfic. mit der V. thoracalis lat. und axillaris. Die Brustwarze wird von einem Kranz, *Plexus venosus mammillae,* umgeben, von dem aus die *Vv. mammariae externae** nach den Vv. axillaris, subclavia und jugularis int. führen. Kranial vom Sternum gehen Abzugswege zum Arcus venosus juguli.

In der Umgebung des Nabels biegen die Hautvenen in die Tiefe ab und setzen sich in Verbindung mit den Vv. epigastricae inf. profundae und den Vv. parumbilicales. Ferner schickt das Hautnetz Anastomosen zu den folgenden tiefen Gefäßen: Vv. epigastricae sup. profundae, mammariae internae, intercostales.

2. Die Venen der hinteren Rumpfwand, *Vv. subcutaneae dorsi**, bilden ebenfalls ein weitmaschiges Netz, das kranial mit den Netzen des Halses und Hinterhauptes, sowie der oberen Extremitäten, kaudal der unteren Extremitäten sich verbindet, während es ventral in das Netz der vorderen Rumpfwand übergeht.

Es bestehen ebenfalls reichliche Verbindungen mit tiefen Venen, insbesondere mit den Plexus ven. vertebrales posteriores, mit den Vv. intercostales, Vv. subscapulares, Vv. lumbales, iliolumbales, glutaeae super. et inferiores. Diese Anastomosen dringen teils durch Muskelinterstitien, teils durch die Substanz der Muskeln selbst in die Tiefe.

3. Die Venennetze des Halses, des Nackens und Hinterhaupts stehen untereinander in Verbindung; ihre Abzugswege führen in die *V. jugularis externa.* Die Gesichtsvenen, deren Abzugswege in die *V. facialis communis* führen (s. S. 178), stehen mit den Hautvenen des Hinterhauptes durch Netze der Regiones temporalis et parietalis in Verbindung, mit den Halsvenen durch Netze der Regiones submaxillaris et mentalis.

Als besondere Stämmchen treten hervor: *V. angularis*, vom inneren Augenwinkel abwärts ziehend; sie nimmt auf die *Vv. frontalis* und *supraorbitalis*, die *Vv. palpebrales superiores et inferiores* sowie eine tiefe Anastomose von der V. ophthalmica superior. Die V. angularis bildet die Wurzel der *V. facialis anterior*, in die die *Vv. nasales externae, Vv. labiales superior et inferior* und *V. submentalis* eintreten. Zur *V. facialis posterior* treten die *Vv. auriculares anteriores*, der oberflächliche Arm der *V. transversa faciei* und die *Vv. temporales superficiales.*

Die *V. jugularis externa* setzt sich zusammen aus der *V. auricularis posterior*, die hinter der Ohrmuschel, und der *V. occipitalis*, die hinter dem Warzenfortsatz herabkommt. Ihr Stamm verläuft zunächst am vorderen Rande des M. sternocleidomast., kreuzt darauf seine äußere Fläche und gelangt schließlich zur Fossa supraclavicul., wo er in die V. subclavia oder V. jugularis int. oder in den Vereinigungswinkel beider mündet. Bedeckt ist die V. jugularis ext. vom Platysma. Den Zufluß aus der Regio colli ant. bildet die *V. jugularis anterior*, die unter dem Kinne entsteht, von der V. facialis ant. eine Verbindung erhält, abwärts verläuft und in den quer etwas oberhalb des oberen Sternumrandes verlaufenden *Arcus venosus juguli* einmündet. Dieser verbindet die beiderseitigen Vv. jugulares ant. miteinander und schickt hinter dem Sternocleidomastoideus einen Ast zur V. jugul. ext. oder interna. Ersetzt werden die Vv. jugulares ant. zuweilen durch die unpaare *V. mediana colli.* Die wichtigste Anastomose erhält die *V. jugularis externa* von dem Stamm der *V. facialis communis*, den sie auch ganz aufnehmen kann.

Von Anastomosen aus tiefen Venen treten zum Gebiet der V. jugul. externa: das Emissarium mastoideum und occipitale (V. occipitalis) und ein Arm der V. cervicalis profunda. Ferner kann die *V. transversa scapulae* statt in die Subclavia in die V. jugul. ext. münden, zuweilen unter vorheriger Verbindung mit den *Vv. transversae colli.* Zum Gebiet der V. facialis post. tritt das Emissarium parietale (Vv. temporal. superf.).

4. Die Hautvenen der oberen Extremität beginnen mit Netzen der Fingerbeere und des Nagelbettes, die sich auf die

Volar- und Dorsalfläche der Phalangen fortsetzen. Die stärkeren Venen der Dorsalfläche treten auf der Mitte der Grundphalange in ein bogenförmiges, proximal konkaves Gefäß, *Arcus venosus digitalis*, ein. Die schwächeren Venen der Volarfläche münden, soweit sie nicht nach der Dorsalfläche abbiegen, teils in den *Arcus venosus marginalis palmae**, teils in die *Vv. intercapitulares*.

Der Arcus v. marginalis palmae ist ein oberflächlicher Venenbogen, der an der Grenze der Finger am distalen Rande der Fasciculi transversi der Palmaraponeurose liegt. Er nimmt schwache, sagittal verlaufende Hautvenen der Palma auf, sowie die tiefen Vv. digitales volares communes. Seine Abzüge wenden sich nach der Rückenfläche der Hand über den Radialrand des Zeige- und Ulnarrand des kleinen Fingers sowie durch die Fingerzwischenräume als *Vv. intercapitulares*.

Auf der Rückenfläche der Hand treten die konvergierenden Schenkel je zweier *Arcus venosi digitales* und eine *V. intercapitularis* zu einer stärkeren Vene (*V. metacarpea superficialis**) zusammen. Letztere Gefäße ziehen gegen das Handgelenk, gehen untereinander sowie mit einer radialen Randvene des Daumens und einer ulnaren des kleinen Fingers Verbindungen ein, wodurch das *Rete venosum dorsale manus* gebildet wird. Das zwischen Daumen und Zeigefinger liegende Gefäß (*V. cephalica pollicis**) ist der Anfang der *V. cephalica* (cutanea brachii et antibrachii lateralis); es erhält letzteren Namen, nachdem es eine Anastomose aus dem tiefen Hohlhandbogen aufgenommen und die Richtung gegen die Volarfläche des Vorderarmes eingeschlagen hat. Das zwischen Ring- und kleinem Finger liegende Gefäß (*V. salvatella**) teilt sich proximal in zwei Arme. Der radiale gelangt über die Facies dorsalis antibrachii zur V. cephalica, als deren Hauptwurzel er zuweilen erscheint; der ulnare Arm wendet sich am Handgelenk zur Facies volaris antibrachii und wird nach Aufnahme einer Anastomose aus dem tiefen Hohlhandbogen zur *V. basilica* (cutanea brachii et antibrachii medialis), als deren Hauptwurzel zuweilen ein Gefäß erscheint, das, distal am radialen Daumenrande verlaufend, sich vom Handgelenke ab schräg über die Facies volaris antibrachii ulnarwärts wendet.

In der Hohlhand findet sich ein weitmaschiges Netz dünner Venen, *Rete venosum volare manus**, das seitwärts mit dem Netz des Dorsum manus sich verbindet, distal die erwähnten Abzüge zum Arcus marginalis palmae hat. Die Netze der Hand setzen sich auf die des Vorderarms, letztere auf die des Oberarms fort. Die Abzugskanäle verlaufen am Vorderarm zu beiden Seiten der Volarfläche:

a) *V. basilica* (cutanea brachii et antibrachii medialis) läuft über dem M. flexor carpi uln. und dem Epicondylus medialis

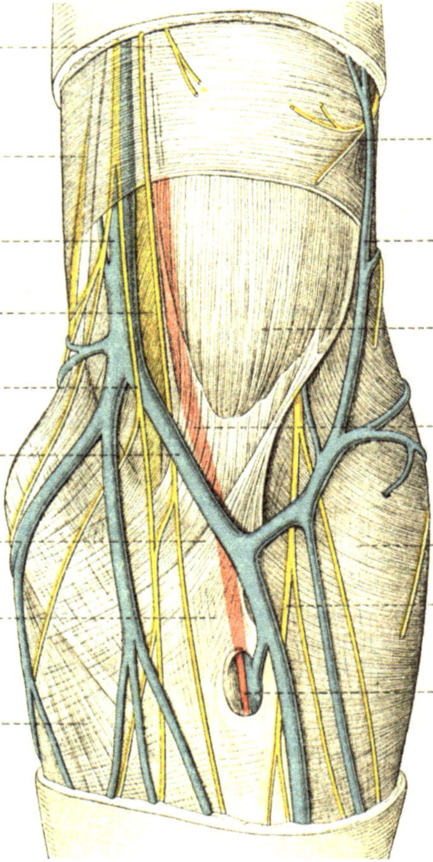

Fig. 24. Anatomie der linken Ellenbeuge, oberflächliche Schicht nach Entfernung der Haut und der oberflächlichen Fascie am Oberarm; am Vorderarm ist letztere erhalten (nach v. Bardeleben und Haeckel).

zum Sulc. bicipitalis medialis und dringt etwa in der Mitte des Oberarms durch einen Schlitz der Fascie in die Tiefe, um in die V. brachialis einzumünden.

b) *V. cephalica* (cutanea brachii et antibrachii lateralis) verläuft über dem M. brachioradialis, sodann im Sulc. bicipitalis lat. und wendet sich zuletzt zum Trigonum deltoideopectorale, durch das sie in die Tiefe zur V. axillaris (seltener V. subclavia) gelangt. Etwas unterhalb der Ellbeuge zweigt sich ein schräg median-aufwärts verlaufender Arm ab, die *V. mediana cubiti*, die in die V. basilica mündet, vorher aber eine Anastomose (*V. mediana profunda**) in die Tiefe sendet zur Verbindung mit einer V. radialis oder ulnaris oder brachialis.

c) *V. mediana antibrachii* ist ein aus dem Netz der volaren Vorderarmfläche sich abhebendes Gefäß, das in die V. mediana cubiti einmündet, zuweilen in der Weise, daß die letztere aus zwei Schenkeln zu bestehen scheint: *V. mediana basilica* (medialis) und *V. mediana cephalica* (lateralis).

Anastomosen mit tiefen Venen bestehen außer den bereits erwähnten

an der Hand: zwischen dem Rete venosum volare manus und den Vv. digitales volares communes; zwischen dem Rete venosum dorsale manus und den Vv. metacarpeae dorsales sowie den Vv. metacarpeae volares;

am Vorderarm: zwischen dem Hautnetze und den Vv. radiales, ulnares und interosseae;

am Oberarm: zwischen dem Hautnetze und den Vv. brachiales sowie anderen tiefen Venen.

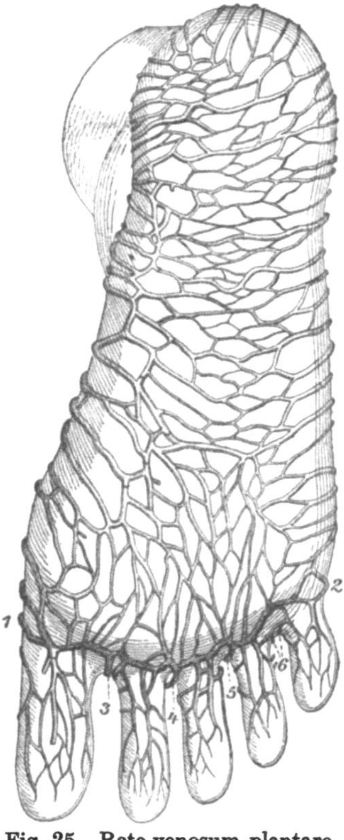

Fig. 25. Rete venosum plantare.
1—2 Arcus venosus marginalis plantae.
3—6 Vv. intercapitulares.

5. Die Venennetze an den Zehen gleichen denen der Finger; sie sammeln sich zu Stämmchen an den Grundphalangen: *Vv. digitales pedis dorsales et plantares*. In der Zehenballenfurche liegt ein bogenförmiges Gefäß, *Arcus venosus marginalis plantae** (Fig. 25), das außer den plantaren Zehenvenen Zuflüsse aufnimmt, die von dem Rete venosum plantare in sagittaler Richtung eintreten.

Die Abzugskanäle der Bogenvene gehen über die mediale Seite der großen und die laterale der kleinen Zehe zu dem dorsalen Netze des Fußrückens sowie durch die Zeheninterstitien als *Vv. intercapitulares*. Das *Rete venosum plantare* ist engmaschig und

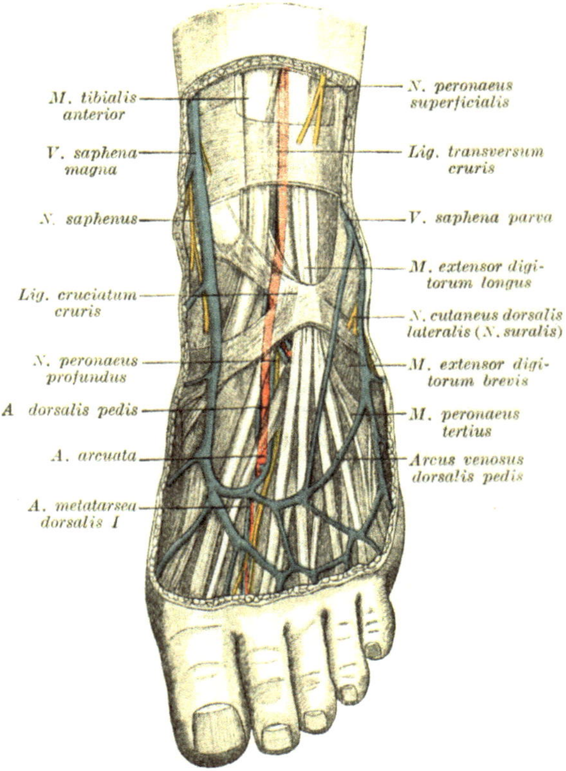

Fig. 26. Fußgelenksgegend und Fußrücken (nach v. Bardeleben und Haeckel).

hat, außer den erwähnten, abführende Gefäße nach hinten über die Ferse sowie seitlich über den äußeren und inneren Fußrand nach dem Dorsum pedis. In dem weitmaschigen Netz des Fußrückens, dem *Rete venosum dorsale pedis* (Fig. 26), zeichnet sich durch stärkeres Kaliber eine Anastomosenkette aus, die quer oder schräg über den Mittelfuß verläuft, der *Arcus venosus dorsalis pedis*; er geht am inneren Fußrand in ein sagittal verlaufendes Gefäß, die *V. marginalis medialis**, am äußeren Fußrand in ein analoges, die *V. marginalis lateralis**, über. In den Arcus v. dorsalis münden ein die *Vv. digitales communes pedis*, deren jede aus der Vereinigung einer V. intercapitularis mit zwei konvergierenden Vv. digit. pedis dorsales entsteht. Das weitmaschige Netz des Unterschenkels ist die Fortsetzung des Rete plantare et dorsale pedis; es setzt sich proximal in das Kniegelenknetz fort; dieses wiederum in das Netz des Oberschenkels. Letzteres steht dorsal durch das Netz der Regio glutaea mit dem Netz des Rückens in Verbindung; ventral endet es durch Verbindungen mit den Vv. circumflexa ilium superfic. und epigastrica superficialis. Sammel- oder Abzugskanäle sind die *Vv. saphena magna, parva* und *femoropoplitea.*

a) *V. saphena magna* entsteht vor dem Malleolus medialis aus der V. marginalis medialis nach Aufnahme einer tiefen Anastomose aus den Vv. plantares mediales. Sie zieht in der Regio cruris medialis aufwärts zur medialen Seite des Kniegelenks, sodann am Oberschenkel, der Richtung des M. sartorius folgend, zur Fossa ovalis, wo sie sich in die V. femoralis einsenkt. Kurz vorher nimmt sie auf die *Vv. pudendae externae*, die aus der Vereinigung der *Vv. scrotales anteriores* (*labiales anteriores*) hervorgegangen sind, ferner zuweilen die schon erwähnten *Vv. epigastricae et circumflexae ilium superficiales.* Die *V. saphena accessoria* ist ein aus dem Netze der Regio femoris medialis sich abhebendes Gefäß, das in wechselnder Höhe in die V. saphena magna mündet.

b) *V. saphena parva* entsteht hinter dem Malleolus lat. aus der V. marginalis lat. nach Aufnahme einer tiefen Anastomose aus den Vv. plantares laterales. Sie gelangt über die Achillessehne und verläuft in der Regio cruris post. zur Kniekehle, wo sie durch ein Loch der Fascie in die Tiefe dringt, um in die V. poplitea einzumünden. Kurz vorher gibt sie einen Arm ab, der schräg median-aufwärts verläuft und in der Regel in die V. saphena magna, seltner in eine tiefe Oberschenkelvene mündet.

c) *V. femoropoplitea* läuft in der Regio femoris post. herab und mündet in die V. saphena parva; häufig hat sie auch eine proximale Verbindung mit der Begleitvene des N. cutaneus femoris post., in die sie sich direkt fortsetzen kann.

Anastomosen der Hautvenen mit tiefen Venen:

Am Fuße: Zwischen Vv. metatarseae plant. und Vv. intercapitulares sowie Rete dors. pedis; zwischen Vv. metatarseae dors. und Rete dors. pedis. Zwischen tiefen plantaren Venen und dem Rete v. plantare.

Am Unterschenkel: Vom Hautnetze oder den Saphenen zu den Vv. tibiales ant. und post., Vv. peronaeae, Muskelvenen des Triceps surae und V. poplitea.

Am Knie: Zwischen dem Haut- und tiefen venösen Gelenknetze.

Am Oberschenkel: Zwischen dem Hautnetze an der Vorderfläche und dem Gebiete der V. femoralis sowie der V. profunda femoris; zwischen dem Hautnetze an der Hinterfläche und dem Gebiet der Vv. circumflexae femoris und glutaeae inf.; zwischen dem Hautnetze an der Seitenfläche und den Muskelvenen des Vastus lateralis.

Vierter Abschnitt.

Systema lymphaticum, Lymphgefäßgliederung.

Eine Eigentümlichkeit des Lymph- gegenüber dem anderen Gefäßsystem besteht darin, daß an gewissen Stellen zwischen den Lymphgefäßen kompakte Organe, die Lymphknoten oder Lymphdrüsen, *Lymphoglandulae* (vgl. S. 203) eingeschaltet sind. Die Lymphbahnen, die zu ihnen hinführen, werden als *Vasa afferentia*, die von ihnen wegführen als *Vasa efferentia* bezeichnet.

Die Lymphknoten sind rundliche, meist bohnenförmige Körper von wechselnder Größe. Ihre wesentlichen Bestandteile sind: 1. Adenoides, d. h. netzförmig angeordnetes, mit Lympho-(Leuko-)zyten angefülltes Gewebe, das in der peripherischen Schicht (*Substantia corticalis*) zu Rinden- oder Sekundärknötchen (den Bildungsstätten der Lymphozyten), im Zentrum (*Substantia medullaris*) zu Marksträngen geformt ist; 2. die bindegewebige, glatte Muskelfasern enthaltende Kapsel, die Bälkchen ins Innere schickt; 3. die Lymphsinus, die mit Lymphozyten gefüllt sind und die Kapsel und Bälkchen von den Knötchen und Marksträngen trennen. — Die Vasa aff. durchbohren die Kapsel an der Peripherie, während am *Hilus*, einer vertieften Stelle der Oberfläche, die Vasa eff. und Venen austreten und eine Arterie eintritt.

Man unterscheidet wie bei den Venen oberflächliche und tiefe Gefäße, *Vasa lymphatica superficialia et profunda*, die sich untereinander verbinden. Die ersteren folgen im allgemeinen der Richtung der größeren Hautvenen und sind in Längszügen angeordnet; die letzteren begleiten meist die Hauptstämme der Blutgefäße, sie häufig umspinnend. Die Wurzeln der Lymphgefäße sind die Lymphkapillaren, die ihren Inhalt aus den Gewebslücken (Saftkanälchen, serösen Höhlen usw.) beziehen. Die

Endkanäle der Lymphgefäße sind der rechte Lymphstamm, *Ductus lymphaticus dexter*, und der linke Lymphstamm oder Milchbrustgang, *Ductus thoracalis*.

Der *Ductus lymphaticus dexter* setzt sich zusammen aus dem *Truncus jugularis* (*dexter*), *Truncus subclavius* (*dexter*) und *Truncus bronchiomediastinalis* (*dexter*) und mündet in den Winkel zwischen der V. subclavia und V. jugularis int. dextra; er sammelt die Lymphe aus der rechten oberen Extremität, der rechten Seite des Kopfes und Halses, der rechten Hälfte der Brustwand, der rechten Lunge, eines Teiles des Herzens und der Leber.

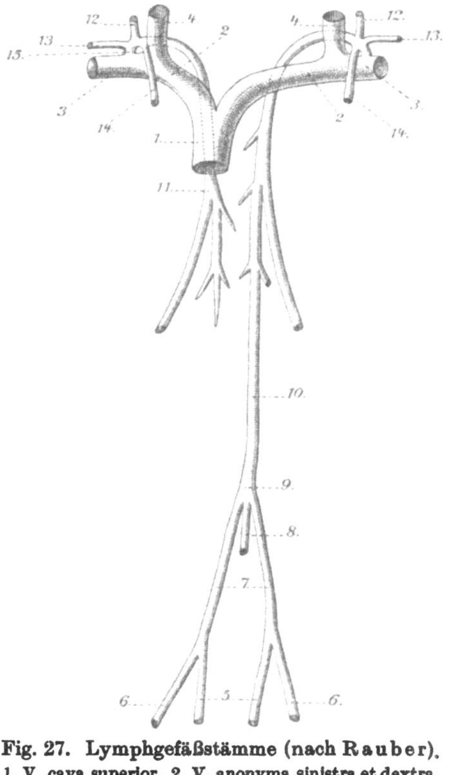

Fig. 27. Lymphgefäßstämme (nach Rauber).
1. V. cava superior. 2. V. anonyma sinistra et dextra. 3. V. subclavia sinistra et dextra. 4. V. jugul. int. 5. Plex. hypogastricus. 6. Plex. iliacus. ext. 7. Trunc. lumbalis sinister et dexter. 8. Trunc. intestinalis. 9. Cisterna chyli. 10. Duct. thoracalis. 11. Trunc. bronchiomediastinalis dexter. 12. Trunc. jugularis. 13. Trunc. subclavius. 14. Plex. mammarius. 15. Duct. lymphaticus dexter.

Der *Ductus thoracalis* entsteht durch die Vereinigung der beiden *Trunci lumbales* und des *Truncus intestinalis* am häufigsten zwischen 1. und 2. Lendenwirbel hinter der Aorta rechterseits mit einer Erweiterung, der *Cisterna chyli*. Er gelangt durch den Hiatus aort. in die Brusthöhle, verläuft zunächst zwischen Aorta und V. azygos, wendet sich proximal nach links, gelangt in der Höhe des 3. Brustwirbels an die Seite des Oesophagus und biegt in der Höhe des 7. Halswirbels im Bogen nach vorn zwischen A. carotis comm. und subclavia zum Vereinigungswinkel der Vv. subclavia und jugul. int. sinistra, nachdem er vorher den *Truncus jugularis* (*sinister*) und *Truncus subclavius* (*sinister*) aufgenommen hat. Er sammelt durch die Trunci lumb. die Lymphe der unteren Extremitäten, der Bauchwand, des Beckens, der symmetrischen Baucheingeweide, durch den Truncus intest. die Lymphe aus dem Rest der Baucheingeweide, ferner die Lymphe aus den dem Gebiete des Ductus lymph. dexter entsprechenden Teilen der oberen linken Körperhälfte.

Lymphdrüsen und -gefäße des Kopfes und Halses.

Lymphoglandulae occipitales auf der Ursprungsehne des M. trapezius. *Vas. aff.* von der Hinterhaupts-, hinteren Ohr- und Scheitelgegend. *Vas. eff.* zu den oberfl. Halsdrüsen.

Lymphoglandulae auriculares posteriores auf der Ansatzsehne des M. sternocleidomastoideus. *Vas. aff.* von der Regio mastoidea. *Vas. eff.* zu den oberfl. und tiefen Halsdrüsen.

Lymphoglandulae auriculares anteriores auf der Parotis unterhalb des Jochbogens. *Vas. aff.* von der Regio temporalis. *Vas. eff.* zu den Unterkiefer- und oberfl. Halsdrüsen.

Lymphoglandulae submaxillares zwischen Basis mandibulae und M. digastricus. *Vas. aff.* von der Regio buccalis, dem Boden der Mundhöhle. *Vas. eff.* zu oberfl. und tiefen Halsdrüsen.

Lymphoglandulae parotideae in der Substanz der Parotis. *Vas. aff.* von der Fossa infratemporalis. *Vas. eff.* zu den Unterkieferdrüsen.

Lymphoglandulae faciales profundae am hinteren Rande des M. buccinator und zur Seite des Pharynx. *Vas. aff.* aus der Augen- und Nasenhöhle, vom Oberkiefer, vom Gaumen und vom Pharynx. *Vas. eff.* zu den tiefen Halsdrüsen.

Lymphoglandulae linguales an den Seiten des M. hyoglossus und genioglossus. *Vas. aff.* aus der Zunge. *Vas. eff.* zu den tiefen Halsdrüsen.

Lymphoglandulae cervicales superficiales längs der V. jugularis ext. zwischen Platysma und M. sternocleidomastoideus. *Vas. aff.* vom äußeren Ohre, Hals und Nacken. *Vas. eff.* zu den tiefen Halsdrüsen.

Lymphoglandulae cervicales profundae superiores längs der V. jugul. int. von der Schädelbasis bis zur Teilung der A. carot. communis. *Vas. aff.* aus der Schädelhöhle, tiefen Halsmuskulatur, dem Kehlkopf und Pharynx. *Vas. eff.* zu den folgenden.

Lymphoglandulae cervicales profundae inferiores auf dem Plexus brachialis und dem Winkel zwischen V. subclavia und jugul. interna. Sie nehmen sämtliche Lymphgefäße des Halses und Kopfes auf, die zum großen Teil andere Drüsen passiert haben. *Vas. eff.* sammeln sich zum Truncus jugularis.

Plexus jugularis verbindet die tiefen unteren Halsdrüsen mit den tiefen oberen sowie mit den oberflächlichen Halsdrüsen.

Lymphdrüsen und -gefäße der oberen Extremität.

Lymphoglandulae axillares längs der Gefäße und Nervenstämme in der Achselhöhle. *Vas. aff.* von der oberen Extremität, den subscapularen und pectoralen Drüsen. *Vas. eff.* zum Truncus subclavius.

Lymphoglandulae subscapulares im hinteren Teil der Achselhöhle längs der Vasa subscapularia. *Vas. aff.* vom hinteren Teil der Brustwand. *Vas. eff.* zu den Achseldrüsen.

Lymphoglandulae pectorales unter dem Rande des M. pectoralis major und auf dem M. serratus anterior. *Vas. aff.* von der vorderen Brust- und Bauchwand. *Vas. eff.* zu den Achseldrüsen.

Plexus axillaris verbindet die Achseldrüsen untereinander sowie mit den pectoralen und subscapularen Lymphdrüsen.

Lymphoglandulae cubitales superficiales über dem Epicondylus medialis an der V. basilica.

Lymphoglandulae cubitales profundae in der Ellbeuge oder höher an den Vasa brachialia. *Vas. aff.* vom distalen Teil der Extremität. *Vas. eff.* zu den Achseldrüsen.

Lymphdrüsen und -gefäße der Brust.

Lymphoglandulae tracheales et bronchiales am Hilus der Lunge, längs den Bronchien, an der Teilungsstelle der Trachea und ihrem unteren Teil. *Vas. aff.* aus den Lungen, der hinteren Herzwand. *Vas. eff.* zum Truncus bronchiomediastinalis.

Lymphoglandulae pulmonales vereinzelt an den größeren Bronchien.

Lymphoglandulae mediastinales posteriores längs der Aorta thoracalis. *Vas. aff.* von der Speiseröhre, dem Herzbeutel, dem Zwerchfell und der Leber. *Vas. eff.* zu Bronchialdrüsen oder zum Ductus thoracalis.

Lymphoglandulae mediastinales anteriores vor dem Herzbeutel. *Vas. aff.* vom Herzen, Zwerchfell, von der Leber, der Thymusdrüse. *Vas. eff.* zum Ductus thoracalis.

Lymphoglandulae sternales längs der Vasa mammaria. *Vas.*

aff. von den Bauchmuskeln, dem Zwerchfell, den Interkostalräumen, der Mamma. *Vas. eff.* zum Truncus subclavius.

Lymphoglandulae intercostales vor den Rippenköpfchen. *Vas. aff.* aus dem Wirbelkanal, von den Rücken- und Interkostalmuskeln. *Vas. eff.* zum Trunc. bronchiomediastinalis oder Ductus thoracalis.

Plexus mammarius verbindet die sternalen Lymphdrüsen derselben und der anderen Seite.

Lymphoglandulae epigastricae zwischen Nabel und Rippenbogen auf der ventralen Fläche des M. rectus abdominis. *Vas. aff.* von der vorderen Bauchwand. *Vas. eff.* zum Plexus mammarius.

Lymphdrüsen und -gefäße der Bauchhöhle.

Lymphoglandulae lumbales an der hinteren Bauchwand neben den Lendenwirbeln und vor der Aorta; sie werden durch die *Plexus lumbales* und *Plexus aorticus* verbunden. *Vas. aff.* von der hinteren Bauchwand, den Rückenmuskeln, dem Wirbelkanal, den paarigen Baucheingeweiden und den inneren Genitalien (einschl. Testikel). *Vas. eff.* zum Truncus lumbalis.

Lymphoglandulae iliacae längs der Vasa iliaca, werden durch den *Plexus iliacus externus* miteinander verbunden. *Vas. aff.* von den Leistendrüsen, der Becken- und Bauchwand. *Vas. eff.* zu den Lumbaldrüsen.

Lymphoglandulae hypogastricae längs der Vasa hypogastr., werden durch den *Plexus hypogastricus* miteinander verbunden. *Vas. aff.* von der Beckenwand, dem Mastdarm, Damm. *Vas. eff.* zu den Lumbaldrüsen.

Lymphoglandulae sacrales an der vorderen Fläche des Kreuzbeins werden durch den *Plexus sacralis medius* miteinander verbunden. *Vas. aff.* von der hinteren Beckenwand, dem Mastdarm und dem kaudalen Teil des Wirbelkanals. *Vas. eff.* zu den Lumbaldrüsen.

Lymphoglandulae coeliacae vor der Aorta zwischen A. coeliaca und mesent. sup., werden durch den *Plexus coeliacus* verbunden. *Vas. aff.* von den *Lymphoglandulae hepaticae*, die an der Leberpforte liegen, den *Lymphoglandulae gastricae superiores et inferiores*, die an der kleinen und großen Magenkurvatur liegen, und den *Lymphoglandulae pancreaticolienales*, die längs der V. lienalis und am Hilus der Milz liegen. *Vas. eff.* zum Truncus intestinalis.

Lymphoglandulae mesentericae sehr zahlreich zwischen den

Blättern des Mesenteriums in mehreren Reihen. *Vas. aff.* vom Dünndarm. *Vas. eff.* zum Truncus intestinalis.

Lymphoglandulae mesocolicae zwischen den Blättern des Mesocolon. *Vas. aff.* vom Dickdarm. *Vas. eff.* zum Truncus intestinalis.

Lymphdrüsen und -gefäße der unteren Extremität.

Lymphoglandulae inguinales oberflächlich am Leistenbande.

Lymphoglandulae subinguinales superficiales in der Gegend der Fossa ovalis über dem oberflächlichen Blatt der Fascia lata.

Lymphoglandulae subinguinales profundae in der Fossa iliopectinea unter dem oberflächlichen Blatt der Fascia lata. Diese drei Gruppen werden unter sich und mit den iliakalen Drüsen durch den *Plexus inguinalis* verbunden. *Vas. aff.* von der unteren Extremität, den äußeren Genitalien, der Damm- und Gesäßgegend.

Lymphoglandulae popliteae in der Kniekehle. *Vas. aff.* von dem distalen Teil der Extremität. *Vas. eff.* zu den Leistendrüsen.

Lymphoglandula tibialis anterior im oberen Drittel des Unterschenkels an den Vasa tibial. anteriora (unbeständig).

Rosenmüllersche Drüse* liegt im Septum femorale zwischen subinguinalen und iliakalen Drüsen eingeschaltet.

Splanchnologia.

Eingeweidelehre.

Umfaßt drei Systeme, *Apparatus digestorius*, Verdauungswerkzeuge, *Apparatus respiratorius*, Atmungswerkzeuge, *Apparatus urogenitalis*, Harn- und Geschlechtswerkzeuge. Die beiden ersten werden auch als gastropulmonales System zusammengefaßt. Die Eingeweide sind teils dichte, teils hohle Organe. An der Mehrzahl der letzteren unterscheidet man drei Schichten:

1. Innere Schicht, *Tunica mucosa*, Schleimhaut; sie besteht aus drei Blättern:

a) *Lamina propria mucosae*, eine Bindegewebslage, die an einzelnen Stellen durch adenoides Gewebe (vgl. S. 196) ersetzt wird. Ihre Deckschicht bildet das gefäßlose *Epithelium*, das aus scharf abgegrenzten Zellen mit Kern und Protoplasma besteht. Die freie Oberfläche wird vom Schleim, *Mucus*, überzogen, der von den Epithelzellen und von den Schleimdrüsen, *Glandulae mucosae*, abgesondert wird.

b) *Lamina muscularis mucosae*, eine dünne Lamelle glatter Muskelfasern.

c) *Tela submucosa*, lockeres Bindegewebe, verbindet die Schleimhaut mit der darunter liegenden Schicht. Durch ihr Gefüge ist es ermöglicht, daß sich die Schleimhaut in verstreichbare Falten, *Plicae mucosae*, legen kann.

2. Mittlere Schicht, *Tunica muscularis*, Muskelhaut, besteht aus einer oder mehreren Lagen quergestreifter oder glatter Muskeln.

3. Äußere Schicht, heißt da, wo sie mit der Nachbarschaft verwächst, *Tunica adventitia*, da, wo sie eine freie Oberfläche bildet, *Tunica serosa*. Letztere wird durch die *Tela subserosa* mit der angrenzenden Schicht verbunden, während ihre freie Oberfläche mit Epithel[1] versehen ist, das eine klebrige Flüssigkeit, *Serum*, absondert. Faltenbildungen der Tunica serosa heißen *Plicae serosae*. Duplikaturen, welche Eingeweide untereinander oder mit der Rumpfwand verbinden, werden als *Ligamenta serosa* bezeichnet.

Die dichten Eingeweide, *Organa parenchymatosa*, die übrigens zu der Gruppe der Drüsen gehören, bestehen hauptsächlich aus einer weichen, zelligen Substanz, *Parenchyma*, und einem sie durchdringenden bindegewebigen Gerüstwerk, *Stroma*. Letzteres hängt mit der meist festen bindegewebigen Kapsel (*Capsula fibrosa, Tunica fibrosa, Tunica albuginea*), die die Außenfläche umhüllt, zusammen.

Die Drüsen, *Glandulae*, werden geschieden in:

1. *Glandulae epitheliales*:	2. *Glandulae vasculares (Organa adenoidea)*:
a) Gl. evehentes (apertae)	Lymphoglandulae (s. S. 196)
b) Gl. clausae:	Noduli lymphatici[2]
Thyreoidea	Tonsillae
Hypophysis (s. u. Gehirn)	Thymus (?)
Gl. suprarenales	Lien

Die offenen Drüsen, *Gl. evehentes*, besitzen enge Höhlungen, die mit Ausführungsgängen auf freien Oberflächen endigen, und deren Wandungen von Epithelzellen bekleidet sind; letztere erzeugen ein spezifisches Sekret. Diese Drüsen sind entweder a) röhrenförmige, tubulöse, oder b) bläschen- oder sackförmig erweiterte, alveoläre. Zwischen beiden gibt es c) die alveolotubuläre Übergangsform. Weiterhin sind bei jeder Art Einzeldrüsen, die wieder einfache oder verästelte sein können, und zu-

---

[1] Nur die Deckzellen bindegewebiger Abkunft (z. B. der Blut- und Lymphbahnen, der Gelenkhöhlen, der Schleimbeutel) werden als *Endothelium* bezeichnet.

[2] Diese in Schleimhäuten, hauptsächlich des Darmes, vorkommenden Lymphknötchen sind zirkumskripte Anhäufungen adenoiden Gewebes, den Rindenknötchen der Lymphoglandulae vergleichbar; stehen wie letztere mit Lymphbahnen in Verbindung, besitzen aber weder Lymphsinus noch Kapsel und Bälkchen.

sammengesetzte Drüsen (Komplex von Einzeldrüsen) zu unterscheiden. Vgl. das Schema. — Die geschlossenen Drüsen, *Gl. clausae*, bestehen entweder a) aus epithelbekleideten, bläschenförmigen Hohlräumen ohne Ausführungsgänge oder b) aus sogen. Epithelkörpern, d. h. soliden Strängen von Epithelzellen.[1] Ihr Sekret wird von den Blut- oder Lymphgefäßen fortgeleitet („innere Sekretion"). Ein großer Teil der Drüsen zeigt die An-

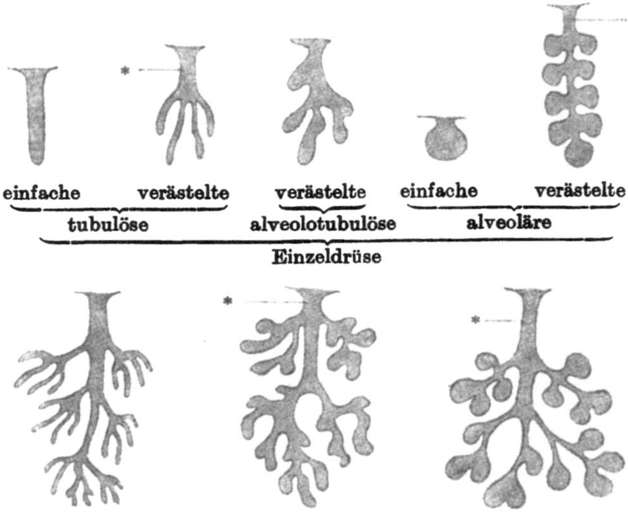

Fig. 28. Schemata der Drüsenformen (nach Stöhr und O. Schultze). * Ausführungsgang.

ordnung zu Lappen, *Lobi*, und Läppchen, *Lobuli*, die durch gröbere und feinere Bindegewebssepta geschieden werden.

Muskeln, die an Eingeweiden oder an Teilen von solchen ansetzen, heißen *Musculi viscerum*. Sie nehmen ihren Ursprung von Skeletteilen oder von Eingeweideteilen (z. B. vom Knorpelgerüst des Kehlkopfes) selbst.

[1] Einige geschlossene Drüsen enthalten Form a) und b) nebeneinander (Hypophysis, Gl. thyreoidea), außerdem können Epithelkörper in einer sonst offenen Drüse vorkommen (Pankreas).

Erster Abschnitt.

Apparatus digestorius, Verdauungswerkzeuge.

Die Verdauungswerkzeuge beginnen mit der Mundhöhle, *Cavum oris*, die sich durch den Rachen, *Fauces*, in den Schlund, *Pharynx*, öffnet. Letzterer geht in den langen Verdauungsschlauch, *Tubus digestorius*, über.

Cavum oris, Mundhöhle.

Die Lücken, die das Cavum oris sceleti freiläßt, werden durch Weichteile ausgefüllt, die aus Schleimhaut, Muskulatur und äußerer Haut bestehen. Die vordere Wand wird gebildet durch die Lippen, *Labia oris*, die seitlichen Wände durch die Wangen, *Buccae*, die untere durch den Mundboden, *Diaphragma oris**, dessen muskulösen Teil die Mm. mylohyoideus und geniohyoidei darstellen, die obere und hintere durch den Gaumen, *Palatum*, der aus dem harten Gaumen, *Palatum durum*, und dem weichen Gaumen, *Palatum molle*, besteht. Letzterer hat einen vorderen Abschnitt, der in der Flucht des harten Gaumens liegt, und einen hinteren, herabhängenden, den Gaumenvorhang, *Velum palatinum*, der die hintere Wand der Mundhöhle bildet.

Durch die Alveolarfortsätze der Kiefer und die Zahnreihen, *Arcus dentalis superior* und *Arcus dentalis inferior*, wird die Mundhöhle in einen äußeren Raum, *Vestibulum oris*, und einen inneren Raum, *Cavum oris proprium*, geschieden. Diese Räume stehen bei geschlossenem Munde jederseits hinter den letzten Mahlzähnen miteinander in Verbindung. Die eigentliche Mundhöhle wird fast ganz von der Zunge, *Lingua*, ausgefüllt, die vom Boden der Mundhöhle sich erhebt.

Die Unterlippe, *Labium inferius*, und Oberlippe, *Labium superius*, die seitlich durch die *Commissurae labiorum* ineinander übergehen, begrenzen die Mundspalte, *Rima oris*, und die Mundwinkel, *Anguli oris*.

Zwischen der Haut der Wange und der Muskelschicht (M. buccinator) ist ein starkes Fettpolster, *Corpus adiposum buccae*, eingeschaltet (vgl. S. 96).

Tunica mucosa oris, Schleimhaut der Mundhöhle,

überzieht die innere Fläche des Cavum oris mit Ausnahme der Zahnkronen. In der Mittellinie bildet sie zwei sagittale Falten, die

Lippenbändchen, *Frenulum labii superioris* und *Frenulum labii inferioris*. Soweit sie die Innen- und Außenfläche der Alveolarfortsätze, die Septa interalveolaria und die Hälse der Zähne bekleidet, heißt die Schleimhaut Zahnfleisch, *Gingiva*; es ist derb und mit der Unterlage fest verwachsen. Die gleiche Beschaffenheit zeigt die Schleimhaut am harten Gaumen, wo sie eine mediane Naht, *Raphe palati*, bildet, die oral mit einer Erhebung, *Papilla incisiva*, endet. Am vorderen Teil finden sich quergestellte Kämme, die *Plicae palatinae transversae*. Im vorderen Abschnitt des Mundbodens wird beim Übergang vom Kiefer zur unteren Zungenfläche eine mediane Falte, das Zungenbändchen, *Frenulum linguae*, gebildet. Zu seinen beiden Seiten erhebt sich ein Höckerchen, *Caruncula sublingualis*. Von letzterem geht die schräg lateral-rückwärts verlaufende *Plica sublingualis* aus. — Die Lamina propria mucosae besitzt geschichtetes Pflasterepithel und zahlreiche Papillen, die stärksten am Lippenrande.

Glandulae oris, Drüsen der Mundhöhle,

sind teils kleine, sessile, teils große, gestielte (mit besonderem Ausführungsgang versehene).

Gl. labiales (verästelt alveolo-tubulös) in den Lippen, zwischen Schleimhaut und Muskulatur liegend.

Gl. buccales (verästelt alveolo-tubulös) im vorderen Abschnitt der Wangenschleimhaut. Die Drüsenkörper liegen zum Teil an der Außenfläche des M. buccinator.

Gl. molares (verästelt alveolo-tubulös), im hinteren Teil der Wangenschleimhaut.

Gl. palatinae (verästelt alveolo-tubulös), im harten Gaumen, sowie auf der Mund- und Schlundfläche des weichen Gaumens.

Gl. linguales (teils tubulös zusammengesetzt, teils verästelt alveolo-tubulös), in der Schleimhaut der Zungenwurzel und Zungenränder, zum Teil in Balghöhlen und in den Papillae foliatae mündend.

Gl. lingualis anterior (*Blandini, Nuhni*) (verästelt alveolo-tubulös), eine Anhäufung kleiner Drüsen an der Seite der Zungenspitze. Die Ausführungsgänge münden neben dem Frenulum linguae und der Plica fimbriata.

Gl. sublingualis, Unterzungendrüse (alveolo-tubulös zusammengesetzt), liegt auf dem M. mylohyoideus zwischen Unterkiefer (Fovea sublingual.) einer-, Mm. genioglossus, geniohyoideus und hyoglossus anderseits; sie hat eine Anzahl kleinerer Ausführungsgänge, *Ductus sublinguales minores*, die längs der Plica sublingual. münden, und einen größeren, *Ductus sublingualis major*, der auf der Caruncula sublingual. meist nach Vereinigung mit dem Ductus submaxill. mündet.

Gl. submaxillaris, Unterkieferdrüse (teils alveolär, teils alveolo-tubulös zusammengesetzt); der Drüsenkörper liegt zum größeren Teil unterhalb des M. mylohyoideus zwischen Unterkiefer (Fovea submaxill.) und M. digastricus; er schickt einen Fortsatz über den hinteren Rand des M. mylohyoideus auf seine obere Fläche gegen die Gl. sublingualis. Der Ausführungsgang, *Ductus submaxillaris* (*Whartoni*), mündet auf der Caruncula sublingualis.

Gl. parotis, Ohrspeicheldrüse (hauptsächlich alveolär zusammengesetzt), liegt auf der Außenfläche des M. masseter, von der Fascia parotideomasset. umhüllt, dringt mit dem *Proc. retromandibularis* zwischen Unterkieferast und M. sternocleidomastoid. in die Tiefe der Fossa retromandibularis. Der Ausführungsgang, *Ductus parotideus* (*Stenonis*), läuft nach vorn durch das Corpus adiposum buccae, durchbohrt den M. buccinator und mündet auf der Wangenschleimhaut gegenüber dem 2. oberen Molarzahn. In der Umgebung des Ausführungsganges liegen versprengte Drüsenläppchen, die insgesamt als *Gl. parotis accessoria* bezeichnet werden.

Die Mundhöhlendrüsen sind nach dem Unterschiede der Drüsenzellen und des von ihnen gelieferten Sekretes einzuteilen in

1. rein seröse oder Eiweißdrüsen: Gl. parotis und ein Teil der Gl. linguales (durch weiße Färbung gekennzeichnet),
2. rein muköse oder Schleimdrüsen: Gl. palatinae und ein Teil der Gl. linguales,
3. gemischte, d. h. serös-muköse Drüsen, wozu alle übrigen Drüsen gehören.

Der Speichel, *Saliva*, ist das Gemisch des Sekretes sämtlicher Mundhöhlendrüsen und der aus den Balgdrüsen der Zungen- und Gaumentonsille stammenden Speichelkörperchen (Leukozyten).

Dentes, Zähne.

Am Zahn unterscheidet man einen freien Teil, die Krone, *Corona dentis*, welche Höckerchen, *Tubercula* (*coronae*) *dentis*, besitzen kann, einen kurzen, vom Zahnfleisch eingefaßten Teil, den Hals, *Collum dentis*, und einen im Kiefer vermittelst Gomphosis eingelassenen Teil, die Wurzel (oder Wurzeln), *Radix dentis*, die in eine Spitze, *Apex radicis dentis*, ausläuft. An der

Krone werden folgende Flächen unterschieden: *Facies masticatoria*, Kaufläche, mit der sich die Kronen der unteren und oberen Zahnreihe berühren; *Facies labialis (buccalis)*, die dem Vestibulum oris zugekehrte Fläche; *Facies lingualis*, die dem Cavum oris propr. zugekehrte Fläche; *Facies contactus*, die Flächen, mit denen sich benachbarte Zähne derselben Reihe berühren. Letztere sind bei den Schneide- und Eckzähnen eine mediale oder laterale, *Facies medialis* und *Facies lateralis dentium incisivorum et caninorum*, bei den Back- und Mahlzähnen eine vordere und hintere, *Facies anterior* und *Facies posterior dentium praemolarium et molarium*. Im Inneren der Krone findet sich die von dem Zahnkeim, *Pulpa dentis*, erfüllte Zahnhöhle, *Cavum dentis*, die sich als *Canalis radicis dentis* in die Wurzel fortsetzt, um an der Spitze mit dem *Foramen apicis dentis* sich zu öffnen.

Hartgebilde des Zahnes: Das Zahnbein oder Dentin, *Substantia eburnea*, bildet die Hauptmasse, grenzt an die Zahnhöhle und den Wurzelkanal und wird im Bereich der Krone vom Schmelz, *Substantia adamantina*, im Bereich der Wurzel vom Zement, *Substantia ossea*, bekleidet. Am Halse berühren sich Schmelz und Zement mit zugeschärften Rändern.

Das Zahnbein, ein modifiziertes Knochengewebe, ist von faseriger Struktur und enthält die sehr feinen, geschlängelten *Canaliculi dentales*, die von der Zahnhöhle gegen die Zahnbeinoberfläche hin laufen und anastomotisch verbunden sind. In der peripherischen Zahnbeinschicht liegen größere und kleinere Lücken, *Spatia interglobularia*, in die die Zahnbeinsubstanz sich mit Vorsprüngen (Zahnbeinkugeln) hineinwölbt.

Der Schmelz ist noch härter als das Zahnbein und besteht aus gebogenen prismatischen Fasern, *Prismata adamantina*; sie sind radiär von der Oberfläche des Zahnbeins zu der des Schmelzes gerichtet. Die äußere Fläche des Schmelzes ist von dem strukturlosen Schmelzoberhäutchen, *Cuticula dentis*, überzogen.

Das Zement ist gefäßlose Knochensubstanz und wird bekleidet von dem *Periosteum alveolare*, das zugleich die Beinhaut der Alveolen bildet.

Der Zahnkeim, *Pulpa dentis*, besteht aus gefäß- und nervenreichem Bindegewebe, dessen äußere, an das Dentin grenzende Schicht aus einer Lage Endothelien, den Odontoblasten, gebildet wird, die in die Canaliculi dentales faserige Fortsätze senden.

Die 20 Zähne des kindlichen Gebisses, *Dentes decidui*, Milchzähne, werden beim Zahnwechsel durch die *Dentes permanentes* ersetzt, die, falls vollzählig, beim Erwachsenen 32 zählen.

Zahnformel des Milchgebisses.

Oberkiefer	2	1	2	2	1	2
Unterkiefer	2	1	2	2	1	2
	Molares	Canini	Incisivi		Canini	Molares

Zahnformel des bleibenden Gebisses.

Oberkiefer	3	2	1	2	2	1	2	3
Unterkiefer	3	2	1	2	2	1	2	3
	Molares	Praemolares	Canini	Incisivi		Canini	Praemolares	Molares

Form der Zähne.

Dentes incisivi, Schneidezähne (8): Krone meißelförmig, an den oberen breiter, als an den unteren; Wurzel einfach.

Dentes canini, Eckzähne (4): Krone pfriemenförmig, Wurzel lang, einfach.

Dentes praemolares, Backzähne (8): Krone keulenförmig mit buccalem und lingualem Höcker; Wurzel einfach mit zwei Längsfurchen, an der Spitze öfters geteilt.

Dentes molares, Mahlzähne (8): Krone würfelförmig mit 3—5 Höckern; Wurzeln: bei den oberen zwei buccale und eine linguale, bei den unteren zwei längsgefurchte. Zu den Mahlzähnen zählen noch die

Dentes serotini, Weisheitszähne (4): Krone würfelförmig; Wurzel einfach oder zwei- bis dreispaltig.

Die Krümmungen der oberen und unteren Zahnreihen (*Arcus dentales superior et inferior*) stimmen nicht völlig überein, daher ragen die oberen vorderen Zähne, deren Längsachse außerdem schräg nach unten-außen gestellt ist, etwas über die unteren hervor.

Durchbruch der Zähne (nach Eisler).

Dentes decidui.	*Dentes permanentes.*
Mediale Schneidezähne im 6.—8. Monat	Vordere Mahlzähne im 6.—7. Jahr
Laterale Schneidezähne im 7.—12. Monat	Mediale Schneidezähne im 7.—8. Jahr

Dentes decidui.	*Dentes permanentes.*
Vordere Mahlzähne im 12.—16. Monat	Laterale Schneidezähne im 8.—9. Jahr
Eckzähne im 15.—20. Monat	Vordere Backzähne im 9.—11. Jahr
Hintere Mahlzähne im 20.—30. Monat	Eckzähne im 11.—13. Jahr
	Hintere Backzähne im 11.—15. Jahr
Die Mahlzähne des kindlichen Gebisses werden durch die Backzähne des Gebisses des Erwachsenen ersetzt.	Hintere Mahlzähne im 13.—16. Jahr
	Weisheitszähne im 17.—40. Jahr

Die Entwickelung der Zähne beginnt im 3. Fötalmonat. Ein Epithelstreifen, Zahnleiste, an der Oberfläche als Zahnfurche erscheinend, senkt sich zwischen das Bindegewebe des Kiefers. Von der Zahnleiste dringen getrennte Zapfen in die Tiefe, die sog. Schmelzkeime, denen

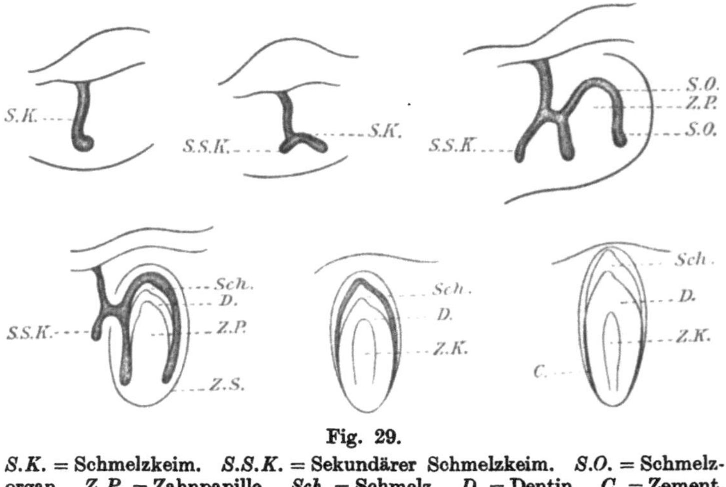

Fig. 29.

S.K. = Schmelzkeim. *S.S.K.* = Sekundärer Schmelzkeim. *S.O.* = Schmelzorgan. *Z.P.* = Zahnpapille. *Sch.* = Schmelz. *D.* = Dentin. *C.* = Zement. *Z.S.* = Zahnsäckchen. *Z.K.* = Zahnkeim.

die bindegewebigen Zahnpapillen, *Papillae dentium*, entgegensprossen. Letztere werden sodann von ersteren kappenförmig umwachsen. Die Schmelzkeime heißen nunmehr Schmelzorgane und hängen nur noch durch dünne Stiele mit der Zahnleiste zusammen. Um jede einzelne Zahnanlage formiert sich das Bindegewebe in Form einer Blase, des Zahnsäckchens, das Papille nebst Schmelzorgan umhüllt und den Epithelstiel zum Schwund bringt. Die Zellen der Papille produzieren das Dentin, während die inneren

Zellen des Schmelzorganes zu den späteren Schmelzprismen werden. Zement und Periosteum alveol. entstehen aus dem Zahnsäckchen. Die Ersatzzähne gehen von sekundären Sprossungen der Schmelzkeime der Milchzahnanlagen aus, während die Molares permanentes selbständige Anlagen sind.

Lingua, Zunge,

ist ein von Schleimhaut überzogener Fleischwulst, dessen Muskulatur teils von Skeletteilen, teils von seinen eigenen sehnigen Teilen entspringt. Letztere sind das mediane *Septum linguae* und die zwischen Schleimhaut und Muskulatur eingeschaltete Fascie.

Der hintere Teil der Zunge, die Wurzel, *Radix linguae*, geht nach vorn in den Körper, *Corpus linguae*, über, der mit der Spitze, *Apex linguae*, endet. Die obere Fläche, *Dorsum linguae*, geht vermittelst der Seitenränder, *Margines laterales*, in die untere Fläche, *Facies inferior*, über. An letzterer verlaufen zwei symmetrische, nach der Spitze konvergierende, niedrige Falten, *Plicae fimbriatae*. Das Dorsum linguae durchzieht der *Sulcus medianus linguae*. Die Grenze des Körpers gegen die Wurzel wird durch den *Sulcus terminalis* bezeichnet, der von dem in der Mittellinie gelegenen *Foramen caecum linguae* (*Morgagnii*) auf jeder Seite lateral-vorwärts verläuft. Vom Foramen caecum erstreckt sich zuweilen ein blinder Gang abwärts, der *Ductus lingualis*.

Foramen caecum und Ductus lingualis sind die Überbleibsel des fetalen *Ductus thyreoglossus*, der zur oberen Schilddrüsenanlage führt.

Tunica mucosa linguae, Zungenschleimhaut,

zeichnet sich durch den Formen- und Zahlenreichtum der Wärzchen, *Papillae linguales*, aus. Man unterscheidet:

Papillae filiformes, fadenförmige, spitze; sie bedingen die sammetartige Beschaffenheit der Schleimhaut.

Papillae conicae sind größere, fadenförmige, mehrspitzige, die einen gemeinsamen Epithelüberzug haben.

Papillae fungiformes, kolbig-pilzförmige, verstreut zwischen den beiden vorigen auf dem Zungenrücken bis zur Spitze.

Papillae lenticulares, flach-pilzförmige, hauptsächlich an den Zungenrändern.

Papillae vallatae, parallel und vor dem Sulcus terminalis im hinteren Teil des Zungenrückens (8—15), kolbenförmig; die größte Art. Die einzelne Papille ist von ihrem Wall durch eine ringförmige Furche geschieden.

Papillae foliatae, am hinteren Teile der Margines laterales, vertikale, durch tiefe Einschnitte getrennte Kämme.

Die Schleimhaut der Zungenwurzel ist mit zahlreichen Balgdrüsen, den *Folliculi linguales*, besetzt, die an der Oberfläche als linsenförmige Erhabenheiten sichtbar sind. Sie bestehen aus Anhäufungen adenoiden Gewebes, die je eine mit kleiner Öffnung versehene Balghöhle umschließen. Die Gesamtheit der Follikel heißt *Tonsilla lingualis*.

Musculi linguae, Zungenmuskeln.

M. genioglossus, Urspr.: Spina ment. mandibulae. Die fächerförmig ausstrahlenden Fasern erreichen den Zungenrücken von der Spitze bis zur Wurzel, den Zungenbeinkörper und die Epiglottis.

M. hyoglossus, Urspr.: Körper und großes Horn des Zungenbeins. Fasern verlaufen auf- und vorwärts an der Seite zum Zungenrücken. Er liegt lateral vom M. genioglossus.

M. chondroglossus, Urspr.: Kleines Zungenbeinhorn. Er bildet die tiefere Schicht des M. hyoglossus.

M. styloglossus, Urspr.: Proc. styloideus; verläuft am Rande der Zunge gegen die Spitze, z. T. auch medianwärts zum hinteren Zungenteil.

M. longitudinalis superior, unter dem Zungenrücken von der Wurzel zur Spitze verlaufend.

M. longitudinalis inferior, an der unteren Zungenfläche von der Wurzel zur Spitze verlaufend (zwischen Mm. hyoglossus und genioglossus).

M. transversus linguae, vom Septum quer zum Zungenrande verlaufend (kreuzt die Fasern der anderen Muskeln).

M. verticalis linguae, von der unteren Fläche zum Rücken, hauptsächlich am Seitenrande der Zunge.

Motor. N.: N. hypoglossus.

Fauces, der Rachen,

ist ein kurzer, die Mundhöhle mit dem Schlunde verbindender Kanal, dessen obere Wand vom Gaumenvorhang[1], *Velum palatinum*, dessen untere Wand von der Zungenwurzel, dessen seitliche Wände von den die Gaumenmandeln einschließenden Gaumenbögen, *Arcus palatini*, gebildet werden. Der vordere Bogen,

[1] Gaumensegel ist eine falsche Übersetzung.

Arcus glossopalatinus, und der hintere, *Arcus pharyngopalatinus*, konvergieren nach oben und treffen sich in dem Zäpfchen, *Uvula (palatina)*, das von der Mitte des weichen Gaumens herabhängt. Die Gaumenmandel, *Tonsilla palatina*, ist ein aus adenoidem Gewebe bestehendes, mit Kapsel versehenes Organ, das man als eine Anhäufung von Balgdrüsen betrachten kann. Auf ihrer Schleimhautfläche finden sich die *Fossulae tonsillares*, die in blinddarmförmige Ausbuchtungen führen. In letztere münden Ausführungsgänge von Schleimdrüsen. Oberhalb der Gaumenmandel bleibt in der Regel eine Bucht frei, die *Fossa supratonsillaris*. Vom vorderen Gaumenbogen geht nach hinten eine dreieckige, an der Zunge sich anheftende Falte, *Plica triangularis*, ab, deren laterale Fläche häufig mit der Gaumentonsille verschmilzt, deren mediale Fläche zuweilen ebenfalls mit adenoidem Gewebe bewachsen ist. Lateralrückwärts von der Plica triangularis liegt beim Fetus der *Sinus tonsillaris*, aus dessen Grunde die Gaumenmandel emporwächst. — Die Lichtung des Rachens wird als *Isthmus faucium*, Rachenenge, bezeichnet.

Musculi palati et faucium, **Gaumen- und Rachenmuskeln.**

M. levator veli palatini, von der Facies inf. pyramidis ossis temp. (vor dem Canalis carot.) und vom Tubenknorpel entspringend, zieht medial von der Lam. medialis proc. pterygoidei zum weichen Gaumen, in dessen Aponeurose er sich mit breiter Sehne fächerförmig verbreitet.

M. tensor veli palatini, von der Spina angularis ossis sphen., der Fossa scaphoid. proc. pterygoid., dem Knorpel und der Lam. membranacea der Tube entspringend, zieht lateral von der Lam. medialis proc. pterygoidei zum Hamulus, in dessen Sulcus die Sehne umbiegt (hier *Bursa mucosa m. tensoris veli palat.*), und strahlt in die Gaumenaponeurose aus.

M. uvulae, von der Spina nasalis posterior und Gaumenaponeurose zur Spitze des Zäpfchens.

M. glossopalatinus, vom Rande der Zunge (Fortsetzung des M. transvers. linguae) im gleichnamigen Gaumenbogen nach oben; verschmilzt mit dem anderseitigen.

M. pharyngopalatinus, von der Gaumenaponeurose, dem Tubenknorpel, dem Hamulus proc. pterygoidei entspringend, zieht im Arcus pharyngopalat. abwärts. Er heftet sich, breit ausstrahlend, an die Tela submucosa des Schlundes, vom hinteren Rande der Schildknorpelplatte bis zur Raphe pharyngis.

Motor. Nn.: M. tensor veli palat.: N. tensoris veli palat. des Gangl. oticum (N. trigem.); die übrigen Muskeln: Rami pharyngei n. vagi.

Pharynx, Schlund,

ist ein vor der Halswirbelsäule liegender fibrös-fleischiger, mit Schleimhaut ausgekleideter Schlauch, dessen Hohlraum *Cavum pharyngis* heißt. Das kaudale Ende geht in der Höhe des 6.—7. Halswirbels in den Ösophagus über; das kraniale, blinde Ende, *Fornix pharyngis*, stößt an die Basis cranii ext. (ventrale Flächen der Ossa occip. und sphenoidal.); die hintere Fläche wird durch die Fascia praevertebr. von den hinteren medialen Halsmuskeln getrennt; die seitliche Fläche grenzt an die Aa. carotides commun. et int., V. jugul. int., großes Zungenbeinhorn und Schildknorpelplatte. Vorn öffnet sich der obere Abschnitt des Schlundes, *Pars nasalis*, vermittelst der Choanen in die Nasenhöhle; der mittlere, *Pars oralis*, durch den Isthmus faucium in die Mundhöhle; der untere, *Pars laryngea*, durch den Aditus laryngis in den Kehlkopf. Zwischen Pars oralis und nasalis ist als ein Klappenventil das Velum palatinum eingeschoben. In die Pars nasalis öffnet sich das *Ostium pharyngeum tubae*, das an der seitlichen Wand in der Flucht des unteren Nasenganges liegt (Fig. 56). Es hat eine vordere Lippe, *Labium anterius*, von der eine Schleimhautfalte, *Plica salpingopalatina*, abwärts zieht, und eine hintere, *Labium posterius*, von der ebenfalls eine Schleimhautfalte, *Plica salpingopharyngea*, abwärts zieht. Die hintere Lippe springt dorsalwärts stark hervor als *Torus tubarius*; hinter letzterem liegt eine Ausbuchtung, der *Recessus pharyngeus* (*Rosenmuelleri*). Die Pars laryngea buchtet sich nach vorn jederseits zum *Recessus piriformis* aus, der zwischen Schildknorpelplatte und Plica aryepiglottica gelegen ist. In ihm verläuft schräg median-abwärts die *Plica nervi laryngei* [N. laryngeus sup.].

Die *Tunica mucosa* besitzt besonders in der Pars nasalis eine große Anzahl kleiner Schleimdrüsen, *Gl. pharyngeae*. Die Rachenmandel, *Tonsilla pharyngea*, bildet eine Zone von Balgdrüsen und Lymphknötchen, die am Schlundgewölbe zwischen den Tubenmündungen liegen und kleine Grübchen, *Fossulae tonsillares*, besitzen. Eine größere (nicht konstante), in der Mittellinie liegende Grube heißt *Bursa pharyngea*. Die Pars nasalis besitzt Flimmerepithel.

Die *Tela submucosa* des Schlundes ist von besonders fester Beschaffenheit und wird im kranialen Abschnitt, wo sie eine

Strecke weit von Muskulatur unbedeckt ist, von einer fibrösen Haut, der *Fascia pharyngobasilaris*, gebildet. Ihre Befestigung an der Schädelbasis läuft jederseits vom Tuberculum pharyng. zur Synchondrosis petrooccipit., dann über die Pyramide (vor dem Canalis carot.) zur Spina angularis und von hier (über die Synchondrosis sphenopetr.) zur Lam. medialis proc. pterygoidei und zur *Raphe pterygomandibularis*. Letztere ist ein fibröser Streifen, der den Hamulus pterygoid. mit dem hinteren Ende der Linea mylohyoid. mandibulae verbindet.

Die *Tunica muscularis pharyngis* besteht aus Längsmuskeln (Hebern) und einer ringförmigen Muskelschicht (Schnürern), die nach außen von ersteren liegt. Die ringförmige Muskelschicht besteht aus zwei symmetrischen Hälften, deren Fasern vom Ursprung gegen die Insertion fächerförmig divergieren. Sie heften sich an die *Raphe pharyngis*, einen fibrösen Medianstreifen, der vom Tuberculum pharyng. ossis occip. abwärts läuft. Der untere Schlundschnürer deckt den mittleren, dieser den oberen von hinten her dachziegelförmig.

Schlundheber.

M. stylopharyngeus vom Proc. styloideus abwärts durch die Lücke zwischen oberem und mittlerem Schlundschnürer zur Tela submuc., zum Seitenrand der Epiglottis und oberen Rand der Cartilago thyreoid. (innerhalb der *Plica pharyngoepiglottica*).

Motor. N.: Rami pharyngei n. vagi.

M. salpingopharyngeus vom Tubenknorpel abwärts zum Arcus pharyngopalat. (Plica salpingopharyngea), wo er mit dem M. pharyngopalatinus verschmilzt.

Schlundschnürer.

1. *M. constrictor pharyngis superior*, setzt sich zusammen aus:

M. pterygopharyngeus, von der Lamina medialis und vom Hamulus proc. pterygoidei entspringend;

M. buccopharyngeus, von der Raphe pterygomandibularis und vom M. buccinator entspringend;

M. mylopharyngeus, vom hinteren Ende der Linea mylohyoidea entspringend;

M. glossopharyngeus, aus transversalen Fasern der Zunge hervorgehend.

2. *M. constrictor pharyngis medius*, setzt sich zusammen aus:

M. chondropharyngeus, vom kleinen Zungenbeinhorn, und

M. ceratopharyngeus, vom großen Zungenbeinhorn kommend.

3. *M. constrictor pharyngis inferior*, setzt sich zusammen aus:

M. thyreopharyngeus, von der lateralen Fläche der Lamina cartilaginis thyreoid., und

M. cricopharyngeus, vom Bogen der Cartilago cricoidea und Cornu inf. cartilaginis thyreoid. entspringend.

Motor. Nn.: Rami pharyngei n. vagi.

Tubus digestorius, Verdauungsrohr,

besteht aus: *Oesophagus*, Speiseröhre; *Ventriculus*, Magen; *Intestinum tenue*, Dünndarm; *Intestinum crassum*, Dickdarm, und *Intestinum rectum*, Mastdarm. Drüsige Anhänge: *Pancreas*, Bauchspeicheldrüse, und *Hepar*, Leber.

Oesophagus, Speiseröhre,

im leeren Zustande ein plattzylindrischer Schlauch, liegt, abgesehen vom untersten Teil, unmittelbar vor der Wirbelsäule, geht in der Höhe des unteren Randes des 6. Halswirbels aus dem Schlunde hervor und in der Höhe des 11. Brustwirbels in den Magen über. Die kurze *Pars cervicalis* liegt vor dem 6. bis 7. Halswirbel direkt hinter der Trachea, mit deren hinterer Wand sie verwachsen ist. Die lange *Pars thoracalis* wendet sich etwas nach links, kreuzt den linken Bronchus und verläuft dann hinter dem Herzbeutel, von der Wirbelsäule durch die absteigende Aorta abgedrängt, um die er eine lange Spirale beschreibt. Die kurze *Pars abdominalis* weicht nach links von der Aorta ab, beginnt am Hiatus oesophag. diaphragmatis und macht vor dem Übergang in den Magen eine Biegung nach links und zuweilen etwas aufwärts.

Die *Tunica mucosa* hat kleine Papillen, geschichtetes Pflasterepithel und eine stark ausgebildete *Lamina muscularis mucosae*; sie ist durch die lockere *Tela submucosa* mit der Muskelhaut verbunden und bildet, wenn letztere kontrahiert ist, Längsfalten. Die *Gl. oesophageae*, kleine Schleimdrüsen, liegen mit ihren Körpern in der Tela submucosa, nur in der Nähe der Cardia in der Tunica mucosa selbst. Die *Tunica muscularis* hat eine innere Ring- und äußere Längsfaserschicht, die nur am oberen Teil quergestreift, sonst glatt ist. Zwei glatte Muskeln, der *M. bronchooesophageus*, der vom linken Bronchus entspringt, und der *M. pleurooesophageus*, der von der linken Pleura mediastinalis kommt, treten an die Tunica muscularis; ersterer verliert sich in der Längs-, letzterer in der Ringfaserschicht. — Die lockere *Tunica adventitia* verbindet den Ösophagus mit den benachbarten Teilen.

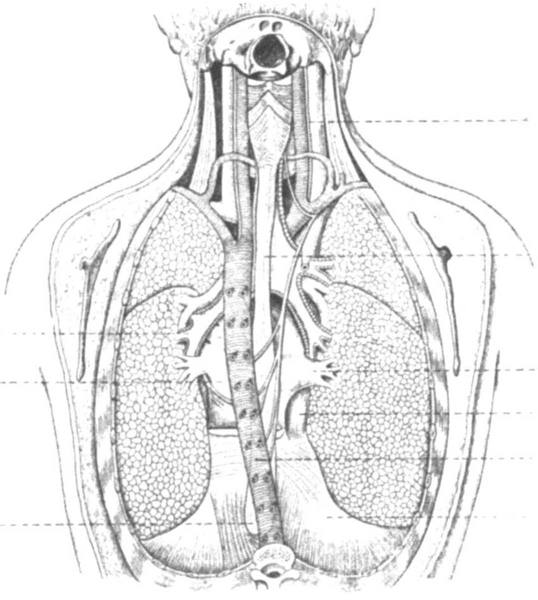

Fig. 30. Lage des Ösophagus von hinten gesehen (nach Joessel).

Ventriculus (Gaster), Magen,

hat im leeren Zustande die Form einer Tasche, im gefüllten die einer am Stielende gebogenen Birne; er besitzt eine vordere und hintere Wand, *Paries anterior* und *posterior*, die oben durch die konkave *Curvatura ventriculi minor*, unten durch die konvexe *Curvatura ventriculi major* ineinander übergehen. Durch eine obere Öffnung, *Cardia*, verbindet er sich mit der Speiseröhre, durch eine untere, *Pylorus*, mit dem Duodenum. Nach links-oben buchtet sich der Magen zu einem Blindsack, *Fundus ventriculi*, aus. Das *Corpus ventriculi* ist der mittlere, annähernd horizontal liegende Teil des Magens. Er ist durch eine seichte Einschnürung abgegrenzt von der analen *Pars pylorica*, die aufwärts gebogen ist und das *Antrum pyloricum* einschließt. Der orale Abschnitt heißt *Pars cardiaca* und schließt zuweilen eine abgegrenzte Ausbuchtung, *Antrum cardiacum*, ein.

Die Cardia liegt in der Höhe des 11. Brustwirbels, auf die vordere Rumpfwand projiziert zwischen dem Sternalansatz des 6. und 7. linken Rippenknorpels. Der Pylorus liegt in der Höhe des 1. Lendenwirbels, auf die vordere Rumpfwand projiziert an der Verbindung des 7. und 8. rechten Rippenknorpels. Die Achse

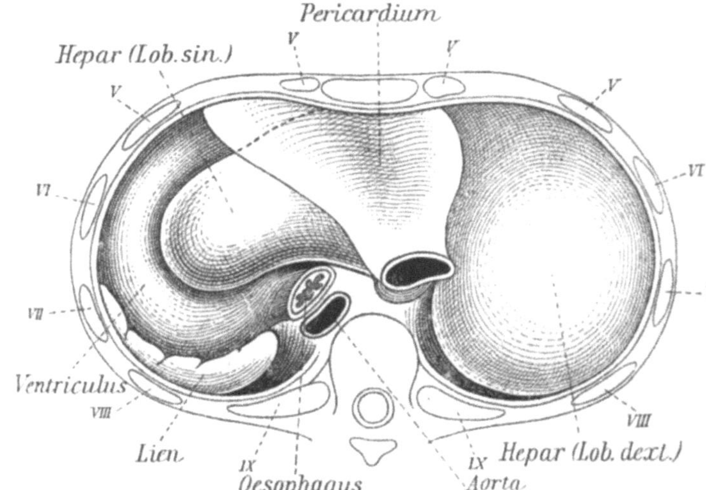

Fig. 31. Lage der Eingeweide unter dem Zwerchfell bei vollem Magen (nach Braune).

des Magens ist eine von links oben nach rechts unten verlaufende Kurve. Der größte Teil des Magens liegt unter der linken Zwerchfellkuppel. — Schichten der Magenwand:

Tunica serosa bekleidet den Magen völlig mit Ausnahme der Säume an den Kurvaturen.

Tunica muscularis, aus der des Ösophagus sich unmittelbar fortsetzend, besitzt 3 Schichten: a) Die äußere Längsfaserschicht, *Stratum longitudinale*, ist am schwächsten am Fundus, am stärksten an der Pars pylorica, wo sie sich zu den *Ligg. pylori*, einem vorderen und einem hinteren, formiert. b) *Stratum circulare*, die mittlere Ringfaserschicht, ist die stärkste, bildet am

Pylorus einen Ringmuskel, *M. sphincter pylori*, der innen eine Schleimhautfalte, *Valvula pylori*, außen eine Furche erzeugt. c) *Fibrae obliquae*, von der Cardia nach der vorderen und hinteren Wand hin ausstrahlend, bilden die unvollständige innerste Schicht; sie hängt mit der vorigen vielfach zusammen.

Tela submucosa, locker, gefäß- und nervenreich.

Tunica mucosa. Sie ist graurötlich, mit Zylinderepithel bekleidet, das sich gegen das Pflasterepithel der weißlicheren Ösophagusschleimhaut in gezackter Linie absetzt, und wird von der Tela submuc. durch eine *Lamina muscularis mucosae* geschieden. Sie besitzt gröbere Längsfalten, die bei stärkerer Magenausdehnung verstreichen, außerdem flach erhabene, kleine Felder, *Areae gastricae*, die von feineren, ungleichmäßigen Falten umgrenzt werden, und denen Drüsengruppen entsprechen. Zahlreiche, kleinste Vertiefungen der Schleimhaut, die Magengrübchen, *Foveolae gastricae*, stellen die Öffnungen der Magendrüsen dar; sie werden im Pylorusteil von zottenähnlichen Falten, *Plicae villosae*, umsäumt.

Drüsen der Magenschleimhaut: a) Magensaft- oder Fundusdrüsen (früher Labdrüsen), *Gl. gastricae* (*propriae*), hauptsächlich im Körper und Fundus des Magens, sind einfache oder verästelte tubulöse Einzeldrüsen mit kurzzylindrischen, hellen, schwach färbbaren Hauptzellen und polygonalen, dunkleren, stark färbbaren Belegzellen. b) *Gl. pyloricae*, nur im Pylorusgebiet, sind verästelte alveolo-tubulöse Einzeldrüsen mit zylindrischen, den genannten Hauptzellen zwar ähnlichen, aber nicht gleichwertigen Zellen. Das Gemisch der Sekrete beider Drüsenarten und des vom Epithel der Schleimhautoberfläche gelieferten Schleimes ist der Magensaft, *Succus gastricus*. Zwischen den Drüsengruppen zeigt die Schleimhaut adenoide Beschaffenheit; auch finden sich vereinzelte Lymphknötchen, *Noduli lymphatici gastrici*.

Der Magen grenzt mit seiner vorderen Wand nach links an das Zwerchfell, nach rechts an die Leber, nach unten an die vordere Bauchwand; mit seiner hinteren Wand nach links an die Milz, linke Niere und Nebenniere; in der Mitte an die Bauchspeicheldrüse und unten an das Colon und Mesocolon.

Intestinum tenue, Dünndarm,

ein etwa 5 m langer, zylindrischer Schlauch, besteht aus einem oberen, gekrößfreien Abschnitt, dem Zwölffingerdarm, *Duodenum*, und aus einem unteren Abschnitt, dem Gekrößdarm,

Intestinum tenue mesenteriale, der wieder in das *Intestinum jejunum* und *ileum* zerfällt. Das Lumen ist im oberen Teil am weitesten (5 cm), im unteren am engsten (3 cm), die Wandung im letzteren dünner, im ersteren dicker.

Das *Duodenum* bildet einen nach links-oben offenen Ring, in den der Pankreaskopf sich hineinschiebt. Die kurze *Pars superior* läuft vom Pylorus an der rechten Seite des 1. Lendenwirbels fast horizontal nach hinten, biegt mit der *Flexura duodeni superior* kaudalwärts um in die *Pars descendens*, die an der rechten Seite der Wirbelsäule vor dem Hilus der rechten Niere abwärts verläuft. Am 3. Lendenwirbel biegt die P. descendens mit der *Flexura duodeni inferior* nach links ab in die *Pars inferior*; diese besteht aus der kurzen, horizontal verlaufenden *Pars horizontalis* und der längeren, sich wieder aufwärts wendenden *Pars ascendens* und geht in der Höhe des 2. Lendenwirbels mit der *Flexura duodenojejunalis* ventralwärts in den Leerdarm über. P. superior ist vollständig mit Serosa bekleidet, P. inferior und descendens nur an der vorderen Wand. An die Flexura duodenojejunalis tritt ein glatter Muskel, *M. suspensorius duodeni*, der an der Pars lumbalis diaphragmatis entspringt.

Plica longitudinalis duodeni ist ein Längswulst der Schleimhaut an der medialen Seite der hinteren Wand der P. descendens, in dem Ductus choledochus und pancreaticus verlaufen; sie münden auf der *Papilla duodeni* (*Santorini*).

Intestinum jejunum, Leerdarm, liegt in der Regio umbilicalis, hypogastrica und iliaca sinistra.

Intestinum ileum, Krummdarm, liegt im kleinen Becken, in der Regio hypogastrica und iliaca dextra.

Schichten des Dünndarms:

Tunica serosa, Bauchfellüberzug.

Tunica muscularis, mit äußerem, schwächeren *Stratum longitudinale*, innerem, stärkeren *Stratum circulare*.

Tunica mucosa, mit der vorigen durch die *Tela submucosa* verbunden, besitzt eine *Lamina muscularis mucosae* und an der Oberfläche eine Zylinderepithelschicht. Einige Zentimeter analwärts vom Pylorus beginnen quere, nicht verstreichbare Schleimhautfalten, *Plicae circulares* (*Kerkringi*), die das Darmlumen zum halben oder bis zum ganzen Umfang umkreisen, im oberen Dünndarmgebiet breiter und dichter sind (Oberflächenvergrößerung), im unteren Ileumgebiet ganz fehlen. Kleine Erhebungen bilden die Darmzotten, *Villi intestinales*.

Sie sind im ganzen Dünndarm vorhanden, im Duodenum blattförmig, im oberen Teil des Gekrößdarmes zungenförmig, im unteren fadenförmig. In der Achse der fadenförmigen Zotten läuft ein in der Nähe der Zottenspitze blind endendes Chylusgefäß, in den breiten Zotten ein schlingenförmiges oder mehrere netzartig verbundene Chylusgefäße. Das eigentliche Zottengewebe ist adenoid, enthält glatte Muskelfasern (von der Muscularis mucosae einstrahlend) und Blutgefäße (mit Kapillarbildung). Die zylindrischen Epithelzellen haben einen gestreiften Kutikularsaum. Zahlreiche Becherzellen sind eingelagert. Bedeutung der Zotten: Saugwurzeln.

Kurz-schlauchförmige Schleimhautbuchten, Krypten oder *Gl. intestinales* (*Lieberkuehni*) benannt, finden sich in großer Zahl im ganzen Bereich des Dünndarms; es sind keine echten Drüsen, da ihnen ein spezifisches Sekret fehlt. Alveolo-tubulöse zusammengesetzte Drüsen, *Gl. duodenales* (*Brunneri*), nur im Duodenum vorhanden, liegen mit ihren Körpern in der Submucosa. Das Sekret der Drüsen und der von den Epithelzellen gelieferte Schleim bilden zusammen den Darmsaft, *Succus entericus.*

Lymphknötchen finden sich teils als einzelstehende *Noduli lymphatici solitarii* in der Mucosa und Submucosa des ganzen Dünndarms, teils als oval angeordnete Anhäufungen, *Noduli lymphatici aggregati* (*Peyeri*), letztere nur im Ileum gegenüber der Ansatzstelle des Mesenterium. Die Schleimhaut zeigt an der Oberfläche den Lymphknötchen entsprechende Erhabenheiten, besitzt hier aber weder Zotten noch Drüsen.

Der dickflüssige Inhalt des Dünndarms heißt *Chymus*, Speisebrei. Die aus dem Chymus von den Darmzotten aufgenommenen Bestandteile heißen *Chylus*, Milchsaft.

Intestinum crassum, Dickdarm,

ist ebenfalls ein zylindrischer Schlauch, der im aufgeblähten Zustande zu drei Längsreihen angeordnete Aussackungen, *Haustra coli*, zeigt. Sein Durchmesser nimmt vom Anfang gegen das Ende ab. Er beginnt in der rechten Fossa iliaca mit dem kurzen, sackförmigen Blinddarm, *Intestinum caecum*. Seine Fortsetzung, der Grimmdarm, *Colon*, steigt zunächst als *Colon ascendens* vor dem M. quadratus lumbor. und der rechten Niere kranialwärts bis zur unteren Fläche des rechten Leberlappens; hier biegt der Grimmdarm mit der *Flexura coli dextra* nach vorn und links um, verläuft dann als *Colon transversum* unter der unteren Leberfläche und großen Magenkurvatur dicht oberhalb des Nabels nach links bis zum unteren Ende der Milz; hier geht der Grimmdarm mit der *Flexura coli sinistra* nach vorn und unten in das *Colon descendens* über, das vor der linken Niere und dem M. quadratus lumbor. kaudalwärts verläuft bis zur Fossa iliaca sinistra, wo das *Colon sigmoideum* beginnt. Letzteres — in seiner Länge und Lage sehr wechselnd — steigt meist mit einer Schlinge in das kleine Becken und geht an der linken Seite des Promontoriums in das Rectum über (Fig. 32, 34 u. 35).

An der Einmündungsstelle des Ileums in den Dickdarm findet sich ein Klappenventil, die *Valvula coli*, mit unterer und oberer Falte, *Labium superius* und *inferius*, die sich an ihren Enden vereinigen und als *Frenula valvulae coli* eine Strecke weit fortsetzen. Von der medial-unteren Wand des Blinddarmes zweigt sich ein dünner, zylindrischer Darm ab, der Wurmfortsatz, *Processus vermiformis*. Er wechselt in der Länge (kann auch fehlen), hat ein blindes Ende und ist an seiner Einmündungsstelle oft mit einer Falte, *Valvula processus vermiformis*, versehen.

Schichten des Dickdarms:

Tunica serosa, Bauchfellüberzug bildet kleine keulenförmige, mit Fett gefüllte Ausstülpungen, *Appendices epiploicae*; sie finden sich längs der Taenia libera und omentalis.

Tunica muscularis besteht aus einer inneren zirkulären Schicht und aus äußeren Längsfasern. Letztere ordnen sich zu drei bandförmigen Zügen, den *Taeniac coli*, die dic Reihen der Haustra voneinander abgrenzen. Sie werden unterschieden als:

T. libera, die am Colon transv. unten, sonst vorn,

T. mesocolica, die am Colon transv. hinten, sonst medial-hinten,

T. omentalis, die am Colon transv. vorn-oben, sonst lateral-hinten verläuft.

Tunica mucosa ist wie die des Dünndarms mit der Muskelhaut durch eine *Tela submucosa* verbunden und besitzt gleichfalls eine *Lamina muscularis mucosae*, ferner Krypten, die hier länger sind, und *Noduli lymphatici solitarii*; zusammengehäufte Lymphknötchen finden sich nur im Proc. vermiformis (*Noduli lymph. aggregati proc. vermiformis*). Zotten fehlen der Dickdarmschleimhaut. — Die *Plicae semilunares coli* sind Falten, die von der Schleimhaut und zirkulären Schicht der Muskelhaut gebildet werden; sie reichen von einer Taenia zur anderen und erscheinen an der Außenfläche als Einschnürungen, die die *Haustra coli* zwischen sich fassen. — Inhalt des Dickdarmes: *Faeces.*

Intestinum rectum, **Mastdarm,**

beginnt an der linken Seite des Promontoriums, macht zwei Krümmungen. Die obere mit ventraler Konkavität, *Flexura sacralis,* liegt in der Aushöhlung des Kreuzbeines und wendet sich im oberen Teil nach rechts, im unteren Teil wieder nach links; die zweite mit dorsaler Konkavität, *Flexura perinealis,* biegt um das Steißbein. Nur der oberste Abschnitt besitzt einen vollständigen Bauchfellüberzug; der folgende Abschnitt ist nur noch an der vorderen Wand vom Bauchfell überzogen, der untere Abschnitt ist frei davon. Der orale Teil des Rectums ist eng, der anale, der *Ampulla recti* heißt, weit.

Die *Tunica muscularis* besitzt eine äußere Längsschicht, die unten-hinten in den *M. rectococcygeus* übergeht; letzterer entspringt von der Vorderfläche des 2. und 3. Steißbeinwirbels. Die innere Ringmuskelschicht ist am stärksten im unteren Abschnitt, wo sie sich zum *M. sphincter ani internus* verdichtet.

Tunica mucosa, gleicht im Bau fast der des Dickdarms, ist also mit einer *Tela submucosa* und *Lamina muscularis mucosae* versehen und besitzt besonders lange Krypten sowie einzelne *Noduli lymphatici.* Quere Falten, *Plicae transversales recti,* sind meist verstreichbar; nur eine nicht verstreichbare liegt nach vorn rechts, 7 cm oberhalb des Anus. Im untersten Abschnitt, *Pars analis recti,* befinden sich 5—10 Längsfalten, *Columnae rectales* (*Morgagnii*), welche Längsbündel der Lamina muscul. enthalten und flache Ausbuchtungen, *Sinus rectales,* zwischen sich fassen. Den unteren Abschluß bildet der *Annulus haemorrhoidalis,* ein Venenringwulst, der nach außen treten kann.

Pancreas, **Bauchspeicheldrüse,**

ist von grau-rötlicher Farbe und hat annähernd die Form eines Hammers; liegt in der Höhe des 1. Lendenwirbels quer vor der Aorta und V. cava inferior, hinter dem Magen. Man unterscheidet folgende, ineinander übergehende Teile: a) Das prismatische Mittelstück, *Corpus pancreatis,* hat eine *Facies anterior, inferior, posterior* und einen *Margo superior, anterior, posterior* und besitzt am rechten Ende eine Hervorwölbung, *Tuber omentale,* die sich der kleinen Kurvatur des Magens von hinten anlagert. b) Der rechts lagernde Kopf, *Caput pancreatis*, wird von den konkaven Rändern des Duodenums umgeben; er hat einen von seinem unteren Teil abgehenden, gebogenen Fortsatz, *Processus uncinatus* (*Pancreas Winslowi*), der in einer Rinne seiner Vorderfläche die V. mesenterica sup., zuweilen auch die gleichnamige Arterie aufnimmt. *Incisura pancreatis* heißt der zwischen Proc. uncinatus und Corp. pancreatis frei bleibende Ausschnitt. c) Der links liegende Schwanz, *Cauda pancreatis*, berührt die linke Nebenniere und den Hilus der Milz.

Am oberen Rand des Körpers verläuft die V. lienalis; an der Facies inferior tritt die A. mesent. sup. hervor, am Margo superior die A. coeliaca.

Der größere Teil des Pankreas zeigt den Bau einer offenen, der kleinere Teil den einer geschlossenen Drüse; letzterer besteht aus zerstreut zwischen den übrigen Drüsengebieten liegenden Inseln (Epithelkörpern). Die offene Pankreasdrüse ist mehr alveolär als tubulös gebaut. Ihr Sekret ist der *Succus pancreaticus*.

Der dünnwandige Ausführungsgang der Drüse, *Ductus pancreaticus* (*Wirsungi*), durchsetzt sie der Länge nach und mündet im Verein mit dem Ductus choledochus im Duodenum (s. S. 220). Ein zweiter, im oberen Teile des Kopfes befindlicher Gang, der mit dem Hauptgange in Verbindung steht, *Ductus pancreaticus accessorius* (*Santorini*), mündet häufig gesondert im Duodenum etwas oberhalb der Papilla duodeni.

Die Epithelzellen der Ausführungsgänge sind zylindrisch, flachen sich aber in den feineren Kanälchen immer mehr ab bis zu plattenförmigen. Die Zellen der Alveolen oder tubulösen Endstücke sind kegelförmig, mit dunkler Körnung (Sekretentwicklung), oft aber innen von einer Fortsetzung des plattenförmigen Epithels überlagert.

Ein *Pancreas accessorium* findet sich zuweilen zwischen der Schleim- und Muskelhaut des Dünndarmes an wechselnder Stelle.

Hepar, Leber.

Ihre Farbe ist braunrot, ihre Form dem größeren Segment eines schräg durchschnittenen Vogeleies vergleichbar. Sie liegt mit ihrer Hauptmasse unter der rechten Zwerchfellkuppel, erstreckt sich aber auch unter die linke Zwerchfellkuppel und in die Regio epigastrica (Figg. 31, 32, 34). Man unterscheidet eine untere Fläche, *Facies inferior*, die vorn durch einen scharfen Rand, *Margo anterior*, hinten durch eine kurze Fläche, *Facies posterior*, in die obere konvexe Fläche, *Facies superior*, übergeht; Hauptbefestigungsmittel: V. cava inf., an der die Leber hängt;

Lig. teres, auf dem sie reitet, und Facies post., die mit dem Zwerchfell verwachsen ist. Der vordere Rand hat eine der Medianlinie entsprechende Einkerbung, *Incisura umbilicalis*. An der unteren Fläche finden sich eine transversale Furche, die Leberpforte, *Porta hepatis*, sowie zwei *Fossae sagittales dextrae* und eine *Fossa sagittalis sinistra*. Die durch einen Streifen Lebersubstanz getrennten rechten Furchen sind: vorn die *Fossa vesicae felleae*, hinten die *Fossa venae cavae*. An der linken, nicht unterbrochenen

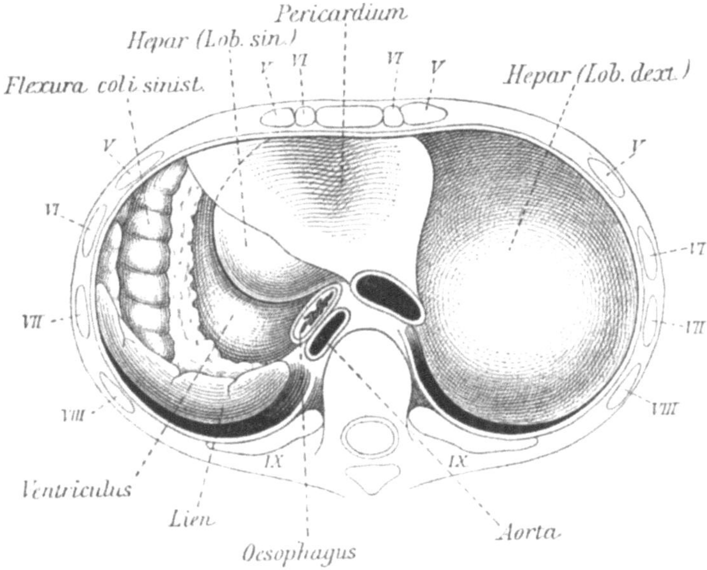

Fig. 32. Lage der Eingeweide unter dem Zwerchfell bei leerem Magen (nach Braune).

Furche ist zu unterscheiden vorn die *Fossa venae umbilicalis* (Fortsetzung der gleichnamigen Inzisur), hinten die *Fossa ductus venosi*. In jener läuft das *Lig. teres hepatis* = obliterierte Nabelvene, in dieser das *Lig. venosum* (*Arantii*) = obliterierter Ductus venos. (Arantii). In der Leberpforte treten die V. portae, die A. hepatica, sowie Nerven in die Leber ein, Ductus hepaticus und Lymphgefäße aus. Der größere, rechts von der Mittellinie (von der Fossa sagitt. sin.) liegende Teil der Leber wird als *Lobus hepatis dexter* bezeichnet, der kleinere, linkerseits liegende als *Lobus hepatis sinister*. Vom rechten Lappen grenzen sich ab (jedoch in deutlicher Abgrenzung nur an der unteren Fläche): der vordere *Lobus quadratus*, der zwischen Fossa venae umbilic., Fossa vesicae felleae und Porta hepatis liegt, und der hintere *Lobus caudatus* (*Spigeli*), der zwischen Fossa venae cavae, Fossa ductus venosi und Porta hepatis liegt. Letzterer sendet nach rechts zum Lobus dexter den *Proc. caudatus*, nach vorn, die Leberpforte überragend, den *Proc. papillaris*. *Appendix fibrosus hepatis* ist ein bindegewebiges Anhängsel des linken Leberlappens. — Von der unteren Fläche des linken Lappens erhebt sich das *Tuber omentale*, das sich in die kleine Kurvatur des Magens legt.

Durch die Berührung mit benachbarten Organen kommt es an der Oberfläche der Leber zu einer Anzahl von Abdrücken: An der unteren Fläche des rechten Lappens: *Impressio colica* vorn, *Impressio renalis* hinten lateral, *Impressio suprarenalis* hinten medial, *Impressio duodenalis* in der Mitte zwischen den drei vorigen. An der unteren Fläche des linken Lappens: *Impressio gastrica*, die nach der hinteren Fläche in die *Impressio oesophagea* übergeht. An der oberen Fläche: *Impressio cardiaca* (durch indirekte Berührung mit der unteren Fläche des Herzens).

Struktur. Die Leber ist ein parenchymatöses Organ, das den tubulösen zusammengesetzten Drüsen einzureihen ist, von deren Typus es aber namentlich durch die eigenartige Anordnung der Drüsenkanälchen und Blutgefäße abweicht. Es besteht aus einer großen Anzahl von prismaähnlichen Läppchen, *Lobuli hepatis*, die aber nicht wie bei anderen Drüsen durch Bindegewebssepta getrennt sind, sondern zusammenfließen. Zwischen den Läppchen, also an der Peripherie der einzelnen Lobuli, liegen:

1. Äste der Pfortader, *Vv. interlobulares*; sie lösen sich in Kapillaren auf, die an den Kanten der Leberzellen verlaufen.

2. Feine Äste der Leberarterie, *Rami arteriosi interlobulares*; sie verästeln sich gemeinsam mit den Vv. interlobulares, jedoch nur im interlobulären Gewebe.

3. Gallengangäste, *Ductus interlobulares*; sie nehmen die kapillären Gallengänge, *Ductus biliferi*, auf, die vorzugsweise an den Flächen der Leberzellen verlaufen (Drüsenkapillaren), und fließen schließlich zusammen zu einem rechten und linken Gang, die an der Leberpforte zu dem *Ductus hepaticus* sich vereinigen.

In der Achse des einzelnen Läppchens verläuft die *Vena centralis*, die die kapillären Gefäße aufnimmt. Mehrere Vv. centrales treten zu größeren Stämmchen zusammen, die ihrerseits in die Vv. hepaticae einmünden.

Die Leberzellen sind polyedrisch geformt und besitzen außer dem Kerne Protoplasmakörner, Fetttröpfchen, Pigmentkörner und während der Tätigkeit Gallentröpfchen. Sie sind zu radiären Strängen, den sog. Leberzellenbälkchen angeordnet. Ihr Sekret ist die Galle, *Fel* (*Bilis*).

Die die Leber umhüllende *Capsula fibrosa* (*Glissoni*) ist nur an der Leberpforte stärker ausgebildet; hier umschließt sie die

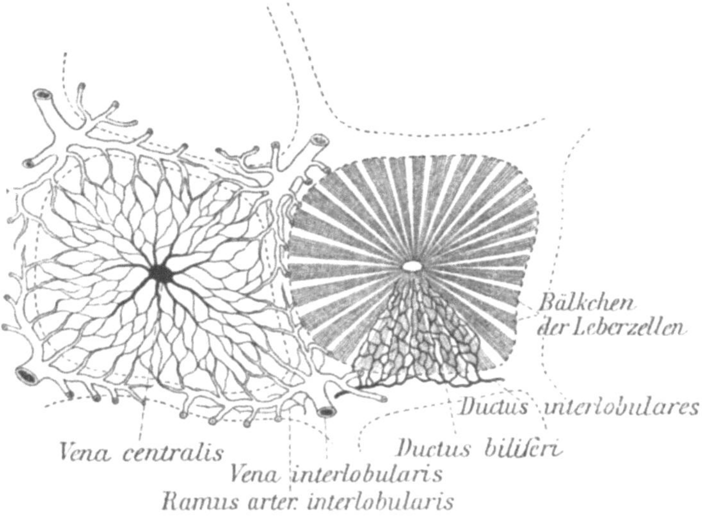

Fig. 33.
Bau der Leber, schematisch. Die Läppchen sind quer durchschnitten.

Gefäße und dringt mit ihnen in geringer Menge ins Innere. Die Oberfläche der Kapsel ist mit der *Tunica serosa*, soweit diese vorhanden, verschmolzen.

Vasa aberrantia hepatis sind netzförmig verbundene Gallengänge, die nicht von Drüsensubstanz umgeben sind; sie finden sich an der Leberpforte, in der Umgebung der V. cava inf. und des Lig. triangulare sinistrum.

Vesica fellea, Gallenblase,

ist ein in der Fossa vesicae felleae liegender birnförmiger Sack, an dem man den Grund, *Fundus vesicae felleae*, den Körper, *Corpus vesicae felleae*, und den Hals, *Collum vesicae felleae*, unterscheidet. Der Fundus ragt bei gefüllter Blase etwas über den vorderen Leberrand hinaus und liegt in der Höhe der Verbindung des 8. und 9. rechten Rippenknorpels. Der Hals setzt sich fort in den *Ductus cysticus,* der sich nach kurzem, abwärts gerichteten Verlaufe mit dem Ductus hepaticus zum *Ductus choledochus* vereinigt, der im Lig. hepatoduodenale verläuft.

Die Wand der Gallenblase hat eine *Tunica serosa vesicae felleae,* die nur in der Fossa vesicae felleae fehlt, wo an ihre Stelle lockeres Bindegewebe tritt. Die *Tunica muscularis vesicae felleae* besitzt Ring- und Längsmuskelfasern. Die *Tunica mucosa vesicae felleae* zeigt am Körper und Fundus feine Falten, *Plicae tunicae mucosae v. felleae,* die sich zu einem Netzwerk verbinden. Im Collum ist ein stärkerer, spiraliger Faltenkomplex, *Valvula spiralis* (*Heisteri*), vorhanden, der sich in den Ductus cysticus fortsetzt. Das Epithel ist zylindrisch. Schleimdrüsen, *Gl. mucosae biliosae,* von teils tubulösem, teils alveolärem Bau finden sich im Duct. cysticus, hepaticus und choledochus.

Anhang.

Lien, Milz,

hat eine bläulichrote Farbe und die Form einer Kaffeebohne; liegt zwischen der linken 9. und 11. Rippenebene, mit der Längsachse der 10. Rippe ungefähr parallel laufend (Figg. 31, 32, 35). Die äußere Fläche, *Facies diaphragmatica,* ist konvex, die innere konkav oder plan; letztere hat ein größeres vorderes Feld, *Facies gastrica,* und ein kleineres hinteres, *Facies renalis*; beide werden getrennt durch den *Hilus lienis,* wo die Gefäße ein- und austreten. Der *Margo anterior* ist schärfer und eingekerbt, der *Margo posterior* stumpf. Das obere Ende, *Extremitas superior,* ist stumpfer als das untere, *Extremitas inferior.*

Struktur. Die Hauptbestandteile der Milz sind: 1. Die fibröse Kapsel, *Tunica albuginea,* deren Oberfläche mit der *Tunica serosa* verschmilzt, und das von ihr aus ins Innere sich erstreckende Balkengerüst (*Trabeculae lienis*). 2. Die sehr weiche, rote *Pulpa lienis,* die, die intertrabekulären Räume ausfüllend, aus adenoidem Gewebe und den feineren Blutgefäßen besteht; ersteres formt sich zu den Pulpasträngen und Pulpa- oder Milzknötchen, *Noduli lymphatici lienales* (*Malpighii*) (vgl. Bau der Lymphdrüsen, S. 196). 3. Die Blutgefäße. Die arteriellen Äste, *Rami lienales* (*arteriae lien.*) verlaufen zunächst zusammen mit den venösen innerhalb der Bälkchen, trennen sich aber in der Pulpa von ihnen, nehmen hier in den gelockerten Wänden

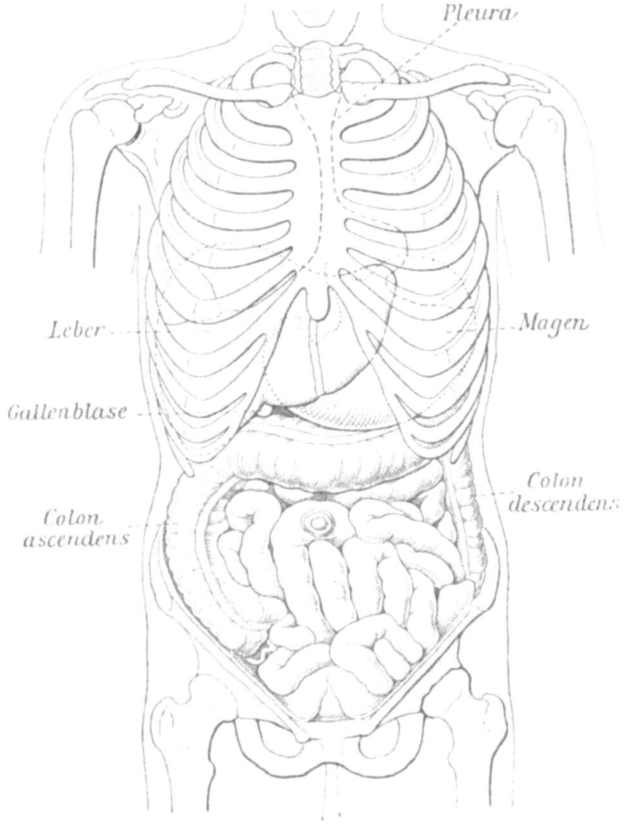

Fig. 34. Lage der Baucheingeweide von vorn (nach Luschka).

lymphoide Zellen auf oder werden vielfach, besonders an den Abzweigungsstellen, von den Milzknötchen dicht umschlossen (hier Kapillarbildung). Ihre nicht miteinander anastomosierenden Endästchen zerteilen sich büschelförmig (*Penicilli*) und sollen in erweiterten Räumen, den **Milzsinus**, endigen. Die aus letzteren hervorgehenden Venen nehmen reichliche Mengen Lympho- und Leukozyten auf und führen sie hinweg. Lymphgefäße finden sich spärlich an der Oberfläche, fehlen aber im

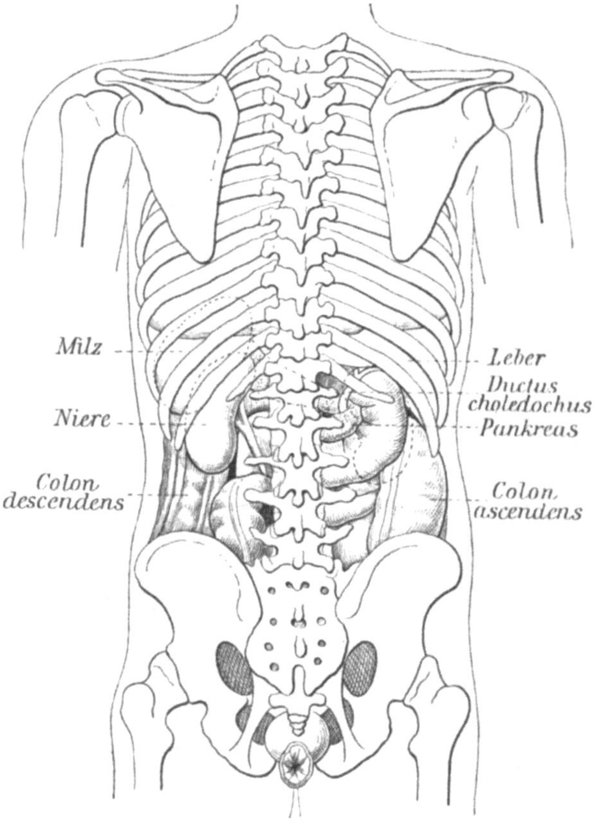

Fig. 35. Lage der Baucheingeweide von hinten (nach Luschka).

Inneren (?). — Die Milz **erzeugt Leukozyten, vernichtet Erythrozyten.**

Ein oder mehrere Nebenmilzen, *Lienes accessorii*, finden sich öfters an den Milzgefäßen vor deren Eintritt in den Hilus.

Zweiter Abschnitt.

Apparatus respiratorius, Atmungswerkzeuge.

Der obere Abschnitt der Atmungswerkzeuge liegt kraniodorsal vom oralen der Verdauungswerkzeuge. Er besteht aus der Nase (siehe unter Sinnesorganen) und der Pars nasalis pharyngis. Die Pars oralis und Pars laryngea pharyngis gehören dem Apparatus respiratorius und digestorius gemeinsam an. Der untere Abschnitt der Atmungswerkzeuge, *Larynx, Trachea, Pulmones* (letztere zum größten Teil), liegt ventral vom oralen Abschnitt des Tubus digestorius.

Larynx, Kehlkopf,

besteht aus einem durch Bänder und Gelenke verbundenen Knorpelgerüst, das von quergestreiften Muskeln bewegt wird und im Inneren von Schleimhaut ausgekleidet ist. Es liegt unterhalb des Zungenbeins im mittleren, ventralen Teil des Halses und grenzt hinten an die Pars laryngea pharyngis, seitlich an die Lappen der Schilddrüse, vorn-seitlich an die unteren Zungenbeinmuskeln, in der Mittellinie an die Halsfascie.

Cartilagines laryngis, Kehlkopfknorpel.

Die Basis des Knorpelgerüstes bildet der Ringknorpel, auf dem sich die übrigen Knorpel aufbauen. Den oberen Abschluß bildet der Knorpel des Kehldeckels.

1. *Cartilago cricoidea,* Ringknorpel, unpaar, hat die Form eines Siegelringes mit vorderem niedrigen Bogen, *Arcus,* und hinterer hoher, sechskantiger Platte, *Lamina.* Letztere hat an den oberen, lateralen Ecken je eine kleine sattelförmige, lateral-ventral geneigte Gelenkfläche, *Facies articularis arytaenoidea,* an den mittleren, lateralen Ecken je eine kleine, konkave Gelenkfläche, *Facies articularis thyreoidea.* Die hintere Fläche der Lamina besitzt neben einem medianen Kamm zwei leicht ausgehöhlte, seitliche Felder [Mm. crycoarytaenoidei post.].

2. *Cartilago thyreoidea,* Schildknorpel, unpaar, besteht aus zwei viereckigen Platten, *Lamina dextra* et *sinistra,* die sich ventral verbinden, beim Manne winklig, beim Weibe bogenförmig. An der äußeren Fläche jeder Platte befindet sich in der Nähe des oberen Randes das *Tuberculum thyreoideum superius,*

am unteren Rande das *Tuberculum thyreoideum inferius*. Sie werden durch eine von hinten oben nach vorn unten verlaufende Kante, *Linea obliqua* [Mm. sternothyreoideus, thyreohyoideus, thyreopharyngeus], verbunden. Die oberen, konvexen Ränder der Platten begrenzen ventral die tiefe *Incisura thyreoidea superior*. Der hintere Rand jeder Platte läuft nach oben in das längere *Cornu superius*, nach unten in das kürzere *Cornu inferius* aus. Letzteres trägt an der medialen Seite die kleine *Facies articularis cricoidea** zur Artikulation mit der Facies artic. thyreoid. cartilaginis cricoideae.

Die unteren Ränder der Platten zeigen leichte Ausbuchtungen seitlich und in der Mitte (*Incisura thyreoidea inferior*). Die obere Ecke des Vereinigungswinkels der Platten wölbt die Haut am Halse zur *Prominentia laryngea* hervor. Unterhalb des Tuberculum thyreoideum sup. findet sich häufig ein Loch in der Platte, *Foramen thyreoideum* [A. laryngea sup.].

3. *Cartilago arytaenoidea*, Gießbecken- oder Stellknorpel, paarig, hat die Form einer dreiseitigen Pyramide. Die *Basis* trägt die kleine *Facies articularis cricoidea** zur Artikulation mit der Facies articul. arytaen. cartilaginis cricoideae. Die laterale Ecke ist stumpf, heißt *Processus muscularis*; die vordere spitz, heißt *Processus vocalis*. Die mediale, sagittal gestellte Fläche ist die kleinste; die hintere ist konkav; die laterale (vordere) hat im oberen Teil einen Höcker, *Colliculus*, von dem eine halbkreisförmige, nach vorn konkave Leiste, *Crista arcuata*, gegen den Proc. vocalis verläuft. Ventral von ihr liegt die kleine, tiefe *Fovea triangularis*, kaudal davon die größere, flache *Fovea oblonga* [M. vocalis]. Die Spitze, *Apex*, ist stumpf, dorsal-medianwärts gerichtet; auf ihr sitzt, durch die *Synchondrosis arycorniculata* verbunden, die kleine, kegelförmige *Cartilago corniculata* (*Santorini*).

4. *Cartilago epiglottica*, Kehldeckelknorpel, unpaar, kartenherzförmig, mit Grübchen und Löchern versehen, hat eine vordere und hintere Fläche und ist im oberen Teil sattelförmig gekrümmt. Die nach unten gerichtete, dickere Spitze heißt *Petiolus epiglottidis*.

5. *Cartilago cuneiformis* (*Wrisbergi*), paarig, nicht konstant, liegt jederseits in der Plica aryepiglottica.

Cartilago cricoid., thyreoid. und arytaenoidea (außer Proc. vocalis) bestehen aus hyalinem, Cartilago epiglott., cuneiform. und Proc. vocalis aus elastischem Knorpel.

Kehlkopfgelenke.

Articulatio cricothyreoidea, zwischen den sich entsprechenden Gelenkflächen des Ring- und Schildknorpels, mit transversaler Achse, besitzt eine schlaffe *Capsula articularis cricothyreoidea*. Verstärkungsbänder entspringen am unteren Horn des Schildknorpels und inserieren am Ringknorpel:

Lig. ceratocricoideum anterius verläuft nach vorn-abwärts, *Lig. ceratocricoideum laterale* nach unten, *Lig. ceratocricoideum posterius* nach innen-oben zum oberen Rande der Lamina cartil. cricoideae.

Articulatio cricoarytaenoidea, zwischen den sich entsprechenden Gelenkflächen des Ring- und Stellknorpels, mit einer von oben-hinten nach unten-vorn gerichteten Achse, hat eine schlaffe *Capsula articularis cricoarytaenoidea*. Verstärkungsband: *Lig. cricoarytaenoideum posterius* vom oberen Rande der Lamina cartil. cricoideae zur medialen hinteren Ecke der Cartil. arytaenoidea.

Haftbänder.

Membrana hyothyreoidea, schlaff, vom Körper und von den großen Hörnern des Zungenbeines zu den oberen Rändern des Schildknorpels. (Loch für die Vasa laryngea sup. und R. internus n. laryngei sup.) Der mittlere, elastische Fasern führende Teil heißt *Lig. hyothyreoideum medium*. Der hintere, verdickte, ebenfalls elastische Fasern führende Rand, *Lig. hyothyreoideum laterale*, ist jederseits zwischen der Spitze des großen Zungenbeinhorns und dem oberen Schildknorpelhorn ausgespannt. In ihm liegt häufig ein kleiner Faserknorpel, *Cartilago triticea*.

Lig. cricothyreoideum medium, vom unteren Rande des Schildknorpels zum oberen des Ringknorpels (auch als Teil des Conus elasticus beschrieben).

Lig. cricotracheale, vom unteren Rande des Ringknorpels zum oberen des ersten Trachealringes.

Lig. hyoepiglotticum, vom oberen Rand des Körpers und der großen Hörner des Zungenbeins zur vorderen Fläche der Cartil. epiglottica.

Lig. thyreoepiglotticum, von der inneren Fläche des Schildknorpels unterhalb der Incisura superior zum Petiolus epiglottidis; besteht aus elastischen Fasern.

Lig. cricopharyngeum, von der Mitte des oberen Randes der Lamina cart. cricoideae aufwärts zur vorderen Pharynxwand.

Lig. corniculopharyngeum, von den Cartil. corniculata abwärts zur vorderen Pharynxwand; vereinigt sich mit dem der anderen Seite und dem Lig. cricopharyngeum.

Der prismatische Raum zwischen vorderer Fläche der Cartil. epiglottica, dem Lig. hyoepiglotticum und dem Lig. hyothyreoidum medium ist von einem Fettkörper ausgefüllt.

Musculi laryngis, Kehlkopfmuskeln.

M. cricothyreoideus, paarig; Urspr.: äußere Fläche des Arcus cartil. cricoideae. Ans.: unterer Rand und unteres Horn der Cartil. thyreoidea. Die vorderen Fasern haben mehr geraden (*Pars recta*), die hinteren schrägen Verlauf (*Pars obliqua*).

Funktion: Nähert einander die vorderen Teile der beiden Knorpel.

M. cricoarytaenoideus posterior, paarig; Urspr.: hintere Fläche der Lamina cartil. cricoideae. Ans.: Proc. muscularis cartil. arytaenoideae.

Funktion: Zieht den Proc. muscularis nach hinten und unten, zugleich den Proc. vocalis lateralwärts. Erweiterer der Stimmritze.

M. ceratocricoideus, unbeständig, mit dem vorigen zusammenhängend, lateral von ihm, von der Lamina cartil. cricoideae zum unteren Schildknorpelhorn ziehend.

M. cricoarytaenoideus lateralis, paarig; Urspr.: äußere Fläche und oberer Rand des Arcus cartil. cricoideae. Ans.: Proc. muscularis cartil. arytaenoideae.

Funktion: Zieht den Proc. muscularis nach vorn und unten, zugleich den Proc. vocalis medianwärts. Verengerer der Stimmritze.

M. thyreoarytaenoideus (*externus*), paarig; Urspr.: innere Fläche des Schildknorpels. Ans.: laterale Fläche des Stellknorpels.

Funktion: Dreht den Stellknorpel nach vorn; erschlafft das Stimmband.

M. vocalis (thyreoarytaenoideus internus), paarig, vom vorigen nicht scharf zu trennen, liegt im Labium vocale. Urspr.: unterer Teil der inneren Fläche des Schildknorpelwinkels. Ans.: Proc. vocalis und Fovea oblonga cartil. arytaenoideae.

Funktion: Zieht den Proc. vocalis nach innen-vorn, erschlafft das Stimmband.

M. ventricularis, paarig, zwischen den Schleimdrüsen des Lig. ventriculare, hängt mit Bündeln des M. thyreoarytaenoideus ext. und aryepiglotticus zusammen. Urspr.: laterale Kante des Stellknorpels. Ans.: Rand der Epiglottis.

M. thyreoepiglotticus, paarig. Urspr.: innere Fläche des Schildknorpels. Ans.: Rand der Epiglottis.

Funktion: Erweitert den Aditus und das Vestibulum laryngis.

M. aryepiglotticus, paarig, hängt mit dem M. ventricularis und arytaenoideus obliquus zusammen; kreuzt sich mit dem gegenseitigen. Urspr.: Spitze des Stellknorpels. Ans.: Epiglottisrand der anderen Seite.

Funktion: Zieht die Epiglottis herab.

M. arytaenoideus obliquus, paarig. Urspr.: hintere Fläche des Proc. muscularis. Ans.: Spitze des Stellknorpels der anderen Seite.

Funktion: Verengert den Aditus laryngis.

M. arytaenoideus transversus, unpaar, ventral vom vorigen; verbindet die lateralen Ränder der Stellknorpel.

Funktion: Nähert die Stellknorpel aneinander.

Motor. Nn.: M. cricothyreoideus: N. laryngeus superior; die übrigen Muskeln: N. laryngeus inferior.

Cavum laryngis, Kehlkopfhöhle.

Zwischen Schleimhaut und Muskulatur ist im Kehlkopf eine elastische Haut, *Membrana elastica laryngis*, eingeschaltet, die die Tela submucosa ersetzt. Ihr oberer Abschnitt, die *Membrana quadrangularis**, erstreckt sich jederseits von der oberen Hälfte des Schildknorpelwinkels und dem Seitenrande des Kehldeckels zu der medialen Kante des Stellknorpels und der Cartil. corniculata; ihr oberer Rand liegt in der Plica aryepiglottica; unten endet sie mit dem Taschenbande, *Lig. ventriculare.* Der untere Abschnitt, *Conus elasticus*, erstreckt sich jederseits von der unteren Hälfte des Schildknorpelwinkels und dem mit ihm verschmolzenen Lig. cricothyreoideum medium zum oberen Rand des Ringknorpelbogens und Proc. vocalis des Stellknorpels; seinen oberen Rand bildet das Stimmband, *Lig. vocale*, in dessen hinterem Ende (vor dem Proc. muscularis) zuweilen ein kleines Knorpelstück, *Cartilago sesamoidea*, enthalten ist.

Die Schleimhaut, *Tunica mucosa laryngis*, kleidet das Cavum laryngis aus, geht unten in die der Trachea, oben in die des Pharynx über. Zwischen Kehldeckel, *Epiglottis*, und Zungenwurzel bildet sie drei Falten: *Plica glossoepiglottica mediana* und *Plicae glossoepiglotticae laterales*, zwischen denen zwei Gruben, *Valleculae epiglotticae*, einsinken. Vom Seitenrande der Epiglottis zieht jederseits ab-, median- und rückwärts zur Spitze des Stellknorpels die *Plica aryepiglottica*; sie besitzt nahe ihrem hinteren Ende zwei den gleichnamigen Knorpeln entsprechende Hervorwölbungen, *Tuberculum cuneiforme* (*Wrisbergi*) und *Tuberculum corniculatum* (*Santorini*). Über dem Taschenbande bildet die Schleimhaut die *Plica ventricularis*, über dem Stimmbande die *Plica vocalis*, die in der Nähe des vorderen Endes einen gelben Fleck, *Macula flava*, hat, der einem Knötchen des elastischen Bandes (nicht der Cartil. sesamoidea) entspricht. Die Plica vocalis ragt medianwärts weiter vor als die Plica ventricularis.

Die Schleimhaut besitzt an der hinteren Fläche der Epiglottis, der medialen Fläche der Stellknorpel und den Stimmbändern geschichtetes Platten-, an den übrigen Teilen geschichtetes Flimmerepithel (Flimmerströmung nach oben zu). Beim Lebenden ist die Farbe der Kehlkopfschleimhaut blaßrot, nur an den Stimmbändern weißlich.

Gemischte Drüsen von alveolo-tubulösem Bau, *Glandulae laryngeae*, liegen: a) an der hinteren, einzelne auch an der vorderen Fläche der Epiglottis (*Glandulae laryngeae anteriores*), b) in der Umgebung der Taschenbänder und der Cartilagines cuneiform., in der Fovea triangularis cart. arytaenoideae und in der Wand der Ventriculi laryngis (*Glandulae laryngeae mediae*), c) vor und hinter dem M. arytaenoideus transversus (*Glandulae laryngeae posteriores*). Lymphknötchen, *Noduli lymphatici laryngis*, finden sich in den Ventriculi laryngis.

Regionen der Kehlkopfhöhle: Der nach hinten-oben gerichtete ovale Kehlkopfeingang, *Aditus laryngis*, wird von den Rändern der Epiglottis und den Plicae aryepiglotticae begrenzt und läuft unten in der Mitte mit der *Incisura interarytaenoidea* aus. Er führt in den Vorraum, *Vestibulum laryngis*, der an seiner Vorderwand eine dem Petiolus epiglottidis entsprechende Hervorwölbung, *Tuberculum epiglotticum*, hat und mit der *Rima vestibuli*, dem zwischen den Taschenbändern liegenden Spalt, abschließt. Unterhalb der Rima vestibuli liegt der *Aditus glottidis superior*; mit ihm steht jederseits eine zwischen Taschen- und Stimmfalte liegende Seitenbucht, *Ventriculus laryngis* (*Morgagnii*), in Verbindung, von deren vorderem Gebiet ein blindsackförmiger Fortsatz, *Appendix ventriculi laryngis*, sich aufwärts (zwischen Taschenband und M. thyreoarytaenoideus) erstreckt. Der Stimmapparat, *Glottis*, wird, von der Schleimhaut abgesehen, von den beiden prismatischen Stimmlippen, *Labia vocalia*, gebildet, deren jede aus dem Lig. vocale und dem M. vocalis sich zusammensetzt; ihr freier Rand ist gleichbedeutend mit der Plica vocalis. Die von der Glottis eingeschlossene, an der Leiche lanzettförmige, im Leben verschieden gestaltete Stimmritze, *Rima glottidis*, ist der engste Teil des Cavum

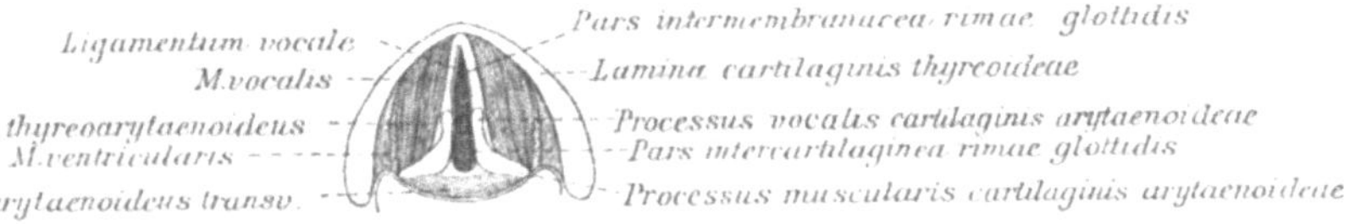

Fig. 36. Querschnitt des Kehlkopfes in der Höhe der Stimmbänder.

laryngis und besteht aus einem vorderen, zwischen den Stimmlippen liegenden Abschnitt, *Pars intermembranacea*, und einem hinteren, viel kürzeren, zwischen den Stellknorpeln liegenden, *Pars intercartilaginea*, der dorsal von der vorderen Fläche des M. arytaenoid. transversus abgeschlossen wird. Unterhalb der Rima glottidis befindet sich der ovale *Aditus glottidis inferior*, der kaudal in die Trachea übergeht.

Trachea et Bronchi, Luftröhre und Luftröhrenäste.

Die Luftröhre, *Trachea*, ein elastischer Hohlzylinder, dessen dorsale Wand abgeplattet ist, beginnt als Fortsetzung des Kehlkopfes in der Höhe des 6.—7. Halswirbels. Ihre Achse verläuft in der Medianebene, von der sie kaudal etwas nach rechts abweicht. Ihre Teilungsstelle, *Bifurcatio tracheae*, mit der sie in die beiden Äste, *Bronchi*, übergeht, liegt in der Höhe des 4.—5. Brustwirbels dicht hinter dem Arcus aortae. Das Gerüst der Trachea besteht aus 16—20 hufeisenförmigen, hyalinen Knorpelspangen, *Cartilagines tracheales*, die nach hinten offen sind. Ihre Zwischenräume werden durch die elastische Fasern führenden *Ligamenta annularia* (*trachealia*) ausgefüllt, die mit der Knorpelhaut zusammenhängen und dorsal in die hintere Wand der Trachea, *Paries membranaceus*, übergehen. Letztere besitzt außer einer fibrösen Schicht eine Lage querverlaufender, glatter Muskelfasern, *Tunica muscularis*, die an den hinteren Knorpelrändern inseriert. Die Schleimhaut, *Tunica mucosa*, wird mit den Cartilagines tracheal., den Ligg. annularia und der Tunica muscul. durch die *Tela submucosa* verbunden. In letztere reichen die Körper der alveolo-tubulösen, gemischten *Gl. tracheales* hinein. Das Epithel gleicht dem des Larynx.

Der *Bronchus dexter*, der mehr in der Richtung der Trachea verläuft, ist etwas weiter und kürzer, als der *Bronchus sinister*. Der Bau der Luftröhrenäste ist derselbe, wie der der Trachea; ihre Drüsen, *Gl. bronchiales*, gleichen fast den Gl. tracheales.

Topographisches. Die hintere Wand der Luftröhre grenzt an die Speiseröhre. Die vordere Wand wird am Halsteile in wechselnder Ausdehnung vom Isthmus der Schilddrüse, sowie von der V. thyreoidea ima bedeckt, im übrigen von fetthaltigem Bindegewebe; am Brustteile von der Thymusdrüse, die bei Kindern in der Regel noch auf den Halsteil übergreift. Durch die Drüsenteile wird die Luftröhre von den unteren Zungenbeimuskeln, die nur in der Medianlinie von der Halsfascie unterbrochen werden, getrennt. Zwischen Thymus und Trachea schieben sich V. anonyma sinistra, A. anonyma, A. carotis comm. sin. und Arcus aortae ein. Seitlich liegen am Halsteile die Lappen der Schilddrüse. — Auf dem rechten Bronchus reitet die V. azygos, auf dem linken Bronchus der Arcus aortae.

Pulmones, Lungen,

füllen, in ihren serösen Säcken eingeschlossen, den größten Teil des Brustkorbes aus. Ihre Farbe ist schiefergrau oder graurötlich mit blauschwarzen Flecken. Jede Lunge hat die Form eines Kegels, von dem ein mediales Segment abgeschnitten ist. Die *Basis* hat eine konkave Fläche, *Facies diaphragmatica*; dem Mantel des Kegels entspricht die *Facies costalis*, der Schnittfläche die ziemlich vertikal gestellte *Facies mediastinalis*. Die Spitze, *Apex*, ist abgerundet. Mit dem scharfen *Margo inferior* grenzt die Facies diaphragmatica an die Facies costalis und mediastinalis; der gleichfalls scharfe *Margo anterior* scheidet die Facies mediastinalis von der Facies costalis. Hinten gehen diese Flächen mit einem stumpfen Rande ineinander über. Der vordere Rand der linken Lunge hat unten einen Ausschnitt, *Incisura cardiaca*. An der Facies mediastinalis befinden sich: a) vorn-unten die breite, flache *Impressio cardiaca*, die sich an der rechten Lunge oben in eine vertikale Rinne für die V. cava sup. fortsetzt, b) hinten in der Nähe des stumpfen Randes eine Furche und zwar an der linken Lunge für die Aorta thoracalis, an der rechten für die V. azygos, c) oben nahe der Spitze eine (links deutlichere) Furche für die A. subclavia, *Sulcus subclavius*,

d) im mittleren Gebiet der pleurafreie *Hilus pulmonis*, der birnenförmig ist mit abwärts gerichtetem, den unteren Lungenrand fast erreichenden Stiele. Die durch ihn in die Lunge ein- und austretenden Gebilde, nämlich der Bronchus, die A. und Vv. pulmonales, Aa. und Vv. bronchial., Lymphgefäße und Nerven, sowie die dort liegenden Lymphdrüsen werden insgesamt als *Radix pulmonis* bezeichnet.

Lungenlappen. Jede Lunge wird durch einen tiefen Einschnitt, *Incisura interlobaris*, der sich an der rechten Lunge gabelt, in rechts drei, links zwei Lappen geteilt. Sie sind zu unterscheiden: an der rechten Lunge als *Lobus superior*, *medius* und *inferior*, an der linken Lunge als *Lobus superior* und *inferior*. Der Einschnitt geht von oben-hinten nach vorn-unten zum Margo inferior; beginnt in der Höhe des 3. oder 4. Brustwirbels und endet in der Höhe des 6. Rippenknorpels. Die rechtsseitige Gabelung trennt sich ungefähr in der Axillarlinie ab und verläuft annähernd horizontal zum 4. Sternocostalgelenk.

Die Stammäste der Luftröhre (Bronchus dexter und sinister) verlaufen in den Lungen schwach bogenförmig, mit der Konkavität dem Herzen zugewendet, abwärts bis zur hinteren Gegend der Lungenbasis. Sie geben Seitenäste, *Rami bronchiales*, ab, und zwar alternierend in jeder Lunge vier ventrale und vier dorsale. Die Seitenäste verästeln sich wiederum unter fortlaufender Verjüngung zu den Luftröhrchen, *Bronchioli*. Das Ausbreitungsgebiet eines feinsten Bronchiolus, der einen Durchmesser von 1 mm hat, entspricht einem Lungenläppchen, *Lobulus pulmonis*. Die Lungenläppchen sind untereinander durch Bindegewebssepten verbunden und präsentieren sich unter der Pleura als Lungeninseln, vier- oder mehrseitige Felder von etwa 1 cm Durchmesser. Vom Bronchiolus zweigen sich als Endästchen die Alveolengänge, *Ductuli alveolares*, ab, die wandständige Lungenbläschen, *Alveoli pulmonum*, besitzen und sich zu endständigen, größeren Säckchen (*Infundibula**, besser *Sacculi alveolares**) ausbuchten, die ihrerseits wiederum eine größere Anzahl Alveoli tragen.

Da zwei oder mehr Sacculi gemeinsam in einen Lungengang münden, erscheint dieser Abschnitt kugelig erweitert (*Atrium**). Bereits in den feinsten Bronchioli können wandständige Alveolen auftreten, weshalb sie als *Bronchioli respiratorii* bezeichnet werden.

Struktur des Bronchialbaumes und der Lunge. Beim Eintritt der Stammäste in die Lungen verändern die knorpligen Elemente ihre Form und Anordnung: es treten unregelmäßig geformte Platten auf, die sich auf den ganzen Umfang des zylindrischen Rohres verteilen und bis zu den Bronchiolen erstrecken. Die Muscularis besteht aus ringförmigen, glatten Fasern und endet am Anfang der Sacculi alveolares. Die Schleimhaut enthält in ihren tiefen Lagen zahlreiche elastische Fasern (an den Alveolengängen und Eingangsstellen der Alveolen ringförmig angeordnet), ist mit verästelten alveolotubulösen Drüsen, *Glandulae bronchiales*, und Lymphknötchen, *Noduli lymphatici bronchiales*, ausgestattet. Das Epithel besteht bis in die Anfänge der Bronchioli hinein aus zylindrischen Flimmer- mit eingelagerten Becherzellen, geht aber dann in respiratorisches Epithel über, das weiterhin ausschließlich die Innenfläche der Alveolengänge und Lungenbläschen bedeckt. Letzteres besteht aus großen, hellen, kernlosen Platten, zwischen denen Gruppen kubischer Zellen eingefügt sind, die aber nach den Alveolen zu seltener werden. Erstere sind Abkömmlinge der kubischen Zellen (Abflachung durch die Atmung).

Gefäßverteilung der Lunge: Die Äste der A. pulmonalis folgen dem Verlaufe der Bronchen und lösen sich schließlich zu einem engmaschigen Netze feinkalibriger Kapillaren auf, die die Alveolen umspinnen. Die aus dem Kapillarnetz hervorgehenden Venen halten sich zunächst von den kleineren Bronchen entfernt und treten erst an die größeren Bronchen heran, um schließlich zu den Vv. pulmonales zusammenzufließen. Die Aa. und Vv. bronchiales sind lediglich ernährende und abführende Gefäße für die Bronchen, das interlobuläre und subpleurale Bindegewebe. Die Lymphgefäße sind zu einem oberflächlichen, subpleuralen und zu einem tiefen, im interlobulären Bindegewebe liegenden Netze angeordnet. Über die *Lymphoglandulae pulmonales* s. S. 199.

Interstitielles Bindegewebe der Lunge findet sich zwischen den Bronchen und Gefäßen (peribronchiales), zwischen den einzelnen Lungenläppchen (interlobuläres) und zwischen Lunge und Pleura (subpleurales).

Topographisches. Am Hilus liegt der Stammbronchus (nebst Bronchial- und Lymphgefäßen) hinten, die A. pulmonalis vorn-oberhalb, die Vv. pulmonales vorn-unterhalb von ihm. In der Lunge gelangt die A. pulmonalis an die hintere Seite des Bronchus. Die Seitenäste der Bronchen gehen unterhalb der Äste der A. pulmonalis ab und werden daher als *Rami bronchiales hyparteriales* bezeichnet. Nur der erste, den oberen rechten Lungenlappen versorgende Ast geht oberhalb des entsprechenden Astes der A. pulmonalis ab; er heißt daher *Ramus bronchialis eparterialis.*

Cavum thoracis, **Brusthöhle.**

Die von der Fascia endothoracalis (s. S. 106) ausgekleidete Brusthöhle, *Cavum thoracis*, enthält auf jeder Seite einen die Lunge einschließenden Sack, das Brustfell, *Pleura*, in der Mitte das *Septum mediastinale*.

Das Brustfell, *Pleura*, besteht aus einer bindegewebigen Grundlage und einer Lage flacher, polygonaler Epithelzellen. Man unterscheidet an dem Brustfell einen wandständigen Teil, *Pleura parietalis*, und einen viszeralen Teil, *Pleura pulmonalis*, die die spaltförmige, nur wenig seröse Flüssigkeit enthaltende Brustfellhöhle, *Cavum pleurae*, einschließen. Die Pleura parietalis gliedert sich in folgende Abschnitte: a) *Pleura diaphragmatica* an der oberen Fläche des Zwerchfelles. b) *Pleura costalis*, Rippenfell, an der vorderen, seitlichen und hinteren Wand des Brustkorbes (bis zu den seitlichen Flächen der Brustwirbel), außen mit der Fascia endothoracalis verwachsen. c) *Pleura mediastinalis*, Mittelfell, an der Außenseite des Septum mediastinale, von den seitlichen Flächen der Brustwirbel in sagittaler Ebene zum Brustbein ziehend; der Teil des Mittelfelles, der an die parietale Wand des Herzbeutels grenzt, wird als *Pleura pericardiaca*, der übrige als *Lamina mediastinalis* bezeichnet. d) *Cupula pleurae*, schließt als blindsackförmiger, abgestumpfter Kegel die Lungenspitze ein, überragt die 1. Rippe und das Schlüsselbein und grenzt lateral an die Mm. scaleni, oben an die A. und V. subclavia sowie an die untersten Bündel des Plexus brachialis.

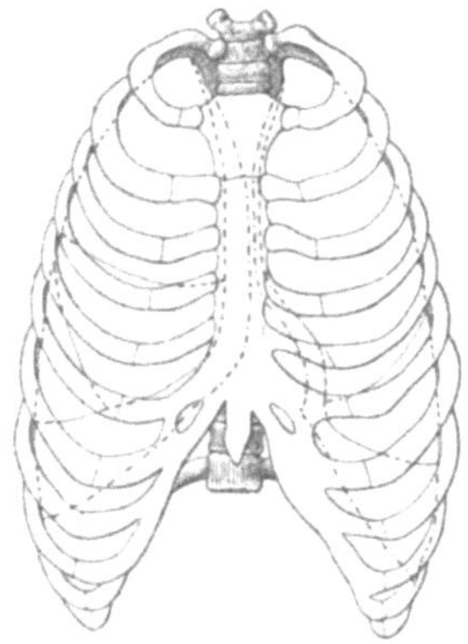

Fig. 37.
Pleura- und Lungengrenzen.

Die Pleura mediastinalis geht hinten ohne scharfe Grenze in die Pleura costalis über, unten in stumpfem Winkel in die Pleura diaphragmatica; vorn verhält sich der Übergang der Pleura mediastinalis in die Pleura costalis, den man als vordere Pleuralinie bezeichnet, auf beiden Seiten verschieden. Rechterseits entspricht er einer Linie, die von der Articulatio sternoclavicul. in konvexem Bogen abwärts ziehend, am Angulus sterni die

Medianlinie nach links etwas überschreitet, sodann senkrecht abwärts läuft und, vom 4. Sternocostalgelenk wieder wenig lateralwärts abweichend, bis zum 6. Rippenknorpel reicht. Linkerseits verläuft die Linie von der Articulatio sternoclavicul. in schwachem Bogen abwärts zum Angulus sterni, sodann, sich nahe dem linken Sternalrand haltend, senkrecht abwärts ebenfalls bis zum 4. Sternocostalgelenk, von hier in einem medianwärts konkaven Bogen, der bis in die Nähe der Knorpelknochenverbindung der 5. Rippe reichen kann, abwärts zum 6. Rippenknorpel. — Der Übergang der Pleura costalis in die Pleura diaphragmatica, den man als untere Pleuralinie bezeichnet, beginnt am unteren Rande des 6. Rippenknorpels, verläuft in ab- und seitwärts gerichtetem Bogen bis zur Axillarlinie, wo sie rechterseits den unteren Rand der 9., linkerseits den unteren Rand der 10. Rippe erreicht; sodann zieht sie fast horizontal rückwärts, um am 12. Brustwirbel zu enden.

Die engen Spalten, die die Pleura costalis mit der Pleura mediastinalis und mit der Pleura diaphragmatica bildet, heißen Komplementärräume, *Sinus pleurae*, und werden als *Sinus costomediastinalis* und *Sinus phrenicocostalis* unterschieden. Bisweilen werden sie teilweise ausgefüllt von fettgewebigen Falten, *Plicae adiposae*, die mit zottenartigen Verlängerungen, *Villi pleurales*, versehen sind.

Die *Pleura pulmonalis* ist mit der Lungenoberfläche fest verwachsen und bekleidet auch die Lungeneinschnitte. An den Rändern des Hilus pulmonis geht sie auf die Lungenwurzel über, deren Gebilde sie auf eine kurze Strecke überzieht, um sich dann auf die Pleura mediastinalis überzuschlagen. Am Stiel des Lungenhilus bildet sie eine Duplikatur, *Lig. pulmonale*, die eine brückenartige Verbindung mit der Pleura mediastinalis herstellt und unten mit einem freien Rande endet, seltener sich noch auf die Pleura diaphragmatica fortsetzt.

Bei der Inspiration werden die *Sinus costomediastinales* von den vorderen Lungenrändern vollständig ausgefüllt; dagegen werden die *Sinus phrenicocostales* auch bei tiefster Einatmung nicht ganz von den unteren Lungenrändern ausgefüllt. Nach Gerlach fällt die untere Lungengrenze

bei extremer Inspiration:

in der sternalen Linie	an den unteren Rand der 6. Rippe,
„ „ parasternalen Linie	an den oberen Rand der 7. Rippe,
„ „ mamillaren Linie	in die 8. Rippe,
„ „ axillaren Linie	an den unteren Rand der 9. Rippe,
„ „ skapularen Linie	an den oberen Rand der 11. Rippe,

bei ruhiger Atmung:

in der	sternalen Linie	an den oberen Rand der 6. Rippe,
„ „	parasternalen Linie	an den unteren Rand der 6. Rippe,
„ „	mamillaren Linie	an den oberen Rand der 7. Rippe,
„ „	axillaren Linie	an den unteren Rand der 7. Rippe,
„ „	skapularen Linie	an den unteren Rand der 9. Rippe,

bei extremer Exspiration:

in der	sternalen Linie	an den unteren Rand der 5. Rippe,
„ „	parasternalen Linie	an den oberen Rand der 6. Rippe,
„ „	mamillaren Linie	an den unteren Rand der 6. Rippe,
. „	axillaren Linie	an den oberen Rand der 7. Rippe,
„ „	skapularen Linie	an den oberen Rand der 9. Rippe.

Das *Septum mediastinale* wird zum größten Teile vom Herzen mit den Anfangsstücken der großen Gefäße, der Luftröhre und der Lungenwurzel eingenommen. Der vorn von diesen Gebilden liegende Raum heißt *Cavum mediastinale anterius*, der hinter ihnen liegende *Cavum mediastinale posterius*. Im vorderen Mittelfellraum liegen die Thymus, Lymphdrüsen, Vasa mammaria interna, Nn. phrenici; im hinteren Mittelfellraume die Speiseröhre, die Aorta thoracalis mit ihren Ästen, Vv. azygos und hemiazygos, Ductus thoracalis, Nn. vagi und splanchnici majores.

Anhang.

Thymus, Briesel,

hat eine länglich-platte Form, eine grau- oder gelblichrötliche Farbe und besteht aus zwei, durch Bindegewebe verbundenen Lappen, *Lobus dexter* und *sinister*. Jeder Lappen hat eine dünne, bindegewebige Hülle, die in das Innere Septen schickt und hierdurch das Organ in Läppchen, *Lobuli thymi*, abteilt. Letztere hängen durch einen gemeinsamen Gewebsstrang, *Tractus centralis*, der die größeren Blutgefäße begleitet, zusammen. — Das Wachstum der Thymus erreicht seine Grenze im 2. Lebensjahre, steht von da bis zur Pubertätszeit still und geht dann, aber ohne äußere Formveränderung zurück. Der Zeitpunkt der inneren Rückbildung beginnt schon im Kindesalter.

Die Thymus liegt im vorderen Mittelfellraum, grenzt ventral an das Sternum, dorsal an den oberen Teil des Herzbeutels und die großen Gefäße, lateral an die Pleura mediastinalis. Ihre obere Spitze überragt häufig das Sternum und lagert sich vor den Halsteil der Trachea (Fig. 38).

Struktur. Die aus dem Epithel der 3. Viszeralspalte entstehende Thymus ist eine anfangs offene, später geschlossene Drüse mit dunklerer Rinden- und hellerer Marksubstanz. Sie enthält: a) Epithelzellen, die den Lymphozyten meist sehr ähnlich sind, b) wirkliche Lympho- oder Leukozyten, namentlich in den an die Blutgefäße grenzenden Markschichten,

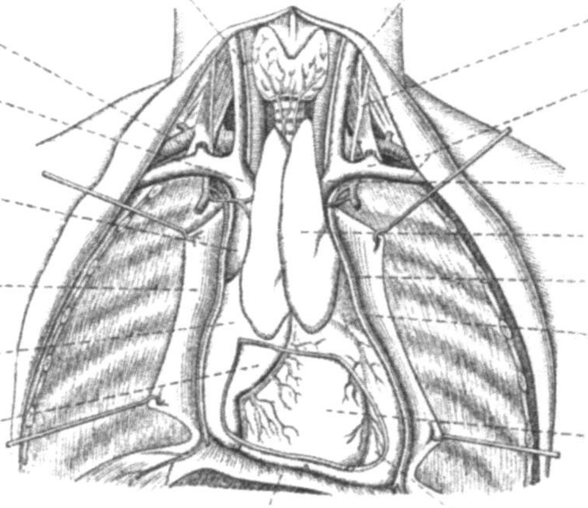

Fig. 38. Topographie der Thymus (nach Jössel).

c) die innerhalb des Markes gelegenen Hassalschen Körperchen, die aus Gruppen zusammengeballter, in Zerfall begriffener Epithelzellen bestehen. Lymphgefäße befinden sich an der Oberfläche und im Inneren der Drüse neben den Blutgefäßen. — Die Bedeutung der Thymus (ein lymphoides Organ?) ist noch unklar.

Gl. thyreoidea, Schilddrüse,

hat eine blaurötliche Farbe und besteht aus zwei größeren, seitlichen Lappen, *Lobus dexter* und *sinister*, deren jeder die Form eines dicken Viertelzylindermantels hat, und einem viel kleineren, schmalen Mittelstück, *Isthmus gl. thyreoideae*, das zwischen jenen beiden liegt, bisweilen aber fehlt. Von ihm oder auch einem Seitenlappen (meist dem linken) zieht öfters ein schmaler Fortsatz, *Lobus pyramidalis*, vor der Mitte des Kehlkopfes aufwärts und kann bis zum Zungenbeinkörper reichen. Der Isthmus liegt vor dem 1. oder 2. bis 4. Trachealringe. Die Lappen reichen vom 5. oder 6. Trachealringe, die seitlichen Wände der Trachea und des Larynx bedeckend, bis zur Linea obliqua cart. thyreoideae und dorsal von dieser mit einer Spitze nicht selten bis zum Zungenbein. Der hintere Teil der Lappen reicht bis an die seitliche Pharynxwand und nimmt meist in einer Rinne die A. carotis comm. auf. Ventral wird die Schilddrüse von den unteren Zungenbeinmuskeln bedeckt. Das tiefe Blatt der Halsfascie zieht über sie hinweg.

Struktur. Die Schilddrüse entwickelt sich aus der ventralen Schlundwand als tubulöse zusammengesetzte Drüse, wandelt sich aber später unter Schwund des Ausführungsganges, *Ductus thyreoglossus* (vgl. S. 211), zu einer geschlossenen (mit innerer Sekretion) um. Sie besteht dann aus kugeligen Drüsenbläschen, die gruppenweise zu Läppchen, *Lobuli gl. thyreoideae*, angeordnet sind, und einem Bindegewebsgerüst, *Stroma gl. thyreoideae*, mit sehr zahlreichen Blut- und Lymphgefäßen. Die Bläschen enthalten eine zähe Kolloidmasse, ihre Innenwand bildet einen einfachen Belag höherer oder platterer Epithelzellen.

Gl. thyreoideae accessoriae kommen in der Umgebung der Schilddrüse an wechselnder Stelle vor, sehr häufig liegt eine oberhalb des Zungenbeins (*Gl. thyreoidea accessoria suprahyoidea*). Die an der Rückseite der seitlichen Lappen gelegenen *Gl. parathyreoideae** entwickeln sich aus dem Epithel der 3. und 4. Viszeralspalte (Beziehungen zur Thymus) und bestehen aus Epithelkörpern. Letztere finden sich übrigens vereinzelt auch innerhalb der Schilddrüse. Wegnahme der Epithelkörper erzeugt Tetanie, der Schilddrüsensubstanz Kachexie.

Dritter Abschnitt.

Apparatus urogenitalis, Harn- und Geschlechtswerkzeuge.

Der Urogenitalapparat wird gebildet von den *Organa uropoëtica*, Harnwerkzeugen, und den *Organa genitalia*, Geschlechtswerkzeugen.

Organa uropoëtica

setzen sich zusammen aus den beiden Nieren, *Renes*, die den Harn absondern, aus den beiden Harnleitern, *Ureteres*, aus der Blase, *Vesica urinaria*, einem Sammelbehälter, der den Harn durch die Harnröhre, *Urethra*, periodisch nach außen entleert. Da letztere bei den Geschlechtern verschieden ist, außerdem in Beziehung zu den Geschlechtswerkzeugen steht, so wird sie unter diesen behandelt.

Ren, Niere,

hat die Form einer Bohne und liegt neben der Wirbelsäule, vor der Pars lumbalis des Zwerchfells, vor dem hinteren Abschnitte des M. transversus abdom. und vor den oberen Teilen der Mm. quadratus lumb. und psoas major. Die linke Niere reicht vom 11. Brustwirbel bis zur halben Höhe des 3. Lendenwirbels; die rechte liegt in der Regel etwas tiefer und erreicht den 4. Lendenwirbel. Die 12. Rippe läuft schräg zum Höhendurchmesser der Niere, von der der größere Abschnitt unterhalb von ihr liegt. Man unterscheidet an der Niere eine konvexe *Facies anterior*, eine schwach gewölbte oder flache *Facies posterior*, einen kranialen Pol, *Extremitas superior*, und einen kaudalen, *Extremitas inferior*. Der *Margo lateralis* ist konvex, der *Margo medialis* im oberen und unteren Abschnitt ebenfalls konvex, im mittleren Teil konkav, mit Einkerbungen versehen. Hier befindet sich der *Hilus renalis* [Vasa renalia, Pelvis renalis, Ureter], der in den mit mehrfachen Ausbuchtungen versehenen *Sinus renalis* [Calyces renales] führt.

An der hinteren Fläche findet sich die durch die Anlagerung an den M. quadratus lumb. bedingte *Impressio muscularis*, an der vorderen Fläche der rechten Niere (oben) die *Impressio hepatica*, der linken Niere die *Impressio gastrica*. Außerdem gibt es Anlagerungsflächen, die nur zuweilen deutliche Abdrücke verursachen, nämlich: an der hinteren Fläche eine solche für das Diaphragma (oben) und für den M. psoas major (medial-unten); an der vorderen Fläche der rechten Niere eine solche für das Duodenum und für die Flexura coli dextra, an der vorderen Fläche der linken Niere eine solche für das Pankreas, für die Flexura coli sinistra und für die Milz (letztere greift auf den lateralen Rand über).

Eingehüllt ist die Niere in fettreiches Bindegewebe, *Capsula adiposa*. Seine innerste Schicht verdichtet sich zur *Capsula fibrosa*, die die Oberfläche der Niere allseitig umgibt und bis in den Sinus eindringt. Zwischen der fibrösen Kapsel und der Nierensubstanz ist noch eine dünne *Tunica muscularis* eingeschaltet.

Struktur. Die Niere ist eine zusammengesetzte tubulöse Drüse. An der Oberfläche sind beim Fetus und Neugeborenen deutlich Lappen, *Lobi renales*, zu unterscheiden, beim Erwachsenen aber meist nur angedeutet. Die aus der Verästelung der Harnkanälchen, *Tubuli renales*, bestehende, nur spärliches interstitielles Bindegewebe führende Nierensubstanz wird in das Mark, *Substantia medullaris*, und in die Rinde, *Substantia corticalis*, eingeteilt. Das Mark besteht aus einer Anzahl (bis 20)

Kegel, *Pyramides renales* (*Malpighii*). Die Kegelbasis, *Basis pyramidis*, grenzt an die Rindensubstanz, in die sie strahlenförmige Fortsätze, Markstrahlen oder Pyramidenfortsätze, hineinsendet, und läuft parallel dem konvexen Nierenrande; die abgerundete Spitze des Kegels, *Papilla renalis*, ragt in das Nierenbecken. Man unterscheidet einfache und zusammengesetzte Papillen; letztere entstehen dadurch, daß die Spitzen von zwei oder mehr Pyramiden zusammenfließen. Die Anzahl der Papillen einer Niere kann hierdurch sich bis auf 4 verringern.

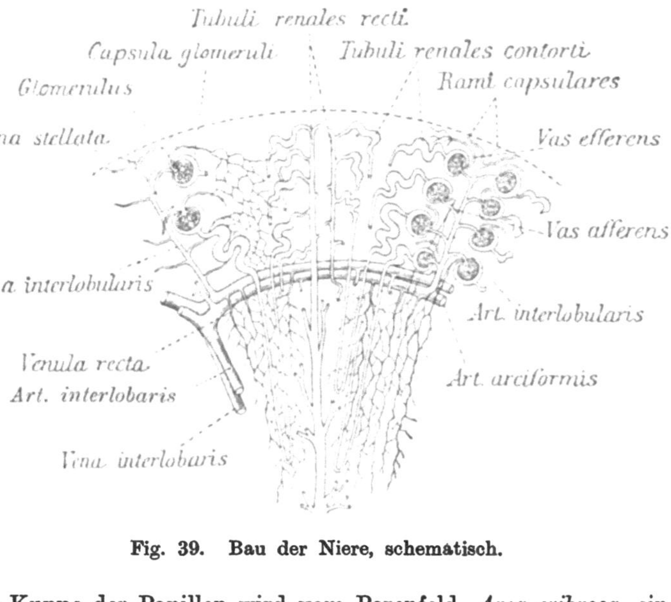

Fig. 39. Bau der Niere, schematisch.

Die Kuppe der Papillen wird vom Porenfeld, *Area cribrosa*, eingenommen, auf dem die Harnkanälchen mit den *Foramina papillaria* münden; die Anzahl der letzteren beträgt 10—24 auf einer einfachen, 30—80 auf einer zusammengesetzten Papille. Das gesamte Mark enthält nur gerade Kanälchen, *Tubuli renales recti*, die sich von den Foramina papillaria aus in ihr baumförmig verästeln, während andere, die schleifenförmigen Kanälchen, von der Rinde aus in das Mark eindringen. Die Substantia corticalis bildet einen Mantel um die Basen der Pyramiden, schiebt aber auch zwischen die einzelnen Pyramiden keilförmige Fortsätze, die Rindensäulen, *Columnae renales* (*Bertini*), und setzt sich zusammen aus einer Anzahl kleiner Bezirke, *Lobuli corticales.* Jedes solches Rindenläppchen besteht aus dem Markstrahl oder Pyramidenfortsatz, *Pars radiata* (*Processus Ferreini*), und dem diesen umhüllenden Nierenlabyrinth, *Pars convoluta.* Jener enthält gerade Kanälchen, *Tubuli renales recti*, dieses gewundene Kanälchen, *Tubuli renales contorti*, sowie die *Corpuscula renis* (*Malpighii*). Letztere sind kuglige, dem unbewaffneten Auge noch sichtbare Körperchen, deren jedes einen becherförmigen, doppelwandigen Mantel, *Capsula glomeruli*, und einen von diesem eingeschlossenen Gefäßknäuel, *Glomerulus*, besitzt.

Verlauf der Harnkanälchen. Die Capsula glomeruli ist als ein von dem einen Pol eingestülptes, einen kapillären Hohlraum bergendes Bläschen anzusehen, von dessen anderem Pol (1.) ein gewundenes Kanälchen (I. Ordnung) ausgeht. Dieses geht in (2.) ein gerades, schleifenförmiges Kanälchen über, an dem man einen ab- und einen aufsteigenden Schenkel unterscheidet (Henlesche Schleife). Letzterer setzt sich in (3.) das Schaltstück, wiederum ein gewundenes Kanälchen (II. Ordnung) fort, das vermittelst (4.) eines kurzen, geraden Verbindungsstückes in (5.) ein Sammelröhrchen mündet. Mehrere Sammelröhrchen treten zu (6.) Hauptröhrchen zusammen, von denen sich wiederum mehrere vereinigen, um schließlich mit einem Foramen papillare auszumünden.

Kanalweite, Wandstärke und Epithelform der Harnkanälchen ist sehr verschieden. Letztere ist in den:

Kapseln platt, in der Außenschicht polygonal,

Tubuli contorti I. Ordn. und Anfangsteil der Henleschen Schleifen kubisch, gekörnt (stäbchenähnlich),

absteigenden Schenkeln der Henleschen Schleifen flach, hell, nach innen vorgebaucht,

aufsteigenden Schenkeln der Henleschen Schleifen ähnlich wie in den Tubuli contorti I. Ordn.,

Schaltstücken zylindrisch, hell,

Sammel- bis Hauptröhrchen kubisch bis zylindrisch, hell oder dunkel.

Der Epithelbelag aller Harnkanälchen ist ein-, der der Kapseln zweischichtig. — Vermutlich sondern die Corpuscula renis das Harnwasser, die Tubuli contorti und aufsteigenden Schenkel der Henleschen Schleife die gelösten Harnbestandteile ab.

Arteriae et Venae renis, Gefäße der Niere.

Die A. renalis teilt sich am Hilus in mehrere Äste, von denen einige, *Aa. nutriciae pelvis renalis*, das Nierenbecken und die Kelche versorgen. Die übrigen dringen zwischen den Papillen in die Nierensubstanz ein und verlaufen als *Aa. interlobares renis* astlos zwischen den Pyramiden bis zu ihren Basen. Hier gehen aus ihnen die *Arteriae arciformes* hervor, die an der Grenze zwischen Mark und Rinde unvollständige Bogen bilden. Aus der Konvexität eines jeden Bogens gehen die *Arteriae interlobulares* ab, die in der Rinde zwischen den Nierenläppchen verlaufen. Ihre seitlichen Zweige sind die *Vasa afferentia* der Corpuscula renis. Jedes Vas afferens knäult sich unter Bildung eines Wundernetzes (vgl. S. 140) zum Glomerulus auf; aus diesem geht schließlich wieder ein Gefäß, das *Vas efferens*, hervor. Die Vasa efferentia, die noch arterielle Gefäße sind, lösen sich nun in Kapillarnetze auf, die die gesamte Rindensubstanz versorgen. Die Endäste der Aa. interlobulares gelangen zur Oberfläche der Niere und versorgen als *Rami capsulares* die Tunica muscularis und fibrosa. Die Marksubstanz wird von den *Arteriolae rectae* versorgt, die in den Pyramiden von der Basis zu den Papillen sich erstrecken; sie gehen aus den Vasa efferentia hervor oder entspringen von der Konkavität der Aa. arciformes oder von den Aa. interlobulares. Die Venen nehmen einen ähnlichen Verlauf wie die Arterien. An der Oberfläche der Niere treten sie zu den *Vv. stellatae* zusammen. Diese münden in die *Vv. interlobulares*, die wiederum in die Konvexität der *Vv. arciformes* eintreten, während an der Konkavität der letzteren die *Venulae rectae* einmünden. Aus den Bogenvenen gehen die *Vv. interlobares* hervor, die nach Austritt zwischen den Papillen im Sinus sich sammeln und die V. renalis bilden.

Die Äste der A. renalis sind Endarterien; sie scheiden sich in ventrale und dorsale, deren Gebiete nirgends ineinander greifen (Natürliche Teilbarkeit der Niere, Hyrtl).

Pelvis renalis, **Nierenbecken**,

ist ein kurzer, platt trichterförmiger, vor und in dem Hilus renalis liegender Sack, der sich abwärts in den Harnleiter fortsetzt und aus den im Sinus renalis liegenden Nierenkelchen, *Calyces renales*, hervorgeht. Eine, zuweilen mehrere Nierenpapillen werden von einem kleinen Kelche, *Calyx renalis minor*, umschlossen, der an einer ringförmigen Einschnürung der Papillenbasis festgewachsen ist. Zwei oder mehr kleine Kelche vereinigen sich zu einem großen Kelche, *Calyx renalis major*; zwei oder drei große Kelche treten zum Nierenbecken zusammen.

Die Wand des Nierenbeckens und der Kelche besteht aus drei Schichten: a) einer äußeren, bindegewebigen *Tunica adventitia*, b) einer mittleren *Tunica muscularis*, die an der Basis der Papilla renalis mit einem Ringmuskel abschließt, c) einer inneren *Tunica mucosa*, die sich auf die Nierenpapillen umschlägt und kleine tubulöse Drüsen, *Gl. pelvis renalis*, besitzt (letztere wahrscheinlich nur Krypten).

Am Hilus renalis liegt das Pelvis renalis und der Ureter dorsal, die V. renalis ventral, in der Mitte die A. renalis.

Ureter, Harnleiter,

ist ein muskulöshäutiger Schlauch von plattzylindrischer Form, der, trichterförmig oder mit einer Einschnürung beginnend, aus dem Nierenbecken hervorgeht, ab- und etwas medianwärts retroperitoneal verläuft, um schließlich die Wand des Fundus vesicae schräg nach vorn zu durchbohren. Man unterscheidet an ihm die *Pars abdominalis* und die *Pars pelvina*. Erstere liegt auf der vorderen Fläche des M. psoas major und reicht bis zu seiner medialen Kante.[1] Die P. pelvina zieht an der lateralen Wand des kleinen Beckens entlang. Ihr kaudales Stück wendet sich ventral-medianwärts; bei dem Manne gelangt es in der Nähe des oberen lateralen Endes des Samenbläschens an die Blase und wird hier vom Ductus deferens kranial gekreuzt; beim Weibe gelangt das entsprechende Stück unter dem hinteren Blatt des Lig. latum in das Parametrium und verläuft neben der Cervix uteri und der lateral-vorderen Wand der Scheide. Die Wand des Ureters besteht von außen nach innen aus drei Schichten: a) der locker-faserigen *Tunica adventitia*, b) der *Tunica muscularis*, die ein *Stratum externum* (nur in der unteren Ureterhälfte) mit längsverlaufenden, *Stratum medium* mit zirkulären und *Stratum internum* mit längsverlaufenden Fasern besitzt, c) der längsgefalteten *Tunica mucosa* mit kleinen tubulösen Drüsen, *Gl. mucosae ureteris*, die wahrscheinlich nur Krypten sind, und mehrschichtigem Pflasterepithel.

Vesica urinaria, Harnblase,

ist ein unpaarer, muskulöshäutiger Sack, der im leeren Zustand die Form eines plattgedrückten Eies, im gefüllten die einer Birne

---

[1] Auf dieser Strecke wird der Harnleiter ventral von den Vasa spermatica int. spitzwinklig gekreuzt; am Übergang zum Beckenteil kreuzt er rechts die Vasa iliaca externa, links die Vasa iliaca commun., die dorsal von ihm liegen (Fig. 23).

oder Kugel hat. Die leere Blase liegt im kleinen Becken hinter der Schambeinfuge; die ausgedehnte kann kranialwärts die Höhe des Nabels erreichen. Man unterscheidet den Körper, *Corpus vesicae*, der nach oben in den etwas ventralwärts gerichteten Scheitel, *Vertex vesicae*, nach unten-hinten in den Blasengrund, *Fundus vesicae*, und nach unten-vorn in den Blasenhals, *Collum vesicae**, übergeht. Vom Scheitel zieht zum Nabel das runde *Lig. umbilicale medium* (der Rest des obliterierten *Urachus*).

Schichten der Harnblase:

a) *Tunica serosa*, der Bauchfellüberzug, bekleidet den Scheitel und vom Körper die größten Abschnitte der hinteren und seitlichen Wände. Die vordere Wand ist durch Bindegewebe mit der Symphyse und den medialen Abschnitten der hinteren Schambeinflächen, die untere beim Manne mit der Prostata, beim Weibe mit dem Diaphragma urogenitale verbunden.

b) *Tunica muscularis*, Muskelhaut, besteht aus drei Lagen: *Stratum externum* hat longitudinale Bündel, die vom Scheitel über die vordere, hintere und die seitlichen Flächen abwärts laufen; *Stratum medium* hat zirkuläre Bündel von meist transversaler Verlaufsrichtung; am Übergang zur Harnröhre bilden sie einen in den M. prostaticus übergehenden Ringmuskel; *Stratum internum* bildet unter der Schleimhaut netzförmig angeordnete Bündel.

Von der Nachbarschaft treten zur Blasenmuskulatur: *M. pubovesicalis* (paarig), entspringt von der Beckenfascie in der Gegend der Symphyse, zieht rückwärts und strahlt in das Stratum externum aus. *M. rectovesicalis* (paarig) löst sich von Längsbündeln der Muskelhaut des Rektums ab, zieht vorwärts und verliert sich im Stratum externum der Blasenmuskulatur.

c) *Tunica mucosa*, Schleimhaut, von rötlicher Farbe, ist durch eine lockere *Tela submucosa* mit der Muskelhaut verbunden und legt sich bei leerer Blase in zahlreiche Falten. Nur ein dreieckiges Feld der unteren Wand, *Trigonum vesicae* (*Lieutaudi*), bleibt stets glatt. Seine seitlichen, hinteren Ecken sind je durch einen kleinen Wulst, *Plica ureterica*, gekennzeichnet, den der die Blasenwand durchbohrende Harnleiter verursacht; eine schlitzförmige Öffnung am vorderen Ende der Plica ureterica ist das *Orificium ureteris*. Die vordere Spitze des Dreiecks wird durch eine kleine, länglichrunde Hervorwölbung, *Uvula vesicae*, gebildet, die in das Bereich des *Orificium urethrae internum* sich erstreckt und dessen halbmondförmige (nach vorn konvexe) Form bedingt. Die Wand der Blase geht hier in einen Ringwulst, *Annulus urethralis*, über, der den oben erwähnten Ringmuskel enthält. In der Schleimhaut sind verästelte tubulöse Schleimdrüsen, *Gl. vesicales* (im Fundus und Collum vesicae), sowie einzelne Lymphknötchen, *Noduli lymphatici vesicales*, eingelagert. Das Epithel ist zweischichtig, die Zellen sind meist kubisch bis zylindrisch, flachen sich aber, namentlich in der oberflächlichen Schicht, bei stark gefüllter Blase außerordentlich (zu Plattenepithel) ab.

Anhang.

Glandula suprarenalis, Nebenniere,

paarig, gehört zu den epithelialen, geschlossenen Drüsen; die rechte hat die Form einer dreieckigen Scheibe und lagert an der Extremitas superior der rechten Niere; die linke Nebenniere hat die Form einer halbmondförmigen Scheibe und ist von der Extremitas superior etwas nach dem Margo medialis der linken Niere verschoben. Man unterscheidet eine *Basis gl. suprarenalis*, die der Niere anliegt, eine *Facies anterior* und *Facies posterior*, einen *Margo medialis* und *Margo superior*. Nur die rechte Nebenniere hat eine Spitze, *Apex suprarenalis* (*gl. dextrae*). An der vorderen Fläche findet sich ein Schlitz, *Hilus gl. suprarenalis*, an dem die *V. centralis* aus dem Organ tritt.

Struktur. Die Nebenniere besteht aus äußerer Rinden-, innerer Marksubstanz (*Substantia corticalis, Substantia medullaris*) und bindegewebiger Hülle. a) Rindensubstanz, faserigbrüchig, an der Markgrenze von dunkelbrauner (Pigmentzellen), im übrigen gelber Farbe; Abkömmling der Urniere; von geschlossener Drüsenform (Epithelkörper), mit Schichten verschieden gestalteter Zellen, die meist Fetttröpfchen enthalten. b) Marksubstanz, von hellerer oder dunklerer Farbe; herrührend aus der Anlage des Sympathicus; ihre Zellen zart, chromaffin. — Beide Substanzen sehr reich an Nerven, die mit den Arterien durch die äußere Hülle eindringen; in der Marksubstanz außerdem Ganglienzellen.

Kleine *Gl. suprarenales accessoriae* finden sich häufig in der Umgebung der Nebenniere, der Geschlechtsdrüsen, am Samenstrang und auch in der Nierenrinde vor und bestehen nur aus Rindensubstanz.

Organa genitalia, Geschlechtsorgane.

Sie lassen sich in innere und äußere Geschlechtsorgane einteilen. Die inneren bestehen aus den eigentlichen Zeugungsorganen, nämlich der paarigen Geschlechts- oder Keimdrüse und dem gleichfalls paarigen Kanal, der das Produkt dieser Drüse fortleitet. Diese Gebilde sind beim Manne: der Hoden, *Testis* (mit Nebenhoden, *Epididymis*), und der Samenleiter, *Ductus deferens* (nebst der Samenblase, *Vesicula seminalis*); beim Weibe: der Eierstock, *Ovarium*, und der Eileiter, *Tuba uterina* (*Falloppii*). Außerdem gehören zu den inneren Geschlechtsorganen beim Manne: ein unpaares muskulös-drüsiges Gebilde, die Vorsteherdrüse, *Prostata*, die zugleich in innige Beziehung zum Harnapparat tritt, und die paarige, Cowpersche Drüse, *Gl. bulbourethralis* (*Cowperi*); beim Weibe: die einen weiteren, wesentlichen Teil der Zeugungsorgane bildende Gebärmutter, *Uterus*, und die Scheide, *Vagina*, die den Begattungsorganen zuzurechnen ist.

Von den äußeren Geschlechtsorganen, *Partes genitales externae*, ist beim Manne der wichtigste Teil das als Begattungsorgan dienende Glied, *Penis*, nebst dem in ihm verlaufenden vorderen Abschnitt der Harnröhre, *Urethra*, die sowohl zur Herausbeförderung des Samens, als auch zur Entleerung des Harns dient (Urogenitalkanal); der hintere, der Prostata und dem Diaphragma urogenitale eingefügte Abschnitt der Harnröhre gehört, genau genommen, den inneren Geschlechtsteilen an, wird aber aus Zweckmäßigkeitsgründen zusammen mit ersterem abgehandelt. Zu den äußeren Geschlechtsteilen gehört fernerhin noch der Hodensack, *Scrotum*.

Beim Weibe werden die äußeren Geschlechtsteile (Begattungsorgane) von der äußeren Scham, *Pudendum muliebre* (großen und kleinen Schamlippen, Scheidenvorhof, Bartholinschen Drüsen, Vorhofszwiebeln, Kitzler), gebildet.

I. *Organa genitalia virilia*, männliche Geschlechtsorgane.

Testis et Epididymis, Hoden und Nebenhoden.

Der Hoden, *Testis*, ist ein eiförmiges Gebilde, an dem wir äußerlich unterscheiden: die abgeplatteten Seitenflächen, *Facies medialis* und *lateralis*, den konvexen *Margo anterior* und den geraden *Margo posterior*, den oberen, nach vorn-außen, und den unteren, nach hinten-innen gerichteten Pol, *Extremitas superior* und *inferior*.

Dem hinteren Umfange des Hodens liegt der schmale Nebenhoden, *Epididymis*, an. Er besteht aus dem *Corpus epididymidis*, dem oberen verdickten Ende, *Caput epididymidis* — nur dieses ist direkt mit dem Hoden verbunden — und dem unteren Ende, *Cauda epididymidis*, das in den Ductus deferens übergeht.

Struktur. Der Hoden ist eine tubulöse zusammengesetzte Drüse. Seine Oberfläche überzieht die derbe, fibröse, innen sehr gefäßreiche *Tunica albuginea*, die sich am hinteren oberen Rande des Hodens zu einem ins Innere vorspringenden Bindegewebslager, dem *Mediastinum testis* (*Corpus Highmori*), verdichtet. Von diesem aus ziehen in divergierender Richtung zahlreiche bindegewebige *Septula testis* nach der Albuginea hin und teilen das *Parenchyma testis* unvollständig in kegelförmige Läppchen, *Lobuli testis*, deren wesentlichen Bestandteil die Drüsen- oder Samenkanälchen bilden. Letztere beginnen in der Rindenschichte des Hodens und zeigen gewöhnlich einen vielfach gewundenen Verlauf (*Tubuli seminiferi contorti*); nach der Spitze der Läppchen fließen sie zusammen und gehen hier in die kurzen *Tubuli seminiferi recti* über. Diese wieder münden in ein das Mediastinum durchziehendes Netzwerk von Kanälen, das *Rete testis* (*Halleri*), ein, aus denen schließlich die *Ductuli efferentes testis* heraus- und in den Kopf des Nebenhodens hineinführen. — Das Drüsensekret, der Samen, *Sperma* (*Semen*), besteht aus den stecknadelförmigen Samenfäden, Spermien, an denen zu unterscheiden ist der birnförmige Kopf, das schmalere Mittelstück und der noch dünnere Schwanz, dessen Achsenfaden aus Fibrillen besteht; die schlängelnden Bewegungen des Samenfadens kommen nur dem Schwanze zu. Dem ejakulierten Samen ist noch das Sekret des Nebenhodens, der Samenleiterampullen, Samenblasen, Vorsteherdrüse und Cowperschen Drüsen beigemischt.

Die gewundenen Kanälchen besitzen eine dicke, bindegewebige Außenwand, *Tunica propria*, und eine mehrfache Epithelschicht, bestehend aus den Samenzellen und den Sertolischen Fußzellen. Bei der Samenbildung (Spermiogenese), die auf wiederholter indirekter Zellteilung beruht, sind wahrscheinlich nur die ersteren beteiligt. Von den Samenzellen der letzten Entwicklungsstufe (Spermatiden) entspricht der Kern dem Kopf, der Zentralkörper dem Mittelstück und z. T. dem Achsenfaden, der Zelleib dem übrigen Schwanzteile des fertigen Samenfadens.

Der Kopf des Nebenhodens ist wie der Hoden aus kegelförmigen Läppchen, *Lobuli epididymidis*, zusammengesetzt, die wiederum aus gewundenen Kanälchen bestehen. Diese setzen sich direkt aus den Ductuli efferentes testis fort und enden sämtlich in einem gemeinsamen, weiteren Kanale, dem *Ductus epididymidis*, der, in vielfachen Schlängelungen abwärts ziehend, den Körper und Schwanz des Nebenhodens darstellt.

Das Epithel der Ductuli efferentes besteht aus flimmernden Zylinder- und flimmerlosen Zellen, das des Ductus epididymidis aus behaarten, aber flimmerlosen Zylinderzellen. Beiderlei Gänge besitzen eine Ringmuskelschicht.

Rudimentäre Gebilde. In den Ductus epididymidis münden ein, selten zwei oder drei blind endigende, gewundene Kanälchen, *Ductuli aberrantes*, ein. Am beständigsten kommt der mit dem Schwanz des Nebenhodens verbundene *Ductulus aberrans inferior* (*Halleri*)* vor, häufig auch ein einem Ductulus efferens testis entsprechender *Ductulus aberrans superior* am Kopf des Nebenhodens. Ähnliche (unbeständige) Bildungen gibt es am Rete testis. Diese Kanälchen sind sämtlich als umgewandelte Urnierenkanälchen anzusehen. — Von den sogenannten *Appendices testis* liegt die eigentliche *Appendix testis* (*Morgagnii*), früher unrichtig „ungestielte Hydatide" benannt, als solides, kolbenförmiges Körperchen am oberen Pol des Hodens; sie ist ein Überbleibsel des kranialen Abschnittes des Müllerschen Ganges. Die unbeständigere *Appendix epididymidis* ist ein bläschenförmiges Gebilde mit flüssigem Inhalte, das mittelst eines Stieles (daher die frühere Benennung „gestielte Hydatide") dem Kopfe des Nebenhodens aufsitzt und der Urniere entstammt. Von der gleichen Herkunft ist die *Paradidymis*, die zwischen Kopf des Nebenhodens und Samenleiter liegt und aus aufgeknäuelten Röhrchen besteht.

Ductus deferens, Samenleiter.
Vesicula seminalis, Samenbläschen.

Der Samenleiter, *Ductus deferens*, setzt sich mit einer Aufwärtsumbiegung aus dem Ductus epididymidis fort, zieht, anfangs noch geschlängelt, hinter dem Nebenhoden empor und dann, in gestrecktem Verlaufe — dem Samenstrange eingefügt — lateral-aufwärts durch den Leistenkanal. Vom inneren Leistenringe ab läuft er an der Wand des kleinen Beckens abwärts (auf dieser Strecke vom Peritonaeum bedeckt), gelangt über den Ureter hinweg, mit dem er sich spitzwinkelig kreuzt, zur hinteren Blasenwand und bohrt sich schließlich neben dem anderseitigen Samenleiter in den oberen Teil der Vorsteherdrüse ein. Hinter dem Blasenfundus zeigt er eine spindelförmige Erweiterung, *Ampulla ductus deferentis*, die mit Ausbuchtungen, *Diverticula ampullae*, versehen ist.

An der lateralen Seite der Ampulle — zwischen Blasenfundus und Rektum — liegt jederseits das Samenbläschen, *Vesicula seminalis*, ein gleichfalls vielfach ausgebuchteter, länglicher Behälter, an dem man das *Corpus vesiculae seminalis* und den aus dessen medial-unterem Ende hervorgehenden Ausführungsgang, *Ductus excretorius*, zu unterscheiden hat. Letzterer und der Samenleiter fließen beim Eintritt in die Prostata zum *Ductus ejaculatorius* zusammen, der diese durchsetzt und in der Harnröhre am Colliculus seminalis ausmündet.

Struktur. Der Samenleiter besitzt eine derbe, im Verhältnis zum Lumen auffallend starke Wandung. Sie besteht von innen nach außen aus einer *Tunica mucosa* (Zylinder- oder Pflasterepithel), *Tunica muscularis* — der stärksten Schicht — und *Tunica adventitia* (lockeres Bindegewebe). Die ähnlich gebauten Ampullen und Samenblasen zeigen im Inneren zahlreiche den äußeren Buchten entsprechende Falten.

Die Tunica muscularis des Samenleiters besteht aus einer inneren und einer äußeren Längsfaserlage (*Stratum internum* und *externum*) und einer dickeren mittleren Ringfaserlage (*Stratum medium*). — Die Samenbläschen, deren Schleimhaut wie die der Ampullen bräunlich (Pigment) gefärbt ist, erzeugen ein eiweißhaltiges Sekret, sind aber nicht Aufspeicherungsbehälter für den Samen, wenngleich sich spärliche Mengen Spermien stets darin vorfinden.

Funiculus spermaticus et tunicae testis et funiculi spermatici, Samenstrang und Hüllen des Hodens und Samenstrangs.

Der Samenstrang, *Funiculus spermaticus*, besteht aus dem Samenleiter, den Nerven und den zu- und abführenden Gefäßen des Hodens und aus dem diese Teile zusammenhaltenden Bindegewebe; außerdem wird er von mehreren Hüllen umschlossen, die ihm gemeinsam mit dem Hoden zukommen (*Tunicae testis et funiculi spermatici*). Er verläuft vom Nebenhoden ab lateral-aufwärts durch den Leistenkanal; am inneren Leistenringe löst er sich auf, indem sich der Samenleiter abwärts, die Gefäße und Nerven aufwärts wenden.

Die im Samenstrang enthaltenen Gefäße und Nerven sind: A. testicularis (A. spermatica int.), A. spermatica ext. (aus der A. epigastrica inf.), A. deferentialis (aus der A. hypogastrica); Plexus pampiniformis (V. spermatica), Ästchen der V. epigastrica inf. (unbedeutend), Lymphgefäße; Plexus spermaticus (sympathisch), N. spermaticus ext. (aus dem N. genitofemoralis).

Das Verständnis der Hüllen des Hodens und Samenstranges ergibt sich aus dem *Descensus testis*, der in folgender Weise vor sich geht: I. An der Stelle des späteren Leistenkanals bildet sich schon vor dem eigentlichen Descensus eine Ausstülpung, an der sämtliche Schichten der Bauchwand teilnehmen. Dies ist die Anlage des Hodensackes, die mit der anderseitigen in der Mittellinie verwächst (Bildung des Septum und der Raphe scroti). Der peritonäale Anteil der Ausstülpung heißt *Processus vaginalis peritonaei.* II. Der Hoden liegt anfangs in der Nierengegend und besitzt (samt den Gefäßen, Nerven und Samenleiter) an seiner Vorderfläche einen Bauchfellüberzug, *Mesorchium.* Er wandert von dort abwärts, zieht dabei das Bauchfell mit sich und gelangt schließlich durch den Leistenkanal hindurch in den Hodensack, wo er von hinten her sich in den Proc. vaginalis peritonaei hineinstülpt und demnach nunmehr von einer Bauchfellduplikatur überzogen wird. Der obere, die Kommunikation mit der Bauchhöhle herstellende Abschnitt des Proc. vaginalis geht später durch die Verwachsung seiner Wände zugrunde, so daß dann der untere, den Hoden umhüllende Abschnitt eine geschlossene seröse Höhle bildet. — Der Descensus geht unter Mitwirkung eines Leitbandes, des *Gubernaculum testis* (*Hunteri*), vor sich, das, aus Bindegewebe und Muskelfasern bestehend, vom unteren Umfange des Hodens zum Grunde des Hodensackes zieht.

Die Hüllen des Hodens und Samenstranges sind demnach, entsprechend den Schichten der Bauchwand, folgende:

1. *Scrotum*, Hodensack	= Cutis,
2. *Tunica dartos* (s. S. 263)	= Tela subcutanea,
3. *Fascia superficialis*	= Fascia superficialis,
4. *Fascia cremasterica* (*Cowperi*)	= Fascia m. obliqui ext. abdominis,
5. *M. cremaster* (s. S. 110)	= M. obliquus int. abdominis,
6. *Tunica vaginalis communis* (*testis et funiculi spermat.*)	= Fascia transversalis,
7. *Tunica vaginalis propria testis*, bestehend aus a) *Lamina parietalis*, b) *Lamina visceralis.*	= Peritonaeum (Proc. vaginalis peritonaei).

Die Lam. visceralis ist untrennbar mit der Tunica albuginea des Hodens verschmolzen; die Lam. parietalis liegt ihr verschieblich, wie ein übergestülpter Sack, auf, ist aber an der Außenseite mit der Tunica vagin. communis fest verbunden. Beide Blätter besitzen oberflächlich einen Endothelbelag. Die Umschlagslinie vom viszeralen zum parietalen Blatte entspricht dem hinteren Rande des Nebenhodens.

Das viszerale Blatt geht vom Hoden auf den Nebenhoden an der medialen Seite glatt über, buchtet sich dagegen an der lateralen Seite zwischen beide Teile mit einer tiefen Falte ein (*Sinus epididymidis*). Die den Hoden und Nebenhoden am oberen und am unteren Rande miteinander verbindenden Teile des Viszeralblattes werden als *Lig. epididymidis superius* und *inferius* bezeichnet. — Der obere, dem Samenstrang entsprechende Teil des Proc. vaginalis peritonaei kann (in verschiedenem Grade) offen bleiben (*Rudimentum proc. vaginalis*) und dann Veranlassung geben zur Entstehung der angeborenen Leistenhernie. Bei unvollständigem Descensus testis bleibt der Hoden vor oder innerhalb oder sogar hinter dem Leistenkanal (in der Bauchhöhle) dauernd liegen (Kryptorchismus).

Prostata, Vorsteherdrüse,

ist ein zwiebelförmiger Körper, dessen breiter Teil, *Basis prostatae*, aufwärts mit der Blase, dessen abgestumpfte Spitze, *Apex prostatae*, abwärts mit dem Diaphragma urogenitale zusammenhängt. Seine *Facies anterior* ist an der Symphyse befestigt, seine *Facies posterior* grenzt ans Rektum. Die Harnröhre, deren Anfangsstrecke (Pars prostatica) die Vorsteherdrüse durchbohrt, liegt der vorderen Fläche näher als der hinteren. Die sich auf- und rückwärts vorwölbenden Seitenteile der Prostata werden als *Lobus dexter* und *sinister* unterschieden. Die schmale Substanzbrücke, die zwischen beiden liegt und sich von der Eintrittsstelle der Harnröhre (in die Prostata) bis zu den Öffnungen der Ductus ejaculatorii erstreckt, heißt *Isthmus prostatae*. Bisweilen, besonders im höheren Alter, grenzt sich von diesem ein selbständiger Wulst (*Lobus medius*) ab.

Innerer Bau. Die Prostata besteht im wesentlichen aus einem größeren drüsigen Teile, *Corpus glandulare*, und einem kleineren muskulösen Teile, *M. prostaticus*. Das Corpus glandulare bildet eine gewöhnlich nach vorn offene Spange, die durch Muskelmasse geschlossen wird, und setzt sich aus einer größeren Zahl von alveolo-tubulösen, serösen Drüschen (mit einschichtigem Zylinderepithel) zusammen. Ihre Ausführungsgänge, *Ductus prostatici*, deren sich immer mehrere zu je einem vereinigen, münden mit 2 größeren und bis zu 15 kleineren Öffnungen an der hinteren Harnröhrenwand neben dem Samenhügel. — Der M. prostaticus, der aufwärts mit der Blasenmuskulatur (Stratum medium), abwärts mit dem M. sphincter urethrae membranaceae zusammenhängt, gliedert sich (nach Henle) in zwei Hauptabschnitte, einen oberen, aus glatten und einen unteren, aus quergestreiften Fasern bestehenden Ringmuskel (Sphincter vesicae int. und ext. der alten Nomenklatur). Der obere wird zum Teil noch von dem unteren von außen her bedeckt.

Das Drüsensekret, *Succus prostaticus*, ist bläulich-weiß, dünn und enthält als charakteristische Bestandteile Lecithinkörnchen, Amyloidkörper und (in eingetrocknetem Zustande) Spermakristalle. Im höheren Alter finden sich in den Drüsenkanälchen verhärtete Sekretklümpchen, Prostatasteine. — Der M. prostaticus besitzt außer den die Harnröhre und die Oberfläche des Drüsenkörpers umgebenden zirkulären und transversalen Fasern auch solche von longitudinaler Richtung. Das Innere des Drüsenkörpers wird in verschiedener Richtung von Muskelfasern durchzogen.

Glandulae bulbourethrales (Cowperi), Cowpersche Drüsen,

sind ein Paar erbsengroßer Gebilde, deren jedes nahe der Medianlinie hinter dem Bulbus urethrae im M. transversus perinei profund. eingebettet liegt. Der derbe, gelbliche Drüsenkörper, *Corpus gl. bulbourethralis*, hat zusammengesetzten alveolo-tubulösen Bau. Der etwa 4 cm lange Ausführungsgang, *Ductus excretorius*, durchsetzt vom Bulbus ab das Corpus cavern. urethrae und mündet (nahe dem anderseitigen) schlitzförmig auf der Harnröhrenschleimhaut.

Partes genitales externae.

Penis, männliches Glied,

ist ein walzenförmiges Organ, an dem man das am Schambein befestigte Ende als Wurzel, *Radix penis*, das freie Ende als Eichel, *Glans penis*, und den übrigen Teil als Schaft oder Peniskörper, *Corpus penis*, unterscheidet. Die obere, etwas abgeplattete Fläche heißt *Dorsum penis*, die untere, etwas gebauchte Fläche *Facies urethralis*, weil die Urethra dieser näher liegt als dem Dorsum; auf ihr zieht entlang der Mittellinie die *Raphe penis*.

Die Eichel ist distal stumpf zugespitzt und trägt hier das senkrecht spaltförmige *Orificium urethrae externum*; proximal verbreitert, überragt sie mit ihrem Rande, *Corona glandis*, den Penisschaft. Die hinter der Corona liegende Einschnürung heißt *Collum glandis*. Die Eichel besitzt, abgesehen von der mit der

Unterlage fest verwachsenen, unverschieblichen Hautdecke, eine ihr locker aufliegende, (in wechselndem Grade) zurückstreifbare Hautfalte, Vorhaut, *Praeputium*. Diese besteht aus einem inneren, vom Collum glandis entspringenden und einem äußeren Blatte, das eine Fortsetzung der Haut des Penisschaftes bildet; beide biegen am Rande der Vorhautöffnung ineinander um. An der hinteren Eichelfläche ist die Vorhaut durch eine mediane Falte, das Vorhautbändchen, *Frenulum praeputii*, befestigt.

Das innere Vorhautblatt, im Aussehen schleimhautähnlich, ermangelt der Schweißdrüsen und Haare, besitzt aber, ebenso wie die Eichelhaut, Talgdrüsen, *Gl. praeputiales*. Die käseartige Absonderungsmasse der Vorhaut und Eichel, *Smegma praeputii*, rührt aber weniger vom Drüsensekret, als von abgestoßenen Epidermiszellen her. — Die Eicheloberfläche ist durch Reichtum an Papillen (größere namentlich an der Corona glandis) ausgezeichnet.

Die Gestalt gebenden Gebilde des Penis sind ein paariger und ein unpaarer Schwellkörper, die ihn seiner ganzen Länge nach durchziehen: *Corpora cavernosa penis* und *Corpus cavernosum urethrae*. Die Corpora cavernosa penis sind walzenförmig, endwärts zugespitzt; entspringen jederseits als *Crura penis* am unteren Schambeinaste, konvergieren auf- und vorwärts gegen die Schambeinfuge hin und verlaufen von da ab im Penisschafte dicht nebeneinander, um im proximalen Gebiet der Eichel, umhüllt vom Corpus cavern. urethrae, zu enden. Letzteres ist gleichfalls walzenförmig, proximal und distal aber verdickt und liegt in der zwischen den Corpora cavernosa penis befindlichen Furche an deren unteren Fläche.[1] Es wird von der Harnröhre durchzogen, und zwar so, daß diese im proximalen Teile näher der oberen Wand, im distalen Teile näher der Mitte des Schwellkörpers liegt. Die verdickten Enden des Corpus cavernosum urethrae sind distal die Glans penis, proximal der kolbenförmige *Bulbus urethrae*, der zwischen den beiden Crura penis liegt und an der unteren Fläche des Diaphragma urogenitale befestigt ist. Eine mediane Scheidewand, *Septum bulbi urethrae*, der an der Außenfläche eine Einbuchtung entspricht, trennt den Bulbus unvollständig in zwei Hälften, *Haemisphaeria bulbi urethrae*. Auch in der Eichel befindet sich eine Scheidewand, *Septum glandis*, die aber nur den unterhalb des Orificium urethrae ext.

---

[1] An der oberen Fläche fassen die Corpora cavernosa penis eine seichtere Furche zwischen sich. In ihr liegen: in der Mitte die unpaare V. dorsalis penis, jederseits daneben die A. dorsalis penis und noch mehr seitlich der N. dorsalis penis.

gelegenen Teil durchdringt. Diese beiden Scheidewände deuten die ursprünglich paarige Anlage des Corpus cavernosum urethr. an.

Struktur der Schwellkörper (vgl. S. 140). Jeder Schwellkörper besitzt eine bindegewebige, an elastischen Fasern reiche Hülle, *Tunica albuginea corporum cavernosorum,* die bei den Corpora cavern. penis kräftiger ausgebildet ist, als beim Corpus cavern. urethrae. An den einander zugekehrten Flächen der Corpora cavern. penis verschmelzen ihre beiden Hüllen zum *Septum penis*, das jedoch Lücken enthält. Das innere schwammähnliche Gewebe der Schwellkörper besteht aus größeren und kleineren Bälkchen, *Trabeculae corporum cavernosorum,* und dazwischen liegenden Hohlräumen, *Cavernae corporum cavernosorum.* Letztere sind mit venösem Blut gefüllt, dessen Menge bei der Erektion bedeutend zunimmt und sich staut. In den Trabekeln verlaufen kleinere Gefäßästchen, die von reichlichen Muskelfasern umgeben sind. Die freie Oberfläche der Trabekeln trägt platte Endothelzellen.

Unter der Tunica albuginea befindet sich ein oberflächliches, feineres, arteriellkapillares, und ein tieferes, gröberes, venöses Rindennetz, die miteinander zusammenhängen; letzteres geht zentralwärts in die Kavernen über. Von den Arterien mündet ein Teil ohne Kapillarbildung in die Kavernen ein. Manche arterielle Ästchen sind durch rankenförmige Umbiegung (mit blinder Endigung?) ausgezeichnet (*Aa. helicinae*). — Die Erektion kommt zustande: 1. durch vermehrten Blutzufluß infolge von Erschlaffung der Arterienmuskulatur, 2. durch gleichzeitige Behinderung des Blutabflusses, indem die Vv. profundae penis, die von den *Vv. cavernosae* der Penisschwellkörper ihre Zufuhr erhalten, durch den M. transversus perinei profund. komprimiert werden. Ein dem letzteren entsprechender Vorgang findet im Corpus cavern. urethrae, dessen *Vv. cavernosae* sich in die V. dorsalis penis ergießen, nicht statt; daher bleibt dieser Schwellkörper bei der Erektion weich und ist zusammendrückbar.

Zwischen den Schwellkörpern einerseits und der Haut des Penis anderseits breitet sich die *Fascia penis* aus, die der allgemeinen Fascia superficialis entspricht. An der Peniswurzel bildet sie ein Haftband, *Lig. suspensorium penis*, das in der Medianlinie vom Dorsum penis zur Symphyse aufsteigt und weiter aufwärts in die Linea alba ausstrahlt. Über das *Lig. fundiforme penis* s. S. 111.

Urethra virilis, männliche Harnröhre,

ist ein 20—25 cm langer, vom *Orificium internum urethrae* (Blasengrenze) bis zum *Orificium externum urethrae* sich erstreckender Kanal und setzt sich zusammen aus drei Abteilungen: 1. einer hinteren, *Pars prostatica,* 2. einer mittleren, *Pars membranacea,* 3. einer vorderen, *Pars cavernosa.*

1. Die *Pars prostatica* (mindestens 3 cm lang) ist der die Prostata durchziehende Teil. Er ist durch den mehrfach erwähnten Samenhügel, *Colliculus seminalis,* ausgezeichnet, der einen Vorsprung bildet innerhalb der *Crista urethralis,* d. i. einer medianen Leiste, die von der Uvula vesicae bis zum unteren Teile der Prostata an der hinteren Harnröhrenwand entlang zieht. Öffnungen auf und neben dem Samenhügel: a) mitten auf seinem vorderen Abhange die Öffnung des taschenförmigen *Utriculus prostaticus,* der genetisch dem Endteile des weiblichen Sinus urogenitalis, also der Scheide (nicht dem Uterus) homolog ist; b) rechts und links davon die kleinere Öffnung des *Ductus ejaculatorius,* der bisweilen aber auch in den Utriculus einmündet; c) in den neben dem Samenhügel liegenden Vertiefungen, seltener an seinen Abhängen, die noch feineren Mündungen der *Ductus prostatici.* — Der Samenhügel besteht aus kavernösem Gewebe, ist also schwellungsfähig.

2. Die *Pars membranacea* (2 cm lang) ist der Teil, der das Diaphragma urogenitale durchbohrt, daher auch der kürzeste, außerdem (außer dem Orificium ext.) der engste und dünnwandigste Teil. Nach außen ist er vom M. sphincter urethrae membranaceae (s. S. 275) umschlossen.

3. Die *Pars cavernosa* (mindestens 15 cm lang) entspricht dem Corpus cavern. urethrae. Sie besitzt zwei Erweiterungen (zugleich die weitesten Stellen der ganzen Harnröhre), die eine im Bulbus, die andere dicht hinter dem Orificium ext.; letztere, *Fossa navicularis urethrae* (*Morgagnii*) genannt, wird proximal von einer (nicht ganz beständigen) an der oberen Harnröhrenwand vorspringenden Falte, *Valvula fossae navicularis,* begrenzt.

Der Verlauf der gesamten Harnröhre beschreibt bei schlaff herabhängendem Penis zwei Krümmungen: eine gegen die Symphyse gerichtete, aufwärts konvexe (Symphysenkrümmung) und eine gegen die Bulbusgegend gerichtete, abwärts konvexe (Perinealkrümmung).

Die Harnröhrenschleimhaut zeichnet sich durch verstreichbare Längsfalten aus. Vermöge dieser und des Reichtums an elastischen Fasern ist sie stark erweiterungsfähig. Sie besitzt zahlreiche verästelte, alveolo-tubulöse Einzeldrüsen, *Gl. urethrales* (*Littrei*), die oft bis in das Gewebe des Corpus cavernosum urethrae hineinreichen. Ihre Ausführungsgänge münden z. T. in längliche Schleimhautbuchten, die *Lacunae urethrales* (*Morgagnii*), deren distal gerichtete Öffnungen oft kleine Klappen besitzen. Das Epithel ist in der Fossa navicularis platt, in den übrigen Teilen meistens zylindrisch.

Bisweilen finden sich neben der Harnröhre feine, blind endende Kanälchen, *Ductus paraurethrales* (wichtig wegen gonorrhoischer Erkrankungen!); sie münden gewöhnlich seitlich von der Harnröhrenöffnung oder weiter entfernt am Vorhautbändchen aus.

Scrotum, Hodensack,

ist ein von der äußeren Haut gebildeter, die Hoden und Samenstränge einschließender Beutel. Durch das mediane *Septum scroti* wird er in zwei nicht ganz gleiche Hälften (die eine, gewöhnlich die linke, reicht etwas tiefer hinab) getrennt. Dem Septum entspricht an der Außenfläche die *Raphe scroti*, die mit der Raphe penis und Raphe perinei kontinuierlich zusammenhängt. (vgl. S. 257). Die Haut ist dünn, behaart, pigmentiert. Die als *Tunica dartos* bezeichnete subkutane Schicht zeichnet sich durch Fettmangel, dagegen Reichtum an glatten Muskelfasern aus (Kontraktionsfähigkeit, Faltenbildung).

II. *Organa genitalia muliebria*, weibliche Geschlechtsorgane.

Ovarium, Eierstock,

hat die Form einer ovalen, dicken Scheibe und liegt an der seitlichen Wand des kleinen Beckens in der Gegend der Articul. sacroiliaca unter der Linea terminalis in der Bursa ovarica (s. Peritonaeum), mit dem Längsdurchmesser vertikal und der Hauptebene sagittal gestellt.[1] Man unterscheidet eine *Facies medialis* und *Facies lateralis*, einen hinteren Rand, *Margo liber*, und einen vorderen, am Mesovarium angewachsenen Rand, *Margo mesovaricus*, der eine Längsfurche, *Hilus ovarii* (Eintrittsstelle der Gefäße und Nerven), besitzt, ferner einen oberen Pol, *Extremitas tubaria*, und einen unteren Pol, *Extremitas uterina*, von dem ein bindegewebig-muskulöser, runder Strang, *Lig. ovarii proprium*, innerhalb des Lig. latum zum Uterus zieht.

Struktur. Der bindegewebige Anteil des Organs, das *Stroma ovarii*, setzt sich aus drei Schichten zusammen: a) der

---

[1] Von dieser Primärstellung weicht der Eierstock infolge seiner leichten Verschiebbarkeit häufig ab.

aus Bindegewebslamellen bestehenden Hülle, *Tunica albuginea*, b) der davon nicht scharf abgegrenzten Rindensubstanz, deren Maschenwerk die Eifollikel umschließt, c) der Marksubstanz, die den Hilus umgibt und reich ist an Gefäßen und elastischen Fasern. Die Oberfläche der Tunica albuginea wird von einer einfachen Schicht kurzzylindrischer Zellen, dem Keimepithel, überkleidet, das sich gegen den Bauchfellüberzug scharf abgrenzt.

Die Eifollikel werden in *Folliculi oophori primarii* und *Folliculi oophori vesiculosi* (*Graafi*) geschieden. Die ersteren sind

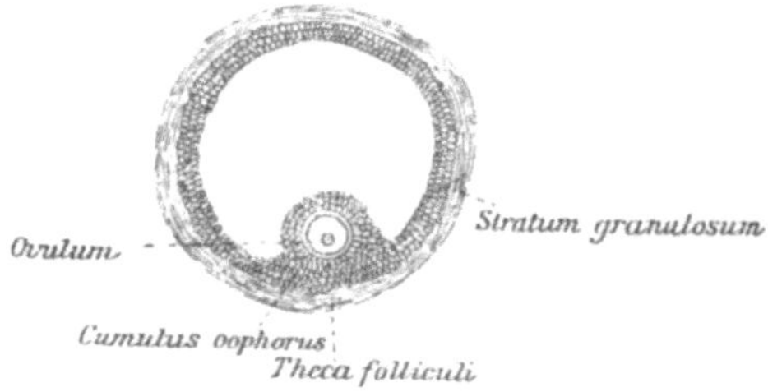

Fig. 40. Follikel mit Ei.

kleiner, besitzen eine bindegewebige Hülle und sind mit epithelialen Zellen ausgefüllt, die eine große, kuglige Zelle, das Ei, *Ovulum*, einschließen. Die letzteren sind größer und besitzen außer den genannten Elementen noch einen flüssigen Inhalt, *Liquor folliculi*. Der feinere Bau eines reifen Graafschen Follikels ist folgender: Die vom Stroma gelieferte Wandung, *Theca folliculi*, besitzt eine aus faserigen Elementen bestehende *Tunica externa* und eine zellen- und gefäßreiche *Tunica interna*. Die Innenfläche der letzteren wird vom *Stratum granulosum* ausgekleidet, die aus epithelialen, körnigen Zellen zusammengesetzt ist. An einer Stelle findet sich eine stärkere Anhäufung solcher Zellen, *Cumulus oophorus*, in der das Ei liegt. Das Ei selbst besteht aus einer Zelle. Man unterscheidet an ihr eine dünne Hülle, *Zona pellucida**, den Dotter (= Protoplasma), *Vitellus** oder *Ooplasma**, das Keimbläschen (= Kern), *Vesicula germinativa**, und den Keimfleck (= Kernkörperchen), *Macula germinativa**.

Größere Graafsche Follikel wölben die Oberfläche des Eierstocks hüglig hervor und bringen die Hülle desselben ebenda zum Schwund. Hat der intrafollikuläre Druck seinen Höhepunkt erreicht, dann platzt die Wand an der Stelle der Hervorwölbung und der Inhalt des Follikels mit dem Ovulum entleert sich auf die Oberfläche des Ovariums. Die Zellen des Stratum granulosum eines geplatzten Follikels wuchern zunächst und gehen später eine Fettmetamorphose ein, wodurch aus dem früheren Follikel ein *Corpus luteum*[1] wird. Dieses verwandelt sich in ein *Corpus albicans* dadurch, daß von der Theca folliculi bindegewebige Elemente zwischen die verfetteten Granulosazellen eindringen und nach Resorption der letzteren zur Schrumpfung gelangen, ein Vorgang, der sich an der Oberfläche des Eierstocks durch eine kleine, weißliche, eingezogene Narbe kenntlich macht.

Die Eier entstehen zu embryonaler Zeit aus dem Keimepithel. Je eine Epithelzelle teilt sich in zwei Zellen, die innere, sich vergrößernde wird zum Primordialei, die äußere und ihre Nachbarzellen flachen sich ab und umschließen das Ei. Das ganze Gebilde wandert dann in die Tiefe des Stromas. Durch zahlreiche Wiederholung dieses Vorganges bilden sich im Stroma Komplexe von Eiern, die man Eiballen (Eischläuche) nennt.

Tuba uterina (Fallopii), Eileiter,

ist ein muskulöses, zylindrisches Rohr, das, im Niveau des Beckeneingangs unter dem Kamme des Lig. latum verlaufend, die Gebärmutterhöhle mit der Oberfläche des Ovariums, als dessen Ausführungsgang es aufzufassen ist, in Verbindung setzt. Man unterscheidet am Eileiter drei Abschnitte: a) *Pars uterina*, beginnt an der lateralen oberen Ecke der Gebärmutterhöhle mit dem feinen *Ostium uterinum tubae*, durchsetzt die Wand des Uterus und geht über in den b) *Isthmus tubae uterinae*, der in querer Richtung fast gerade gegen die seitliche Beckenwand zieht und sich in ihrer Nähe erweitert zur c) *Ampulla tubae uterinae*; diese verläuft geschlängelt in annähernd sagittaler Richtung und mündet mit dem *Ostium abdominale tubae uterinae*, im Grunde eines Trichters, *Infundibulum tubae uterinae*, frei in die Bauchhöhle. Der Rand und die Wand des Tubentrichters sind durch tiefe, zum Teil verzweigte Einschnitte in eine Anzahl von Zipfeln, *Fimbriae tubae*, geteilt. Einer derselben, *Fimbria ovarica*, durch

---

[1] Tritt Befruchtung des ausgestoßenen Eies ein, so bildet sich infolge des vermehrten Blutzuflusses zu den Genitalorganen ein größeres *Corpus luteum* (*verum**); tritt keine Befruchtung ein, dann bildet sich ein kleineres *Corpus luteum* (*spurium**).

seine Länge und rinnenähnliche Form ausgezeichnet, ist am freien Rand der Mesosalpinx angeheftet und endet an der Extremitas tubaria ovarii. Ampulle nebst Infundibulum umfaßt das Ovarium schleifenförmig.

Struktur. Der Eileiter besitzt von außen nach innen folgende Schichten: a) *Tunica serosa*, b) *Tunica adventitia* (Subserosa), locker-bindegewebig, c) *Tunica muscularis* mit äußerem *Stratum longitudinale* und innerem *Stratum circulare*, d) *Tela submucosa*, e) *Tela mucosa*. Letztere besitzt zahlreiche Falten, *Plicae tubariae*, die innerhalb des Isthmus (*Plicae isthmicae*) längsgerichtet sind, innerhalb der Ampulle (*Plicae ampullares*) hingegen sich netzförmig verästeln, wodurch hier eine große Zahl größerer und kleinerer Ausbuchtungen zustande kommt (Receptaculum seminis). Die Pars uterina ist faltenlos. Epithel: einschichtig, hauptsächlich zylindrisch-flimmernd; Flimmerrichtung nach dem Uterus zu.

Uterus, Gebärmutter,

ein abgeplattet birnförmiger, muskulöser Hohlkörper, liegt zwischen Harnblase und Mastdarm, ungefähr in der Mitte des kleinen Beckens. Man unterscheidet an ihm den breiteren und längeren Körper, *Corpus uteri*, und den schmaleren und kürzeren Hals, *Cervix uteri*.[1] Die vordere, zugleich untere Fläche des Körpers, *Facies vesicalis*, ist schwächer, die hintere, zugleich obere Fläche, *Facies intestinalis*, stärker konvex. Die beiden Flächen werden jederseits durch den stumpfen *Margo lateralis* verbunden. Ventrokranial gehen sie durch den breiten *Fundus uteri*, der in sagittaler und transversaler Richtung konvex ist, ineinander über. Der Hals, der gegen den Körper durch eine seichte Einschnürung abgegrenzt ist, ist spindelförmig; bei Frauen, die geboren haben, zylindrisch. Man unterscheidet an ihm einen kranialen, oberhalb der Scheide liegenden Abschnitt, *Portio supravaginalis* (*cervicis*), und einen kaudalen, in die Scheide hineinreichenden, *Portio vaginalis* (*cervicis*). Die Höhle des Gebärmutterkörpers, *Cavum uteri*, ist ein dreiseitiger Spalt mit oberer, dem Fundus entsprechender Basis; er geht mit den oberen, ausgezogenen Ecken in die Eileiteröffnungen und mit der unteren Spitze, dem engen, runden inneren Muttermund, *Orificium internum uteri*, in die spindel-

[1] Beim Kinde ist der Hals länger als der Körper.

förmige Höhle des Halses, *Canalis cervicis uteri*, über. Letzterer öffnet sich in die Lichtung der Scheide durch den querelliptischen oder runden äußeren Muttermund, *Orificium externum uteri*, der glatte, nur nach stattgehabter Geburt seitlich eingekerbte Ränder hat. Eingefaßt wird der äußere Muttermund von einem kürzeren, aber tiefer stehenden *Labium anterius*, und einem längeren, aber höher stehenden *Labium posterius*.

Die *Tunica serosa* (*Perimetrium*) überzieht den Fundus und die vordere und hintere Fläche des Corpus uteri; vorn reicht sie bis zur Höhe des inneren Muttermundes und schlägt sich dann auf die Blase über (Excavatio vesicouterina); hinten reicht sie noch tiefer herab, nämlich bis auf die Cervix und von da noch aufs Scheidengewölbe, und schlägt sich dann auf den Mastdarm über (Excavatio rectouterina). Am Seitenrande trennt sich die Serosa vom Uterus und bildet die Blätter des breiten Mutterbandes. Das lockere, dem Seitenrande des Uterus, insbesondere der Cervix anliegende Bindegewebe, das Gefäße und Nerven einhüllt und sich zwischen die Blätter jenes Bandes fortsetzt, heißt *Parametrium*.

Struktur. Die der Tunica serosa unmittelbar sich anschließende *Tunica muscularis* besteht aus Bindegewebs- und glatten Muskelfasern und zeigt nur am Halsteil, wo sie als *Tunica muscularis cervicis* bezeichnet wird, eine deutliche Trennung in eine äußere longitudinale, eine mittlere zirkuläre und eine innere longitudinale Schicht; im übrigen besteht sie aus vielfach verflochtenen Bündeln verschiedener Verlaufsrichtung und ist besonders in ihren mittleren Schichten von Venengeflechten durchsetzt. — Von der Tunica muscularis zweigen sich Faserbündel, die im Lig. teres uteri und Lig. ovarii proprium enthalten sind, sowie der *M. rectouterinus* ab. Letzterer zieht von einem Querwulst, der durch die Ansatzstelle der hinteren Scheidenwand am Gebärmutterhals gebildet wird, innerhalb der Plica rectouterina (vgl. S. 284) zur vorderen Wand des Mastdarms.

Tunica mucosa ist im Cavum uteri glatt, zart, blaßrötlich, von adenoider Beschaffenheit und mit der Muscularis fest verwachsen. Sie besitzt zahlreiche einfache oder verästelte tubulöse Drüsen, *Gl. uterinae*, die der Regeneration des Epithels dienen. Die Cervixschleimhaut zeigt an der vorderen und hinteren Wand je eine Längsfalte, von der schräge Falten, *Plicae palmatae*, sich abzweigen, und besitzt außer den genannten tubulösen Drüsen balgförmige Schleimdrüsen, *Gl. cervicales uteri.*[1] Das einschichtige, zylindrische Flimmerepithel, das die Schleimhaut des Corpus uteri besitzt, reicht verschieden weit in die Cervix herab, bei Kindern und Jungfrauen meistens bis zum Orificium ext. uteri, nach stattgehabter Geburt nicht selten nur bis zum Orificium int. uteri, dann folgt geschichtetes Pflasterepithel. Flimmerrichtung geht nach außen.

Lig. teres uteri, (paarig) ein runder Strang, entspringt vorn seitlich am Fundus uteri dicht unter dem Abgang des Eileiters; verläuft zwischen den Blättern des Lig. latum, weiter ventralwärts unter einer besonderen Bauchfellfalte; gelangt durch den Leistenkanal nach außen und verliert sich im Bindegewebe der großen Schamlippen. Es besteht im abdominalen Teil aus glatten, und im inguinalen Teil aus quergestreiften Muskelfasern.

Der Uterus ist sowohl in toto verschieblich, als auch teilweise, indem der Körper gegen den Hals beweglich ist. Die Verschiebungen der ganzen Gebärmutter werden als Versionen, die des Körpers gegen den Hals als Flexionen bezeichnet. Physiologisch kommt dabei hauptsächlich der Füllungsgrad der Blase in Betracht. Eine mäßige Anteflexion ist die Normalstellung.

Processus vaginalis peritonaei, eine trichterförmige Ausstülpung des Bauchfells begleitet das Lig. teres uteri zuweilen eine Strecke weit im Leistenkanal.

Termini ontogenetici: *Membranae deciduae* sind Hüllen, welche die Schleimhaut des Uterus bildet, sobald ein befruchtetes Ei in ihm haftet. Als *Decidua vera* wird die gewucherte Schleimhaut bezeichnet, die das Cavum uteri bekleidet. *Decidua capsularis* umhüllt das Ei. *Decidua basalis* befindet sich an der Haftstelle des Eies, an der sich die Decidua vera und Decidua capsularis vereinigen, und sich später die *Placenta* entwickelt. Der mütterliche Teil der letzteren wird als *Placenta uterina,* der fetale als *Placenta fetalis* bezeichnet. Die Verbindung der Placenta mit dem Fetus bildet der Nabelstrang, *Funiculus umbilicalis.*

Vagina, Scheide,

ist ein häutigmuskulöser, in sagittaler Richtung abgeplatteter Schlauch, der, zwischen Harnröhre und Blasengrund einerseits und Mastdarm andererseits liegend, mit seiner Längsachse ungefähr dem unteren Abschnitt der Beckenachse folgt. Das obere Ende umfaßt die Portio vaginalis cervicis, an die es ringsum angewachsen ist, als Scheidengewölbe, *Fornix vaginae.* Unten mündet die Scheide mit dem *Orificium vaginae* in den Scheiden-

---

[1] Öfters bilden sie sich infolge von Verstopfung zu kleinen, über die Schleimhautfläche hervorragenden Bläschen (Ovula Nabothi) um.

vorhof. Die vordere Wand der Scheide, *Paries anterior*, ist kürzer als die hintere, *Paries posterior*, die höher oben am Gebärmutterhals ansetzt und etwa bis zur Höhe des Orificium externum uteri noch einen Bauchfellüberzug erhält (vgl. Uterus).

Schichten der Scheidenwand von außen nach innen: a) feste, bindegewebige, an elastischen Fasern reiche *Tunica adventitia*, b) *Tunica muscularis* mit äußerer Längs- und innerer Ringfaserschicht, c) *Tunica mucosa*. Letztere ist ausgezeichnet durch quere, wulstförmige Kämme, *Rugae vaginales*; sie zweigen sich von zwei Längswülsten, *Columnae rugarum*, ab, von denen einer, *Columna rugarum posterior*, in der Mitte der hinteren Wand, der andere, *Columna rugarum anterior*, in der Mitte der vorderen verläuft; letzterer endet abwärts hinter der Harnröhrenmündung mit einem Vorsprunge, der *Carina urethralis vaginae*. Da die Längswülste der vorderen und hinteren Wand sich stark vorwölben, erscheint die Lichtung der Scheide auf dem Querschnitt **H**-förmig. Die Schleimhaut der hinteren Wand endet unten mit einer horizontal verlaufenden Falte, der Scheidenklappe, *Hymen (femininus)*, die meist die Form eines Halbmondes mit freiem konkaven Rande hat; zuweilen setzt sie sich auf die Schleimhaut der vorderen Wand fort. Bei Kindern ist der Hymen ein trichterförmiges (hühnersteißförmiges) Gebilde. Bei der Defloration reißt er an verschiedenen Stellen ein und zerfällt dadurch in einzelne Läppchen, *Carunculae hymenales*. Einzelstehende Lymphknötchen, *Noduli lymphatici vaginales*, sind in der Schleimhaut verteilt, Papillen besonders im unteren Abschnitt vorhanden. Das geschichtete Pflasterepithel setzt sich auf die Portio vaginalis cervicis fort.

Epoophoron, **Nebeneierstock**,

ist ein kleiner, abgeplatteter Körper von rhombischer Form, der, von den Blättern der Mesosalpinx eingeschlossen, zwischen Ovarium und Ampulle liegt. Er ist der Rest des Sexualteils des Wolffschen Körpers und besteht aus einer Anzahl feiner Kanäle, *Ductuli transversi*, die in ein etwas größeres Kanälchen, *Ductus epoophori longitudinalis* (*Gartneri*), münden. Vom Nebeneierstock gehen nicht selten ein oder mehrere gestielte, helle Flüssigkeit enthaltende Bläschen, *Appendices vesiculosi* (*Morgagnii*), aus.

Paroophoron, **Beieierstock**,

ein mikroskopisches Gebilde, liegt medial vom Epoophoron zwischen den Mesosalpinxblättern. Es ist der Rest des Urnierenteils des Wolffschen Körpers und besteht ebenfalls aus einer Anzahl feinster Kanälchen.

Partes genitales externae, äußere Geschlechtsteile.

Die weibliche Scham, *Pudendum muliebre*, die am Beckenausgange zwischen den medialen Flächen der Oberschenkel liegt, besteht aus den großen Schamlippen, *Labia majora*, und der von ihnen eingeschlossenen Schamspalte, *Rima pudendi*. Die große Schamlippe ist eine mit Fett unterpolsterte, breite, hohe Hautfalte, die sich von der Schamfuge zum Damm erstreckt. Die beiden Lippen werden vorn durch die *Commissura labiorum anterior*, hinten durch die *Commissura labiorum posterior* (unbeständig) miteinander verbunden. Die kleinen Schamlippen, *Labia minora pudendi*, die medial von den großen Schamlippen liegen und von ihnen ganz oder teilweise verdeckt werden, sind zwei kleine, blaßrote, hahnenkammförmige Hautfalten. Sie schließen den Scheidenvorhof, *Vestibulum vaginae*, ein. Nach vorn (oben) weicht jedes Labium minus in einen medialen und lateralen Schenkel auseinander. Die beiderseitigen medialen Schenkel vereinigen sich unterhalb der Glans clitoridis zum *Frenulum clitoridis*, die lateralen oberhalb davon zum *Praeputium clitoridis*. Hinten (unten) werden die kleinen Schamlippen durch eine dünne transversale Falte, *Frenulum labiorum pudendi*, verbunden, die von unten (hinten) her eine kleine Grube, *Fossa navicularis* (*vestibuli vaginae*), begrenzt. Die Labia majora und minora besitzen größere Talgdrüsen, *Gl. sebaceae*. In das von Schleimhaut bekleidete Vestibulum vaginae mündet vorn (oben) die Harnröhre, hinten (unten) die Scheide. In der seitlichen Wand des Scheidenvorhofs liegt jederseits ein länglicher, runder, vorn zugespitzter, kavernöser Körper, die Vorhofszwiebel, *Bulbus vestibuli*, die dem Corpus cavernosum urethrae des Mannes entspricht. Sie verbindet sich unterhalb des Kitzlers und oberhalb der Harnröhrenmündung mit der gegenseitigen durch ein Venengeflecht; nach außen und unten wird sie vom M. bulbocavernosus bedeckt. Die *Gl. vestibularis major* (*Bartholini*) ist ein rundlicher Drüsenkörper, der sich jederseits dem hinteren (unteren) Umfange des Bulbus vestibuli anlegt und gleichfalls vom M. bulbocavernosus bedeckt wird. Der Ausführungsgang mündet am seitlichen Umfange des Orificium vaginae. Im Bau gleicht diese Drüse der Gl. bulbourethralis des Mannes. Kleinere Schleimdrüsen des Vorhofs, *Gl. vestibulares minores*, münden weiter vorn in der Umgebung der Harnröhrenmündung.

Clitoris, **Kitzler**,

entspricht den Corpora cavernosa penis, setzt sich also aus einem Paar ebenso gebauter, aber wesentlich kleiner, walzenförmiger Körper zusammen. Diese *Corpora cavernosa clitoridis* entspringen jederseits vom unteren Rande des unteren Schambeinastes als *Crura clitoridis* und verschmelzen median zum *Corpus clitoridis*, das in fast rechtem Winkel umbiegt und mit der abgerundeten *Glans clitoridis* zwischen Praeputium und Frenulum endet. Die Corpora cavernosa clitoridis sind innerhalb des Corpus clitoridis durch eine unvollständige Scheidewand, *Septum corporum cavernosorum*, getrennt. Umhüllt wird der Kitzler von der *Fascia clitoridis*, an die von oben her das *Lig. suspensorium clitoridis* tritt (vgl. S. 109). Die Glans ist von äußerer Haut überzogen.

Smegma clitoridis ist das Sekret der Talgdrüsen der Schamlippen und des Praeputium clitoridis.

Urethra muliebris, weibliche Harnröhre,

ist ein kurzer Kanal, der in nach vorn sehr schwach konkaver Richtung vor der vorderen Wand der Scheide abwärts zieht. Er beginnt mit dem Orificium urethrae int. und endet mit dem, von einem gewulsteten Rande umgebenen *Orificium urethrae externum* im vorderen Teil des Vestibulum vaginae.

Schichten der Harnröhre von außen nach innen: a) *Tunica muscularis*, aus glatten Muskelfasern bestehend, hat ein äußeres *Stratum circulare* und inneres *Stratum longitudinale*; quergestreifte, ringförmige Muskelfasern umgeben die glatte Muskulatur der Harnröhre beim Austritt aus der Blase (vgl. M. transvers. perinei prof.). b) *Tela submucosa*, zum größten Teil gebildet von einem weitmaschigen Venennetz, das sich in die Tunica muscularis fortsetzt (*Corpus spongiosum urethrae*). c) *Tunica mucosa*, ist in Längsfalten gelegt, von denen, wie beim Manne, eine Medianfalte der hinteren Wand, *Crista urethralis*, sich aus der Uvula vesicae fortsetzt. Die Lichtung der Harnröhre ist auf dem Querschnitt sternförmig, nur gegen die äußere Öffnung hin längs- und gegen die innere hin querspaltförmig. Das Epithel ist zylindrisch-einschichtig oder plattenförmig-mehrschichtig. Drüsen von verästelt-tubulösem Bau, *Gl. urethrales*, sind spärlich vorhanden.

Ductus paraurethrales sind zwei feine, blind endende Gänge, die jederseits längs der Urethra verlaufen und neben dem Orificium externum münden.

Entwickelung des Urogenitalapparates.

Der an der Seite der Wirbelsäule liegende Wolffsche Körper, *Corpus Wolffi*, besteht aus einem Urnieren- und einem Sexualteil. Er besitzt quer verlaufende Kanälchen, die in einen größeren, abwärts ziehenden Kanal, den Wolffschen Gang, *Ductus Wolffi*, münden. Ein zweiter, abwärts ziehender, kranial offener Kanal, der Müllersche Gang, *Ductus Muelleri*, der sich an die mediale Seite des Wolffschen Ganges anlegt, verschmilzt kaudal mit dem gleichnamigen der anderen Seite. Die zu einem Bündel, dem Genitalstrang, vereinigten Müllerschen und Wolffschen Gänge münden in den Stiel der *Allantois**. Der von der Einmündungsstelle des Genitalstranges kaudal liegende Abschnitt des Allantoisstiels ist erweitert und heißt *Sinus urogenitalis*. Eine kranial liegende Erweiterung des Allantoisstiels ist die Harnblasenanlage. Das engere Stück des Allantoisstiels zwischen Sinus urogenitalis und Harn-

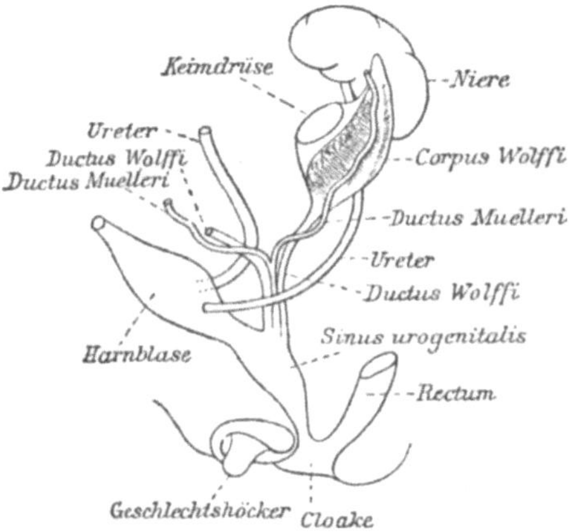

Fig. 41. Schema der Anlage des Urogenitalapparates; indifferenter Typus. (Nach Rauber.)

blasenanlage ist die spätere (weibliche) Harnröhre. Die bleibende Niere erhält einen neuen Ausführungsgang, den Harnleiter, der in das untere Ende der Harnblase mündet. Der Sinus urogenitalis, der ursprünglich mit dem Enddarm eine gemeinsame Öffnung, die Cloake, besaß, wird durch Entwickelung einer Scheidewand, des Perineums, vom Mastdarm getrennt. Die Keimdrüse entsteht an der medialen Seite des Wolffschen Körpers; sie verbindet sich mit dem Leistenbande desselben, das zum späteren Leitbande, *Gubernaculum testis* (*Hunteri*), wird. Bei der Differenzierung des Geschlechts spielen der Wolffsche und der Müllersche Gang eine besondere Rolle.

Beim Weibe wird der kraniale Teil des Müllerschen Ganges zur Tuba uterina; der kaudale, vereinigte Teil der Müllerschen Gänge zum Uterus und zur Vagina; der Wolffsche Gang hingegen bildet sich zurück. Epoophoron ist der Rest des Sexualteils, Paroophoron Rest des Urnierenteils des **Wolffschen** Körpers. Der kraniale Abschnitt des Leistenbandes wird Lig. ovarii proprium, der kaudale Lig. uteri teres.

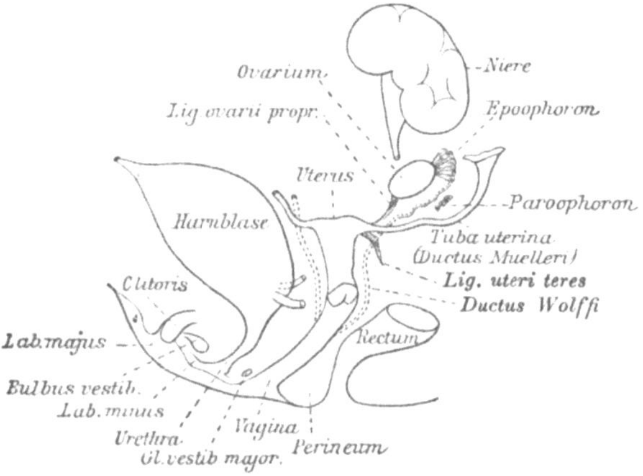

Fig. 42. Schema der Anlage des Urogenitalapparates; weiblicher Typus. (Nach **Rauber**.)

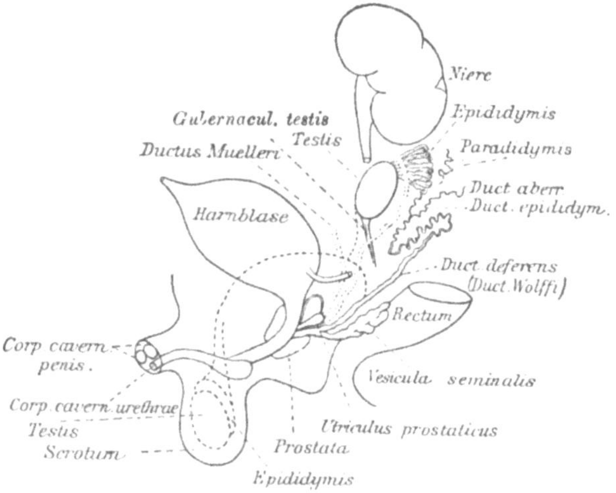

Fig. 43. Schema der Anlage des Urogenitalapparates; männlicher Typus. (Nach **Rauber**.)

Beim **Manne** wird umgekehrt der **Müllersche** Gang rudimentär: der kraniale Abschnitt wird zur Appendix testis (Morgagnii), der kaudale zum Utriculus prostaticus. Der Wolffsche Gang wird zum Ductus epididymidis und Ductus deferens; ferner entsteht aus ihm durch seitliche Sprossung die Vesicula seminalis. Der Kopf der Epididymis entspricht dem Sexualteil, Paradidymis (und Ductus aberrantes) dem Urnierenteil des Wolffschen Körpers (vgl. S. 255). Vom Leitbande bleibt schließlich nur ein Rest bestehen, der den Hoden an das Skrotum befestigt.

Äußere Genitalien: Um die Cloake bildet sich ein ringförmiger Wall, der Geschlechtswulst; in seinem vorderen Teil entwickelt sich der Geschlechtshöcker mit unterer Rinne, Geschlechtsrinne, die von einer Falte, Geschlechtsfalte, jederseits umgeben wird.

Weiblicher Typus: Offenbleiben der Geschlechtsrinne. Geschlechtshöcker wird zur Clitoris; Geschlechtsfalten werden zu den Labia minora, Praeputium und Frenulum clitoridis; Geschlechtswülste zu den Labia majora. — Sinus urogenitalis = Vestibulum vaginae.

Männlicher Typus: Verwachsen der Geschlechtsrinne. Geschlechtshöcker wird durch Längenwachstum zum Penis. Die Geschlechtsrinne durch Verwachsen der beiden Geschlechtsfalten zur Urethra virilis, die also der zu einem Kanal geschlossene Sinus urogenitalis ist. Geschlechtswulst wird durch Verwachsung zum Skrotum.

Die Niere durchläuft die drei Entwicklungsstufen der Vor- oder Kopfniere, der Urniere (Wolffscher Körper) und der bleibenden oder tertiären Niere. Bei der Entstehung der bleibenden Niere wirkt außer der Urniere noch das sog. metanephrogene Blastem mit. Aus diesem geht die Rindensubstanz mit den gewundenen Kanälchen einschl. der Henleschen Schleifen hervor, aus dem Urnierenblastem hingegen (von der Ausstülpung am primären Harnleiter aus) die Marksubstanz mit den Sammelröhrchen, das Nierenbecken und der Ureter. Beide von den Ursegmentstielen herrührende Anlagen verschmelzen später miteinander.

Perineum, Mittelfleisch, Damm,

heißen die Weichteile, die, aus Muskeln, *Musculi perinei*, Faszien, *Fasciae perinei**, und Haut bestehend, die Apertura pelvis (minoris) inferior schließen. Der muskulös-sehnige Teil besteht aus zwei tiefen Portionen, dem *Diaphragma pelvis* (dorsal) und dem *Diaphragma urogenitale* (ventral), sowie aus einer Anzahl oberflächlich liegender Muskeln nebst ihren Faszien. Als Damm (im engeren Sinne) werden die zwischen Anus und Partes genitales externae liegenden Teile bezeichnet. Die Haut des Dammes hat eine mediane Naht, *Raphe perinei*.

1. *Diaphragma pelvis*, besteht aus zwei symmetrischen Hälften (*Mm. levatores ani* und *Mm. coccygei*), die zusammen einen Trichter bilden. Dieser hat eine nach unten gerichtete Spitze für den Durchtritt des Rectums und einen vorderen Ausschnitt von dreieckig abgerundeter Form, der von unten her durch das Diaphragma urogenitale geschlossen wird. Die innere

Fläche des Trichters wird von der *Fascia diaphragmatis pelvis superior*, die äußere von der *Fascia diaphragmatis pelvis inferior* bekleidet.

M. levator ani (paarig), aus einer vorderen und hinteren Abteilung bestehend, entspringt an der hinteren Fläche der Schambeinäste von einem bogenförmigen Felde, das den vorderen Ursprungsrand des M. obturator intern. umkreist, und vom *Arcus tendineus m. levatoris ani*. Letzterer ist ein sehniger, aufwärts konkaver Streifen der Fascia obturatoria, der vom oberen Schambeinast sich zur Spina ischiadica erstreckt. Die vorderen Züge des Levator ani verlaufen sagittal-abwärts, die hinteren medianabwärts. Ein kleiner Teil der Fasern geht vor dem Rectum in den Sphincter ani externus über, sowie zur Haut, der größere Teil inseriert hinter dem Rectum am Seitenrande des Steißbeins, sowie am Lig. sacrococcygeum anterius.

Funktion: Hebt den Beckenboden.

M. N.: Plexus pudendus.

M. coccygeus (s. S. 112) gliedert sich dem M. levator ani an und bildet gewissermaßen seine hinterste Abteilung.

2. *Diaphragma urogenitale*, besteht aus dem *M. transversus perinei profundus* und der die innere und äußere Fläche dieses Muskels überziehenden *Fascia diaphragmatis urogenitalis superior* und *Fascia diaphragmatis urogenitalis inferior*. Die beiden Faszien verschmelzen vorn (oben) sowohl als hinten (unten) miteinander und zwar vorn zu einem stärkeren Bande, *Lig. transversum pelvis*, das die Schambeinäste unterhalb des Lig. arcuatum pubis quer verbindet (zwischen beiden Ligamenten verläuft die V. dorsalis penis). Das Diaphragma urogenitale ist trapezförmig zwischen den unteren Ästen der Scham- und Sitzbeine ausgespannt und liegt vor und unter dem vorderen Abschnitte des Diaphragma pelvis. Es wird durchsetzt von der Pars membranacea urethrae beim Manne, von der Urethra und Vagina beim Weibe.

M. transversus perinei profundus (unpaar). Seine jederseits vom unteren Sitzbeinaste entspringenden Muskelbündel verlaufen im ganzen transversal und verschmelzen in der Medianebene (zum Teil sehnig) mit den gegenseitigen. Ein Teil der Muskelbündel, der schleifen- und ringförmig beim Manne die Pars membranacea urethrae umfaßt, heißt *M. sphincter urethrae membranaceae*. Beim Weibe umschließen die entsprechenden Bündel ebenfalls die Urethra ringförmig. Eingeschlossen sind ferner von den Muskelbündeln beim Manne die Gl. bulbourethrales, beim Weibe ein Teil der Gl. vestibulares majores.

Funktion: Willkürlicher Schließmuskel der Harnröhre und Blase.
M. N.: N. pudendus.

3. Oberflächliche Muskeln des Perineums:

a) *M. sphincter ani externus* (unpaar), oval-ringförmig, umgibt den M. sphincter ani int. und liegt unterhalb des M. levator ani. Die Muskelbündel entspringen hinter dem Anus von der Haut oder von einem fibrösen Streifen, *Lig. anococcygeum*, der von der Steißbeinspitze in der Mittellinie ventralwärts zieht; umgeben den Anus von beiden Seiten und fließen an seinem vorderen Umfange zum Teil gekreuzt zusammen. Sie inserieren teils an einem transversalen, fibrösen Streifen, der den M. bulbocavernosus vom M. sphincter ani ext. trennt, teils an der medianen Raphe des M. bulbocavernosus, teils in der Haut.

Funktion: Willkürlicher Schließmuskel des Afters.
M. N.: Nn. haemorrhoidales inferiores.
Unter der Ansatzstelle des Lig. anococcygeum am Steißbein liegt ein Schleimbeutel, *Bursa coccygea*.

b) *M. transversus perinei superficialis* (paarig), ein schmaler, platter Muskel, unterhalb des hinteren Randes des Diaphragma urogenitale liegend, entspringt am unteren Sitzbeinaste in der Nähe des Tuber ischiad., verläuft annähernd transversal und inseriert teils am vorderen Ende des M. sphincter ani externus, teils an dem Sehnenstreifen zwischen letzterem und dem M. bulbocavernosus, teils an der Raphe des M. bulbocavernosus.

M. N.: N. perinei.

c) *M. ischiocavernosus* (paarig), ein länglicher, rinnenförmiger Muskel, entspringt am Tuber ischiad. sowie an den Rändern der unteren Sitz- und Schambeinäste, legt sich an die untere Fläche des Crus penis (clitoridis) und inseriert an der Seiten- und Dorsalfläche des Penis (der Clitoris).

Funktion: Richtet das Glied auf.
M. N.: N. perinei.

d) *M. bulbocavernosus* (paarig), beim Manne ein rinnenförmiger, den Bulbus urethrae umfassender Muskel, medial vom M. ischiocavernosus und vor den Mm. sphincter ani ext. und perinei superficialis liegend, entspringt von der medianen Raphe des Bulbus urethrae, zum Teil auch aus Fasern der Mm. sphincter ani ext. und perinei superficialis. Seine Fasern ziehen nach außen-oben und inserieren seitlich an der Fascia penis. — Beim Weibe liegt dieser Muskel dem Bulbus vestibuli und der Gl. vestibularis major auf, entspringt vom hinteren Abschnitte der Fascia inf. diaphragmatis urogenitalis, sowie aus Fasern der Mm. sphincter ani ext. und perinei superficialis; er inseriert am Crus und Dorsum clitoridis.

Funktion: Komprimiert beim Manne den Bulbus urethrae, beim Weibe den Bulbus vestibuli und die Gl. vestibularis major.

M. N.: N. perinei.

*Fascia pelvis et perinei**, Becken- u. Mittelfleischfaszie.

An der Beckenfaszie, *Fascia pelvis*, kann man einen parietalen und einen viszeralen Teil unterscheiden; letzterer wird als *Fascia endopelvina* bezeichnet. Der parietale Teil hängt an der Linea terminalis mit den Fasciae iliaca und transversalis zusammen und gliedert sich in einen vorderen, zwei seitliche, und einen hinteren Abschnitt.

a) Der vordere Abschnitt bekleidet die hintere Fläche der Symphyse und der Schambeinäste und geht vermittelst bandartiger Züge in die Fascia endopelvina über. Diese Züge sind: das *Lig. puboprostaticum laterale* beim Manne und das *Lig. pubovesicale laterale* beim Weibe (paarig), von der hinteren Fläche des Schambeins zur Seitenfläche der Prostata oder zur Blase ziehend; ferner das *Lig. puboprostaticum medium* beim Manne und das *Lig. pubovesicale medium* beim Weibe (unpaar), vom unteren Rand des Lig. arcuatum pelvis zur vorderen Fläche der Prostata oder zur Blase ziehend. Zwischen den Ligg. puboprostatica (pubovesicalia) lateralia und dem Lig. puboprostaticum (pubovesicale) medium bildet die Beckenfaszie eine Grube.

b) Der seitliche Abschnitt der parietalen Beckenfaszie ist kranial mit dem oberen Teil der *Fascia obturatoria*, d. i. der Muskelbinde, die die mediale Fläche des M. obturator internus überzieht, verwachsen, kaudal mit dem oberen Teil der *Fascia diaphragmatis pelvis superior*, die sich von der Fascia obturatoria am Arcus tendineus m. levatoris ani (s. S. 275) abzweigt.

c) Der hintere Abschnitt des parietalen Blattes bekleidet die vordere Fläche des Kreuzbeins, bildet sehnige Bogen um die Foramina sacralia ant. und überzieht die vordere Fläche des M. piriformis. Die Grenze zwischen dem seitlichen und dem hinteren Teil bildet ein bogenförmiger scharfer Rand, *Margo sacroischiadicus**.

Der Übergang des parietalen zum viszeralen Blatte wird durch einen sehnigen Streifen, *Arcus tendineus fasciae pelvis,* vermittelt, der vom Lig. puboprostaticum (pubovesicale) lat. zur Spina ischiadica zieht und der Fascia diaphragmatis pelvis sup. aufliegt. Von diesem Sehnenbogen geht das viszerale Blatt medianwärts zur Harnblase (Scheide) und zum Mastdarm. Beim Manne zweigt sich außerdem ein die Vorsteherdrüse umhüllendes

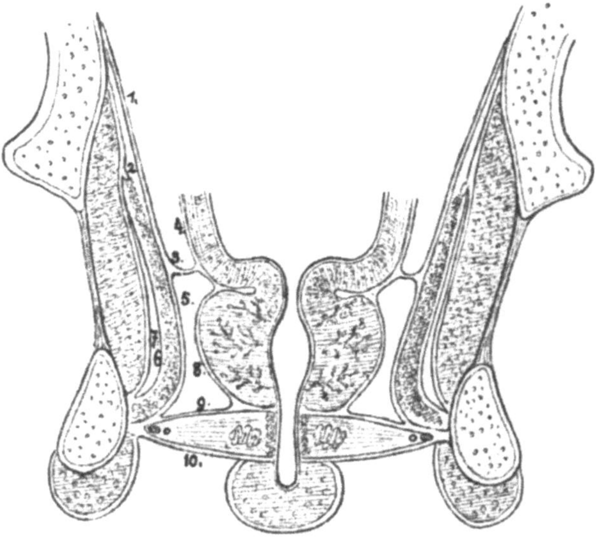

Fig. 44. Vordere Hälfte des männlichen Beckens. Frontalschnitt durch Blase, Diaphragma urogenitale und Bulbus urethrae. (Nach His.)

1. Fascia pelvis. 2. Arcus tendineus m. levatoris. 3. Arcus tendineus fasciae pelvis. 4. Fascia endopelvina. 5. Fascia sup. diaphragmatis pelvis. 6. Fascia inf. diaphragmatis pelvis. 7. Fascia obturatoria. 8. Fascia prostatae. 9. Fascia sup. diaphragmatis urogenitalis. 10. Fascia inf. diaphragmatis urogenitalis.

Blatt, *Fascia prostatae,* ab, das sich ventral mit der Fascia diaphragmatis urogenitalis sup. verbindet.

Die *Fascia perinei superficialis* ist ein Teil der allgemeinen, oberflächlichen Faszie und setzt sich von den Innenflächen der Schenkel, dem Skrotum und der Faszie der Mm. glutaei max. auf die Dammgegend fort, wo sie die oberflächlichen Muskeln überzieht.

Die tiefen Faszien des Mittelfleisches sind: der kaudale Abschnitt der Fascia obturat. (unterhalb des Arcus tend. m. levat. ani), der kaudale Abschnitt der Fascia diaphragm. pelvis sup. (unterhalb des Arcus tend. fasciae pelvis), die Fascia diaphragm. pelvis inf., die Fasciae diaphragm. urogenitalis sup. et inf. (vgl. oben).

Zwischen der Fascia obturatoria (lateral), Fascia diaphragmatis pelvis inferior (medial) und Fascia perinei superficialis (kaudal), befindet sich jederseits ein von Fettmassen erfüllter, keilförmiger Raum, *Fossa ischiorectalis.*

Durch Lücken der Beckenfaszie treten: Vasa et Nn. obturat., Vasa glutaea sup. et inferiora, Nerven des Plexus ischiadicus.

Cavum abdominis et pelvis**, Bauch-Beckenhöhle,

läßt sich in drei Abteilungen scheiden: die obere reicht von der unteren Fläche der Zwerchfellkuppel bis zur Taille, d. i. einer Ebene, die dorsal in die untersten Rippen fällt, ventral die Bauchwand oberhalb des Nabels schneidet; die mittlere reicht von der Taille bis zum Beckeneingang; die untere (Cavum pelvis) vom Beckeneingang bis zum Beckenboden. Die Bauch-Beckenhöhle enthält außer dem die Mehrzahl der Eingeweide einschließenden serösen Sack, *Peritonaeum*, einen hinter diesem liegenden Raum, *Spatium retroperitonaeale.* In ihm liegen die großen Gefäße, Nerven, Nieren, Nebennieren und Harnleiter. Chirurgisch werden diese Gebilde als extraperitonaeale bezeichnet, d. i. solche, die dem Messer ohne Eröffnung des Bauchfellsackes zugängig sind. Ein Teil der ursprünglich intraperitonaeal liegenden Eingeweide geht später Verwachsungen mit der Bauchwand ein, so daß ein Teil ihrer (dorsalen) Wandung ebenfalls extraperitonaeal zu liegen kommt (Leber, Duodenum, Pankreas, Colon ascend. und descend., Rektum).

Peritonaeum, Bauchfell,

besteht aus a) der *Tunica serosa*, einer dünnen Bindegewebslage, deren freie, glänzende Oberfläche von einem einschichtigen, platten Epithel gebildet wird, b) der locker-bindegewebigen *Tela subserosa*, die aber da, wo das Bauchfell der Unterlage fest anhaftet (bei den meisten Eingeweiden), mehr oder weniger fehlt.

Man unterscheidet am Bauchfell den die Bauchwände bekleidenden Teil als *Peritonaeum parietale*, den die Eingeweide bekleidenden Teil als *Peritonaeum viscerale*, und den zwischen beiden frei bleibenden, kapillären Raum als *Cavum peritonaei*. Beim Manne bildet das Bauchfell einen völlig geschlossenen

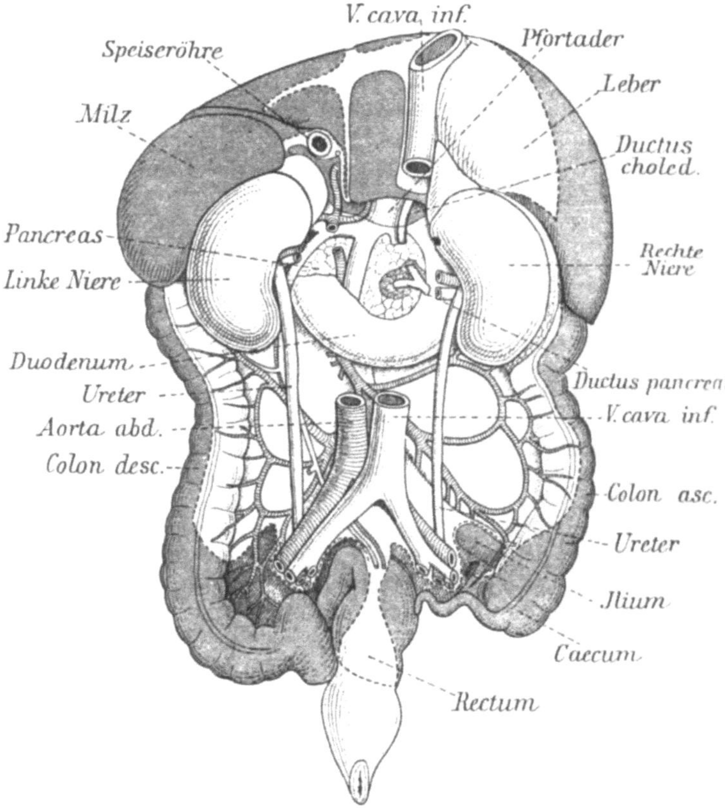

Fig. 45. Dorsalansicht der Baucheingeweide. (Nach Bardeleben-Haeckel.) Die mit Bauchfell bekleideten Teile sind quer schraffiert.

Sack, beim Weibe besitzt es aber jederseits eine kleine Öffnung, das *Ostium abdominale tubae uterinae* (s. S. 265).

Die Mehrzahl der Eingeweide ist mit einem fast vollständigen Bauchfellüberzuge versehen, liegt also intraperitonaeal. Für diese Eingeweide werden vom viszeralen Blatte fünf Taschen gebildet, die man sich als durch Einstülpungen des parietalen Blattes entstanden vorstellen kann. In der ersten Tasche liegt die Leber, in der zweiten Milz, Magen und oberer Teil des Duodenum, in der dritten das Colon, in der vierten das Jejunoileum, in der fünften ein Teil der Blase und (beim Weibe) der Uterus mit seinen Anhängen. Außer den Verbindungen mit dem Parietalblatt finden sich auch solche zwischen einzelnen Taschen untereinander:

Lig. coronarium hepatis ist eine, vom Zwerchfell sich ablösende, frontal gestellte Bauchfellduplikatur; sie heftet sich an die Ränder der Facies post. hepatis, läuft rechts in das *Lig. triangulare dextrum*, links in das *Lig. triangulare sinistrum* aus. Ventral verschmilzt sie mit dem sagittal gestellten *Lig. falciforme hepatis*, einer Duplikatur, die, von der vorderen Bauchwand annähernd in der Medianlinie sich abhebend, vom Nabel bis zur Incisura umbilicalis und Facies sup. hepatis aufwärts zieht; in seinem freien Rande ist das Lig. teres hepatis eingeschlossen.

Lig. phrenicolienale verbindet das Zwerchfell mit der Milz (Facies renalis).

Lig. gastrolienale verbindet den Magen (linken Abschnitt der Curvatura major) mit der Milz (Hilus).

Omentum minus, das kleine Netz, verbindet die erste mit der zweiten Tasche; es besteht aus zwei, ohne scharfe Grenze ineinander übergehenden Abschnitten, dem *Lig. hepatogastricum* zwischen der Porta hepatis einerseits, der kleinen Kurvatur, der Cardia und dem Ösophagus andererseits, und dem *Lig. hepatoduodenale* zwischen Porta hepatis und Pars superior duodeni; es endet nach rechts mit einem freien Rande, der die A. hepatica, V. portae und den Ductus choledochus enthält. Das nicht immer vorhandene *Lig. hepatocolicum*, eine Verlängerung des vorigen, zieht zum Colon transvers. und stellt eine Verbindung der ersten mit der dritten Tasche her.

Omentum majus, das große Netz, verbindet die zweite mit der dritten Tasche; zieht von der Curvatura major ventriculi abwärts zum Colon transversum als *Lig. gastrocolicum* und erstreckt sich von hier, die dünnen Därme von vorn her schürzenartig überlagernd, abwärts. Es besteht ursprünglich aus vier Blättern, die später in der Regel miteinander verwachsen. Nach links setzt sich das Lig. gastrocolicum in das *Lig. phrenicocolicum* fort, das von der Flexura coli sinistra zum Zwerchfell zieht, eine Nische zur Aufnahme des unteren Milzendes bildend.

Mesocolon, Dickdarmgekröse, heftet das Colon an die hintere Bauchwand. Entsprechend den einzelnen Abschnitten des Colon gibt es ein *Mesocolon ascendens, transversum, descendens* und *sigmoideum*. Der obere Teil des Rektum hat ein *Mesorectum*, der Wurmfortsatz ein *Mesenteriolum processus vermiformis*. Das hintere (rechte) Blatt des Mesocolon ascend. verschmilzt mit

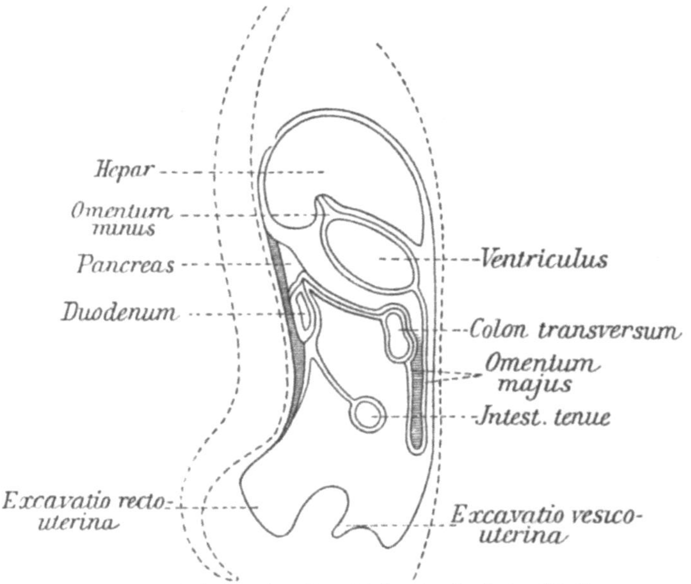

Fig. 46. Schema des Bauchfellverlaufes beim Weibe.

dem Peritonaeum parietale, so daß die hintere Wand des Colon ascend. ohne Serosa ist. Da diese Verwachsung sich nicht bis auf das Caecum fortpflanzt, so liegt dieses frei, in einer vom parietalen Blatte bekleideten, flachen Grube, *Fossa caecalis*, die rechterseits von der *Plica caecalis* abgeschlossen wird. In derselben Weise, wie rechts das Mesocolon ascend., verwächst links das Mesocolon descendens.

Mesenterium, Dünndarmgekröse, heftet das Jejunoileum an die hintere Bauchwand. Die Wurzel, *Radix mesenterii*, zieht von der linken Seite des 2. Lendenwirbels schräg nach rechts unten zur Gegend der rechten Articulatio sacroiliaca. Da die Anheftungslinie am Dünndarm bedeutend länger ist als die Wurzel, so muß sich das Gekröse in eine große Anzahl Falten legen. Zwischen den beiden Blättern des Gekröses ist eine stärkere Bindegewebsschicht, *Lamina mesenterii propria*, eingeschaltet, die Fettmassen, Lymphdrüsen, Gefäße und Nerven enthält.

Die Blase erhält einen Bauchfellüberzug, der sich von der vorderen Bauchwand auf den Scheitel überschlägt und den größten Teil der dorsalen und seitlichen Wände des Körpers einhüllt. Bei leerer Blase wird eine quer über den Scheitel verlaufende Falte, *Plica vesicalis transversa*, gebildet. — Vom Samenleiter und Samenbläschen liegt nur ein Teil dicht unter dem Bauchfell. Zwischen Blase und Rektum buchtet sich beim Manne das Bauchfell zur *Excavatio rectovesicalis* aus.

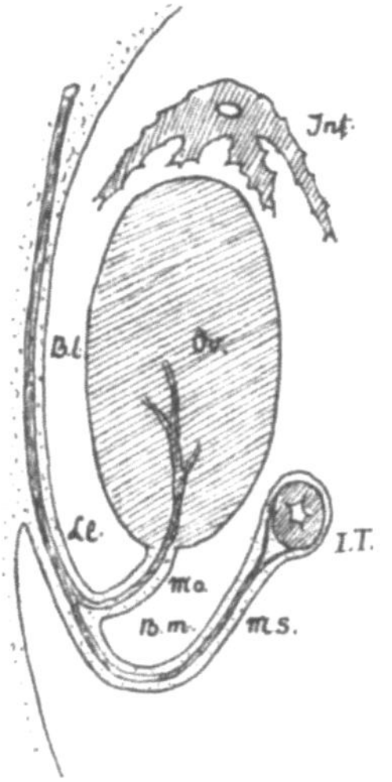

Fig. 47. Schematische Figur zur Erläuterung der Bursa ovarica (nach His).

Ov. = Ovarium. *I.T.* = Isthmus Tubae. *Inf.* = Infundibulum. *Ll.* = Lig. latum uteri. *Ms.* = Mesosalpinx. *Mo.* = Mesovarium. *Bl.* = Bursa ovarii, pars lateralis. *B.m.* = Bursa ovarii, pars medialis. Beide Abschnitte sind durch das Mesovarium voneinander geschieden.

Beim Weibe wird der größere Teil der Organa genitalia von dem *Lig. latum*, einer annähernd frontal gestellten, jedoch verschieblichen Bauchfelltasche, die jederseits bis zum seitlichen Beckenrande reicht, aufgenommen. Man unterscheidet daran als besondere Teile das *Mesometrium*, das die Gebärmutter (vgl. S. 267), die *Mesosalpinx*, die den Eileiter, und das *Mesovarium*, das den Eierstock umkleidet; letzteres zweigt sich vom hinteren Blatt des Lig. latum ab. Das Ovarium lagert in einer muldenförmigen Bucht dieses Ligaments, der *Bursa ovarica*. Der laterale Rand des Lig. latum läuft aufwärts in das *Lig. suspensorium ovarii* [A. u. V. ovarica] aus, das in sagittaler Richtung den Rand des kleinen Beckens überschreitet. Zwischen Blase einerseits, Uterus und vorderen Blättern der Ligg. lata andererseits bleibt ein Raum, *Excavatio vesicouterina*, frei. Zwischen Mastdarm einerseits, Uterus und hinteren Blättern der Ligg. lata andererseits bleibt ebenfalls ein Raum, *Excavatio rectouterina* (*Cavum Douglasi*), frei; er wird durch die von der hinteren Fläche des Uterus etwas oberhalb der Höhe des Orificium ext. nach den Seiten des Rektum ziehenden, symmetrischen Falten, *Plicae rectouterinae* (*Douglasi*) [M. rectouterinus], in einen kranialen, weiteren und einen kaudalen, engeren Abschnitt geteilt.

Ausbuchtungen des Bauchfells:

Bursa omentalis, kleiner Bauchfellsack, ein spaltförmiger, dorsal vom Magen und kleinen Netz liegender Raum, steht mit dem übrigen Bauchfellraum (großen Bauchfellsack) nur durch eine Öffnung, das *Foramen epiploicum* (*Winslowi*), in Verbindung. Dieses wird begrenzt ventral vom freien Rande des Lig. hepatoduodenale, dorsal vom *Lig. hepatorenale*, das einen Teil des hinteren Blattes des Lig. coronarium hepatis bildet; oben vom Proc. caudatus der Leber, unten von der Flexura duodeni sup. und vom *Lig. duodenorenale*, das die Ligg. hepatorenale und hepatoduodenale verbindet. Das Winslowsche Loch führt zunächst in den Vorraum, *Vestibulum bursae omentalis*, der sich bis zur *Plica gastropancreatica* [A. gastrica sin., V. coronaria ventriculi] erstreckt, einer flachen Falte, die von der Gegend der Cardia zum Pankreas zieht. Vom Vorraum erstreckt sich aufwärts gegen das Zwerchfell der *Recessus superior omentalis*, nach links gegen die Milz (dorsal vom Lig. gastrolienale) der *Recessus lienalis* und abwärts bis zum Mesocolon transversum (im 1. Lebensjahre noch weiter abwärts zwischen die ventralen und dorsalen Blätter des großen Netzes) der *Recessus inferior omentalis*.

Recessus retrocaecales, kleine Ausbuchtungen, erstrecken sich vom blinden Ende der Fossa caecalis aufwärts unter das Colon. Die *Plica ileocaecalis* zieht von der vorderen Wand des Ileumendes zum Caecum und zum Mesenteriolum proc. vermiformis; sie begrenzt von vorn her den nach links-unten geöffneten *Recessus ileocaecalis inferior*. Der ebenfalls von links her zugängige *Recessus ileocaecalis superior* wird ventralwärts von einer Falte gedeckt, die vom Mesenterium zum Caecum zieht. *Recessus paracolici*, kleine, nach links offene Ausbuchtungen, dringen unter das Colon descendens.

Recessus intersigmoideus erstreckt sich unter das Colon sigmoideum, ist von links her zugängig.

Recessus duodenojejunalis erstreckt sich, von links her zugängig, hinter die gleichnamige Flexur. Er wird von oben her durch die *Plica duodenojejunalis* [V. mesenterica inf.] gedeckt, die von der Flexura duodenojejunalis zum Colon zieht. Von unten her ist er oft durch die *Plica duodenomesocolica* begrenzt.

Recessus phrenicohepatici finden sich zwischen Leber und Zwerchfell am linken Leberrande; von rechts zugängig.

Parietalblatt des Bauchfells:

Es bildet an der vorderen Bauchwand eine unpaare, mediane und zwei paarige, seitliche Falten:

1. *Plica umbilicalis media*, unpaar, zieht, das Lig. umbilicale medium (obliterierten Urachus) überkleidend, vom Nabel zum Blasenscheitel;

2. *Plica umbilicalis lateralis*, zieht jederseits, das Lig. um bilicale lat. (obliterierte A. umbilicalis) überkleidend, vom Nabel lateral-abwärts zum Beckeneingang; von ihrem unteren Teile zweigt sich median-rückwärts zur Blase die kleine *Plica pubovesicalis* ab;

3. *Plica epigastrica*, jederseits lateral von der Plica umbilicalis lat. und ziemlich parallel mit ihr, überkleidet die Vasa epigastrica inferiora.

Von diesen Falten werden folgende flache Gruben begrenzt:

1. *Fovea supravesicalis*, oberhalb des Schambeins zwischen Plica umbilicalis media und lateralis;

2. *Fovea inguinalis medialis*, lateral von der vorigen, zwischen Plica umbilicalis lat. und Plica epigastrica, hinter dem Annulus inguinalis subcutaneus;

3. *Fovea inguinalis lateralis*, lateral von der Plica epigastrica, hinter dem Annulus inguinalis abdominalis.

An der hinteren Bauchwand bildet das Parietalblatt eine Ausbuchtung, *Fossa iliacosubfascialis*, unter der Sehne des M. psoas minor.

Entwicklung. Der Magendarmtraktus hat usprünglich ein sagittal gestelltes Gekröse; der zum Magen und Duodenum gehende Teil wird als *Mesogastrium*, der zum übrigen Darmrohr ziehende als *Mesenterium commune* bezeichnet. Wachstum, Achsendrehung des Nahrungsrohres, Entwicklung der großen Drüsen usw. bedingen Verlagerungen und Verwachsungen des Gekröses. Letztere gehen an Teilen des Gekröses sowohl unter sich als auch mit dem parietalen Bauchfellblatte vor sich (vgl. S. 279). Über *Mesorchium, Gubernaculum testis* (*Hunteri*) und *Processus vaginalis peritonaei* s. S. 257.

Organa sensuum.

Sinnesorgane.

Erster Abschnitt.

Organon visus, Sehorgan.

A. Hauptbestandteil: Das Auge, *Oculus,* aus dem Augapfel, *Bulbus oculi,* und dem Sehnerven, *N. opticus,* bestehend.

B. Anhangsgebilde des Auges, *Organa oculi accessoria:* Augenmuskeln, Augenlider, Bindehaut, Tränenapparat.

A. *Oculus,* Auge.

N. opticus, Sehnerv,

tritt, aus dem Chiasma opticum hervorgehend, durch das For. opticum in die Orbita, läuft in leicht **S**-förmiger Biegung zum Bulbus und durchbohrt diesen medianwärts vom Polus posterior. Seine Hüllen, *Vaginae n. optici,* direkte Fortsetzungen der Hirnhäute, sind innerhalb der Orbita: 1. eine äußere oder Duralscheide, 2. eine mittlere oder Arachnoidealscheide, 3. eine innere oder Pialscheide. Letztere, in der Schädelhöhle die alleinige Hülle des Nerven bildend, hängt mit den zwischen den Nervenbündeln sich ausbreitenden Bindegewebssepten zusammen. — Zwischen den drei Scheiden liegen Lymphräume, *Spatia intervaginalia,* die mit den entsprechenden Räumen der Hirnhäute kommunizieren.

Während des Durchtrittes durch die Hüllen des Bulbus verschmälert sich der Umfang des Sehnerven dadurch, daß seine Fasern hier ihr Nervenmark verlieren. (Trichterförmiger Durchtrittskanal.) — In der Achse der distalen Hälfte des Sehnerven verlaufen die Vasa centralia retinae.

Bulbus oculi, **Augapfel,**

liegt, von Fett umgeben, in der Orbita und hat die Gestalt einer Kugel, deren vorderster Teil, die Cornea, sich etwas stärker hervorwölbt. Man unterscheidet an ihm: den *Polus anterior* und *posterior*; die Verbindungslinie beider Pole, die, an der äußeren oder inneren Oberfläche der Augenhäute gemessen, als *Axis oculi externa* und *interna* bezeichnet wird; den größten, mit seinem Durchmesser senkrecht zu dieser Achse stehenden Kreis, *Aequator*; die durch die Pole gelegten Kreise, *Meridiani*.

Axis optica ist die Verbindungslinie der Mittelpunkte der sphärischen Flächen der brechenden Augenmedien, ihr vorderes Ende fällt in den Polus anterior, ihr hinteres liegt zwischen Fovea centralis und Papilla optica; *Linea visus*, Gesichtslinie, verbindet die Fovea centralis, d. i. die Stelle des schärfsten Sehens (mit dem Polus posterior zusammenfallend), mit dem zu sehenden Gegenstande; beide Linien kreuzen sich im Knotenpunkte der Linse.

Der Bulbus setzt sich zusammen aus den im Innern gelegenen lichtbrechenden Medien und den diese von außen umhüllenden Augenhäuten. Erstere bestehen in der Reihenfolge von vorn nach hinten aus: 1. dem *Humor aqueus** der vorderen und hinteren Augenkammer, 2. der Krystalllinse, *Lens crystallina*, 3. dem Glaskörper, *Corpus vitreum*. Die Augenhäute werden gebildet von drei konzentrisch gelagerten Schichten, deren jede wieder aus einer größeren hinteren und einer kleineren vorderen Abteilung besteht:

1. *Tunica fibrosa oculi*, äußere Augenhaut	*Sclera*, hinterer Teil, *Cornea*, vorderer Teil.
2. *Tunica vasculosa oculi*, mittlere Augenhaut	*Chorioidea*, hinterer Teil, *Corpus ciliare* und *Iris*, vorderer Teil.
3. *Retina* (mit *Stratum pigmenti*), innere Augenhaut	*Pars optica retinae*, hinterer Teil, *Pars ciliaris retinae*, vorderer Teil.

Tunica fibrosa oculi, **äußere Augenhaut.**

1. *Sclera*, weiße oder harte Augenhaut, eine aus mannigfach durchflochtenen Bindegewebszügen zusammengesetzte, derbe Membran, am stärksten entwickelt an der Eintrittsstelle des Sehnerven, dessen Scheiden direkt in sie übergehen, und an den Ansatzstellen der Augenmuskeln. Den Sehnerven durchdringt die Sklera mit Faserzügen, die sich mit den Nervenfasern kreuzen, und deren Gesamtheit eine für den Durchtritt der

letzteren durchlöcherte Platte, *Lamina cribrosa sclerae*, darstellt. — Die innerste, an die Chorioidea grenzende Schicht der Sklera, *Lamina fusca,* besteht aus lockerem Gewebe mit verästelten sternförmigen Pigmentzellen.

Am Übergang der Sklera zur Cornea findet sich ein Falz, *Rima cornealis,* d. h. die Cornea wird hier von den überstehenden Rändern der Sklera wie ein Uhrglas eingefaßt. An dieser Stelle verläuft in der Substanz ein ringförmiger Kanal, *Sinus*

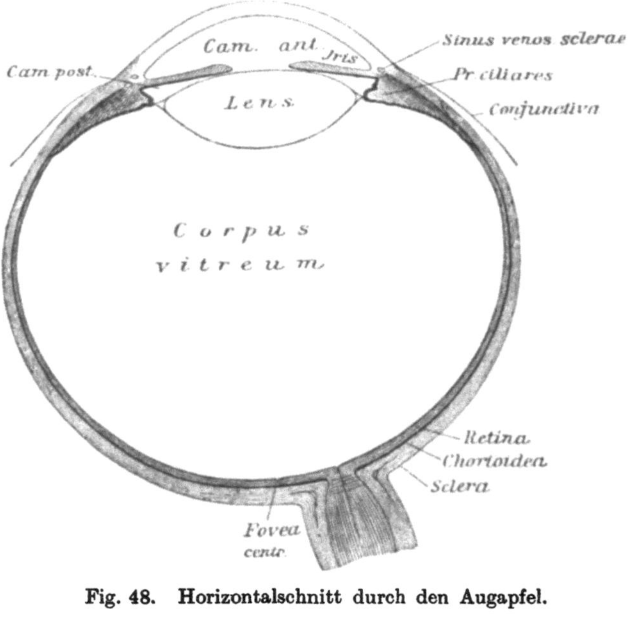

Fig. 48. Horizontalschnitt durch den Augapfel.

venosus sclerae (*Canalis Schlemmi, Lauthi*) (vgl. S. 292). An der freien Oberfläche wird die Grenze zwischen Sklera und Cornea durch den seichten, ringförmigen *Sulcus sclerae* gekennzeichnet.

2. *Cornea,* Hornhaut, ist eine glashelle, gefäßlose Membran mit zwei freien Flächen, *Facies anterior* und *posterior*, deren letztere von vorn her die vordere Augenkammer begrenzt. Die am stärksten gewölbte Stelle der Hornhaut, *Vertex corneae,* ist zugleich die dünnste. Der Rand, *Limbus corneae,* erscheint, von vorn gesehen, elliptisch, von hinten kreisförmig, was durch

das verschiedene Verhalten der Übergangsfasern der Sklera bedingt ist. — Schichten der Cornea:

a) *Epithelium corneae*, eine unmittelbare Fortsetzung des Epithels der Conjunctiva, besteht aus geschichtetem Pflasterepithel.

b) *Lamina elastica anterior* (*Bowmani*), schmal, hell, strukturlos.

c) *Substantia propria*, zusammengeschichtet aus Lamellen fibrillärer Züge; zwischen diesen Saftkanäle und innerhalb der Kanäle die Hornhautzellen mit ihren zu einem Netzwerk verbundenen Ausläufern.

d) *Lamina elastica posterior* (*Demoursi, Descemeti*), von gleicher Beschaffenheit wie die L. elastica anterior.

e) *Endothelium camerae anterioris* (hinteres Epithel), bis auf die vordere Irisfläche sich fortsetzend; nur eine Schicht platter, polygonaler Zellen.

Tunica vasculosa oculi, mittlere Augenhaut.

1. *Chorioidea*, Aderhaut, setzt sich von außen nach innen aus folgenden vier Schichten zusammen:

a) *Lamina suprachorioidea*, eine von der Lamina fusca nicht abgrenzbare lockere Faserschicht; zwischen den Maschen beider Schichten mit Endothel ausgekleidete Lymphräume (*Spatium perichorioideale*).

b) *Lamina vasculosa*, enthält die gröberen Gefäße und Fasergewebe mit verästelten Pigmentzellen.

c) *Lamina choriocapillaris*, pigmentlos, reich an Kapillaren.

d) *Lamina basalis*, strukturlos.

2. *Corpus ciliare*, Strahlenkörper, nicht wie die Chorioidea an der Innenfläche glatt, sondern gefaltet und verdickt. Sein vorderes Ende liegt in ungefähr gleicher Ebene mit dem Hornhautfalz, sein hinteres Ende grenzt sich an der *Ora serrata* (vgl. S. 292) gegen die Chorioidea ab. — Man unterscheidet an dem Strahlenkörper zwei Zonen: a) Eine vordere breite Zone. Sie zeigt an der Innenfläche etwa 70 meridional gerichtete, gefäßreiche Leisten, *Processus ciliares*, zwischen diesen kleinere Falten, *Plicae ciliares*; ihre Gesamtheit bildet einen den Linsenrand rings umziehenden Kranz, *Corona ciliaris*. Den übrigen skleralwärts liegenden Teil dieser Zone bildet der *M. ciliaris*; er besteht aus glatten Muskelfasern von drei verschiedenen Richtungen: 1. den die Hauptmasse bildenden *Fibrae meridionales* (*Brueckei*), die

von der Umgebung des Sinus venosus sclerae und dem Lig. pectinatum iridis rückwärts verlaufen bis in den Orbiculus ciliaris; 2. *Fibrae circulares* (*Muelleri*), rings um den Ciliarrand der Iris; 3. spärliche radiär gerichtete Fasern. Das Zwischengewebe des M. ciliaris besitzt zahlreiche Gefäße und Nerven; letztere reich an Ganglien (*Plexus gangliosus ciliaris*). — b) Eine hintere schmalere Zone, *Orbiculus ciliaris* genannt, als Übergangsteil zur Chorioidea weniger gefaltet als die vordere Zone.

3. *Iris*, Regenbogenhaut, ist eine kreisförmige, durch das runde Sehloch, *Pupilla*, durchbohrte Scheibe. Ihr freier innerer Rand, *Margo pupillaris*, liegt der Vorderfläche der Linse auf; ihr äußerer Rand, *Margo ciliaris*, ist am vorderen Teile des Ciliarkörpers befestigt und tritt außerdem durch ein als *Lig. pectinatum iridis* bezeichnetes Netzwerk starrer Fasern einwärts vom Hornhautfalz mit der Cornea in Verbindung; zwischen und in der Umgebung dieser Fasern befinden sich Lymphräume, *Spatia anguli iridis* (*Fontanae*), die mit der vorderen Augenkammer kommunizieren.

Die bläuliche, graue oder braune *Facies anterior* der Iris wird benetzt von dem Wasser der vorderen Augenkammer. Durch eine nahe dem Pupillarrande verlaufende, dem Circulus arteriosus minor entsprechende, kreisförmige Linie wird sie in eine breite, meist heller gefärbte Außen- und eine schmale Innenzone, *Annulus iridis major* und *minor*, geschieden. Die schwarzbraune, sammetartige *Facies posterior* stößt an das Wasser der hinteren Augenkammer. Unter *Plicae iridis* werden teils Kontraktionsfurchen an der Außenzone der Vorderfläche (konzentrisch zum Pupillarrande), teils Fältchen der Rückfläche (gegen den Pupillarrand hin gerichtet) verstanden.

Grundsubstanz der Iris, *Stroma iridis*: Lockeres, zum Teil pigmentiertes Bindegewebe mit eingelagerten zahlreichen Blutgefäßen (radiär verlaufend) und glatten Muskelfasern; letztere zu zwei Gruppen angeordnet: 1. dem *M. sphincter pupillae*, einer ringförmigen Faserschicht im Annulus iridis minor, 2. dem schwächeren *M. dilatator pupillae*, einer weniger zusammenhängenden Schicht von radiären, vom Ciliar- zum Pupillarrande ziehenden Fasern. — Die Iris wird vorn von dem *Endothelium camerae anterioris* (s. Cornea), hinten von dem dicken *Stratum pigmenti iridis* (s. S. 292) bedeckt; zwischen letzterem und dem eigentlichen Stroma liegt aber noch eine glashelle Membran, die sogenannte hintere Begrenzungslamelle.

Gefäße der Tunica vasculosa (vgl. S. 155 und 181).

1. Arterien. a) Hinteres Arteriengebiet: Die Chorioidea wird versorgt durch die *Aa. ciliares posteriores breves*, die die Sklera in der Umgebung des Sehnerven durchbohren, hier unter Beteiligung von Ästen der A. centralis retinae den *Circulus vasculosus n. optici* (*Halleri*) bilden und sich dann in der Gefäßschicht der Chorioidea verästeln. b) Vorderes Arteriengebiet: Ciliar-

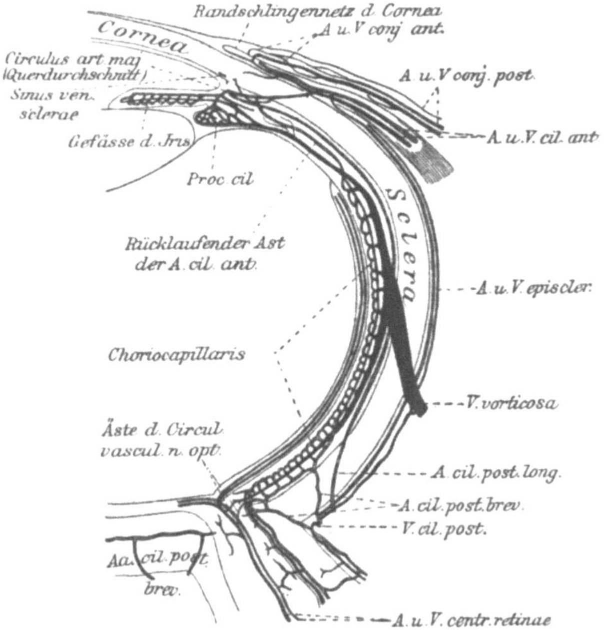

Fig. 49. Schema der Gefäßanordnung (nach Leber).

körper und Iris werden versorgt durch die zwei *Aa. ciliares posteriores longae* und durch die *Aa. ciliares anteriores*. Letztere geben direkte Äste an die Sklera, den Ciliarkörper und die Conjunctiva ab und tragen zur Bildung des Circulus arteriosus major bei. Die beiden Aa. ciliares post. longae verlaufen, die eine medial, die andere lateral, in horizontal-meridionaler Richtung innerhalb der Lamina fusca zum Ciliarkörper und teilen sich erst hier in je zwei Äste, durch deren Anastamosen der den Ciliarrand der Iris umgebende *Circulus arteriosus major* entsteht. Dieser Anastomosenkranz versieht die Iris, den Ciliarkörper und auch noch einen Teil der Chorioidea mit Ästen. Die Irisäste ziehen in radiärer Richtung zum Pupillarrande, in dessen Nähe (s. oben) sie den nicht völlig geschlossenen *Circulus arteriosus minor* bilden.

2. Venen. Die aus der Lamina choriocapillaris sowie ein Teil der aus der Iris und dem Corpus ciliare kommenden Venenästchen fließen, radienförmig konvergierend, an der Außenfläche der Chorioidea zu den Wirbelvenen, *Vv. vorticosae*, zusammen. Diese am Äquator liegenden Stämmchen — gewöhnlich 4 größere und 2 kleinere — durchbohren schräg nach hinten die Sklera und münden in die *Vv. musculares* ein. Ein zweiter Teil der Venen der Iris und des Ciliarkörpers entleert sich in den Sinus venosus sclerae (Canal. Schlemmi), aus dem die Vv. ciliares anteriores hervorgehen.

Stratum pigmenti, **Pigmenthaut**,

eine zwischen Tunica vasculosa und Retina ausgebreitete Pigmentschicht, entwicklungsgeschichtlich der Retina zugehörig. Zu unterscheiden drei Abteilungen: 1. *Stratum pigmenti retinae*, aus einer einschichtigen Lage sechseckiger Zellen bestehend, von denen nur der innere, an die Stäbchen und Zapfen der Retina grenzende Teil Pigment besitzt, in letztere aber pigmentlose Fortsätze hineinsendet (s. Fig. 50, oben). 2. *Stratum pigmenti corporis ciliaris*, 3. *Stratum pigmenti iridis*, beide mit den sie benennenden Gebilden fest verwachsen, aus mindestens zwei Schichten Pigmentzellen bestehend.

Retina, **Netzhaut.**

Ihre hintere größere Abteilung, *Pars optica retinae*, ist die wesentlichere, weil allein lichtempfindliche; von der vorderen kleineren Abteilung, *Pars ciliaris retinae*, grenzt sie sich ab durch eine gezackte Linie, *Ora serrata*, die zugleich die Grenze zwischen Chorioidea und Corpus ciliare bildet.

Pars optica retinae, am Lebenden durchsichtig, purpurrot, zeigt an ihrem hinteren Bezirke einen runden gelben Fleck, *Macula lutea*, mit mittlerer Vertiefung, *Fovea centralis*; letztere ist die Stelle des schärfsten Sehens (vgl. S. 287). Medianwärts von der Macula lutea liegt eine größere, weiße, erhabene Fläche, die Eintrittsstelle des Sehnerven, *Papilla n. optici*, mit gleichfalls vertiefter Mitte, *Excavatio papillae n. optici*, aus der die Gefäße der Retina hervortreten.

Struktur der *Pars optica*. Zwei Hauptschichten zu unterscheiden: eine äußere, die Sinnesepithelschicht, und eine innere, die Gehirnschicht; erstere setzt sich wieder aus drei, letztere aus sechs Schichten zusammen. Sämtliche Schichten mit Ausnahme der Außenglieder der Stäbchenschicht werden von einem der Neuroglia entsprechenden Stützgewebe durchsetzt, das im wesentlichen aus den zu einem Netzwerk verflochtenen sogenannten Radialfasern besteht (Fig. 50).

A. Gehirnschicht. Ihre wesentlichen Elemente: Nervenfasern und Ganglienzellen (vgl. Nervengewebe).

Von innen nach außen betrachtet sind ihre Schichten:

1. Innere verdichtete Grenzschicht des Stützgewebes, sehr dünn, dem Glaskörper dicht anliegend; *Membrana limitans interna** genannt, jedoch keine Membran.

2. Opticusfaserschicht: von der Papilla n. optici aus meridional sich ausbreitende Fasern (Achsenzylinder), vorwiegend zentripetal.

3. Ganglienzellenschicht: große multipolare Ganglienzellen mit einem zur Opticusfaserschicht ziehenden Achsenzylinderfortsatz und meist mehreren Dendriten, die sich in der folgenden Schicht verästeln.

4. Innere retikuläre Schicht (im Durchschnitt feinkörnig): ein dichtes Netzwerk von Fortsätzen der Ganglienzellen (der vorhergehenden und beiden folgenden Schichten) und von Stützgewebsfasern.

5. Innere Körnerschicht: verschiedenartige, hauptsächlich aber kleine bipolare Ganglienzellen (Ganglion retinae), die einen Fortsatz bis zwischen die Sehzellen senden; ferner Kerne der Stützsubstanz.

6. Äußere retikuläre (Zwischenkörner-)Schicht: ein Netzwerk wie in der inneren retikulären Schicht, außerdem Ganglienzellen.

B. Sinnesepithelschicht. Besteht aus zwei Zellenarten, den Stäbchensehzellen und den Zapfensehzellen, jede einzelne Zelle wieder aus einem inneren kernhaltigen und einem äußeren kernlosen Abschnitte. Die Gesamtheit der inneren Zellenabschnitte bildet die sogenannte äußere Körnerschicht (7. Retinaschicht), die Gesamtheit der äußeren Zellenabschnitte bildet die Schicht der Stäbchen und Zapfen (9. Retinaschicht); beide Schichten trennt die feine, durchlöcherte „äußere verdichtete Grenzschicht" des Stützgewebes, genannt *Membrana limitans externa**, aber keine Membran (8. Retinaschicht). — Sämtliche Sehzellen stehen durch Vermittelung der Ganglienzellen und deren Fortsätze mit den Opticusfasern in Verbindung.

Stäbchensehzellen: 1. Äußerer Zellenabschnitt, Stäbchen: a) Außenglied, homogen (Sehpurpur), b) Innenglied, fein gekörnt. 2. Innerer Zellenabschnitt, fadenförmig mit Kern (Stäbchenfaser, Stäbchenkorn). — Zapfensehzellen: 1. Äußerer Zellenabschnitt, Zapfen: a) Außenglied, kurz, dünn, b) Innenglied, länger, bauchig. 2. Innerer

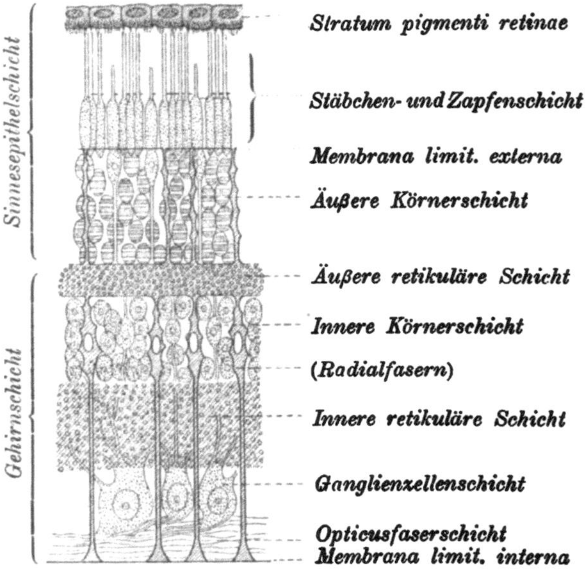

(nach Schultze).

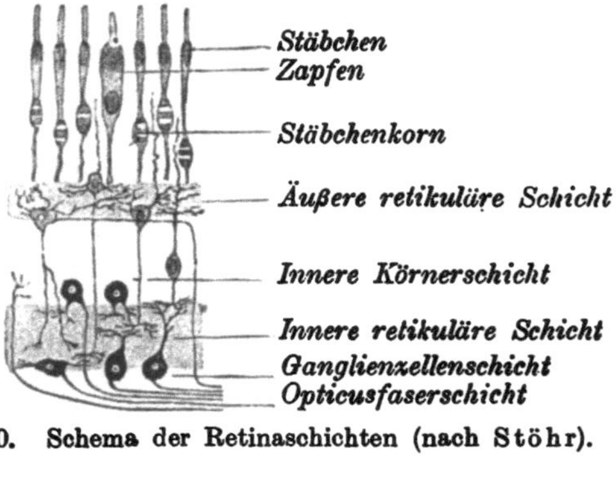

Fig. 50. Schema der Retinaschichten (nach Stöhr).

Zellenabschnitt: breite Faser mit Kern (Zapfenfaser, Zapfenkorn). — Anzahl der Stäbchen größer als die der Zapfen. — Das an die äußere retikuläre Schicht grenzende Gebiet der äußeren Körnerschicht wird wegen seiner streifigen Beschaffenheit auch als besondere Schicht (Henlesche Faserschicht) gezählt (in der Abbildung nicht kenntlich).

Strukturabweichungen. *Macula lutea*: Verdickung der Ganglienzellen- und der inneren Körnerschicht; Abnahme der Stäbchensehzellen, Überwiegen der Zapfensehzellen nach der Mitte zu. *Fovea centralis*: Verdünnung der Gehirnschicht nach der Mitte zu, hier nur noch Zapfensehzellen vorhanden. *Papilla n. optici* („blinder Fleck", weil nicht lichtempfindlich): nur Nervenfaserschicht.

Struktur der *Pars ciliaris retinae*. Im Übergangsteil der P. optica zur P. ciliaris bereits geringere Ausbildung der einzelnen Schichten, dagegen Zunahme des Stützgewebes; in der P. ciliaris selbst völliges Fehlen der Gehirn- und Sinnesepithelschicht; vorhanden sind nur noch die zu langen Zylinderzellen umgeänderten Stützfasern (dem Stratum pigmenti anliegend), von deren inneren Oberfläche homogene Fasern ausgehen, die zusammen eine Glashaut darstellen (vgl. Zonula ciliaris).

Vasa sanguinea retinae. Die in der Achse des Sehnerven zur Papille ziehende *A. centralis retinae* zerfällt hier in sieben Zweige, deren feinere Ästchen innerhalb der Gehirnschicht in meridionaler Richtung sich ausbreiten. Die Sinnesepithelschicht bleibt frei von Gefäßen. Die Venenäste verlaufen den Arterienästen ziemlich parallel und sammeln sich in der Papille zur *V. centralis retinae*, die in die Achse des Sehnerven eintritt. Der Gefäßbezirk der Retina ist scharf für sich abgegrenzt; nur am Sehnerveneintritt finden sich Anastomosen mit den Aa. ciliares post. breves (s. S. 291).

Äste: Zunächst zwei kurze Hauptäste, ein oberer und unterer, deren jeder wieder in einen temporalwärts und einen nasalwärts ziehenden Ast zerfällt:

Arteriola (Venula) retinae { *temporalis superior*, *nasalis superior*, *temporalis inferior*, *nasalis inferior*;

ferner zwei feinere Ästchen zur Macula lutea und ein medianwärts ziehendes: *Arteriola (Venula) macularis superior et inferior*, *Arteriola (Venula) retinae medialis*.

Die lichtbrechenden Medien.

1. *Camera oculi anterior* und *posterior*, vordere und hintere Augenkammer, mit seröser Flüssigkeit, *Humor aqueus**, gefüllte Räume, untereinander sowie mit benachbarten Lymphbahnen kommunizierend. Begrenzung der vorderen Kammer: vorn Cornea, hinten Iris und das der Pupille entsprechende Gebiet der vorderen Linsenfläche; der durch Zusammenstoßen der Cornea und Iris gebildete seitliche Winkel heißt *Angulus iridis*. Begrenzung der hinteren Kammer: vorn

Iris, seitwärts Corpus ciliare, hinten die seitlichen Teile der vorderen Linsenfläche und die Zonula ciliaris (Zinni).

2. *Corpus vitreum*, Glaskörper, ein von der Retina umschlossener runder Körper, dessen vordere Fläche die zur Einlagerung der Linse dienende *Fossa hyaloidea* trägt. Ein feiner Kanal, *Canalis hyaloideus*, — der Überrest der fetalen, aus der A. centralis retinae sich fortsetzenden *A. hyaloidea* — durchzieht den Glaskörper von der Sehnervenpapille bis zum hinteren Linsenpol. — Struktur. Die gallertige, scheinbar homogene Substanz des Glaskörpers besteht aus einem festeren Gerüst, *Stroma vitreum*, und dem dieses durchtränkenden *Humor vitreus*, außerdem aus zelligen Elementen. Dichtere Faserzüge, früher als *Membrana hyaloidea* beschrieben, überziehen die Oberfläche des Glaskörpers und gehen vorn in die Glashaut der Pars ciliaris retinae über.

3. *Lens crystallina*, Krystalllinse, ein durchsichtiger, bikonvexer, in der Fossa hyaloidea des Glaskörpers lagernder Körper. Man unterscheidet an ihm die schwächer gekrümmte *Facies anterior lentis*, die stärker gekrümmte *Facies posterior lentis*, die Mittelpunkte dieser beiden Flächen, *Polus anterior* und *Polus posterior lentis*, die die Pole verbindende *Axis lentis*, den den größten Umfang der Linse bildenden abgerundeten Rand, *Aequator lentis*, die von der Linsenperipherie nach dem Mittelpunkte der Achse ziehenden *Radii lentis*.

Struktur. Die Linse besteht aus der eigentlichen Linsenmasse, *Substantia lentis*, und der diese umhüllenden *Capsula lentis*. Letztere ist strukturlos, glashell, elastisch, vorn wesentlich stärker als hinten. Die Substantia lentis besitzt eine weichere Rindenschicht, *Substantia corticalis*, und einen festeren Kern, *Nucleus lentis*. Die Rindenschicht wird an ihrer vorderen Fläche bis zum Äquator hin von einer der Linsenkapsel dicht anliegenden, einfachen Schicht kubischer Zellen, dem *Epithelium lentis*, überzogen. Die übrigen Elemente der Substantia lentis bilden die Linsenfasern, *Fibrae lentis*, die in die Länge gezogene Epithelzellen sind.

Die Linsenfasern sind sechsseitige Prismen, die der Rindenschicht angehörigen gradrandig und kernhaltig (Lage der Kerne in der Nähe des Äquators, — hier zugleich Übergang von Epithelzellen zu Fasern), die des Linsenkerns an den Rändern gezähnelt und — als die genetisch älteren — kernlos. Sämtliche Fasern verlaufen meridional von vorn nach hinten, an den Linsennähten beginnend und endigend. Letztere bilden an der vorderen und hinteren Linsenfläche je eine beim Neugeborenen drei-, beim

Erwachsenen gewöhnlich sechsstrahlige Figur, den Linsenstern. Das Zentrum eines jeden Sternes liegt im Linsenpol. Die Strahlen beider haben aber keine übereinstimmende Lage.

Die Linse wird durch ein ringförmiges Band, das Strahlenplättchen, *Zonula ciliaris* (*Zinni*), in ihrer Lage befestigt. Dieses besteht aus homogenen, zu Bündeln vereinigten Fasern, *Fibrae zonulares*, die von der Ora serrata ab aus den Zylinderzellen der Pars ciliaris retinae hervorgehen, zunächst zwischen den Ciliarfalten verlaufen und dann in der Umgebung des Linsenäquators inserieren. Die zwischen den Fasern befindlichen Räume, *Spatia zonularia* (früher Canalis Petiti gen.), kommunizieren mit der hinteren Augenkammer.

Akkommodation: Die Linse wird während der Ruhe (Einstellung für die Ferne) infolge der spannenden Wirkung der Zonula ciliaris in abgeflachtem Zustande erhalten. Bei Einstellung für die Nähe wird die Zonula ciliaris durch Kontraktion des M. ciliaris entspannt, und infolgedessen die Linse, ihrer Elastizität folgend, nach vorn gewölbt.

B. *Organa oculi accessoria*, **Anhangsgebilde des Auges.**

Musculi oculi, **Augenmuskeln.**

1. Gestreifte Muskeln.

A. Muskeln des Augapfels, zerfallen in 2 Paare gerade und 1 Paar schräge Muskeln: 1. *M. rectus superior* und *inferior*, 2. *M. rectus medialis* und *lateralis*, 3. *M. obliquus superior* und *inferior*. Sie inserieren sämtlich sehnig an der Sklera und zwar in der Gegend, die der Name des Muskels angibt.

Die geraden Muskeln entspringen mittels des *Annulus tendineus communis* (*Zinni*) vom Umfange des For. opticum (nebst Sehnervenscheide) und dem angrenzenden Teile der Fissura orbitalis sup., ziehen divergierend die Orbitalwand entlang vorwärts und inserieren verbreitert nahe dem Hornhautrande. Der M. rectus lat. hat noch einen zweiten, nahe dem Proc. clinoideus ant. entspringenden, sehnigen Ursprung, *Lacertus m. recti lateralis*.

Motor. N. für den M. rectus lateralis: N. abducens, für die übrigen Recti: N. oculomotorius.

Der *M. obliquus superior* entspringt gemeinsam mit den vorigen, zieht an der Grenze der oberen und medialen Orbitalwand vorwärts bis zur Spina s. Fovea trochlearis und wendet sich dann lateral-rückwärts, um, bedeckt vom M. rectus superior, nahe dem Äquator zu inserieren; seine Sehne läuft durch eine an der Spina trochlearis angeheftete faserknorplige Rolle, *Trochlea*; an dieser Stelle liegt ein Schleimbeutel, *Bursa mucosa trochlearis*. Der *M. obliquus inferior* entspringt hinter dem Margo infraorbitalis nahe der Fossa sacci lacrimalis, läuft erst am Boden der Orbita (unter dem M. rectus inferior) lateral-rückwärts, dann um den Bulbus herum aufwärts, inseriert hinter dem Äquator.

Motor. N. für den M. obliqu. sup.: N. trochlearis, für den M. obliqu. inf.: N. oculomotorius.

Funktion (nach Landois). Alle Bewegungen: Rotationen um drei in einem Punkte (Drehpunkt) sich treffende und aufeinander senkrecht stehende Achsen. Der Bulbus wird rotiert: 1. vom Rectus sup. nach oben und etwas nach innen, vom Rectus inf. nach unten und etwas nach innen (Drehachse horizontal, annähernd quer), 2. vom Rectus medial. nach innen, Rectus later. nach außen (Achse senkrecht), 3. vom Obliquus sup. nach außen-unten, Obliqu. inf. nach außen-oben (Drehachse horizontal, mit der Querachse einen Winkel von 60° bildend). Die angegebene Lage der Achsen ist übrigens nur zutreffend bei der sogenannten Primärstellung des Auges. — Die Augenbewegungen geschehen fast ausschließlich durch Zusammenwirken mehrerer Muskeln.

B. Muskeln der Augenlider. 1. *M. orbicularis oculi* s. S. 96. 2. *M. levator palpebrae superioris*, vom Umfange des For. opticum entlang dem Orbitaldache zum Tarsus superior.

Motor. N. für den Levator palpebr. sup.: N. oculomotorius.

2. Glatte Muskeln.

1. *M. orbitalis*, unbedeutende Fasern zwischen den Rändern der Fissura orbitalis inferior.

2. a) *M. tarsalis superior*, von der vorderen Fleischgrenze des Levator palpebrae sup. zum oberen Tarsus. b) *M. tarsalis inferior*, dem Rectus inf. sich anschließend, vom unteren Fornix zum unteren Tarsus.

Innervation durch den N. sympathicus.

Fasciae orbitales, **Faszien der Augenhöhle.**

Den Bulbus umhüllt eine fibröse Haut, *Fascia bulbi* (*Tenoni*), die sich hinten bis zum Sehnerveneintritt, vorn, von der Conjunctiva bedeckt, bis zum Hornhautrande erstreckt. Ein zwischen Bulbus und Faszie befindlicher, von dünnen Verbindungsfasern durchsetzter Lymphraum, *Spatium interfasciale* (*Tenoni*), gestattet jenem Bewegungen gleichwie in einer Gelenkpfanne. — Die an der Sklera inserierenden Muskeln erhalten von der Fascia bulbi scheidenartige Umhüllungen, *Fasciae musculares*.

Ein Fettlager, *Corpus adiposum orbitae*, füllt den Raum zwischen der Faszie und der Knochenhaut der Orbitalwände, *Periorbita*, allseitig aus. Nach vorn findet es seine Abgrenzung durch ein Faszienblatt, *Septum orbitale*, das einerseits an den Orbitalrändern angeheftet ist, andererseits, unter zunehmender Verdünnung, in den oberen und unteren Tarsus übergeht.

Palpebrae, **Augenlider**,

ein oberes und unteres, *Palpebra superior* und *inferior*, stellen Hautfalten dar, deren vordere Fläche, *Facies anterior palpebrarum*, von der zarten, faltbaren, äußeren Haut, deren hintere Fläche, *Facies posterior palpebrarum*, von der mit dem Tarsus fest verbundenen Conjunctiva, und deren innere Substanz von der oberen und unteren Lidplatte, *Tarsus superior* und *inferior*, gebildet wird. Der leistenförmige Lidrand, in dem äußere und innere Fläche zusammentreffen, zeigt eine vordere stumpfe, mit Haaren, *Cilia*, besetzte und eine hintere, oft zugeschärfte Kante, *Limbus palpebralis anterior* und *posterior*. Beim Lidschluß entsteht zwischen den hinteren Kanten, da sie sich nicht aneinander legen, und der Bulbusfläche eine im Querschnitt dreiseitige Rinne, Tränenbach, *Rivus lacrimalis*, genannt. Die Augenlidspalte, *Rima palpebrarum*, läuft medianwärts in den abgerundeten *Angulus oculi medialis*, lateralwärts in den zugespitzten *Angulus oculi lateralis* aus; die an die beiden Winkel grenzenden Übergangsstellen zwischen oberem und unterem Augenlid heißen *Commissura palpebrarum medialis* und *lateralis*. — Das obere Augenlid geht aufwärts in einen behaarten Hautwulst, *Supercilium*, Augenbraue, über.

Tarsus superior und *inferior*. Gestalt eines jeden halbmondförmig; der obere doppelt so hoch als der untere, die einander zugekehrten Ränder der beiden Tarsi gerade, die voneinander abgewendeten in entsprechender Richtung konvex. Konsistenz knorpelartig. — An ihren medialen Enden verbinden sich beide Tarsi durch das *Lig. palpebrale mediale*. Dieses teilt sich medianwärts in zwei den Tränensack umfassende Schenkel, deren vorderer an der Crista lacrimalis ant., deren hinterer an der Crista lacrimalis post. angeheftet ist. Die lateralen Enden beider Tarsi stoßen in der viel schwächer ausgebildeten, dem lateralen Orbitalrande anliegenden *Raphe palpebralis lateralis* zu sammen.

Struktur des Tarsus: Derbfaseriges Bindegewebe (ohne Knorpelzellen); darin eingebettet die talgdrüsenähnlichen, alveolären *Glandulae tarsales* (*Meibomi*), die mit ihren Ausführungsgängen hinter den Cilien ausmünden und das talgartige *Sebum palpebrale* absondern; außerdem an der oberen Tarsusgrenze spärlichere tubulöse Drüsen (accessorische Tränendrüsen).

Conjunctiva, **Bindehaut**,

ein durch den Bulbus nach vorn herausgestülpter, durch die Lidspalte geöffneter Sack, der einerseits die Augenlider (*Tunica conjunctiva palpebrarum*), andererseits das vordere Gebiet der Sklera (ohne Cornea) (*Tunica conjunctiva bulbi*) überkleidet. Diese beiden Teile gehen oben und unten durch je eine Umschlagsfalte, *Fornix conjunctivae superior* und *inferior*, ineinander über. An der Cornea endet die Conjunctiva mit erhabenem, kreisförmigen Rande, *Annulus conjunctivae.*

Neben dem äußeren und inneren Hornhautrande zeigt sich in der Conjunctiva öfters ein dreieckiger gelber Fleck, *Pinguecula* (Alterserscheinung).

Am inneren Augenwinkel bildet die Conjunctiva eine frontal gestellte, mit dem freien Rande lateralwärts gerichtete Falte, *Plica semilunaris conjunctivae* (der Nickhaut der Tiere entsprechend), auf deren Vorderfläche ein rötlicher Wulst, *Caruncula lacrimalis*, hervorspringt; letzterer enthält Talg- und Knäueldrüsen und ist mit feinen Härchen besetzt.

Der Struktur nach gehört die Conjunctiva zu den Schleimhäuten. Epithel geschichtet, am Lidrande und Annulus conjunctivae plattenförmig, sonst zylindrisch. In der Lamina propria des fornikalen Teils die verästelten tubulösen *Glandulae mucosae* (*Krausei*) (accessorische Tränendrüsen) und Lymphknötchen, *Noduli lymphatici conjunctivales.*

Apparatus lacrimalis, **Tränenapparat**,

besteht aus den die Tränen, *Lacrimae*, absondernden Tränendrüsen und den ableitenden Kanälen. Die Tränendrüsen haben zusammengesetzten tubulösen Bau und bilden einen Drüsenkomplex, an dem eine obere und untere Abteilung, *Glandula lacrimalis superior* und *inferior*, zu unterscheiden ist; erstere liegt in der nach ihr benannten Grube des Stirnbeins, letztere unterhalb davon dicht über dem Fornix superior, in den (oberhalb des lateralen Augenwinkels) die *Ductuli excretorii* beider Drüsen ausmünden. *Glandulae lacrimales accessoriae* stellen die Glandulae mucosae (Krausei) und die am oberen Tarsusbezirk gelegenen Drüsen dar.

Die Tränen werden durch die Fornices und den Rivus lacri

malis zu der die Caruncula lacrimalis umgebenden Bucht des inneren Augenwinkels, *Lacus lacrimalis*, abgeleitet und gelangen von hier in die Tränenröhrchen, *Ductus lacrimales*. Diese, ein oberes und unteres, beginnen mit je einer kleinen Öffnung, *Punctum lacrimale*, das auf der an dem medialen Ende jedes Lidrandes hervorragenden *Papilla lacrimalis* liegt; sie ziehen dann in oben auf-, unten abwärts konvexem Bogen — an einer Stelle (*Ampulla ductus lacrimalis*) sich etwas erweiternd — medianwärts und münden vereint oder nebeneinander hinter dem vorderen Schenkel des Lig. palpebrale mediale in den Tränensack, *Saccus lacrimalis*, ein.

Der Tränensack liegt in der nach ihm benannten Grube zwischen Stirnfortsatz des Oberkiefers und Tränenbein, endigt aufwärts blind mit einer Kuppel, *Fornix sacci lacrimalis*, und setzt sich abwärts in den *Ductus nasolacrimalis* fort. Dieser kleidet den gleichnamigen knöchernen Kanal aus und mündet in den unteren Nasengang; an der von der unteren Muschel verdeckten Mündung befindet sich die abwärts gerichtete klappenartige *Plica lacrimalis* (*Hasneri*), die den Eintritt von Luft verhindern soll.

Die Ductus lacrimales besitzen Pflaster-, der Saccus lacrimalis und Ductus nasolacrimalis flimmerndes Zylinderepithel.

Entwickelung des Sehorgans (Fig. 51). Die wichtigsten Entwickelungsvorgänge sind: 1. Hervorsprossen der primären Augenblase, *Vesicula ophthalmica*, aus der seitlichen Wand des vorderen Hirnbläschens; später Abschnürung dieser Blase bis auf einen hohlen Stiel, der die erste Anlage des N. opticus darstellt. 2. Einfaltung der vorderen Wand der Augenblase gegen die hintere durch Hineinstülpen des an jener Stelle verdickten Ektoderms, dadurch Bildung der becherförmigen sekundären Augenblase, *Calyculus ophthalmicus*; spätere Abschnürung des betreffenden Ektodermteiles gegen außen und dadurch Anlage der zunächst blasenförmigen Linse. Das innere Blatt (vorher vordere Wand) des Calyculus wird zur Retina, das äußere zum Stratum pigmenti; beide Blätter liegen schließlich dicht aneinander. 3. Entstehung des Glaskörpers aus der Retina (sozusagen als einer starken Basalmembran derselben). Da das Mesoderm zu seinem Aufbau nur unwesentlich beiträgt, ist der Glaskörper demnach ein ektodermales Gebilde. 4. Bildung der fetalen Augenspalte, *Coloboma**, an der ventralen (unteren) Wand des Calyculus, Fortsetzung derselben als Rinne (in die sich die A. centralis retinae legt) bis auf den Augenblasenstiel; aus der Becherform wird dadurch Hauben- oder Löffelform. Durch diese Spalte, sowie vorn in der Umgebung der Linse dringt blutgefäßreiches mesodermales Gewebe ein, das die die Linse umhüllende *Tunica vasculosa lentis** hervorgehen läßt und in geringem Grade an der Glaskörperbildung sich beteiligt. Der Teil der Tunica, der das Sehloch der erst später entstehenden Iris verschließt, bleibt als *Membrana pupillaris* bis zum achten Monate (als Anomalie bisweilen dauernd) bestehen. — Die Verwachsungsstelle des später sich wieder schließenden (als Anomalie bisweilen auch offen bleibenden) Coloboms ist in der äußeren Augenhaut öfters als ein Strang, *Funiculus sclerae*, oder als narbenähnliche Vertiefung, *Raphe sclerae*, in der mittleren Augenhaut als *Raphe chorioideae* dauernd sichtbar.

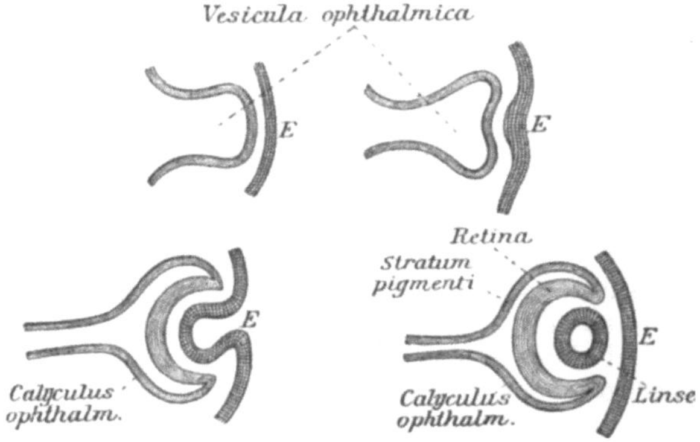

Fig. 51.
Schema der Entwickelung der primären und sekundären Augenblase.

Tunica fibrosa und Tunica vasculosa entwickeln sich aus dem den Calyculus von außen umgebenden mesodermalen Gewebe; erstere schiebt sich dabei als Cornea zwischen Linse und Ektoderm. — Die Augenlider entstehen als Faltungen des Ektoderms. Epithel der Cornea und Conjunctiva sind gleichfalls ektodermale Bildungen.

Zweiter Abschnitt.

Organon auditus, Gehörorgan.

Das Gehörorgan setzt sich aus drei Abteilungen zusammen, deren wichtigste das innere Ohr, *Auris interna*, bildet; die beiden anderen Abteilungen, das Mittelohr (Trommelhöhle und Ohrtrompete) und das äußere Ohr (Ohrmuschel und äußerer Gehörgang) stellen Hilfsorgane dar.

A. Äußeres Ohr.

1. *Auricula*, Ohrmuschel.

Die Grundlage der Ohrmuschel bildet eine elastische Knorpelplatte, *Cartilago auriculae*; knorpelfrei ist nur das Ohrläppchen, *Lobulus auriculae*. Die äußere Haut ist an der lateralen (vorderen)

Ohrfläche straffer als an der medialen (hinteren) mit dem Knorpel verbunden.

Äußere Formen der Ohrmuschel. Laterale Fläche, im wesentlichen konkav: a) Erhabenheiten: 1. *Helix*, Ohrleiste, d. i. der umgekrempte, freie Rand der Ohrmuschel; ihr vorderes Ende, *Crus helicis*, geht oberhalb der äußeren Gehörgangsöffnung aus der Muschelhöhlung hervor. 2. *Anthelix*, Gegenleiste, von der Helix rings umschlossen, im unteren Teile dieser parallel, im oberen Teile in zwei gegen sie gerichtete, divergierende Schenkel, *Crura anthelicis* — einen oberen schwächeren und unteren stärkeren — gespalten. 3. *Tragus*, Ecke, klappenähnlich die äußere Gehörgangsöffnung von vorn her deckend. 4. *Antitragus*, Gegenecke, ein kleinerer Vorsprung, dem Tragus gegenüber am unteren Ende der Anthelix. — b) Vertiefungen: 1. *Scapha*, die Furche zwischen Helix und Anthelix. 2. *Fossa triangularis* (*auriculae*), die Grube zwischen den Crura anthelicis. 3. *Concha auriculae* (im engeren Sinne), umgrenzt von der Anthelix, dem Tragus und Antitragus, besteht aus einer kleineren oberen Grube, *Cymba conchae*, zwischen unterem Schenkel der Anthelix und Crus helicis, und einer größeren unteren, in den Gehörgang sich fortsetzenden Grube, *Cavum conchae*. 4. *Incisura intertragica*, zwischen Tragus und Antitragus. 5. *Incisura anterior* (*auris*), Grenzfurche zwischen Tragus und vorderem Teile des Crus helicis. 6. *Sulcus auriculae posterior*, Grenzfurche zwischen Antitragus und unterem Ende der Anthelix, oft undeutlich.

Mediale Fläche der Ohrmuschel, konvex: a) Erhabenheiten: *Eminentia conchae*, *Eminentia scaphae*, *Eminentia fossae triangularis* entsprechen den Vertiefungen der lateralen Fläche, nach denen sie benannt sind. b) Vertiefungen: *Fossa anthelicis*, entspricht dem unteren (ungespaltenen) Teile der Anthelix.

Varietäten. *Tuberculum sive Apex auriculae* (*Darwini*), ein stumpfer oder spitzer Vorsprung am oberen Gebiete des hinteren Helixumfanges, homolog der tierischen Ohrspitze; nicht zu verwechseln mit der Scheitel- oder Satyrspitze, die in einer Zuspitzung der höchsten Stelle der Helix besteht. — *Tuberculum supratragicum*, ein Vorsprung dicht oberhalb des Tragus.

Der Knorpel der Ohrmuschel, *Cartilago auriculae*, besitzt die oben geschilderten Formen in noch deutlicherer Ausprägung. Außer diesen zeigt er 1. an der Helix: a) einen nach vorn-abwärts gerichteten Vorsprung, *Spina helicis*, am Übergangsbogen des Crus helicis zum aufsteigenden Helixteil gelegen, b) die *Cauda helicis*, d. i. das hintere, abwärts (nach dem Ohrläppchen hin) zugespitzte Ende der Helix, — abgegrenzt vom Antitragus durch die *Fissura antitragohelicina*; 2. an der medialen Ohrmuschelfläche: a) den *Sulcus anthelicis transversus*, der dem unteren Anthelixschenkel entspricht und die Eminentia fossae triangularis und Eminentia conchae trennt, b) den schwächeren *Sulcus cruris helicis* auf der Eminentia conchae, dem Crus helicis entsprechend.

Der Ohrmuschelknorpel geht ohne Unterbrechung in den äußeren Gehörgangsknorpel über. Das Verbindungsstück zwischen beiden wird an der lateralen Seite durch die Incisura intertragica, an der medialen Seite durch die zwischen Cavum conchae und hinterer Wand des äußeren Gehörgangsknorpels einschneidende *Incisura terminalis auris* zum sogenannten *Isthmus cartilaginis auris* eingeengt. Der Tragusknorpel, *Lamina tragi*, liegt jenseits des Isthmus und ist demnach dem Gehörgangsknorpel zugehörig.

Ligamente der Ohrmuschel, *Ligg. auricularia* (*Valsalvae*) *anterius, superius, posterius*, bilden eine zwischen Proc. mastoideus und dem Ursprunge des Proc zygomaticus des Schläfenbeins einerseits und dem vorderen Umfange der Eminentia conchae anderseits ausgebreitete Bindegewebsmasse.

Muskeln der Ohrmuschel, innerviert vom N. facialis, funktionell ohne wesentliche Bedeutung: 1. *M. helicis major* bedeckt, von der Spina helicis entspringend, den vorderen Teil der Helix. 2. *M. helicis minor* liegt dem Crus helicis auf. 3. *M. tragicus*, der Vorderfläche des Tragus aufliegende vertikale und horizontale Bündel, wovon bisweilen ein schwaches laterales, *M. pyramidalis auriculae* (*Jungi*), bis zur Spina helicis zieht; dem M. tragicus schließt sich eng an der unbeständige *M. incisurae helicis* (*Santorini*), der den unteren Teil der lateralen Santorinischen Spalte (s. hierüber unten) überbrückt. 4. *M. antitragicus*, auf der hinteren Fläche des Antitragus. 5. *M. transversus auriculae*, überbrückt die Fossa anthelicis. 6. *M. obliquus auriculae*, überbrückt den Sulcus anthelicis transversus.

2. *Meatus acusticus externus*, **äußerer Gehörgang.**

Dieser erstreckt sich vom Grunde des Cavum conchae bis zum Trommelfell und besteht aus einer medialen knöchernen ($^2/_3$) und einer lateralen knorpeligen ($^1/_3$) Abteilung, *Meatus acusticus externus osseus** und *Meatus acusticus externus cartilagineus*. Der gesamte, im allgemeinen transversal gerichtete Kanal zeigt in der Mitte des knorpeligen Teiles eine Vorwärts- und an der Grenze des knorpeligen und knöchernen Teiles — zugleich der engsten Stelle — eine Rückwärtsbiegung, außerdem im knorpeligen Teile eine Aufwärtsbiegung. Individuelle Verschiedenheiten zahlreich. Ausgleich der Biegungen durch Auf-, Rück- und Auswärtsziehen der Ohrmuschel.

Der knöcherne Gehörgang wird gebildet in seiner vorderen und unteren Wand von der rinnenförmigen Pars tympanica, in seiner oberen und hinteren Wand von der Squama und zum Teil noch der Pars mastoidea des Schläfenbeins; lateralwärts mündet er aus mit dem *Porus acusticus externus* an dem der knorpelige Gehörgang fest angeheftet ist, medianwärts endet er am *Sulcus tympanicus* (vgl. S. 24, 27, 28). — Der knorpelige Gehörgang besteht aus: 1. einer nach oben und hinten offenen Knorpelrinne, *Cartilago meatus acustici*, 2. fester Gewebsmasse, die die Rinne zum Kanal ergänzt. Der Knorpel besitzt zwei annähernd quere, durch Bindegewebe ausgefüllte Spalten, *Incisurae cartilaginis meatus acustici externi* (*Santorini*): eine laterale (oft durch eine Knorpelbrücke in zwei geteilte) an der vorderen, und eine mediale an der unteren Wand des Kanals; sie deuten die Entstehung des Knorpels aus drei Stücken, einem medialen, mittleren und lateralen (letzteres = *Lamina tragi*) an.

Die Auskleidung des äußeren Gehörgangs, eine Fortsetzung der äußeren Haut, ist im knöchernen Teile dünn, glänzend, mit dem Periost verwachsen, im knorpeligen Teile dicker, verschiebbar, fein behaart und besitzt Knäueldrüsen, *Glandulae ceruminosae*, die das Ohrenschmalz, *Cerumen*, absondern.

B. Mittelohr.

Dieses besteht aus der Paukenhöhle, *Cavum tympani*, die die Gehörknöchelchen, *Ossicula auditus*, nebst deren Bändern und Muskeln enthält, und der Ohrtrompete, *Tuba auditiva* (*Eustachii*); die Grenzwand zwischen Paukenhöhle und äußerem Gehörgang bildet das Trommelfell, *Membrana tympani*.

1. *Membrana tympani*, Trommelfell,

ist eine ungleichmäßig ovale, 0,1 mm starke Scheibe mit grauer, glatter, ein wenig glänzender Außenfläche. Die Trommelfellebene ist schräg nach vorn-unten geneigt und bildet mit der oberen Wand des äußeren Gehörgangs einen stumpfen, mit dessen unteren Wand einen spitzen Winkel (keilförmige Bucht). Der Rand des Trommelfells, *Limbus membranae tympani*, verdickt sich, soweit er im Sulcus tympanicus eingefalzt ist, zum *Annulus fibrocartilagineus*; in dem der Incisura tympanica (Rivini) entsprechenden oberen Teile dagegen geht er einfach in die Haut des äußeren Gehörganges über.

An der Außenfläche des Trommelfells bedingt der mit seiner Innenfläche verwachsene Hammergriff und laterale Fortsatz des Hammers: 1. in der Mitte eine der Paukenhöhle zugewendete trichterförmige Einbuchtung, den Trommelfellnabel, *Umbo membranae tympani*, der dem unteren Ende des Hammergriffes entspricht; 2. nahe dem oberen Rande eine kleinere, nach außen gerichtete Vorbuchtung, *Prominentia malleolaris*; sie entspricht dem lateralen Hammerfortsatz; 3. zwischen dieser und dem Nabel einen von außen her sichtbaren, helleren Streifen, *Stria malleolaris*, d. i. der durchschimmernde Hammergriff. — Der oberhalb der Prominentia malleolaris liegende kleine Teil des Trommelfells, *Pars flaccida*, ist weniger straff gespannt als der übrige Teil, *Pars tensa*.

Am Übergang zwischen beiden Teilen zieht vom lateralen Hammerfortsatz je eine Falte in annähernd sagittaler Richtung nach der vorderen und hinteren Ecke der Incisura tympanica (Rivini): *Plica membranae tympani anterior* und *posterior**[1] („vorderer und hinterer Grenzstrang", äußere Trommelfellfalten).

Struktur. Das Trommelfell besteht aus: 1. dem aus der äußeren Haut sich fortsetzenden, papillenlosen *Stratum cutaneum*, 2. der mittleren fibrösen Schicht (Lamina propria), zusammengesetzt aus einer äußeren Lage radiärer Fasern (*Stratum radiatum*) und einer inneren Lage ringförmiger Fasern (*Stratum circulare*), — letztere fehlt der Pars flaccida —, 3. der inneren, der Schleimhaut der Trommelhöhle zugehörigen Schicht, *Stratum mucosum*.

2. *Cavum tympani*, **Pauken- oder Trommelhöhle,**

bildet einen unregelmäßig gestalteten Raum, an dem sechs Wände unterschieden werden (vgl. hierzu S. 26 und 27):

1. *Paries tegmentalis*, obere Wand, teils vom Tegmen tympani, teils von der Schuppe gebildet; ihr hinterer Teil überdeckt eine Bucht, *Recessus epitympanicus*, die den Hammerkopf und die angrenzenden Teile des Ambos aufnimmt; die am stärksten ausgebuchtete Abteilung heißt *Pars cupularis*.

2. *Paries jugularis*, untere Wand, oberhalb der Fossa jugularis gelegen, dünn; an ihr besonders zahlreich die auch an der oberen, vorderen und hinteren Wand sich vorfindenden pneumatischen *Cellulae tympanicae*.

---

[1] Diese Benennung wurde gewählt statt *Plica malleolaris anterior* und *posterior*, die bei den B.N.A. doppelt, nämlich zugleich als Bezeichnung für die Schleimhautfalten des Hammers vorkommen.

3. *Paries membranaceus*, laterale Wand, gebildet vom Trommelfell und seiner knöchernen Umrahmung.

4. *Paries labyrinthicus*, mediale Wand (zugleich laterale Wand des Felsenbeins), zeigt eine dem Ende der basalen Schneckenwindung entsprechende Hervorwölbung, *Promontorium*; auf diesem den senkrecht verlaufenden, aus dem Canaliculus tympanicus sich fortsetzenden *Sulcus promontorii* [N. tympanicus] nebst einigen von ihm abzweigenden, feineren Furchen oder Kanälchen [Plexus tympanicus und Gefäße]. Oberhalb des Promontoriums, zugleich unter und vor dem Canalis facialis, liegt im Grunde einer Grube, der *Fossula fenestrae vestibuli*, das ovale Vorhoffenster, *Fenestra vestibuli* [Basis stapedis]; am hinteren Abhange des Promontoriums gleichfalls im Grunde einer Grube, der *Fossula fenestrae cochleae*, das runde Schneckenfenster, *Fenestra cochleae* [Membrana tympani secundaria]; das Vorhoffenster führt in den Vorhof, das Schneckenfenster in die Scala tympani hinein. Vor dem Vorhoffenster befindet sich der das laterale Ende des Septum canalis musculotubarii bildende *Processus cochleariformis*, über den der M. tensor tympani hinwegzieht.

5. *Paries caroticus*, vordere Wand, grenzt an die Decke des Canalis carot. (hier die Öffnungen der Canaliculi caroticotympanici); über ihr die Öffnung des Canalis musculotubarius.

6. *Paries mastoideus*, hintere Wand, zeigt den weiten Eingang zum *Antrum tympanicum*, von dem aus man zu den pneumatischen *Cellulae mastoideae* gelangt; letztere sind in Form, Größe und gesamter Ausdehnung sehr wechselnd. — Unterhalb jenes Eingangs liegt die hohle *Eminentia pyramidalis* [M. stapedius]. Den oberhalb des Vorhoffensters lateral-rückwärts und dann hinter der Eminentia pyramidalis abwärts ziehenden Canalis facialis kennzeichnet auf dieser Strecke ein Wulst, *Prominentia canalis facialis* (mit dünner, oft lückenhafter Wand); nach oben wird er begrenzt von der *Prominentia canalis semicircularis lateralis* (mit kompakter Wand).

Vom Canalis facialis zweigen sich während des genannten Verlaufes ab: 1. vor dem Vorhoffenster ein kurzes Kanälchen zum Sulcus tympanicus [Ramus anastom. c. plexu tympanico], 2. ein Kanälchen zur Eminentia pyramidalis [N. stapedius], 3. der vom For. stylomastoideum aus abgehende Canaliculus chordae tympani, der lateralwärts von der Eminentia pyramidalis am hinteren Trommelfellrande ausmündet (*Apertura tympanica canaliculi chordae*).

Zu erwähnen sind noch: An der medialen Wand das *Subiculum promontorii*, d. i. die obere Begrenzung der Schneckenfenstergrube; nahe dabei vor der Eminentia pyramidalis der tiefe *Sinus tympani*; am Schneckenfenster die zur Befestigung der Membrana tympani secundaria dienende *Crista fenestrae cochleae*. An der hinteren Wand, ungefähr in der Höhe der Eminentia pyramidalis, der mit pneumatischen Zellen zusammenhängende *Sinus posterior*; weiter unterhalb, an der Grenze gegen die untere Wand, die *Prominentia styloidea* [Proc. styloideus, oberes Ende]; unter dem Eingange zum Antrum tympanicum die *Fossa incudis* [Crus breve incudis].

Cellulae mastoideae, Antrum tympanicum und Recessus epitympanicus gehören nicht mehr zu dem eigentlichen Paukenhöhlenraum. Der Recessus geht übrigens nach hinten ohne Abgrenzung in das Antrum über.

3. *Ossicula auditus*, Gehörknöchelchen,

bilden eine Kette von drei gelenkig verbundenen Stücken, eingeschaltet zwischen Trommelfell und Labyrinth und dazu bestimmt, die durch die Schallwellen hervorgerufenen Schwingungen des ersteren auf letzteres fortzuleiten. Die Knöchelchen sind in der dieser Richtung entsprechenden Lage: 1. *Malleus*, Hammer, 2. *Incus*, Ambos, 3. *Stapes*, Steigbügel.

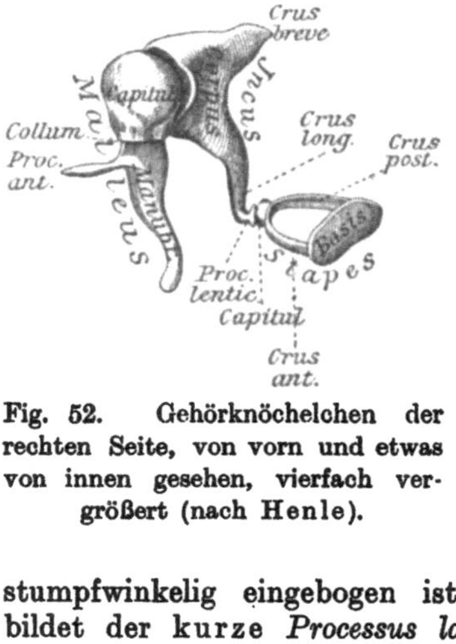

Fig. 52. Gehörknöchelchen der rechten Seite, von vorn und etwas von innen gesehen, vierfach vergrößert (nach Henle).

1. *Malleus* Hammer, keulenförmig, mit aufwärts [Recessus epitympanicus] gerichtetem, kugeligem Teile, *Capitulum mallei*, Hammerköpfchen, und abwärts ragendem, schlankem Teile, *Manubrium mallei*, Hammergriff. Zwischen beiden das eingeschnürte *Collum mallei*, unterhalb dessen der Hammer stumpfwinkelig eingebogen ist; den Scheitel dieses Winkels bildet der kurze *Processus lateralis*. Ein zweiter längerer Fortsatz, *Processus anterior* (*Folii*), erstreckt sich vom Halse aus rechtwinkelig nach vorn zur Fissura petrotympanica (Glaseri). Hammergriff und lateraler Fortsatz sind zwischen die Lamina propria des Trommelfells eingebettet. — Die Gelenkfläche für den Körper des Ambos befindet sich an der Rückseite des Hammerköpfchens.

2. *Incus*, Ambos, von der Gestalt eines zweiwurzeligen Mahlzahnes, besteht aus dem *Corpus incudis*, das, vorwärts ge-

richtet, eine konkave Gelenkfläche [Capitulum mallei] trägt, und zwei Fortsätzen, *Crus breve* und *Crus longum*. Das Crus breve ist horizontal-rückwärts, das Crus longum (dem Hammergriff parallel) abwärts gerichtet und läuft in den medianwärts umgebogenen *Processus lenticularis* (eine Apophyse) aus, dessen schwach konvexe Endfläche sich mit dem Steigbügelköpfchen gelenkig verbindet.

3. *Stapes*, Steigbügel, besteht aus der nierenförmigen, in das Vorhoffenster eingefügten Fußplatte, *Basis stapedis*, dem mit flacher Gelenkfläche [Proc. lenticularis] versehenen *Capitulum stapedis* und den zwischen diesen beiden Teilen ausgespannten Schenkeln, nämlich dem geraden *Crus anterius* und dem gekrümmten *Crus posterius*.

Articulationes ossiculorum auditus:

1. *Articulatio incudomalleolaris* zwischen Hammerköpfchen und Amboskörper, ein Sattelgelenk mit Sperrzähnen. 2. *Articulatio incudostapedia* zwischen Proc. lenticularis und Steigbügelköpfchen, ein flaches Kugelgelenk. 3. *Syndesmosis tympanostapedia*, eine fibröse Verbindung zwischen der Basis stapedis und dem Rahmen des Vorhoffensters.

Ligg. ossiculorum auditus:

1. Befestigungsbänder des Hammers: a) *Lig. mallei anterius* zwischen Hammerhals und Spina angularis des Keilbeins (durchdringt die Fissura petrotympanica), umhüllt den Proc. anterior, b) *Lig. mallei laterale* zwischen Hammerhals und dem die Incisura tympanica (Rivini) abschließenden Teile der Schläfenbeinschuppe, c) *Lig. mallei superius* zwischen Hammerköpfchen und Pars cupularis.

2. Befestigungsbänder des Ambos: a) *Lig. incudis superius* zwischen Amboskörper und Dach des Recessus epitympanicus, b) *Lig. incudis posterius* zwischen Crus breve und hinterer Paukenhöhlenwand (Fossa incudis).

3. Bänder des Steigbügels: a) das ringförmige *Lig. annulare baseos stapedis* zwischen den überknorpelten Rändern der Basis stapedis und des Vorhoffensters, b) die den Raum zwischen den Steigbügelschenkeln ausfüllende *Membrana obturatoria* (*stapedis*).

Musculi ossiculorum auditus:

1. *M. tensor tympani* entspringt vor der vorderen Öffnung des Canalis musculotubarius vom Felsenbein, großen Keilbeinflügel und Dach des Tubenknorpels und durchläuft den oberen Teil dieses Kanals; seine Endsehne windet sich um den Proc. cochleariformis und inseriert nach Durchquerung der Paukenhöhle am oberen Teile des Manubrium mallei.

Motor. N.: N. tensoris tympani aus dem Ganglion oticum. — Funktion: Einwärtsziehen des Hammergriffes und dadurch Spannung des Trommelfells.

2. *M. stapedius* liegt in der Höhlung der Eminentia pyramidalis, tritt mit feiner Sehne aus ihrer Öffnung und inseriert am Capitulum stapedis.

Motor. N.: N. stapedius (N. facialis). — Funktion: Bewegt den vorderen Teil der Basis stapedis nach außen, den hinteren Teil nach innen.

3. *M. fixator baseos stapedis*, unbeständig, entspringt ganz nahe dem Vorhoffenster und inseriert am hinteren, zum Teil noch oberen Rande der Basis stapedis.

4. *Tunica mucosa tympanica*, **Schleimhaut der Paukenhöhle**,

überzieht die Wände der Paukenhöhle und alle innerhalb dieser liegenden Gebilde und setzt sich auf den Recessus epitympanicus, das Antrum tympanicum und die Cellulae mastoideae fort. An den Gehörknöchelchen und dem Trommelfell bildet sie folgende Falten und Taschen: 1. Eine vom oberen Trommelfellabschnitte herabziehende, die Chorda tympani einhüllende Falte, getrennt durch den oberen Teil des Hammergriffs in eine kleinere vordere und eine größere hintere Abteilung, *Plica malleolaris anterior* und *posterior*. Die zwischen ihnen und dem Trommelfell eingeschlossenen, nach unten offenen Spalten heißen vordere und hintere Trommelfelltasche, *Recessus membranae tympani anterior* und *posterior*. Eine dritte, die obere Trommelfelltasche, *Recessus membranae tympani superior* (Prussakscher Raum), kommuniziert rückwärts mit der hinteren Tasche, endigt vorn blind und wird umschlossen lateral von der Pars flaccida, medial vom Hals, unten vom lateralen Fortsatze des Hammers, oben vom Lig. mallei laterale. 2. *Plica incudis*, eine vertikale, den Ambos umkleidende Falte, an den sie von der hinteren Wand der Paukenhöhle herantritt. 3. *Plica stapedis*, eine horizontale, den Steigbügel nebst Membrana obturatoria und die Sehne des M. stapedius umkleidende Falte.

Struktur der Schleimhaut. Epithel einschichtig, kubisch, öfters, namentlich am Boden der Trommelhöhle und am Eingange zur Tube, mit Flimmerhaaren besetzt; in letzterer Gegend auch schlauchförmige Drüsen, *Glandulae tympanicae.*

5. *Tuba auditiva* (*Eustachii*), **Ohrtrompete,**

eine 36 mm lange Röhre, verbindet die Trommelhöhle mit dem Pharynx und verläuft von jener aus nach vorn-innen und etwas nach unten. Sie besteht aus der lateralen *Pars ossea tubae auditivae* ($^1/_3$) und der medialen *Pars cartilaginea tubae auditivae* ($^2/_3$). An der Grenze beider liegt die engste Stelle (1 mm), *Isthmus tubae auditivae.* Von da ab erweitert sich die Tube bis zur Trommelhöhlenmündung, *Ostium tympanicum tubae auditivae,* nur wenig, bis zur Schlundhöhlenmündung, *Ostium pharyngeum tubae auditivae* (vgl. S. 214), dagegen wesentlich; jedoch ist das Lumen des knorpligen Kanalteiles nur spaltförmig und in der mittleren Kanalstrecke in der Ruhelage geschlossen.

Den knöchernen Teil der Tube bildet der dem Felsenbein angehörige *Semicanalis tubae auditivae,* dessen untere und mediale Wand die feinen *Cellulae pneumaticae tubariae* enthält. Der knorplige Teil der Tube liegt unterhalb der Fissura sphenopetrosa und des For. lacerum in der von der unteren Pyramidenfläche und dem hinteren Rande des großen Keilbeinflügels gebildeten Rinne, sein mediales Ende im Sulcus tubae auditivae an der Wurzel des Proc. pterygoideus. Er besteht aus dem eigentlichen Tubenknorpel, *Cartilago tubae auditivae,* der eine ab- und lateralwärts offene Rinne darstellt, und der die letztere zum Kanal abschließenden *Lamina membranacea.* Die Knorpelrinne wird gebildet von zwei aufwärts in einander übergehenden Platten, *Lamina medialis* und *lateralis*; erstere nimmt nach dem Ostium pharyngeum hin beständig zu, d. h. verlängert und verdickt sich abwärts, während die laterale Platte ungefähr gleich bleibt.

Tunica mucosa des Tubenkanals: Flimmerepithel, nach dem Pharynx zu flimmernd, zylindrisch, geschichtet. Zahlreiche *Glandulae mucosae,* fast nur im knorpligen Teile. Adenoides Gewebe in wechselnder Ausbreitung (dessen Gesamtheit = Tubentonsille); vielfach auch kleine Lymphknötchen, *Noduli lymphatici tubarii.* — Knorpel: meist faserig, stellenweise hyalin.

C. *Auris interna,* Inneres Ohr,

ist in der Pars petrosa des Schläfenbeins eingelagert und enthält als wichtigsten Bestandteil das spezifische Sinnesepithel mit der Endausbreitung des N. acusticus. Es setzt sich zusammen aus: 1. dem häutigen Labyrinth, *Labyrinthus membranaceus,* einem Komplex von zartwandigen Blasen und Röhren, und 2. dem knöchernen Labyrinth, *Labyrinthus osseus.* Dieses umhüllt kapselartig das häutige und wiederholt dessen Formen annähernd. — Eine seröse Flüssigkeit erfüllt als *Endolympha* den Binnenraum des häutigen Labyrinths, als *Perilympha* das *Spatium perilymphaticum,* d. i. den Raum zwischen häutigem und knöchernem Labyrinth, der von wechselnder Ausdehnung ist und vielfach Faserbrücken aufweist, die das zarte innere Periost mit den Wänden des häutigen Labyrinths verbinden. Innerhalb der Schnecke ist dieser Raum zu verhältnismäßig weiten Kanälen, *Ductus perilymphatici* (Scala vestibuli, Scala tympani), ausgestaltet. — Zwischen Endolymphe und Perilymphe existiert keine direkte Kommunikation.

Labyrinthus osseus, knöchernes Labyrinth,

besteht aus drei Abteilungen: 1. einem mittleren Raum, dem Vorhof, *Vestibulum,* 2. den lateral-rückwärts vom Vorhof liegenden halbzirkelförmigen Kanälen oder Bogengängen, *Canales semicirculares ossei,* 3. der medial-vorwärts an jenen sich anfügenden Schnecke, *Cochlea.* Einen Anhang des knöchernen Labyrinths bildet 4. der innere Gehörgang, *Meatus acusticus internus,* der der medialen Seite des Vorhofs und der Schnecke anliegt. — Die Längsachse des knöchernen Labyrinths stimmt ungefähr mit der der Schläfenbeinpyramide überein.

1. *Vestibulum.* Seine laterale Wand entspricht dem Teile der medialen Wand der Paukenhöhle, der durch die Fenestra vestibuli geöffnet ist. Seine mediale Wand bildet einen Teil des Fundus meatus acustici int. und ist zweifach ausgebuchtet, nämlich in den größeren hinteren, oberen *Recessus ellipticus* [Utriculus] und den kleineren vorderen, unteren *Recessus sphaericus* [Sacculus]; beide trennt voneinander die senkrecht ziehende *Crista vestibuli,* die aufwärts sich zur *Pyramis vestibuli* zuspitzt, abwärts dagegen sich in zwei Schenkel spaltet, die eine kleine Grube der unteren Wand, den *Recessus cochlearis* [Caecum vestibulare], umgrenzen. — Kommunikationsöffnungen: Am hinteren

Umfange des Vorhofs die fünf Eingänge zu den Bogengängen; im vorderen Teile des Vorhofs der Eingang zur Scala vestibuli; am unteren Rande des Recessus ellipticus die innere Mündung des Aquaeductus vestibuli (vgl. S. 25 und 316). Nervenöffnungen, *Maculae cribrosae*: *Macula cibrosa superior* [Äste des N. vestibuli] an der Pyramis vestibuli, *Macula cribrosa media* [N. saccularis] am unteren Umfange des Recessus sphaericus, *Macula cribrosa inferior* [N. ampullaris inferior] in der Ampulle des hinteren Bogenganges.

2. *Canales semicirculares ossei.* Sie entspringen zu dreien aus dem hinteren Umfange des Vorhofs, beschreiben einen unvollständigen Kreis und münden dann wieder dort ein. Ihrer Lage nach unterscheidet man sie als oberen, hinteren und lateralen Bogengang, *Canalis semicircularis superior, posterior* und *lateralis.* Die beiden ersteren stehen vertikal, und zwar der obere (zugleich vordere) senkrecht zur Pyramidenachse [Eminentia arcuata], der hintere (zugleich tiefere) parallel zu dieser; der laterale liegt ziemlich horizontal und am meisten nach außen. Von den beiden Schenkeln eines jeden Bogenganges besitzt der eine, *Crus ampullare,* am Ende eine Erweiterung, *Ampulla ossea,* der andere endet ohne eine solche als *Crus simplex.* Der mediale Schenkel des oberen und der obere Schenkel des hinteren Bogenganges verbinden sich vor ihrer Einmündung zu einem gemeinsamen Schenkel, *Crus commune*; daher beschränkt sich die Zahl der Vorhofsmündungen der drei Bogengänge auf fünf. Die Ampullen werden den Bogengängen entsprechend unterschieden als *Ampulla ossea superior* (am lateralen Schenkel), *Ampulla ossea posterior* (am unteren Schenkel), *Ampulla ossea lateralis* (am lateralen Schenkel).

3. *Cochlea,* dem Gehäuse einer Gartenschnecke ähnlich, besteht aus: a) dem $2^1/_2$ Spiralwindungen beschreibenden Schneckenkanal, *Canalis spiralis cochleae,* und b) der Achse oder Schneckenspindel, *Modiolus,* um die die Windungen sich herumlegen. Die ganze Schnecke liegt auf der Kante, der Modiolus demnach horizontal; die *Basis cochleae* ist dem Grunde des inneren Gehörganges (medianwärts), die blind endigende, kuppelförmige Schneckenspitze, *Cupula,* dem lateralen Teile der Tuba auditiva (lateralwärts) zugewendet.

a) *Canalis spiralis cochleae.* Seine Windungen erheben sich unter zunehmender Verminderung des Kanallumens in lateraler Richtung übereinander, — außer der letzten halben Windung, die sich neben das Ende der zweiten legt. Der ganze Kanal wird durch eine vom Modiolus hervorspringende, spiralig verlaufende Leiste, *Lamina spiralis ossea*, in zwei Gänge, die Vorhofstreppe, *Scala vestibuli*, und die Paukentreppe, *Scala tympani*, unvollständig geschieden. Eine zweite, weit schwächere Leiste, *Lamina spiralis secundaria*, zieht nur innerhalb der ersten Windung an der der ersteren Leiste gegenüberliegenden, peripherischen Kanalwand entlang. Durch Einfügung des später zu beschreibenden häutigen Schneckenkanals zwischen die Lamina spiralis ossea und die gegenüberliegende Kanalwand oder deren Lamina spiralis secundaria wird die Trennung der beiden Treppen

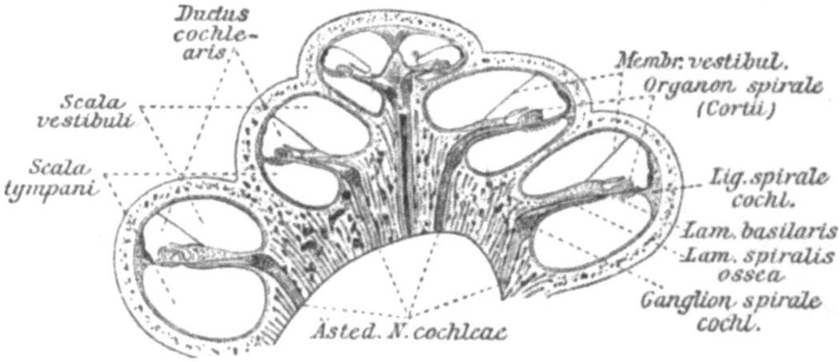

Fig. 53.
Schematischer Durchschnitt durch die Schnecke (nach Schäfer u. Quain).

vervollständigt — bis auf eine Kommunikationsöffnung, das Schneckenloch, *Helicotrema*, das seine Lage nahe der Cupula zwischen dem Modiolus und dem *Hamulus laminae spiralis* hat. Letzterer bildet das frei ins Kanallumen vorspringende, hakenförmig gekrümmte Ende der Lamina spiralis ossea, das seinen konkaven Rand der Lamina modioli zuwendet. — Die Scala vestibuli beginnt in der vorderen Wand des Vestibulums, die Scala tympani am Promontorium, wo sie durch die Fenestra cochleae nach der Paukenhöhle zu sich öffnet; die Scala vestibuli liegt also hier über der Scala tympani, im weiteren Verlaufe jedoch lateral von ihr.[1]

Dicht hinter der Fenestra cochleae befindet sich am Boden der Scala tympani die innere Öffnung des *Canaliculus cochleae*, der median-abwärts zur unteren Pyramidenfläche (vgl. S. 26) zieht; er enthält eine Vene und

[1] Bei aufrecht gedachter Lage der Schnecke würde die Scala vestibuli anfangs neben, im weiteren Verlaufe über der Scala tympani liegen.

gestattet eine Kommunikation zwischen der Perilymphe der Schnecke und den Lymphräumen der Dura mater.

b) *Modiolus.* Er setzt sich mit seinem ausgehöhlten, breiten Teile, *Basis modioli*, aus dem Grunde des inneren Gehörganges fort, verjüngt sich nach der Schneckenkuppel hin und endigt mit dem Spindelblatt, *Lamina modioli.* Von dem Modiolus gehen außer der Lamina spiralis ossea die die Schneckenwindungen voneinander trennenden Zwischenwände aus; die zwischen zweiter und letzter halber Windung sich einschiebende, halbtrichterförmige Wand ist identisch mit der Lamina modioli. — Der Modiolus wird in axialer Richtung von den *Canales longitudinales modioli* (darunter meist einem größeren mittleren, *Canalis centralis modioli**) [N. cochleae], in spiraliger Richtung von dem *Canalis spiralis modioli* [Ganglion spirale cochleae] durchzogen; letzterer verläuft nahe der Ansatzlinie der Lamina spiralis ossea.

Der Canalis spiralis modioli geht einerseits unmittelbar in einen die Lamina spiralis ossea durchziehenden spaltförmigen Raum über, andererseits steht er in Verbindung mit den Canales longitudinales modioli.

4. *Meatus acusticus internus* beginnt an der hinteren Pyramidenfläche mit dem *Porus acusticus internus,* läuft nahezu lateralwärts und endigt mit dem *Fundus meatus acustici interni.* Dieser zerfällt durch eine *Crista transversa* und zwei diese kreuzende, weniger deutliche Vertikalleisten in vier Felder: a) oben vorn die *Area n. facialis* mit der Eintrittsöffnung für den N. facialis; b) oben hinten die mit feinen Öffnungen [Äste des N. vestibuli] versehene *Area vestibularis superior,* die der Macula cribrosa sup. des Vorhofs entspricht; c) unten vorn die *Area cochleae* mit zahlreichen kleinen, in Spiralform angeordneten Öffnungen, deren Gesamtheit man als *Tractus spiralis foraminosus* [N. cochleae] bezeichnet; dieser entspricht der ersten und dem Anfangsteile der zweiten Schneckenwindung; ein größeres oder zahlreiche kleinere, in der Mitte des Spiraltraktus gelegene Löcher führen in die Longitudinalkanäle des Modiolus; d) unten hinten die *Area vestibularis inferior* mit einigen Gruppen feinerer Öffnungen [N. saccularis] und einer etwas größeren, einzeln stehenden Öffnung, *Foramen singulare* [N. ampullaris inferior]; die Area vestibularis inf. entspricht der Macula cribrosa media, das For. singulare der Macula cribrosa inf. des Vorhofs.

Labyrinthus membranaceus, **häutiges Labyrinth,**

besteht aus drei Hauptabteilungen (Fig. 54): 1. den beiden Vorhofssäckchen, *Utriculus* und *Sacculus,* 2. den häutigen

Bogengängen, *Ductus semicirculares*, und 3. dem häutigen Schneckenkanal, *Ductus cochlearis*. Zwischen allen Teilen findet Kommunikation statt. — Dem häutigen Labyrinth ist ferner noch zuzurechnen 4. die *Membrana tympani secundaria*.

1. *Utriculus* und *Sacculus* sind mit ihrer medialen Wand ersterer am Recessus ellipticus, letzterer am Recessus sphaericus, denen sie hinsichtlich Gestalt und Größe entsprechen, befestigt. Ihre laterale Wand trennt ein beträchtlicher perilymphatischer Raum (Vorhofszisterne) von der entsprechenden Wand des Vorhofs. Die beiden Säckchen grenzen dicht aneinander, kommunizieren aber nur indirekt mittelst des *Ductus endolymphaticus*. Dieser erstreckt sich vom Sacculus aus durch den Aquaeductus vestibuli bis zur Dura mater an der hinteren Pyramidenfläche

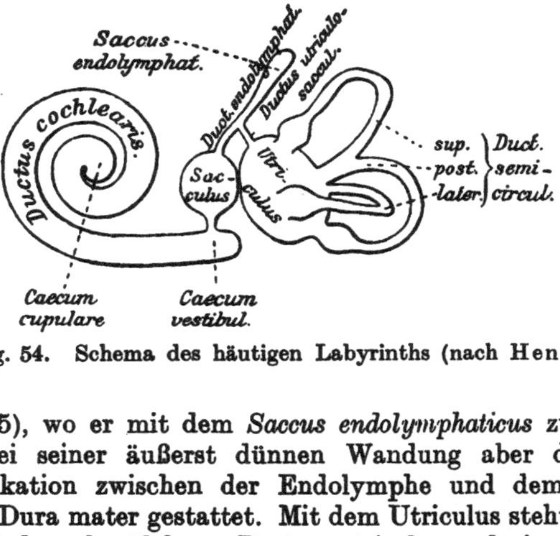

Fig. 54. Schema des häutigen Labyrinths (nach Henle).

(vgl. S. 25), wo er mit dem *Saccus endolymphaticus* zwar blind endigt, bei seiner äußerst dünnen Wandung aber doch eine Kommunikation zwischen der Endolymphe und dem Lymphraum der Dura mater gestattet. Mit dem Utriculus steht er durch ein Verbindungskanälchen, *Ductus utriculosaccularis*, in Kommunikation. — Die Ausbreitungsstellen der Nerven bilden in beiden Vorhofssäckchen weißlich gefärbte Verdickungen, *Maculae acusticae*, an der inneren Wand; dem N. utricularis entspricht die *Macula acustica utriculi*, dem N. saccularis die *Macula acustica sacculi*.

2. Die *Ductus semicirculares* entsprechen genau den Canales semicirculares ossei, sind also zu unterscheiden als *Ductus semicircularis superior*, *posterior* und *lateralis*, die mit ihren fünf Öffnungen in den Utriculus einmünden, und besitzen den Am-

pullae osseae entsprechende *Ampullae membranaceae*, nämlich eine *Ampulla membranacea superior*, *posterior* und *lateralis*. Die an der peripherischen Seite ihrer knöchernen Kanäle befestigten häutigen Bogengänge haben bedeutend engeres Lumen als jene, die häutigen Ampullen hingegen füllen ihre knöchernen Kapseln ziemlich aus und besitzen an der Innenwand je eine den Ausbreitungsstellen der Nn. ampullares entsprechende Leiste, *Crista ampullaris*, die an der Außenseite als *Sulcus ampullaris* kenntlich ist.

Struktur der Vorhofssäckchen und. häutigen Bogengänge. Ihre Wandung besteht von außen nach innen aus: 1. einer Bindegewebsschicht, 2. einer feinen Glasmembran, 3. einem einschichtigen Plattenepithel. Jedoch besitzen die Maculae acusticae und Cristae ampullares ein Neuroepithel, das sich aus zwei Zellenarten zusammensetzt, nämlich den indifferenten langgezogenen Fadenzellen und den kürzeren, flaschenförmigen Haarzellen, deren Oberfläche ein sogenanntes Hörhaar (Bündel feiner Fäden) trägt. Die Haarzellen stehen mit den Endigungen (Achsenzylindern) der Nerven in unmittelbarer Verbindung. An den Maculae acusticae sind die Haare von einer weichen Masse umgeben, der kleine prismatische Kristalle von kohlensaurem Kalk, Otolithen, eingelagert sind; letztere werden insgesamt als *Otoconia*, Gehörsand, bezeichnet.

3. *Ductus cochlearis* (Figg. 53, 54, 55). Das freie Ende der Lamina spiralis ossea läuft in zwei, durch den *Sulcus spiralis* getrennte Leisten auseinander. Die nach der Scala tympani hin gelegene Leiste heißt *Labium tympanicum*, die nach der Scala vestibuli hin gelegene *Labium vestibulare*; letztere sieht in den Ductus cochlearis hinein. Am Labium tympanicum liegen die Austrittsöffnungen, *Foramina nervosa*, für die Fasern des N. cochlearis. — Der Ductus cochlearis hat einen den Schneckenwindungen entsprechenden Verlauf und ist derart zwischen die beiden Scalae eingefügt, daß diese bis zum Helicotrema völlig getrennt sind. Er beginnt im Recessus cochlearis mit dem *Caecum vestibulare* und endigt in der Schneckenkuppel mit dem *Caecum cupulare*; jedoch kommuniziert er am Caecum vestibulare durch den kurzen *Ductus reuniens* (*Henseni*) mit dem Sacculus. Im Querschnitt ist er dreiseitig; seine Wände sind, wenn man sich die Schnecke aufrecht gelegt denkt, eine untere = *Lamina basilaris*, eine obere = *Membrana vestibularis* (*Reissneri*), und eine peripherische = *Lig. spirale cochleae.*

a) *Lamina basilaris*, Grenzwand gegen die Scala tympani, besteht aus dem freien Ende der Lamina spiralis ossea und einer aus dem Labium tympanicum sich fortsetzenden und bis zum

Lig. spirale cochleae sich erstreckenden Membran; letztere trägt den akustischen Endapparat, das *Organon spirale* (*Cortii*).

b) *Membrana vestibularis* (*Reissneri*), Grenzwand gegen die Scala vestibuli, sehr zart, zieht von der Lamina spiralis ossea (einwärts vom Labium vestibulare) zum oberen Teile des Lig. spirale cochleae.

c) *Lig. spirale cochleae,* eine der peripherischen Wand des knöchernen Schneckenkanals auflagernde Bindegewebsmasse, im Querschnitt mondsichelförmig; der unterste, der Ansatzstelle der Lamina basilaris entsprechende Teil bildet einen spitzen Vorsprung.

Die gesamte Innenfläche des Ductus cochlearis besitzt Epithel von wechselnder Form. — Das Labium vestibulare wird von einer dicken, an der Oberfläche papilläre Vorsprünge tragenden Bindegewebsschicht (*Limbus spiralis**) überzogen, die sich nach dem Labium tympanicum hin noch fortsetzt. — Das Lig. spirale cochleae zeigt oberhalb der Ansatzstelle der Lamina basilaris einen (beim Menschen hauptsächlich innerhalb der unteren Schneckenwindung) in den Ductus cochlearis vorspringenden Wulst, *Prominentia spiralis,* dem gewöhnlich der Verlauf einer Vene, *Vas prominens,* entspricht. Von dort aus aufwärts erstreckt sich die sogenannte *Stria vascularis,* ein dichtes Kapillarnetz, das als Sekretionsorgan der Endolymphe gilt.

Das *Organon spirale* (*Cortii*) liegt dem häutigen Teile der Lamina basilaris in seiner ganzen Strecke auf und wird gebildet von:

a) den schräg gestellten inneren und äußeren Pfeilerzellen, deren beide, den Ductus cochlearis durchlaufende Reihen einen Tunnel (mit weicher Masse ausgefüllten Interzellularraum) zwischen sich fassen; er wird durch das Sichaneinanderlegen der oberen Zellenteile abgeschlossen;

b) dem Sinnesepithel: 1. einer einfachen Reihe innerer Haarzellen neben den Innenpfeilern, 2. einer vierfachen Reihe äußerer Haarzellen neben den Außenpfeilern; beide Arten kurzzylindrisch, verbunden mit den Schneckennervenfasern und an der freien Oberfläche mit Härchen besetzt;

c) den zwischen die Reihen der äußeren Haarzellen eingeschobenen, flaschenförmigen Deitersschen Stützzellen;

d) den nach außen von den letzteren sich anschließenden zylinderförmigen Hensenschen Stützzellen (mehrere Reihen).

Die Deitersschen Zellen tragen an der freien Oberfläche kutikulare Kappen, deren Gesamtheit einer *Lamina reticularis** gleicht; in den zwischen den Kappen befindlichen Lücken ragen die Härchen der äußeren Haarzellen hervor. Ein ähnlicher Zustand findet sich an den Pfeiler- und den inneren Haarzellen.

e) Das ganze Organ wird überdeckt von der vom Labium vestibulare ausgehenden, weichen *Membrana tectoria** (Kutikularbildung). —

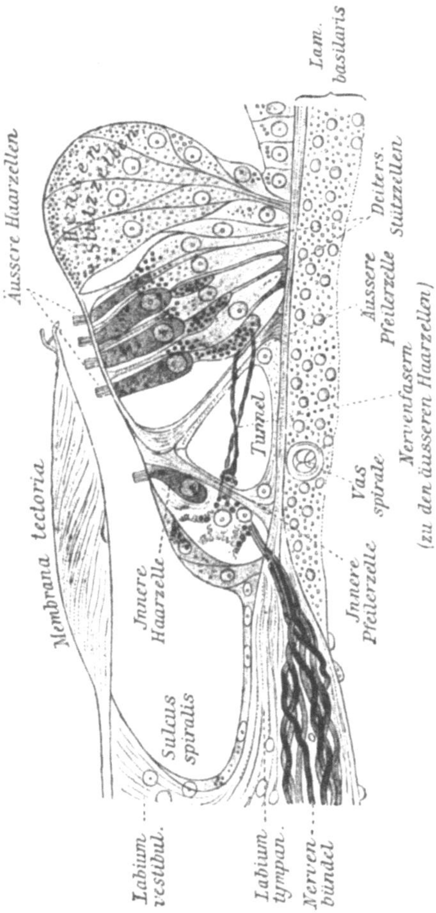

Fig. 55. Schematischer Durchschnitt durch das Organon spirale (Cortii) (nach Retzius).

4. *Membrana tympani secundaria*, ein bindegewebiges Häutchen, innen von Endothel, außen von Schleimhaut überzogen, verschließt die Fenestra cochleae und scheidet so die Scala tympani von der Paukenhöhle.

Funktionelle Bemerkung. Die Schallwellen werden vom Trommelfell aus durch Vermittelung der Gehörknöchelchen bis zur Steigbügelplatte geleitet; letztere überträgt die Bewegung auf die Perilymphe und zwar in der Richtung vom Vorhof durch die Scala vestibuli bis zum Helicotrema, von hier aus — in umgekehrtem Verlaufe — durch die Scala tympani bis zur Membrana tympani secundaria, die nach der Paukenhöhle hin ausweichen kann. Die perilymphatischen Wellen werden der Endolymphe des Ductus cochlearis durch seine nachgiebige Wandung übermittelt und so die Nervenendigungen des Organon spirale erregt. — Die Bogengänge und Vorhofssäckchen gelten als Organe des Raumsinnes (Gleichgewichtsapparat).

N. acusticus, **Hörnerv**,

teilt sich im Meatus acusticus internus in zwei Hauptäste, einen hinteren (oberen), *N. vestibuli*, und einen vorderen (unteren), *N. cochleae*; zwischen diesen beiden liegt ein mittlerer Ast, *N. saccularis*. Außerdem zweigt sich vor der Teilung vom gemeinsamen Stamm der *N. ampullaris posterior** (inferior) ab.

1. *N. vestibuli* bildet zunächst mit dem N. saccularis das *Ganglion vestibulare* und sendet dann durch die Area vestibularis sup. (Macula cribrosa sup.) seine Äste zur Macula acustica utriculi (*N. utricularis*), sowie zur Crista ampullaris der oberen und lateralen Ampulle (*N. ampullaris superior* und *lateralis*).

2. *N. cochleae* gibt seine Äste in einer den Schneckenwindungen entsprechenden Spiraltour ab. Sie gelangen zu der ersten und dem Anfangsteile der zweiten Windung direkt durch den Tractus spiralis foraminosus, zu den übrigen Windungen von den Longitudinalkanälen des Modiolus aus. Im Canalis spiralis modioli verbinden sich die einzelnen Bündel mit den in ihm liegenden Ganglienzellen, deren gesamte Reihe *Ganglion spirale cochleae* heißt, ziehen dann innerhalb der Lamina spiralis ossea plexusartig zu den Foramina nervosa und von hier (in interepithelialem Verlauf) als Achsenzylinder zu den inneren und — nach Durchquerung des Tunnels — zu den äußeren Haarzellen.

3. *N. saccularis* sendet seine Ästchen durch die Area vestibularis inf. (Macula cribrosa media) zur Macula acustica sacculi. Er und der durch das For. singulare (Macula cribrosa inf.) zur Crista ampullaris der hinteren Ampulle gelangende *N. ampullaris posterior** gehören entwicklungsgeschichtlich zum N. cochleae.

Vasa auris internae.

Arterien. Das Labyrinth wird ernährt durch die *A. auditiva interna* (aus der A. basilaris), die mit dem Hörnerven in den

Meatus acusticus internus eintritt. Äste (meist in Begleitung der Nervenäste verlaufend): 1. Zwei *Rami vestibulares* versorgen den Vorhof und die Bogengänge, einer davon (*Ramus vestibulocochlearis**) zugleich einen Teil der basalen Schneckenwindung. 2. *Ramus cochleae* versorgt das übrige Schneckengebiet, gibt vom Modiolus aus zunächst spiralig verlaufende (eine Reihe von Gefäßknäueln, *Glomeruli arteriosi cochleae*, bildende) Zweige ab, von denen dann Endästchen zum Ggl. spirale und zu sämtlichen Wänden der Scalae ziehen.

Venen. 1. *V. canaliculi cochleae*, durch ihren Kanal zum Bulbus venae jugularis sup.; Zufluß: a) aus der den Schneckenwindungen entlang laufenden *V. spiralis modioli*, b) aus den Venen des Vorhofs, *Vv. vestibulares*. 2. *V. aquaeductus vestibuli*, durch ihren Kanal zum Sinus petrosus inf. oder sup.; Zufluß aus den Venen der Bogengänge und des Utriculus (Vv. vestibulares). 3. *Vv. auditivae internae*, durch den Meatus acusticus int. zum Sinus transversus; Zufluß aus der Schnecke (V. spiralis modioli und Spiralblattvene) und vom N. acusticus.

Zuführende Ästchen der V. spiralis modioli sind: das Vas prominens (s. S. 318, Anm.), das in der Lamina basilaris verlaufende Vas spirale* (s. Fig. 55) und die Spiralblattvene. Letztere verläuft an der Wurzel der Lamina spiralis ossea, die V. spiralis modioli (eine obere und untere) dagegen unterhalb davon in der Wand der Scala tympani.

Bemerkungen zur Entwickelung des Gehörorgans. I. Inneres Ohr. An jeder Seite des Nachhirns entsteht eine Einstülpung des Ektoderms, die später, ähnlich wie die Linse, sich als Bläschen (Labyrinthbläschen, primitives Gehörbläschen) abschnürt. Dieses gliedert sich durch Einschnürungen in Ductus endolymphaticus, Utriculus und Sacculus; aus letzteren beiden sprossen Bogengänge und Schnecke hervor. Diese das häutige Labyrinth darstellende Anlage erhält eine auf häutiger Grundlage entstehende knöcherne Kapsel, während das sie umschließende Felsenbein auf knorpliger Grundlage verknöchert. — II. Mittleres und äußeres Ohr entwickeln sich am Kanal der ersten Kiemenspalte. a) Der mittlere Abschnitt dieses Kanals schwindet durch hineinwachsende Gewebsmasse; diese umschließt die aus den beiden ersten Kiemenbögen hervorgehenden Gehörknöchelchen, die anfangs außerhalb der Paukenhöhle liegen und erst mit deren Ausdehnung in sie hineinbezogen werden. b) Der innere, mit der Schlundhöhle in offener Verbindung stehende Abschnitt des Kanals wird zur Tuba auditiva und buchtet sich weiterhin in den mittleren, verschlossenen Teil hinein, wodurch die Paukenhöhle entsteht; die Verschlußwand derselben nach außen wird zum Trommelfell. c) Aus dem äußeren Kanalabschnitt, zunächst einer flachen, von Höckern umgebenen Einbuchtung entwickelt sich die Ohrmuschel und — durch fortschreitende Vertiefung gegen das Trommelfell hin — der äußere Gehörgang. (Vgl. hierzu S. 27 u. 51).

Dritter Abschnitt.

Organon olfactus, **Geruchsorgan.**

Das Geruchsorgan im weiteren Sinne, das zugleich den Anfangsteil des Atmungsapparates bildet, setzt sich zusammen aus der äußeren Nase, *Nasus externus*, und der Nasenhöhle, *Cavum nasi*.

Nasus externus, **äußere Nase.**

Man unterscheidet zwei seitliche und eine untere Fläche. Die seitlichen Flächen verbinden sich median im Nasenrücken, *Dorsum nasi*, und gehen abwärts in die beweglichen Nasenflügel, *Alae nasi*, über. Der Nasenrücken endet stirnwärts mit der Nasenwurzel, *Radix nasi*. Die untere Fläche, *Basis nasi*, trifft mit den Nasenflügeln jederseits in dem freien Nasenrande, *Margo nasi*, zusammen; sie ist geöffnet durch die beiden Nasenlöcher, *Nares*, zwischen denen der vorderste, verschiebliche Teil der Nasenscheidewand, das *Septum mobile nasi*, liegt. Flächen, Rücken und Ränder stoßen in der Nasenspitze, *Apex nasi*, zusammen.

Cartilagines nasi. Außer den früher beschriebenen Knochen nehmen an dem Nasengerüst mehrere Knorpel teil: ein mittlerer, die *Cartilago septi nasi*, und je zwei seitliche, die *Cartilago nasi lateralis* (oben) und die *Cartilago alaris major* (unten). Die annähernd vierseitige Cartilago septi nasi schiebt sich als Fortsetzung des knöchernen Septum in den Winkel zwischen Vomer und Lamina perpendicularis des Siebbeins; ihr in die vorderste Nasenregion hineinragender Teil ist frei und abgerundet. Die dreiseitige Cartilago nasi lateralis legt sich rück-aufwärts an den unteren Nasenbeinrand, ist hinten-unten frei und median mit der Cartil. septi nasi verschmolzen, so daß also letztere mit den beiderseitigen Cartilagines laterales ein (übrigens auch genetisch) einheitliches Stück bildet. Die Cartilago alaris major bildet eine nach hinten offene Spange, deren größeres *Crus laterale* im Nasenflügel, und deren kleineres *Crus mediale* im Septum mobile steckt; beide biegen an der Nasenspitze ineinander über. Das Crus laterale überragt oben etwas den unteren, in die Nasenhöhle vorspringenden Rand der Cartilago n. lateralis.

Vom hinteren, stark verschmälerten Abschnitte des Crus lat. sind mindestens ein, meist mehrere Knorpelstückchen, *Cartilagines alares minores*, abgegliedert. Weitere Knorpelchen, *Cartilagines sesamoideae nasi*, finden sich außer in einigen anderen Gegenden stets (bis 3) neben dem inneren oberen Rande des Crus laterale. — Der Nasenscheidewandknorpel sendet meist einen zungenförmigen Fortsatz, *Processus sphenoidalis septi cartilaginei*, rückwärts zwischen Vomer und Lamina perpendicularis des Siebbeins; er reicht bisweilen bis zum Keilbeinkörper.

Cavum nasi, **Nasenhöhle**,

ausgekleidet mit der Nasenschleimhaut, *Membrana mucosa nasi*, entspricht in der Form annähernd der knöchernen Nasenhöhle (Abweichungen hauptsächlich an den Muscheln) und dem ihr angefügten Knorpelgerüst.

Die die Nasenhöhle in zwei Hälften teilende Nasenscheidewand, *Septum nasi*, weicht mehr oder weniger von der Medianlinie ab (daher die häufigen Asymmetrien der äußeren Nase) und besteht aus einem hinteren knöchernen und einem vorderen knorpligen Abschnitt, *Septum osseum* und *Septum cartilagineum*. Dem vorderen unteren Rande des letzteren fügt sich noch das von der äußeren Haut gebildete *Septum membranaceum* an; es gehört zum Septum mobile[1]. Die Nasenscheidewand trennt vorn die vorderen Nasenöffnungen, *Nares*, hinten die längsovalen hinteren Nasenöffnungen, *Choanae*, voneinander.

An jeder Nasenhöhlenhälfte ist zunächst der vordere untere Teil als Vorhof, *Vestibulum nasi*, zu unterscheiden, dessen obere Grenze an der lateralen Wand von einer bogenförmigen, dem unteren Rande der Cartilago nasi lat. entsprechenden Leiste, *Limen nasi*, gebildet wird; nahe dem Nasenloche trägt der Vorhof steife Haare, *Vibrissae* genannt. Die hinter ihm liegende Hauptabteilung der Nasenhöhle gliedert sich in folgende fünf miteinander kommunizierende, als Nasengänge, *Meatus nasi*, bezeichnete Räume: 1—3. *Meatus nasi superior*, *medius* und *inferior*, deren jeder unterhalb der gleichnamigen Muschel, *Concha nasalis superior*, *media* und *inferior* verläuft; 4. *Meatus nasi communis*; er besteht aus a) einer vorderen, ein schmales Gewölbe bildenden Abteilung, *Carina nasi**, die vom Vestibulum bis zur vorderen Grenze der mittleren und unteren Muschel reicht, b) einer hinteren, zwischen Muscheln und Nasenseptum in querer, zwischen Lamina cribr. und Boden der Nasenhöhle in vertikaler Richtung sich erstreckenden Abteilung. 5. *Meatus naso-*

[1] Septum cartilagineum im weiteren Sinne = Cartilago septi n. + Crura medialia der Cartilagines alares majores; Septum mobile = Crura medialia derselben Knorpel + Septum membranaceum.

pharyngeus, eine zwischen mittlerer und unterer Muschel einer und der *Plica nasopharyngea** andererseits verlaufende Vertikalfurche, aufwärts bis zum Keilbeinkörper reichend (also nicht so hoch wie der Meatus nasi communis). Die genannte, unbeständige Falte umrandet die Choane an der lateralen Seite und bildet zugleich die Grenze gegen den Pharynx. Nach hinten und oben von der Concha nasi sup. und vor dem Sinus sphenoid. liegt der *Recessus sphenoethmoidalis*, der von der *Concha nasalis suprema*, falls solche vorhanden, überragt wird.

Besonderheiten der *Carina*: Ihr Übergangsteil zum Vestibulum bildet eine Einengung, das sogenannte innere Nasenloch. An ihrer lateralen Wand setzt sich der mittlere Nasengang nach vorn zu in eine flache Grube, *Atrium meatus medii*, fort, deren oberen Abschluß der nicht immer deutliche *Agger nasi* darstellt Letzterer, ein dem Nasenrücken paralleler Wulst, ist das Rudiment einer vorderen Muschel (= Concha nasoturbinalis der Säugetiere). — Zwischen Agger und Dach der Nasenhöhle führt eine schmale Rinne, *Sulcus olfactorius*, rück-aufwärts zur Regio olfactoria; sie dient zur Durchleitung des Luftstromes beim Schnüffeln (Verstärkung der Geruchsfähigkeit).

Sinus paranasales, Nebenhöhlen der Nase. Zu diesen gehören der *Sinus maxillaris* (s. S. 34), *Sinus frontalis* (s. S. 30), *Sinus sphenoidalis* (s. S. 20) und die *Cellulae ethmoidales* (s. S. 31 und 32). Der Sinus frontalis und maxillaris und die vorderen Cellulae ethmoid. kommunizieren vermittelst des *Infundibulum ethmoidale* (s. S. 32, Anm.) mit dem Meatus nasi medius, die hinteren Cellulae ethmoid. mit dem Meatus nasi superior, der Sinus sphenoidalis mit dem Recessus sphenoethmoidalis. In den Meatus nasi inferior mündet der Ductus nasolacrimalis ein. Alle Nebenhöhlen sind mit Fortsetzungen der Nasenschleimhaut ausgekleidet; ihre knöchernen Kommunikationsöffnungen werden durch Schleimhautfalten verengt.

Membrana mucosa nasi. Sie zerfällt in zwei nach Funktion und Struktur verschiedene Gebiete, ein oberes, *Regio olfactoria*, und ein unteres, *Regio respiratoria*. Die an Umfang wesentlich kleinere Regio olfactoria reicht abwärts noch nicht bis zum unteren Rande der oberen Muschel und bis zur entsprechenden Höhe an der Nasenscheidewand; die Regio respiratoria umfaßt das übrige Schleimhautgebiet der Nasenhöhle nebst Nebenhöhlen.

1. *Regio respiratoria.* Schleimhaut des Vestibulums ähnlich beschaffen wie die äußere Haut. Schleimhaut der eigentlichen Nasenhöhle (rötlich): Epithel zylindrisch, flimmernd (nach den

Choanen zu), mehrreihig (dazwischen Becherzellen); Lamina propria von adenoider Beschaffenheit; zahlreiche gemischte alveolo-tubulöse Drüsen, *Glandulae nasales* (Sekret schleimig-serös); großer Reichtum an Gefäßen, besonders an Venen, die an den Muscheln, namentlich an der konvexen Seite der unteren Muschel, zu Schwellnetzen, *Plexus cavernosi concharum*, aus-

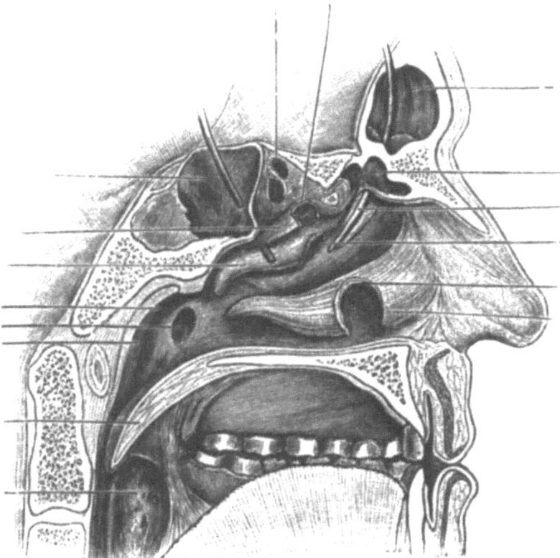

Fig. 56. Übersicht über die Nasenrachenhöhle. Einmündung der Siebbeinzellen, des Ductus nasofrontalis* der Stirnhöhle, der Keilbeinhöhlen, der Oberkieferhöhle und des Tränennasenkanals in die Nasenhöhle (nach v. Bardeleben). An der unteren, mittleren und oberen Nasenmuschel sind Stücke ausgeschnitten, um die genannten Öffnungen sichtbar zu machen.

gebildet sind. — Schleimhaut der Nebenhöhlen wesentlich dünner, mit dem Periost verwachsen; ihr Epithel gleichfalls flimmernd (nach den Kommunikationsöffnungen hin).

2. *Regio olfactoria*, das Geruchsorgan im engeren Sinne, entspricht dem Ausbreitungsgebiete des mit spezifischem Sinnesepithel in Verbindung tretenden N. olfactorius. Schleimhaut gelblich (Pigment), weicher und dicker als die der Regio respiratoria. Epithel einschichtig, besteht aus 1. den spindelförmigen Riech-

zellen (Nervenzellen) mit einem runden Kern und zwei dünnen Fortsätzen, einem peripherischen, dessen freies Ende (Dendrit) die feinen Riechhärchen trägt, und einem zentralen, der in eine Olfaktoriusfaser übergeht (Neurit) (vgl. Fig. 59); 2. den zylinderförmigen, nicht flimmernden Stützzellen mit ovalem Kerne und einem zentralen, tief reichenden, verästelten Fortsatze. Lamina propria reich an adenoidem Gewebe, Gefäßen, Nerven und Drüsen; letztere (*Glandulae olfactoriae*) einfach oder verästelt schlauchförmig, pigmenthaltig (Sekret serös).

Schichten der Riechschleimhaut (von außen nach innen): 1. schmale Zone der ovalen Kerne, die in gleicher Höhe, 2. breite Zone der runden Kerne, die in verschiedener Höhe liegen; 3. Basalzellen-Schicht an der Grenze gegen die (4) Lamina propria. — Die durch zerklüftete Ränder gekennzeichnete Grenze zwischen Riech- und übriger Nasenschleimhaut wird oft dadurch verwischt, daß die gelbe Färbung der ersteren (Locus luteus*) noch auf die mittlere Muschel (Pigmentierung der Flimmerzellen) übergreift.

Die vom Bulbus olfactorius entspringenden (etwa 20) Riechnerven, *Nn. olfactorii*, gelangen durch die Lamina cribrosa zur Regio olfactoria und verästeln sich hier als mediale (Nasenseptum) und laterale (obere Muschel) Gruppe, dabei beiderseits Geflechte bildend. Sie sind umhüllt von Fortsätzen der Dura mater. Ihre Fasern besitzen keine Scheiden.

Bei der Entwickelung des Geruchsorgans kann man drei Hauptvorgänge unterscheiden: 1. Bildung einer paarigen, ektodermalen Einbuchtung, des Riechgrübchens, am vordersten Kopfende, 2. Auswachsen dieses Grübchens zunächst zur Furche, später zum Kanal und Zusammenmünden desselben mit der primären Mundhöhle, 3. Verschmelzung der beiden medianwärts wachsenden Gaumenfortsätze der Oberkieferanlagen (1. Schlundbogen) untereinander und mit den vom Stirnfortsatz (zwischen beiden Riechanlagen gelegen) ausgehenden Zwischenkiefern, sowie außerdem mit dem gleichfalls aus dem Stirnfortsatz entstehenden Nasenseptum; hierdurch Scheidung der primären Mundhöhle in eigentliche oder sekundäre Mundhöhle und Nasenhöhle und Scheidung der letzteren in zwei Hälften. — Wachstum der Riechnervenfasern: von den Riechzellen aus zentralwärts zum Bulbus olfactorius.

Ein rudimentäres (bei manchen Säugetieren stark ausgebildetes) Geruchsorgan, das *Organon vomeronasale* (*Jacobsoni*), liegt am vorderen unteren Abschnitte des Nasenseptum als ein rück- und etwas aufwärts ziehender Längswulst. Es besteht aus einem entsprechend geformten kleinen Knorpel, *Cartilago vomeronasalis* (*Jacobsoni*), und einem ihm aufliegenden Schlauch, der vorn offen, hinten geschlossen ist. Beim Fetus sendet der Olfaktorius einen Zweig zu diesem Organ. — Hinter dem vorderen Ende des Längswulstes liegt die Öffnung des in den gleichnamigen knöchernen Kanal eingefügten *Ductus incisivus*, der mundwärts meist blind endigt.

Vierter Abschnitt.

Organon gustus, **Geschmacksorgan.**

Die Fasern des Geschmacksnerven endigen teils frei im Schleimhautepithel, teils in besonderen Endorganen, den Geschmacksknospen oder Schmeckbechern, *Calyculi gustatorii*. Diese finden sich hauptsächlich in den Seitenrändern der Papillae vallatae und foliatae, weniger häufig in den Papillae fungiformes, am weichen Gaumen und der hinteren Fläche der Epiglottis. Der Schmeckbecher reicht mit seiner Basis bis zur Lamina propria, mit seiner Spitze bis zu einer Einbuchtung (Geschmacksporus) der Epitheloberfläche und besteht aus mehreren Schichten langer, schmaler Deck- oder Stützzellen und den noch schmäleren Innen- oder eigentlichen Geschmackszellen; letztere tragen an ihrem in den Geschmacksporus hineinragenden Ende ein kutikulares Stiftchen. Beide Zellenarten hängen am Grunde des Porus mit Basalzellen zusammen. Die Nervenfasern bilden innerhalb des Calyculus ein Geflecht, gehen aber keine direkte Verbindung mit den Zellen ein.

Integumentum commune, **Äußere Haut.**

Die äußere Haut, *Integumentum commune*, besteht aus der Haut im engeren Sinne, *Cutis*, und den epidermoidalen Anhangsgebilden: den Haaren, *Pili*, den Nägeln, *Ungues*, und den Hautdrüsen, *Glandulae cutis*; außerdem den Nervenendkörperchen, *Corpuscula nervorum terminalia*.

Cutis, **Haut.**

Sie setzt sich aus drei Schichten zusammen: 1. der epithelialen Oberhaut, *Epidermis*, 2. der bindegewebigen Lederhaut, *Corium*, 3. dem Unterhautbindegewebe, *Tela subcutanea*.

1. *Epidermis* besitzt zwei Schichten: a) eine oberflächliche, die Hornschicht, *Stratum corneum*, bestehend aus vielen Lagen platter, meist kernloser, verhornter Zellen, die, beständig sich abschilfernd, von der folgenden Schicht her ergänzt werden; b) eine tiefere und weichere, die Keimschicht, *Stratum germinativum* (*Malpighii*), benannt nach der in ihr beständig vor

sich gehenden Zellenneubildung (durch indirekte Kernteilung); ihre faserig gebauten Zellen besitzen Stachelfortsätze (Interzellularbrücken) und zeigen von der Tiefe nach der Oberfläche zu erst zylindrische, dann rundliche und schließlich mehr abgeplattete Formen; letztere bilden das sogenannte *Stratum granulosum**. In den Zellen der tiefen Schichten ist stets braunes Pigment (körnig oder diffus) abgelagert.

Die Zellen des Stratum granulosum besitzen statt der Fasern stark färbbare, Keratohyalin enthaltende Körnchen. Zwischen Stratum granulosum und Stratum corneum befindet sich in der Handfläche und Fußsohle noch eine helle Übergangsschicht, *Stratum lucidum**, die durch Auflösung jener Körnchen entstanden ist. — Hellere und dunklere Hautfarbe ist hauptsächlich durch geringere oder größere Mengen von Pigment unterschieden, das übrigens bei den farbigen Menschenrassen auch in den oberen Lagen der Keimschicht sich vorfindet. Ebenso erklärt sich die dunklere Färbung des Skrotums, Penis, Warzenhofes und einiger anderer Gegenden.

2. *Corium*: ein Geflecht von Bindegewebs- und elastischen Fasern, untermischt mit zelligen, bisweilen pigmenthaltigen Elementen und stellenweise mit Muskelfasern. Die oberste Coriumschicht ist ausgezeichnet durch großen Gefäßreichtum und durch zahlreiche, meist kegelförmige, in die Epidermis hineinragende Vorsprünge, *Papillae*; wird deshalb als Gefäßhaut oder als Papillarkörper, *Corpus papillare*, von dem übrigen, nicht scharf davon abgegrenzten Teile, der *Tunica propria*, unterschieden.

Die Papille ist entweder einfach oder zerfällt in mehrere Spitzen; enthält eine Gefäßschlinge oder (weniger häufig) ein Tastkörperchen oder beide. Ausbreitung, Form und Größe der Papillen ist nach den Körperregionen sehr verschieden. In den Beugeflächen der Hand und des Fußes sitzen die Papillen zweireihig auf besonderen Leisten, die in gleicher Richtung dicht nebeneinander verlaufen; die Papillenreihen werden durch sogenannte interpapillare, die Leisten durch interkristale Furchen voneinander getrennt; innerhalb der interpapillaren Furchen ziehen die Ausführungsgänge der Schweißdrüsen aufwärts. An der freien Hautoberfläche wiederholen sich die Leisten (*Cristae cutis*) und interkristalen Furchen (*Sulci cutis*); auf ersteren sind außerdem die Schweißdrüsenporen, aber nicht die interpapillaren Furchen sichtbar.

In der Handfläche und Fußsohle zeigen die parallel gerichteten Furchen und Leisten an den Tastballen (s. unten) kreis- und spiralförmigen oder longitudinalen, sonst vorzugsweise queren Verlauf. Am übrigen Körper kreuzen sich die Furchen in verschieden großen Winkeln und umgrenzen dadurch kleine, meist rautenförmige Felder (statt Leisten).

3. *Tela subcutanea*: eine vom Corium nicht scharf abgegrenzte, lockere, dicke Bindegewebsschicht mit an Mächtigkeit wechselnder Fetteinlagerung (*Panniculus adiposus*). — Von der mehr oder weniger starken Befestigung der Tela subcutanea mit der Unterlage hängt die Verschiebbarkeit der Haut ab. Wird die Unterlage vom Periost oder von Aponeurosen (Handteller, Fußsohle) gebildet, so finden sich besonders straffe Verbindungsstränge, *Retinacula cutis*. An Stellen, wo die Haut der Reibung durch harte Gebilde ausgesetzt ist, liegen subkutane Schleimbeutel, *Bursae mucosae subcutaneae* (s. unter Myologie).

Zu den Retinacula cutis gehört das *Lig. caudale*, das die Haut an der Steißbeinspitze zu einem Grübchen, *Foveola coccygea*, einzieht (Insertion des kaudalen Endes der Chorda dorsalis).

Die Epidermis nebst Haaren, Nägeln und Drüsen entwickelt sich aus dem Ektoderm, das Corium und die Tela subcutanea aus den oberen Schichten des Mesoderms.

Nervenendigungen in der Haut.

Die Nerven der Haut endigen entweder — und zwar am häufigsten — a) frei in der Tela subcutanea, im Corium und (interzellulär mit Endbäumchen) in der Keimschicht oder b) an einzeln oder in Gruppen stehenden Tastzellen (Merkel) in den tiefsten Keimschichtlagen und im Papillarkörper oder c) in den Nervenendkörperchen, *Corpuscula nervorum terminalia*. Letztere finden sich auch in Schleimhäuten und verschiedenen anderen Körpergegenden. Besondere Arten der Nervenendigungen besitzen die Anhangsgebilde der Haut. — Die wichtigsten Nervenendkörperchen sind:

1. Die *Corpuscula tactus* (*Meissneri*), Meissnersche Tastkörperchen, tannenzapfenförmige, in den Papillen liegende Gebilde. Sie kommen am häufigsten in den Beugeflächen der Hände und Füße vor, und zwar besonders zahlreich in den vorhin erwähnten Tastballen, *Toruli tactiles*. Diese bilden mit Fett unterpolsterte, hügelige Vorsprünge und werden unterschieden als: a) terminale (einer an jedem Nagelgliede), b) metakarpale und metatarsale (je einer unmittelbar proximalwärts von der zweiten bis vierten Interdigitalfalte), c) karpale und tarsale (je einer am Daumen- und Kleinfingerballen und den entsprechenden Stellen des Fußes).

Bestandteile des Tastkörperchens: 1. eine bindegewebige Hülle, 2. ein aus abgeplatteten, quer übereinander liegenden Zellen zusammengesetzter Kolben, 3. einige Nervenfasern, die als markhaltige den unteren Pol umwinden und dann als Achsenzylinder ins Innere dringen (Endverzweigungen interzellulär).

Den Tastkörperchen verwandt sind die *Corpuscula bulboidea* (*Krausei*), kugelige Endkolben, in der Eichel, Clitoris, Conjunctiva bulbi und rotem Lippenrande; die *Corpuscula nervorum genitalia*, Wollustkörperchen, in der Eichel, Clitoris und kleinen Schamlippen; die *Corpuscula nervorum articularia*, Gelenknervenkörperchen, in der Synovialhaut der Fingergelenke.

2. Die *Corpuscula lamellosa* (*Vateri*, *Pacini*), wurstförmige Gebilde, die größte Art (makroskopisch) der Nervenendkörperchen. Vorkommen: Tela subcutanea der Hand- und Fußbeugeflächen, besonders wieder der Tastballen, ferner Dorsum penis, Clitoris, Umgebung der Gelenke und andere tiefer gelegene Körperteile.

Bestandteile des *Corpusculum lamellosum*: 1. eine größere Anzahl konzentrisch gelagerter Bindegewebslamellen = Außenkolben, 2. ein strangförmiger, längsgerichteter Innenkolben, 3 eine Nervenfaser, die als markhaltige nebst ihren Bindegewebshüllen den Stiel des Körpers bildet, als Achsenzylinder den Innenkolben durchdringt und verdickt oder gespalten endigt (Abgabe von Seitenfibrillen) — Zur Gruppe der Lamellenkörperchen gehören die in der Haut der Geschlechtsorgane, der Conjunctiva, an Muskeln, Sehnen u. a. Orten vorkommenden Golgi-Mazzonische Körperchen.

Gefäße der Haut.

1. Die Arterien bilden nach vorherigen gröberen Anastomosen an der unteren Grenze des Corium ein engeres, das sogenannte kutane Netz. Dies versorgt die Schweißdrüsen und die oberflächliche Schicht der Tela subcutanea (rückläufige Äste). Die von ihm aus senkrecht oder schief das Corium durchziehenden Zweige geben Ästchen zu den hier liegenden Gebilden ab und treten unter dem Papillarkörper zu einem zweiten Netz, dem subpapillaren, zusammen. Von diesem gelangen die Endästchen zu den Papillen, wo sie in Kapillarschlingen übergehen, die dicht unter der gefäßlosen Epidermis liegen. Besondere Kapillarnetze umspinnen die Fettbezirke, Schweiß- und Talgdrüsen und Haarbälge. 2. Die Venen bilden mehrere übereinanderliegende Netze, das oberste unmittelbar unter den Papillen, das tiefste in gleicher Höhe mit dem kutanen Arteriennetz. 3. Die Lymphgefäße — geschlossene, also nicht mit Interstitien des Bindegewebes kommunizierende Kanäle —

bilden im Papillarkörper ein engeres, in der Tiefe des Corium ein weitmaschiges Netz; die Papillen besitzen Lymphgefäßschlingen (unterhalb der Kapillarschlingen). Ein interzelluläres Saftkanalsystem, das die Keimschicht der Epidermis durchzieht, scheint mit den Lymphgefäßen nicht direkt zusammenzuhängen.

Pili, Haare.

Sie zeigen in den einzelnen Körpergegenden hinsichtlich Stärke, Länge, Farbe, Anzahl usw. verschiedenartige Ausbildung. Man unterscheidet: 1. Langhaare, zu denen die *Capilli*, Kopfhaare, *Barba*, Barthaare, *Hirci*, Achselhaare, *Pubes*, Schamhaare, gehören, 2. Kurz- oder Borstenhaare, zu denen die *Cilia*, Wimperhaare, *Supercilia*, Augenbrauenhaare, *Vibrissae*, Nasenhaare, und *Tragi*, Haare des äußeren Gehörganges, gehören, 3. *Lanugo*, Wollhaar. Letzteres, das feinste Haar, bekleidet alle Körperteile außer den eben erwähnten. Ganz unbehaart bleiben: Hohlhand und Fußsohle, Rückenfläche der Finger- und Zehennagelglieder, roter Lippenrand, Eichel, innere Fläche der Vorhaut.

Jedes Haar besteht aus: 1. dem frei hervorragenden Haarschafte, *Scapus pili*; 2. der stets schräg in der Haut steckenden Haarwurzel, *Radix pili*, die bis ins Corium oder sogar bis in die Tela subcutanea reicht; 3. der Haarzwiebel, *Bulbus pili*, die das verdickte Ende der Haarwurzel bildet und die Haarpapille kappenförmig umfaßt. Der die Haarwurzel einschließende Kanal heißt Haarbalg, *Folliculus pili*. An ihm unterscheidet man den etwas eingeschnürten oberen Teil, *Collum folliculi pili*, und den erweiterten tiefsten Teil, *Fundus folliculi pili*, auf dem sich die konische Haarpapille, *Papilla pili*, erhebt. Letztere enthält eine Gefäßschlinge und bildet den Nährboden für das Haar. In den oberen Teil des Haarbalges münden mehrere Haarbalgdrüsen (s. unter Hautdrüsen). Unterhalb von ihnen inseriert am unteren Haarbalgabschnitte ein Bündel glatter Muskelfasern, der *M. arrector pili*; er entspringt von der obersten Coriumschicht und liegt auf der Seite des stumpfen Winkels, den der Haarbalg mit der Hautoberfläche bildet. Funktion: Aufrichtung des Haares, Sekretionsbeförderung durch Druck auf die Drüse.

Struktur: Ein Querschnitt durch Haarbalg und Haar zeigt von außen nach innen folgende Schichten:

Haarbalg

- a) Bindegewebiger Teil[1]
  1. Äußere Längsfaserschicht } gefäßreich,
  2. mittlere Ringfaserschicht } gefäßreich,
  3. innere Glashaut, teils bindegewebiger, teils epithelialer Herkunft, reich an Nervenfasern (Endigungen),
- b) Epithelialer (epidermoidaler) Teil
  4. äußere Wurzelscheide, direkte Fortsetzung des Stratum germinativum (mehrschichtiges Epithel),
  5. innere Wurzelscheide: a) äußere Henlesche, b) innere Huxleysche Schicht (jede mit einer meist einfachen Lage Zellen)[2],
  6. Oberhäutchen der inneren Wurzelscheide mit abwärts gerichteten Schüppchen;

Haar

7. Oberhäutchen mit dachziegelförmig liegenden, aufwärts gerichteten Schüppchen,
8. Rindensubstanz
   - a) im Haarschaft: lange, spindelförmige, verhornte Zellen (Pigment, Luftbläschen),
   - b) in der Haarwurzel: nach abwärts rundlicher und weicher werdende Zellen (Pigment),
9. Marksubstanz[3] mit kubischen, trockenen Zellen (Keratohyalinkörnchen, Luftspalten).

Die Haarentwicklung beginnt (Ende des 3. Monats) mit einer Epidermisverdickung (Haarkeim), die durch Herabwachsen ins Corium zum Haarzapfen wird. Das verdickte Ende des letzteren umwächst glockenförmig den darunter liegenden Bindegewebsbezirk, der zur Papille wird. Durch spätere Sonderung der Haarzapfenzellen bilden sich Haar- und Wurzelscheiden, außerdem durch Ausbuchtungen an seinem oberen Teile die Haarbalgdrüse und unterhalb davon das Haarbeet (Anlage des Ersatzhaares). — Haarwechsel (nach Stöhr und O. Schultze): Nach Ablösung von der Papille allmähliche Hinausschiebung des alten, nunmehrigen Kolbenhaares (so genannt, weil der Bulbus nicht mehr hohl ist); währenddem Zurückbildung der inneren Wurzelscheide und Haarbalgkutikula und Verkürzung des unteren Teiles der äußeren Wurzelscheide nebst Aufwärtszerrung der verödeten Papille. Dann Zellenregeneration, beginnend am Haarbeet und übergreifend auf die alte Papille, deren erneute Matrixzellen in einer der ersten Haarentwicklung entsprechenden Weise ein neues Haar entstehen lassen. Neue Haare können außerdem genau in der fetalen Entwicklungsweise sich noch nach der Geburt und sogar beim Erwachsenen bilden.

Nach der verschiedenen Richtung der Haare (Haarstrich) sind bestimmte Bezirke, die Wirbelgebiete, und innerhalb dieser wieder die Haarfluren zu unterscheiden. In den Wirbelgebieten sind alle Haarwurzeln nach bestimmten Linien hin gerichtet, welch' letztere, spiralig ver-

---

[1] Mit ihm hängt die bindegewebige Papille unmittlebar zusammen.

[2] Die innere Wurzelscheide bildet bis zur Einmündungsstelle der Haarbalgdrüsen eine Fortsetzung des Stratum corneum.

[3] Sie fehlt dem Wollhaar und den Haarspitzen.

laufend, in einem Punkte, dem Haarwirbel, *Vortex pilorum*, zusammentreffen. Wirbel dieser Art, divergierende genannt, weil die Haarschäfte sich von ihnen abwenden, sind: der Scheitelwirbel, Augen- oder Gesichtswirbel, Ohrwirbel, Achselhöhlenwirbel, Leistenwirbel und Seitenwirbel. Innerhalb der ihnen entsprechenden Wirbelgebiete gibt es außerdem konvergierende Wirbel (mit umgekehrter Richtung der Haarschäfte): der Halswirbel, Ellenbogenwirbel und Steißwirbel, *Vortex coccygeus*; letzterer hat genetische Beziehung zur fetalen Cauda humana. — Die Linien, in denen Haarfluren oder ganze Wirbelgebiete zusammenstoßen, heißen Haarströme, *Flumina pilorum*, die gleichfalls als divergierende und konvergierende unterschieden werden.

Ungues, Nägel.

Der Nagel, *Unguis*, ist eine vierseitige, quer gewölbte Hornplatte, deren proximalen, weichen Teil man als Nagelwurzel, *Radix unguis*, vom übrigen harten Teile, dem *Corpus unguis*, unterscheidet. Von den Rändern werden bezeichnet: der distale, konvexe als *Margo liber*, der proximale, gerade oder etwas konkave als *Margo occultus*, die seitlichen, etwas schräg einwärts gerichteten als *Margines laterales*. Die Unterlage des Nagels bildet das Nagelbett, *Matrix unguis*, dessen proximaler Endbezirk und Seitenränder — letztere nicht völlig — vom Nagelwall, *Vallum unguis*, überbrückt werden. In dem hierdurch gebildeten Nagelfalz, *Sulcus matricis unguis*, sind die Wurzel und Seitenränder des Nagels eingefügt; jedoch überragt die Wurzel am Daumen regelmäßig, an den übrigen Fingern nicht selten den Nagelfalz als weißer, distal bogenförmig abgegrenzter Bezirk (*Lunula*[1]).

Struktur: Das Korium des Nagelbettes trägt freie Papillen nur im Nagelfalzgebiet, sonst längsgerichtete Leisten, *Cristae matricis unguis*, die vom proximalen Lunularande ab keine Papillen mehr besitzen. Die Oberfläche des Nagelbettes bedeckt ein mehrschichtiges Pflasterepithel, *Stratum germinativum unguis*[2], das von der Substanz des Nagelkörpers sich scharf abgrenzt, in die der Nagelwurzel hingegen allmählich übergeht und hier das Material zur Neubildung des Nagels abgibt (Matrix im engeren Sinne). Die Nagelsubstanz, *Stratum corneum unguis*, besteht aus fest geschichteten, verhornten, kernhaltigen

---

[1] Ursache der weißen Färbung ist wahrscheinlich die fibrilläre Beschaffenheit des Zellprotoplasmas der Keimschicht, die die Blutfarbe des Koriums nicht wie im übrigen Nagelgebiet durchscheinen läßt.

[2] Es wird vielfach auch als untere Schicht der Nagelsubstanz beschrieben.

Zellen. Die untere Fläche des Nagels ist durch Leisten, die den interkristalen Furchen des Nagelbettes entsprechen, die obere meist durch Längsstreifung ausgezeichnet.

Glandulae cutis, Hautdrüsen.

1. *Gl. glomiformes*, Knäueldrüsen. Zu diesen gehören vor allen die Schweißdrüsen, *Gl. sudoriferae*, die in der ganzen Haut, außer an der Eichel und dem inneren Vorhautblatte, verbreitet sind, am zahlreichsten im Handteller und der Fußsohle sowie in der Achselhöhle (hier die größten Formen). Sie sondern unter besonderer nervöser Einwirkung den Schweiß, *Sudor*, sonst aber eine fettige Flüssigkeit ab. Die Schweißdrüse bildet einen unverästelten Schlauch, dessen in der tieferen Koriumschicht oder Tela subcutanea gelegener Drüsenkörper, *Corpus gl. sudoriferae*, knäuelförmig zusammengeballt ist. Der Ausführungsgang, *Ductus sudoriferus*, durchzieht das Corium und Stratum germinativum in schwach gebogenem, das Stratum corneum in spiraligem Verlaufe und mündet mit der noch frei sichtbaren Schweißpore, *Porus sudoriferus*, aus (vgl. hierzu S. 328).

Struktur: Epithel des Drüsenkörpers einschichtig, zylindrisch, des Ausführungsganges 2—3schichtig, kubisch (innerhalb der Epidermis nur von deren Zellen umwandet); zwischen Lamina propria und Epithel außerdem eine Schicht längsgerichteter glatter Muskelfasern. — Zu den Gl. glomiformes gehören noch die einen Riechstoff absondernden Afterdrüsen, *Gl. circumanales*, und die *Gl. ceruminosae* (s. unter Gehörorgan). Die *Gl. ciliares* (*Molli*) des Augenlidrandes stellen eine einfachere Form von Schweißdrüsen dar.

2. *Gl. sebaceae*, Talgdrüsen, haben alveolären Bau, sind überall verbreitet (außer an Handteller und Fußsohle) und kommen vor a) hauptsächlich in Verbindung mit den Haarbälgen (Haarbalgdrüsen), in deren oberen Teil sie einmünden, b) als freie, d. h. nicht mit Haarbälgen zusammenhängende Talgdrüsen an dem roten Lippenrande, der Eichel, dem inneren Vorhautblatte, den kleinen Schamlippen und verschiedenen anderen Orten. Der Ausführungsgang trägt geschichtetes Platten-, der in der oberflächlichen Koriumschicht gelegene Drüsenkörper außen kubisches, innen polyedrisches Epithel. Das Sekret, *Sebum cutaneum*, Hauttalg, entsteht durch Verfettung der Drüsenzellen.

3. *Mamma*, Brustdrüse.

a) Die weibliche Brustdrüse, *Mamma*, bildet eine jederseits zwischen 3. und 6.—7. Rippe liegende Hervorwölbung, deren Form und Größe (besonders durch Fettablagerung bedingt) von Alter, Schwangerschaft und individueller Veranlagung abhängt. Etwas unterhalb ihrer Mitte erhebt sich die Brustwarze, *Papilla mammae*, umgeben von dem kreisförmigen Warzenhof, *Areola mammae*; beide (außer der Warzenspitze) sind heller oder dunkler pigmentiert. Der wesentliche Bestandteil der Mamma, der Drüsenkörper, *Corpus mammae*, setzt sich aus etwa 20 Lappen, *Lobi mammae*, zusammen; jeder von ihnen stellt eine alveolo-tubulöse zusammengesetzte Drüse dar und zerfällt wieder in zahlreiche Unterabteilungen, *Lobuli mammae*. Die Drüsenkanälchen vereinigen sich zu 15—20 Ausführungs- oder Milchgängen, *Ductus lactiferi*. Diese ziehen radiärwärts zur Brustwarze und münden an deren Kuppe mit feinen Poren; eine kurze Strecke zuvor erweitern sie sich zu den sackförmigen *Sinus lactiferi*.

Struktur. Areola und Papille sind ausgezeichnet durch zarte, pigmentreiche Epidermis, hohe Kutispapillen und zahlreiche glatte Muskelfasern (in der Areola radiär und zirkulär, in der Papille vorwiegend zirkulär gerichtet). Ferner besitzen sie große, an der Oberfläche als körnige Vorsprünge sichtbare *Gl. sebaceae*, die Areola außerdem akzessorische, den Lobuli mammae gleichende Milchdrüschen, *Gl. areolares* (*Montgomerii*), die mit den erstgenannten oft gemeinsam ausmünden. — Der Drüsenkörper besteht bei Kindern und älteren Frauen nur aus den Ausführungsgängen und interstitiellem Gewebe; Alveolen fehlen. Diese sind bei der Jungfrau klein, ohne Lumen, und erreichen ihre volle Entwicklung erst bei der Laktation. Sie sowohl als die Ausführungsgänge sind dann erweitert und mit dem Drüsensekret, der Milch, *Lac femininum*, erfüllt.

Die Milch, eine Fettemulsion, besteht aus einer klaren Flüssigkeit, dem Milchserum, und einer großen Menge Fettröpfchen, Milchkügelchen genannt, die mit einer feinen Eiweißhülle überzogen sind. Die vor und einige Tage nach der Geburt abgesonderte Milch, das *Colostrum*, unterscheidet sich von der späteren durch gelbliche Farbe, geringere Menge von Milchkügelchen und das Vorhandensein von kernhaltigen, mit Fettröpfchen erfüllten Zellen, den Kolostrumkörperchen. Letztere sind aus dem benachbarten Bindegewebe durch das Epithel eingewanderte Leukozyten; den Fettgehalt liefern ihnen die (nur einschichtigen) Epithelzellen der Alveolen, die aber bei diesem Vorgange nicht zugrunde gehen. — Nach neueren Forschungen gelten die Brustdrüse und Gl. areolares als Abkömmlinge der Knäuel-, nicht der Talgdrüsen.

b) Die männliche Brustdrüse, *Mamma virilis*, verharrt in der Regel auf der kindlichen Entwicklungsstufe, selten erreicht sie eine der weiblichen ähnliche Form und Größe (Gynäkomastie), wobei sogar Milchsekretion vorkommen kann. Letztere wird auch bei Neugeborenen beobachtet (Hexenmilch). — Lage der männlichen Brustwarze: gewöhnlich vor dem 4. Interkostalraume oder der 5. Rippe, von der Mittellinie etwa 12 cm entfernt.

Mammae accessoriae (*muliebres et viriles*), überzählige Brustdrüsen oder nur Warzenhöfe (mit oder ohne Warze), kommen bei beiden Geschlechtern vor und liegen am häufigsten innerhalb einer der embryonalen Milchleiste entsprechenden, vom lateralen Schlüsselbeinende zur Schambeinfuge ziehenden Linie.

Neurologia.

Nervenlehre.

Das Nervensystem gliedert sich in drei Hauptabteilungen: 1. Das zentrale Nervensystem, *Systema nervorum centrale*, 2. das peripherische Nervensystem, *Systema nervorum periphericum*, 3. das vegetative oder sympathische Nervensystem, *Systema nervorum sympathicum*. Das zentrale Nervensystem besteht wieder aus zwei Hauptteilen: dem in der Schädelhöhle eingeschlossenen Gehirn, *Encephalon*, und dem im Wirbelkanal eingeschlossenen Rückenmark, *Medulla spinalis*.

Das peripherische Nervensystem setzt sich zusammen aus: a) den Nervensträngen, *Nervi*, die aus den Zentralorganen entspringen und unter beständig zunehmender Verästelung (Zerfaserung) mit allen Körperteilen in Verbindung und funktionelle Beziehung treten; b) den Nervenknoten, *Ganglia*, die an bestimmten Stellen zwischen die Nerven eingeschaltet sind. — Jeder Nervenstrang besteht aus einer Anzahl Bündel, jedes Bündel aus einer größeren Menge von Nervenfasern. Die peripherischen Nerven werden nach ihrem Ursprunge unterschieden als Gehirnnerven, *Nn. cerebrales*, deren es 12 Paare, und Rückenmarksnerven, *Nn. spinales*, deren es 31 Paare gibt; insgesamt bezeichnet man sie auch als zerebrospinale Nerven.

Das die vegetativen Funktionen beherrschende sympathische Nervensystem besitzt die gleichen Bestandteile wie das peripherische, jedoch mit dem Unterschiede, daß die Nerven hier vorzugsweise in Geflechten sich ausbreiten, und die Ganglien weit zahlreicher vorhanden und funktionell selbständiger sind. Mit den beiden anderen Systemen steht es durch vielfachen

Faseraustausch in Verbindung. Die sympathischen Nerven verlaufen hauptsächlich in Begleitung der Gefäße oder gemischt mit zerebrospinalen Nerven.

Funktionell, d. h. nach der Leitungsrichtung, sind die gesamten Nerven oder Nervenfasern einzuteilen in:

1. Zentrifugale oder absteigende, die Erregungen vom Zentrum nach der Peripherie leiten:
   a) motorische
   b) sekretorische
   c) trophische
   d) Hemmungsnerven (N. vagus, N. splanchnicus)

2. Zentripetale oder aufsteigende, die Erregungen von der Peripherie nach dem Zentrum leiten:
   a) sensible (Gefühlsnerven)
   b) sensuelle (Sinnesnerven)
   c) reflektorische

3. Interzentrale Verbindungsfasern:
   a) zwischen verschiedenen Gebieten der grauen Substanz der Zentralorgane
   b) zwischen Ganglien.

Die meisten Nerven enthalten auf der größten Strecke ihres Verlaufes zentrifugale und zentripetale Nervenfasern zugleich und heißen deshalb gemischte Nerven. Ungemischt sind nur die aus den Zentralorganen entspringenden Wurzeln der Nervenstämme, ferner in ihrem ganzen Verlaufe die Gehör- und Geruchs- und einige motorische Hirnnerven.

Nervenverbindungen, Anastomosen, existieren zwischen funktionell gleichartigen, zwischen funktionell ungleichartigen und zwischen gemischten Nerven. Sie werden gebildet entweder durch einseitigen Faseraustausch (Anastomosis simplex), wobei der Verbindungsast, *Ramus anastomoticus*, nur dem einen Nerven Fasern abgibt, oder durch doppelseitigen Faseraustausch (Anastomosis mutua), wobei Fasern von beiden Nerven durch den Verbindungsast laufen. Kompliziertere Verbindungen mehrerer Nerven bilden die Nervengeflechte, *Plexus nervorum*. — Als *Rami communicantes* bezeichnet man die Verbindungsäste zwischen den vorderen Ästen der Spinalnerven und dem Grenzstrange des Sympathicus.

Nervenendigungen. Die motorischen Nerven endigen, nachdem sie zuvor Geflechte zwischen den Muskelfasern gebildet haben, a) bei den quergestreiften Muskeln innerhalb der einzelnen Muskelfasern als Fibrillen mit sogen. Endplatten, b) bei den glatten Muskeln an der Außenseite der Muskel fasern als feinste (marklose) Fäserchen (ohne Endapparate?). — Über die Endigungen der sensiblen und sensuellen Nerven s. unter Haut und Sinnesorgane.

Die Ganglien, in funktioneller Hinsicht Zentralorgane zweiter Ordnung (Zwischenstationen), sind graurötliche Knoten von wechselnder Form und Größe (mikroskopisch klein bis zu 3 cm Längsdurchmesser). Ihr wesentlicher Bestandteil sind die Ganglienzellen, die zentralwärts sowohl wie peripherwärts mit Nervenfasern in Verbindung treten. — Einteilung der Ganglien:

1. Die Spinalganglien der hinteren (sensiblen) Wurzeln der Rückenmarksnerven und die spinalartigen Ganglien der sensiblen Hirnnerven,
2. die Grenzganglien im Grenzstrange des Sympathicus,
3. die Astganglien des Sympathicus und der Hirnnerven,
4. die Organganglien des Sympathicus innerhalb einiger Organe.

Schließlich werden als Ganglien auch noch die grauen Kerne des Gehirns bezeichnet (Hirnganglien).

Das Nervengewebe.

Seine Bestandteile sind: 1. die Nervenfasern, 2. die Nerven- oder Ganglienzellen, 3. die Stützsubstanz.

1. Nervenfasern. Sie stellen ausnahmslos direkte Fortsetzungen sowie auch genetische Abkömmlinge der Nervenzellen dar. Den wesentlichen (leitenden) Teil einer jeden Nervenfaser bildet der Achsenzylinder, der aus zahlreichen feinen Fibrillen zusammengesetzt ist.[1] Er wird umhüllt entweder von zwei Scheiden oder von einer Scheide oder aber er ist hüllenlos. Die beiden Scheiden sind: die an Stärke sehr wechselnde Markscheide und die sehr dünne, strukturlose, kernhaltige Schwannsche Scheide oder Neurilemm; die letztere ist bei Vorhandensein beider Scheiden die äußere. Die hiernach sich ergebende Einteilung der Nervenfasern und ihr Vorkommen ist aus folgendem Schema ersichtlich:

---

[1] Von mancher Seite wird die weiche, interfibrilläre Zwischensubstanz (Neuroplasma) als leitend angesehen.

		Vorkommen:
1. Markhaltige = weiße, doppeltkonturierte Nervenfasern	a) mit Neurilemm	Hauptsächlich in den zerebrospinalen, aber auch häufig in den sympathischen Nerven.
	b) ohne Neurilemm	Hauptsächlich in der weißen Substanz der Zentralorgane und im N. opticus, spärlicher in der grauen Substanz der Zentralorgane.
2. Marklose, aber Neurilemm besitzende = graue oder Remaksche Nervenfasern		In den sympathischen Nerven.
3. Hüllenlose Nervenfasern = (nackte) Achsenzylinder		In den Nn. olfactorii sowie als zelluläre Ursprungsstücke (in der grauen Substanz) und als peripherische Enden der Nervenfasern.

Die meisten Nervenfasern besitzen demnach während der größten Strecke ihres Verlaufs 1—2 Hüllen, sind jedoch an den End- und Ursprungsgebieten stets hüllenlos. — Die markhaltigen Fasern sind durch schräge (Lantermansche) Einkerbungen und in etwas größeren Abständen durch sogen. Schnürringe ausgezeichnet; an letzteren fehlt das Mark (Zutritt der Nährflüssigkeit).

2. Nervenzellen. Hauptmerkmale: Der große bläschenförmige Kern (mit großem Kernkörperchen), die körnigen Gebilde (Pigment, Nisslsche Körper) und die Intrazellularkanälchen des Protoplasmas, vor allem aber die Zellenfortsätze und die Fibrillen, welch' letztere sowohl das Protoplasma als auch die Fortsätze, Netze bildend, durchdringen. Die Fortsätze, nach deren Zahl die Zellen als uni-, bi- und multipolare bezeichnet werden, sind zweierlei Art: a) Protoplasmafortsätze oder Dendriten, die ähnlich beschaffen sind wie das Protoplasma, sich sehr zahlreich verästeln und nie in Nervenfasern übergehen, b) Nerven- oder Achsenzylinderfortsätze oder Neuriten, deren es meist nur einen an jeder Zelle gibt; im Gegensatz zu den Dendriten ist dieser homogen oder feinstreifig, glattrandig, dünn, vom Zellkörper schärfer abgesetzt, gibt aber gleichfalls, jedoch spärlichere Äste, sogenannte Kollateralen oder Seitenfibrillen, ab. Nach seinem weiteren Verhalten werden die multipolaren Nervenzellen eingeteilt in:

a) Zellen mit langem Neurit; er geht nach Abgabe von Kollateralen in eine markhaltige Nervenfaser über, deren Achsenzylinder erst an der Peripherie sich in seine Fibrillen auflöst, um ein sogenanntes Endbäumchen zu bilden (Typus I, Typus der motorischen Zelle nach Golgi).

b) Zellen mit kurzem Neurit; er geht nicht in eine Nervenfaser über, sondern löst sich noch innerhalb der grauen Substanz zu einem Endbäumchen auf (Typus II, Typus der sensiblen Zelle nach Golgi).

Nervenzelle nebst Dendriten und Nervenfaser nebst Endbäumchen bilden zusammen eine Nerveneinheit, Neuron. Jeder zwischen Zentrum (z. B. der Großhirnrinde) und Peripherie (z. B. einer Muskelfaser) ausgespannte Leitungsweg setzt sich aus einer Anzahl solcher sich aneinanderreihender Neuronen zusammen. Seine einzelnen Glieder werden bezeichnet als Neuronen I., II. usw. Ordnung und die aus funktionell gleichartigen Neuronen gebildeten Bündel, Faserzüge u. dgl. als Bahnen I., II. usw. Ordnung (zu zählen sind sie in der Leitungsrichtung). Die Verbindung der Neuronen untereinander soll nach der einen Ansicht durch Kontakt, nach der anderen durch Kontinuität stattfinden. 1. Beim Kontakt wird ein Nervenfibrillenfilz, Neuropilem, angenommen, der das Endbäumchen eines Neuron verbinden soll entweder a) mit dem Körper oder den Dendriten der Zelle eines anderen Neuron (Fig. 57 u. 58) oder mehrerer anderer Neuronen, oder b) mit dem Endbäumchen eines anderen Neuron (Fig. 59). 2. Bei der Kontinuität sollen die Fibrillen eines Endbäumchens entweder a) unmittelbar in die eines anderen oder in die Dendriten einer anderen Zelle übergehen (Netzbildung)

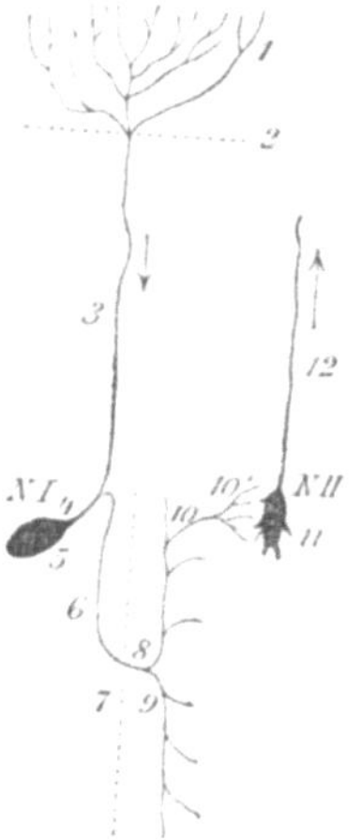

Fig. 57. Sensible Neuronen verschiedener Ordnung, Form 1a (nach Rauber).

NI Neuron I. Ordn.; 1 sein peripherisches Endbäumchen in der Epidermis; 2 Grenze der Epidermis; 3 peripherische zentripetale Faser; 4 gemeinsamer Ast, 5 Körper einer Nervenzelle eines Ganglion spinale; 6 ins Rückenmark eintretende, zentripetale Faser; 7 Grenze des Rückenmarks; 8 und 9 Gabelung der Faser 6 in einen auf- und absteigenden Ast; 10 eine der Kollateralen mit ihrem Endbäumchen 10′; *N II* sensibles Neuron II. Ordnung; 11 Zellkörper; 12 sein Neurit.

oder aber b) ohne weiteres in das Protoplasma einer anderen Zelle eintreten. An diesen Verbindungen nehmen in gleicher Weise auch die Kollateralen teil.

3. Stützsubstanz. Sie wird gebildet in den Zentralorganen aus: a) nur spärlichem, in Begleitung der Blutgefäße ins Innere gelangendem Bindegewebe, b) hauptsächlich aber aus

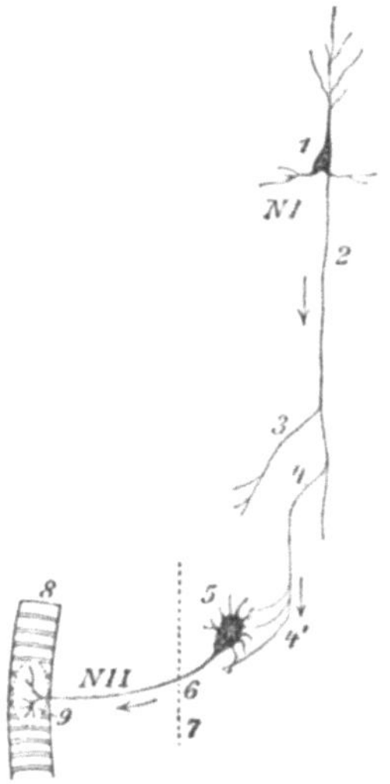

Fig. 58. Motorische Neuronen verschiedener Ordnung, Form 1a (nach Rauber).

N I motorisches Neuron I., *N II* motorisches Neuron II. Ordnung; 1 Zellkörper des ersteren; 2 sein Neurit; 3 und 4 Kollateralen des Neuriten; 4′ Endbäumchen des Neuriten; 5 Zellkörper des Neuron II. Ordnung; 6 sein Neurit; 7 Grenze des Rückenmarks; 8 quergestreifte Muskelfaser; 9 Endbäumchen der motorischen Endplatte.

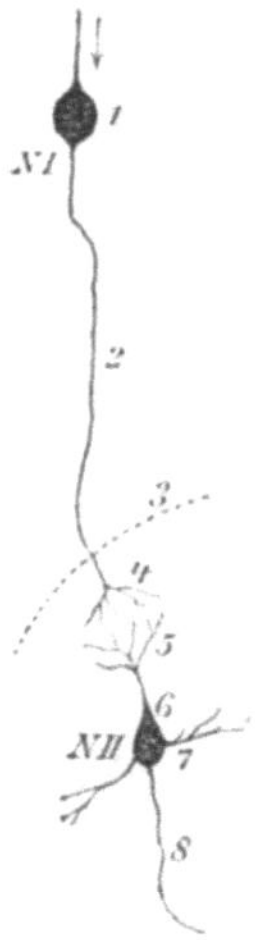

Fig. 59. Sensible Neuronen verschiedener Ordnung, Form 1b (nach Rauber).

N I Neuron I. Ordnung (Riechzelle); 1 sein Zellkörper; 2 sein Neurit; 3 Grenze gegen den Riechlappen; 4 Endbäumchen; 5 Endbäumchen eines Dendritenstämmchens (6) des Neuron II. Ordnung (*N II*); 7 Zellkörper des letzteren; 8 sein Neurit.

der Nervenkittsubstanz, *Neuroglia**, die mit den nervösen Elementen gemeinsamen, also ektodermalen Ursprung hat (vgl. hierzu Entwicklung des Rückenmarks S. 355). Sie besteht aus Gliazellen und Gliafasern; letztere sind Fortsätze der Zellen (vielleicht kommen aber auch freie Fasern vor) und bilden ein Filzwerk, das *Gliopilem**, miteinander. Die Gliazellen sind zu unterscheiden als: a) zylindrische Ependymzellen, die einen einschichtigen Belag der Höhlungen der Zentralorgane (das Ependyma ventriculorum und den zentralen Ependymfaden, vgl. S. 351) bilden, in der Jugend an der freien Oberfläche Härchen besitzen und peripherwärts in einen sehr langen Fortsatz auslaufen; b) Astrocyten, Abkömmlinge der vorigen, spinnenförmig mit zahlreichen Ausläufern, teils langstrahligen (namentlich in der weißen), teils kurzstrahligen (namentlich in der grauen Substanz).

Die Stützsubstanz der Nerven und Ganglien besteht aus Binde- und spärlicherem elastischen Gewebe. Dieses gliedert sich bei den Nerven in: a) die den ganzen Strang einhüllende äußere Scheide, *Epineurium**, b) die jedes einzelne Nervenbündel umgebenden inneren Scheiden, *Perineurium**, c) die von letzteren aus ins Innere eines Nervenbündels dringenden Fortsätze *Endoneurium**, von denen schließlich jede einzelne Nervenfaser eine bindegewebige Umhüllung erhält.

Systema nervorum centrale, **Zentralnervensystem.**

Die beiden Hauptteile des Zentralnervensystems, das Gehirn, *Encephalon*, und das Rückenmark, *Medulla spinalis*, stehen vermittelst des noch dem Gehirn zugehörigen verlängerten Markes, *Medulla oblongata*, in unmittelbarem Zusammenhang; eine scharfe Grenze existiert zwischen ihnen nicht, es gelten aber als solche ventral die kaudalen Bündel der Pyramidenkreuzung, lateral die kranialen vorderen Wurzelbündel des 1. Zervikalnerven. An ihrer Oberfläche werden die Zentralorgane von drei verschiedenen Hüllen, *Meninges*, überzogen, von denen die innerste, die *Pia mater*, als Gefäßhaut innigere Beziehungen zu jenen hat. Außer diesen trägt eine reichliche Menge Lymphe, die sich zwischen ihnen befindet, dazu bei, den zwischen den Zentralorganen und den knöchernen Wänden übrigbleibenden Raum auszufüllen.

An Schnitten der Hirn- und Rückenmarksmasse ist noch makroskopisch zu unterscheiden: die weiße Substanz, *Substantia alba*, und die graue Substanz, *Substantia grisea*. Abgesehen von der beide Substanzen durchsetzenden Neuroglia besteht die weiße Substanz lediglich aus markhaltigen Nervenfasern; die Bestandteile der grauen sind vor allem Nervenzellen, ferner markhaltige und marklose Nervenfasern und Nervenfibrillen

(Neuropilem), jedoch sind die markhaltigen Nervenfasern hier viel spärlicher und nicht so regelmäßig angeordnet wie in der weißen Substanz.

Medulla spinalis, Rückenmark.

Äußere Form.

Das Rückenmark ist ein fingerdicker, zylindrischer, dorsoventral abgeplatteter Strang; beginnt in der Höhe des oberen Atlasrandes und endet am 1. oder 2. Lendenwirbel kegelförmig zugespitzt mit dem *Conus medullaris*. Aus letzterem setzt sich noch eine fadenförmige Verlängerung, das *Filum terminale*, bis zur hinteren Steißbeinfläche fort. Der Gliederung der Wirbelsäule entsprechend (also rein topographisch) unterscheidet man am Rückenmark eine *Pars cervicalis*, Halsmark, *Pars thoracalis*, Brustmark, und *Pars lumbalis*, Lendenmark.[1] Die erstere und die letztere Abteilung besitzen je eine spindelförmige Anschwellung, *Intumescentia cervicalis* und *Intumescentia lumbalis*, die dem Ursprunge der Nervenstämme der oberen und unteren Extremitäten entsprechen. Das Maximum der Halsanschwellung liegt am 5. bis 6. Halswirbel, das der Lendenanschwellung am 12. Brustwirbel.

Das Rückenmark besteht aus zwei symmetrischen Hälften, die der ganzen Länge nach durch eine mittlere Kommissur verbunden sind. Sie werden getrennt: ventral durch die tiefe, von einem Fortsatz der Pia mater ausgekleidete *Fissura mediana anterior*, dorsal dagegen durch ein mit der inneren Rückenmarkssubstanz selbst verschmolzenes Gliaseptum (nicht Piaseptum!), während an der dorsalen Oberfläche nur ein schwach ausgebildeter, nicht kontinuierlicher *Sulcus medianus posterior* der ventralen Medianspalte entspricht.

An den Seitenteilen des vorderen und des hinteren Umfanges jeder Rückenmarkshälfte entspringen die 31 Spinalnerven mit je einer vorderen und hinteren Wurzel, *Radix anterior* und *Radix posterior*. Den beiden Längsreihen der Austrittsstellen dieser Wurzeln (Wurzellinien) entspricht ventral der *Sulcus*

[1] Weniger zweckmäßig ist es, diese Einteilung auf die Nervenursprünge zu stützen, wobei das Halsmark dem Ursprungsgebiete der Zervikalnerven, das Brustmark dem Ursprungsgebiete der Thorakalnerven usw. entsprechen würde.

lateralis anterior, dorsal der *Sulcus lateralis posterior*, jedoch wird erstere Furche nur künstlich durch Ausreißen der vorderen Wurzeln hervorgerufen.

Die genannten Furchen geben an der Rückenmarksoberfläche die Grenzen zwischen den später näher zu beschreibenden Rückenmarkssträngen, *Funiculi medullae spinalis*, an. Es liegen jederseits:

1. zwischen Fissura mediana ant. und Sulcus lateralis ant. der Vorderstrang, *Funiculus anterior*,
2. zwischen Sulcus lateralis ant. und Sulcus lateralis post. der Seitenstrang, *Funiculus lateralis*,
3. zwischen Sulcus lateralis post. und Sulcus medianus post. der Hinterstrang, *Funiculus posterior*.

Die Scheidung des Vorderstrangs und des Hinterstrangs in je zwei Unterabteilungen wird durch den *Sulcus intermedius anterior* (unbeständig) und *Sulcus intermedius posterior* bezeichnet; beide Furchen finden sich nur vom oberen Teile der Pars thoracalis an aufwärts.

Sectiones medullae spinalis.

Anordnung der grauen und weißen Substanz.

Die graue Substanz hat zentrale Lage und wird von der weißen Substanz (den Rückenmarkssträngen) als sogenanntem Markmantel rings umschlossen. Auf Querschnitten zeigt sie annähernd die Form eines H, an dem man jederseits ein Vorderhorn und Hinterhorn, sowie den unpaaren mittleren Verbindungsteil, die *Substantia grisea centralis*, unterscheidet. Das zwischen Vorder- und Hinterhorn der gleichen Seite befindliche Gebiet heißt Zwischenteil. Plastisch stellt die graue Substanz einen die Länge des Rückenmarks durchziehenden vierkantigen Strang dar, der an der ventralen und dorsalen Seite je eine starke, an den lateralen Seiten je eine schwächere, rinnenförmige Einbuchtung (Seitenstrangwinkel) besitzt. Die Kanten werden als graue Säulen, *Columnae griseae*, bezeichnet, und zwar die dem Vorderhorn entsprechende als Vordersäule, *Columna anterior*, die dem Hinterhorn entsprechende als Hintersäule, *Columna posterior*. Die breite Vordersäule übertrifft an Masse die schmale Hintersäule. An letzterer unterscheidet man den ventralen eingeschnürten Ursprungsteil als Hinterhornhals, *Cervix columnae posterioris*, und das dorsale, bis zum Sulcus lat. post. reichende, zugespitzte Ende als Hinterhornspitze, *Apex columnae posterioris*. An der lateralen Seite des

Hinterhornhalses liegt ein aus der grauen Masse in den Seitenstrangwinkel sich fortsetzendes, maschenförmiges Gebilde, die *Formatio reticularis*, deren Lücken weiße Substanz (Seitenstrangfasern) umschließen. Sie wird ventralwärts von einem aus dem dorsalen Teil der Vordersäule hervorgehenden, lateralen Vorsprung begrenzt; dieser heißt Seitensäule, *Columna lateralis*, und ist namentlich im oberen Brustmark ausgeprägt (Fig. 63). Die *Substantia grisea centralis* wird von dem in der Medianlinie verlaufenden *Canalis centralis* durchzogen. Die ventral und dorsal von ihm liegende graue Masse wird als vordere graue und hintere graue Brücke, *Commissura anterior grisea* und *Commissura posterior* (grisea) bezeichnet. Vor der vorderen grauen liegt außerdem noch eine an die Fissura mediana ant. grenzende, schmale Brücke weißer Substanz, *Commissura anterior alba*. Der Zentralkanal hat ein an Form und Weite (durchschnittlich 0,1 mm) wechselndes Lumen, ist oft streckenweise oder ganz geschlossen. Im Conus medullaris erweitert er sich nahe der dorsalen Oberfläche zum *Ventriculus terminalis* und endet darauf verengert im Anfangsteile des Filum terminale.

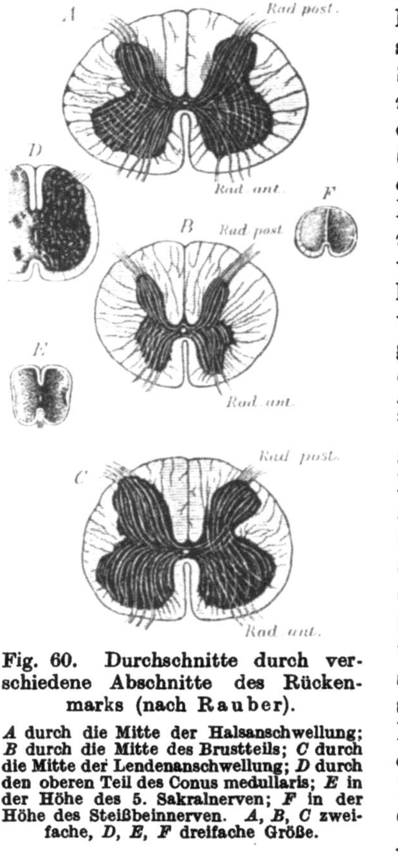

Fig. 60. Durchschnitte durch verschiedene Abschnitte des Rückenmarks (nach Rauber).

A durch die Mitte der Halsanschwellung; *B* durch die Mitte des Brustteils; *C* durch die Mitte der Lendenanschwellung; *D* durch den oberen Teil des Conus medullaris; *E* in der Höhe des 5. Sakralnerven; *F* in der Höhe des Steißbeinnerven. *A*, *B*, *C* zweifache, *D*, *E*, *F* dreifache Größe.

Die graue Substanz ist an den Ursprungsgebieten der Extremitätennerven, also Hals- und Lendenanschwellung, bedeutend massiger entwickelt als an den übrigen Rückenmarksteilen; auch die Gestalt der Säulen wechselt entsprechend diesem Verhalten (Fig. 60). Was die weiße Substanz anbetrifft, so sind die Vorder- und Hinterstränge, welche die vorderen und hinteren Nervenwurzeln aufnehmen, gleichfalls an der Hals- und Lendenanschwellung stärker als in den übrigen Bezirken entwickelt, die Seitenstränge dagegen wachsen kranialwärts gleichmäßig an. Am Conus medullaris bildet die weiße Substanz nur eine dünne Deckschicht um die graue Substanz.

Leitungsbahnen (Fasersysteme).

Einteilung: 1. Lange Leitungsbahnen, in verschiedener Länge innerhalb der Rückenmarkstränge bis zum Gehirn sich erstreckend. 2. Kurze Leitungsbahnen: a) aus Verbindungsfasern zwischen einzelnen Rückenmarksgebieten einer oder beider Seiten bestehend; b) vordere und z. T. hintere Wurzelfasern. In funktioneller Beziehung können sowohl lange wie kurze Bahnen aufsteigender oder absteigender Art sein. — Die wichtigsten Leitungsbahnen sind folgende (Fig. 61 und 63):

A. Im *Funiculus anterior*:

1. *Fasciculus cerebrospinalis anterior* (*pyramidalis ant.*), Großhirnvorderstrang oder Pyramidenvorderstrang (lange, absteigende B.), bildet einen schmalen Bezirk neben der Fissura mediana ant. und reicht nur bis zum mittleren Brustmark; setzt sich kaudalwärts ungekreuzt aus dem lateralen Teile der Pyramide der Medulla oblong. fort und endigt unter beständiger Abnahme in der Vordersäule. Kreuzung seiner Fasern innerhalb der Commissura ant. alba zweifelhaft.

2. *Fasciculus longitudinalis medialis* (lange auf- und absteigende B.), ein kleiner Bezirk, dicht hinter dem vorigen Faszikel (vgl. S. 370).

3. *Fasciculus anterior proprius* (*Flechsigi*), Vorderstranggrundbündel oder -rest (lange, aufsteigende und kurze B.), bildet den größeren lateralen Teil des Vorderstrangs, enthält vordere Wurzelfasern, Verbindungsfasern zwischen Rückenmarkssegmenten und aus der entgegengesetzten Hintersäule stammende Fasern. Dieser Strang und das nächst angrenzende Gebiet des Seitenstrangs werden auch unter dem Namen Vorderseitenstrangrest als gemeinsamer Strang zusammengefaßt (vgl. B, 7).

4. *Tractus vestibulospinalis** (lange, absteigende B.), oberflächlich, ventral vom vorigen gelegen, entspringt im Deitersschen Kern (s. S. 412).

B. Im *Funiculus lateralis*:

1. *Fasciculus cerebrospinalis lateralis* (*pyramidalis lat.*), Großhirnseitenstrang oder Pyramidenseitenstrang (lange, absteigende B.), verläuft im dorsalen Abschnitt des Seitenstrangs, beständig abnehmend, bis zum Conus medullaris, wird lateral bedeckt vom Kleinhirnseitenstrang, tritt aber im oberen Hals- und im Lendenmarke an die Oberfläche. Er bildet die Fortsetzung des medialen Teiles der Pyramide der Medulla oblong., und zwar derjenigen der anderen Seite (Pyramidenkreuzung); endigt wie der Großhirnvorderstrang in der Vordersäule. Beide Großhirnstränge haben ihren Ursprung in der oberen Hälfte des

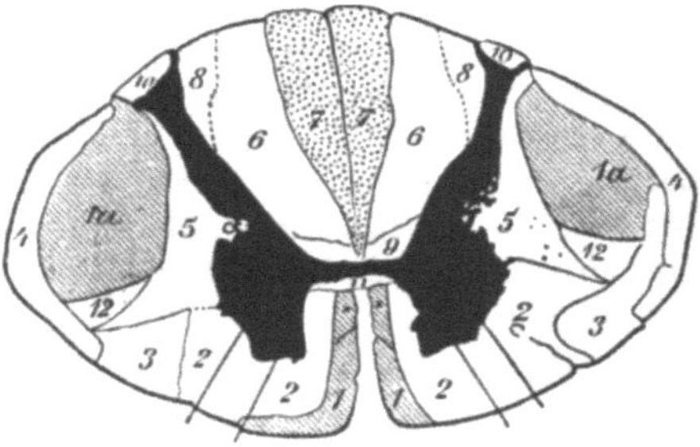

Fig. 61. Schematische Darstellung der Fasersysteme des Rückenmarkes (Halsmarkes) (nach Edinger), mit einigen Ergänzungen.

1a Großhirnseitenstrang; 1 Großhirnvorderstrang; 2 Vorderseitenstrangrest; 3 Fascicul. anterolateralis superfic. + Tract. tectospinalis*; 4 Kleinhirnseitenstrang; 5 seitliche Grenzschicht der grauen Substanz; 6 Keilstrang; 7 zarter Strang; 8 Wurzeleintrittszone; 9 ventrales Feld des Hinterstrangs (aus Hinterstrangzellen stammende Neuriten enthaltend); 10 Randzone an der Spitze der Hintersäule; 11 Commissura anterior alba; 12 Tract. rubrospinalis*; × Fascicul. longitud. medialis.

Gyrus central. ant., dem benachbarten Gebiet der Stirnwindungen und dem Parazentralläppchen.

2. *Fasciculus cerebellospinalis*, Kleinhirnseitenstrang (lange, ab- und aufsteigende B.), liegt an der Peripherie des dorsalen Abschnittes des Seitenstrangs, lateral vom Großhirnseitenstrang, erstreckt sich nur durch Hals- und Brustmark. Seine Fasern kommen aus der Clarkeschen Säule (s. S. 349) und gelangen durch das Corpus restiforme hindurch ins Kleinhirn.

3. *Fasciculus anterolateralis superficialis* (*Gowersi*), Gowerssches Bündel (lange, ab- und aufsteigende B.), liegt an der Peripherie des ventralen Abschnittes des Seitenstrangs und erstreckt sich, kranialwärts zunehmend, durch das ganze Rücken-

mark. Die Mehrzahl seiner Fasern zieht bis in die Brückenhaube und von da rückwärts mit dem Brachium conjunctivum ins Kleinhirn. Ursprung der Fasern im Zwischenteile der grauen Säulen und im mittleren Teile der Vordersäule.

4. *Tractus rubrospinalis* (*Monakow*)* (absteigende B.), liegt ventral vom Großhirnseitenstrang, entspringt im Nucleus ruber.

5. *Tractus tectospinalis** (absteigende B.) und

6. *Tractus spinoolivaris* (*Bechterew*)* (ab- und aufsteigende B.) grenzen dicht an das Gowerssche Bündel; ersterer zieht von den Vierhügeln, letzterer vom Nucleus olivaris inf. ab kaudalwärts.

7. *Fasciculus lateralis proprius* (*Flechsigi*), Seitenstrangrest- oder -grundbündel oder seitliche Grenzschicht der grauen Substanz (hauptsächlich kurze B.), nimmt den noch übrig bleibenden Teil des Seitenstrangs ein und geht ventral ohne Grenze in den Vorderseitenstrangrest über. Verbindungsfasern zwischen Rückenmarkssegmenten und hinteren Wurzelfasern.

C. Im *Funiculus posterior* (aufsteigende B.):

1. *Fasciculus gracilis* (*Golli*), zarter Strang, im medialen,

2. *Fasciculus cuneatus* (*Burdachi*), Keilstrang, im lateralen Gebiet gelegen. Ihre Fasern entstammen fast sämtlich den hinteren Wurzeln, ziehen zum größten Teil aufwärts bis zu den Hinterstrangkernen der Medulla oblong., schlagen aber auch vielfach andere Wege ein (vgl. S. 354).

Soweit die hinteren Wurzeln in den Hinterstrang eintreten, liegt jede von ihnen zunächst neben der Hinterhornspitze, in der lateralen Wand des Hinterstrangs (Wurzeleintrittszone), wird aber alsbald durch die jedesmal nach ihr eintretende Wurzel medianwärts gedrängt. Je weiter kaudal also die Wurzeln eintreten, desto mehr mediale Lage erreichen ihre Fasern kranialwärts; im Halsmark befinden sich daher die aus den unteren Extremitäten stammenden Fasern im zarten Strange.

Nervenzellen und Neuroglia.

1. Die Nervenzellen, sämtlich multipolar, liegen teils in Gruppen, teils zerstreut. Gruppen großer Zellen finden sich in der Vordersäule und in der sogenannten Clarkeschen Säule, *Nucleus dorsalis* (*Clarkii*), die sich an der medialen Seite des Ursprungteiles der Hintersäule durch Brust- und oberes Lendenmark erstreckt. Näheres über die Zellengruppierung zeigt Fig. 62. — Die wichtigste Einteilung der Nervenzellen gründet sich auf den Verlauf des Neuriten, wonach man folgende Gruppen, in die zweckmäßig die Spinalganglienzellen mit eingeordnet werden, unterscheidet:

a) Strangzellen (Typus I nach Golgi): Sie senden ihren Neuriten entweder: 1. zu den Vorder- und Seiten-, seltener Hintersträngen der gleichen Rückenmarkshälfte oder 2. nach Durchschreitung der vorderen Kommissur zum Vorder- und Seitenstrang der anderen Rückenmarkshälfte (Kommissurenzellen). Erstere liegen hauptsächlich im Zwischenteile der grauen Säulen und in der Clarkeschen Säule, letztere im medialen Teile der Vordersäule.

b) Nervenwurzelzellen: 1. Vordere oder motorische (Typus I nach Golgi), sehr groß und reich verästelt, liegen in

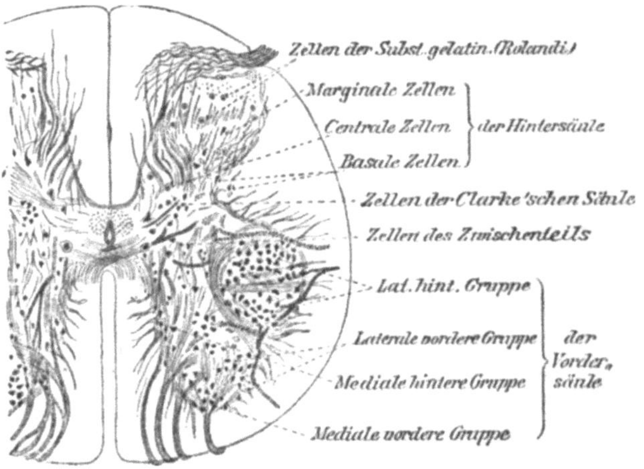

Fig. 62. Gruppierung der Nervenzellen im kaudalen Teile der Halsanschwellung (nach Waldeyer und Edinger).

den Vordersäulen und senden ihren Neuriten in die vorderen Nervenwurzeln. 2. Hintere Nervenwurzelzellen = Spinalganglienzellen, pseudo-unipolar mit einem Neuriten, der sich alsbald in einen zentralen und peripherischen Fortsatz teilt; die zentralen Fortsätze bilden zusammen die ins Rückenmark eindringenden hinteren Wurzeln (vgl. S. 355).

c) Golgische Zellen des II. Typus, zum größten Teil in den Hintersäulen, einige (Kommissurenzellen) seitlich vom Zentralkanal liegend.

2. Neuroglia. a) Ependymzellen, vgl. S. 343.

Die Ependymfasern sind an der Mittellinie dichter gruppiert und ziehen hier als ventraler Ependymkeil bis zur Fissura mediana ant., als dorsaler Ependymkeil (hinteres Medianseptum) zum Sulcus median. posterior. — Unter zentralem Ependymfaden (R. Virchow) versteht man den gesamten Ependymzellenkörperbelag des Zentralkanals nebst einem unmittelbar angrenzenden konzentrischen Kranz von Astrozytenausläufern der Subst. grisea centralis.

b) Neuroglia der grauen Substanz: Ungleiche Ausbildung in den einzelnen Gegenden, reichliche Anhäufung in der *Substantia grisea centralis* (s. S. 385), der durchscheinenden (makroskopisch erkennbaren) *Substantia gelatinosa* (*Rolandi*) und der schwammartigen *Zona spongiosa**; letztere liegt nahe der Hinterhornspitze, und die Subst. gelatinosa unmittelbar vor der Zona spongiosa.

c) Neuroglia der weißen Substanz, besteht aus: 1. einer die Oberfläche des Markmantels umziehenden Gliahülle (Rindenschicht), die an die Pia mater grenzt; 2. größeren und kleineren Gliasepten, die von jener aus die weiße Substanz in der Richtung auf die grauen Säulen hin durchdringen; 3. der zwischen den einzelnen Nervenfasern lagernden Gliamasse, die mit den Septen zusammenhängt.

Die Wurzeln der Spinalnerven.

Jeder Spinalnerv ist ein gemischter Nerv. Er besitzt eine vordere, wesentlich motorische Wurzel, *Radix anterior*, und eine hintere, wesentlich sensible Wurzel, *Radix posterior*.[1] Unmittelbar vor der Vereinigungsstelle beider Wurzeln schwillt die hintere zu dem *Ganglion spinale* an, das bereits außerhalb des Duralsackes im Foramen intervertebrale gelegen ist. Jede Wurzel besteht aus einer wechselnden Anzahl Wurzelfäden, *Fila radicularia*, die nach jenem Foramen hin konvergieren. Von den Wurzellinien (vgl. S. 344) verläuft die hintere annähernd gerade, die vordere dagegen geschlängelt. An Stärke übertreffen die hinteren Wurzeln im allgemeinen die vorderen; die stärksten Wurzeln (sowohl vordere wie hintere) finden sich an der Hals- und Lendenanschwellung. Die Länge der Wurzeln nimmt kaudalwärts zu, zugleich wird die anfangs quere Verlaufsrichtung zunehmend schräg, zuletzt senkrecht. Die kaudalsten Wurzeln, das sind die der Lumbal- und Sakralnerven, bilden mitsamt dem Filum terminale ein als *Cauda equina*, Pferdeschweif, be-

---

[1] In der vorderen, wahrscheinlich aber auch in der hinteren Wurzel finden sich auch sympathische Fasern vor.

zeichnetes Büschel, das den vom Rückenmark frei bleibenden Endabschnitt des Wirbelkanals ausfüllt.

Nach der Anzahl der Spinalnerven läßt sich das Rückenmark künstlich in 31 **Segmente** oder Querstücke zerlegen, deren jedes dem Ursprungsgebiete **eines** Paares vorderer und hinterer Wurzeln entspricht. Der intersegmentale Trennungsschnitt führt übrigens nicht durch **eine** Ebene, weil die Grenzen der betreffenden Wurzeln nicht genau in gleicher Höhe liegen. Die

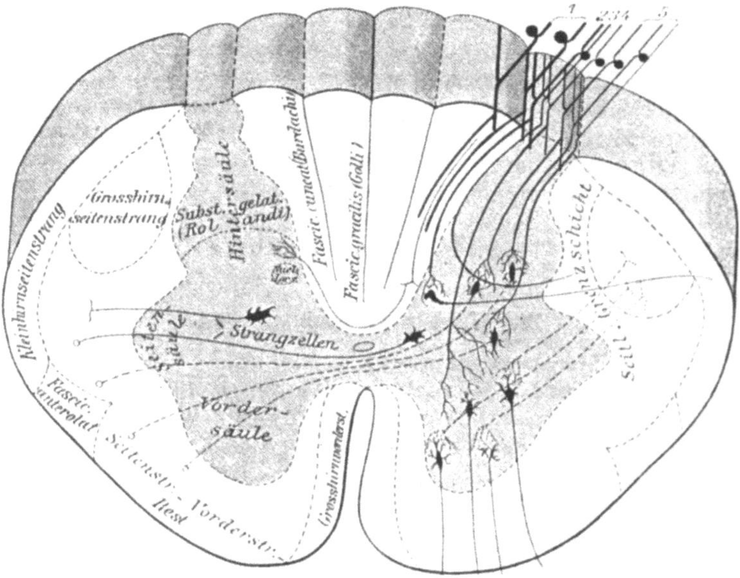

Fig. 63. Schema eines Rückenmarksquerschnittes, in das der zentrale Verlauf einiger wichtiger Züge eingezeichnet ist. Neuriten der Bahnen I. Ordn. und der vorderen Wurzel ausgezogen, die übrigen punktiert (nach Edinger).

längsten Segmente finden sich im Brustmarke, die kürzesten in den Anschwellungen und am Conus medullaris. Die verschiedene Länge erklärt sich durch ungleiches Längenwachstum der einzelnen Rückenmarksabschnitte.

Zusammenhang der Wurzeln mit der Rückenmarksubstanz und ihre Beziehungen zum Gehirn (Fig. 63, 64, 65):

a) Die **vordere (motorische) Wurzel** entsteht aus den Neuriten der **Wurzelzellen** der gleichseitigen **Vordersäule** und durchdringt, ohne Fasern abzugeben, den Vorderstrang (Bahnen II. Ordn.). Dieselben Wurzelzellen werden von End-

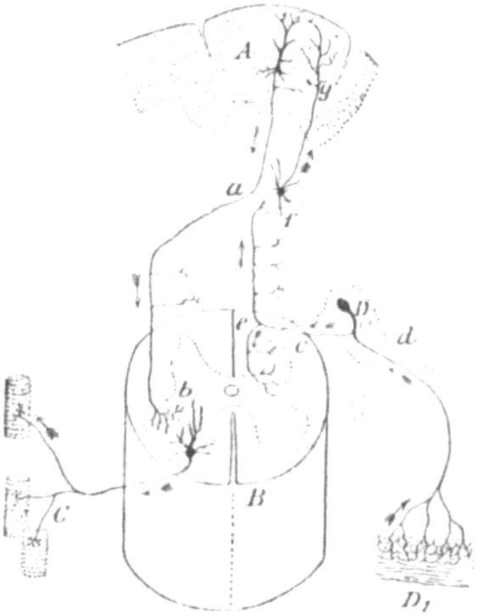

Fig. 64.

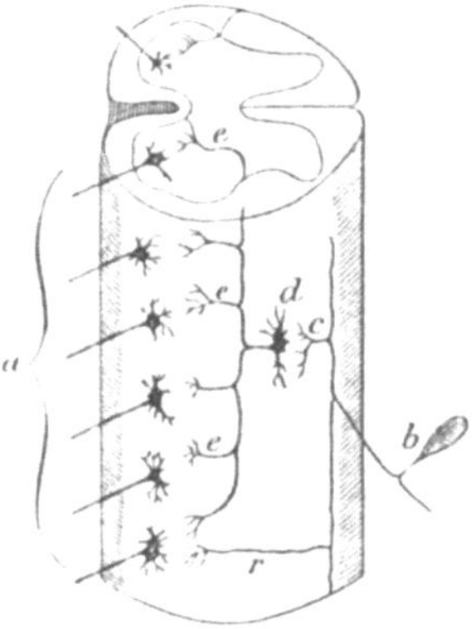

Fig. 65.

Fig. 64. Schema über den Verlauf der sensiblen Reize und der motorischen Impulse (nach Rauber): Der motorische Impuls zieht im Achsenzylinder (*a*) einer Pyramidenzelle der Endhirnrinde (*A*) hinunter, teilt sich bei *b* einer Zelle der Vordersäule mit, deren Achsenzylinder verschiedene Muskelfasern (*C*) innerviert. Der sensible Reiz kommt von der Peripherie des Körpers (Haut, D_1), gelangt durch das Spinalganglion (*D*) und weiter durch die hintere Wurzel (*c*) ins Rückenmark (*B*) und dringt durch den aufsteigenden Ast von der Stelle der Bifurkation (*e*) an bis in den Hinterstrangkern (*f*), wo eine neue Zelle wahrscheinlich diese Erregung durch ihren Achsenzylinder bis zum Endhirn (*g*) fortpflanzt, der hier in der Rinde durch seine Endverzweigungen mit den Dendriten der Pyramidenzellen in Kontakt tritt. *d* = Vereinigungsstelle der vorderen und hinteren Wurzel.

Fig. 65. Schema der indirekten Reflexbahn mit Beifügung einer direkten Reflexkollaterale (nach v. Kölliker, Lenhossék und Rauber). *a* motorische Zellen und Wurzelfasern; *b* Spinalganglienzelle, Hinterwurzelfaser mit Bifurkation und auch absteigender Stammfaser; *c* eine sensible Kollaterale; *d* Strangzelle mit T-förmigem geteilten Nervenfaserfortsatze; *e* dessen Kollateralen, die zu den motorischen Zellen Beziehungen eingehen; *r* Reflexkollaterale des direkten Reflexbogens.

bäumchen umfaßt, deren Neuriten aus dem Großhirnvorder- und Großhirnseitenstrang der gleichen Seite stammen und ihren

Ursprung in den Pyramidenzellen der Endhirnrinde beider Seiten (Pyramidenkreuzung!) haben (Bahnen I. Ordn.).

b) Die hintere (sensible) Wurzel. Ihr Ursprungskern ist das Spinalganglion, aus deren pseudo-unipolaren Zellen die Wurzelfasern als zentrale Ausläufer hervorgehen. Nach ihrem Eintritt in das Rückenmark teilen sich sämtliche Fasern zunächst in je einen auf- und absteigenden Ast und geben sodann sehr zahlreiche Kollateralen ab. Im übrigen gliedern sich die Fasern in eine laterale und mediale Abteilung. Die laterale tritt in die Spitze der Hintersäule (Randzone), die mediale dicht daneben in den Hinterstrang (Wurzeleintrittszone) ein (s. auch Fig. 61). Hinsichtlich des weiteren Verlaufes der Fasern unterscheiden wir mit Edinger folgende fünf Gruppen (in mediallateraler Reihenfolge), von denen die drei ersteren zur medialen, die zwei letzteren zur lateralen Abteilung gehören:

1. Direkt in den Hinterstrang gelangende, hirnwärts ziehende Fasern, die zum größten Teil in den Hinterstrangkernen (vgl. S. 349 und 367), zum kleineren Teil (mit dem Corpus restiforme) im Kleinhirn endigen.

2. Zur Clarkeschen Säule ziehende und an deren Zellen mit Endbäumchen sich auflösende Fasern; an diese knüpfen sich als Bahnen II. Ordnung Fasern des Kleinhirnseitenstrangs.

3. Ventral von der Subst. gelatinosa die Hintersäule durchquerende und in die seitliche Grenzschicht gelangende Fasern.

4. Durch die Hintersäule hindurch zur Vordersäule ziehende Fasern, die an den vorderen Wurzelzellen mit Endbäumchen sich aufsplittern: direkte Reflexbahnen.

Außer direkten gibt es noch indirekte Reflexbahnen. Diese werden gebildet durch Einschaltung eines weiteren Neuron zwischen das sensible und motorische Neuron (s. Fig. 65).

5. Um die Zellen der Hintersäule und des Zwischenteils sich aufsplitternde Fasern; diesen schließen sich als Bahnen II. Ordnung Fasern an, die durch die vordere Kommissur in den Vorderseitenstrangrest der entgegengesetzten Seite gelangen und von hier aus hirnwärts ziehen (vgl. mediale Schleife, S. 405).

Entwickelungsgeschichtliches.

Die erste Anlage des Zentralnervensystems ist die vor dem Primitivstreifen entstehende, später bis zum Kaudalende sich erstreckende Medullarplatte. Sie bildet eine verdickte Schicht des Ektoderms und ist entlang der embryonalen Längsachse rinnenförmig ausgehöhlt (Medullarrinne). An den beiden seitlichen Grenzen der Medullarplatte sondert sich je ein strangförmiges Gebilde, die Ganglienleiste, ab; aus dieser entstehen später die Spinalganglien und die spinalartigen Hirnnervenganglien und weiterhin die sympathischen Ganglien. Die Medullarplatte schließt sich durch Vereinigung der die Rinne begrenzenden Ränder zum Medullarrohr. Aus dessen Kopfteile (Hirnrohr) entwickelt sich das Gehirn, aus dem übrigen Teile (Spinalrohr) das Rückenmark. Der vom Medullarrohre umschlossene Kanal wird zu den Hirnventrikeln und zum Zentralkanal.

Am Rückenmark sind die weiteren Entwickelungsvorgänge folgende: Während die ventrale und dorsale Wand des Medullarrohrs dünne Schichten bleiben, verdicken sich die beiden Seitenwände wesentlich (bilaterale Anlage des Rückenmarks) und zwar in ihrer ventralen Abteilung zunächst stärker als in ihrer dorsalen. Aus ersterer bildet sich die graue Vordersäule, aus letzterer die graue Hintersäule, aus den mittleren Verbindungsteilen entstehen die grauen Kommissuren. Hierbei (wie auch bei der Gehirnentwickelung) sind histogenetisch zwei Zellenarten zu unterscheiden: die Spongioblasten, aus denen die Neuroglia, und die Neuroblasten oder Keimzellen, aus denen die Nervenzellen hervorgehen. Unentschieden ist noch, ob bei der Entstehung der Neuroglia von außen eindringendes mesodermales Gewebe beteiligt ist. — Die Nervenfasern sprossen als Fortsätze (Wachstumskegel) direkt aus den Nervenzellen des Rückenmarks hervor: so entstehen nach Ursprungsort und Wachstumsrichtung die (peripherwärts wachsenden) vorderen Wurzeln, die vordere weiße Kommissur und die Rückenmarksstränge, nicht dagegen die hinteren Wurzeln. Diese wachsen nämlich aus den Spinalganglien in das Rückenmark hinein, und zwar als zentrale Fortsätze der Ganglienzellen, während aus den peripherischen Fortsätzen der letzteren die sensiblen Fasern der peripherischen Nerven hervorwachsen. Die zellulären Ursprungsstücke beider Fortsätze verschmelzen späterhin bei jeder Zelle miteinander, hierdurch entsteht eine sogenannte T-Faser und die bipolare Zelle wird zu einer pseudo-unipolaren. — Das Rückenmark füllt anfangs den Wirbelkanal völlig aus, bleibt aber später im Längenwachstum gegen die Wirbelsäule zurück; hieraus erklärt sich die am ausgebildeten Rückenmarke kaudalwärts zunehmende Länge der Spinalnervenwurzeln.

Encephalon, Gehirn.

Entwickelungsgeschichtliche Vorbemerkungen.

Da sich die Einteilung des Gehirns auf seine Entwickelungsgeschichte stützt, müssen wir von den wesentlichsten Punkten der letzteren eine kurze Schilderung vorausschicken.

Das Hirnrohr (s. oben) gliedert sich in drei hintereinander liegende, bläschenförmige Abteilungen: vorderes, mittleres und hinteres Hirnbläschen (primäre Hirnbläschen). Aus dem vorderen Hirnbläschen sprossen seitwärts die primären Augenbläschen hervor (vgl. S. 301). Sein vorderer (zwischen den Augenbläschen liegender) Teil dagegen wächst nach vorn zu einer neuen Hirnabteilung, dem Endhirne (sekundären Vorderhirne) aus, von dem nunmehr der hintere (mit den Augenbläschen zusammenhängende) Teil als Zwischenhirn unterschieden wird. Das hintere Hirnbläschen gliedert sich gleichfalls in eine vordere und hintere Abteilung: das Hinterhirn und Nachhirn. Letzteres setzt sich kaudalwärts in das Spinalrohr (Rückenmark) fort. Den engeren Übergangsteil des Hinterhirns zu dem ungeteilt bleibenden Mittelhirn (mittleren Hirnbläschen) bildet die sogenannte Hirnenge, *Isthmus rhombencephali*. — Aus den drei ursprünglichen Hirnabteilungen sind also sechs hervorgegangen, die man auch als Hirnringe bezeichnet, und die ihren anfänglich noch bläschenförmigen Zustand später durch Wandverdickungen verlieren:

I.	Nachhirn, *Myelencephalon*	Hinteres Hirnbläschen
II.	Hinterhirn, *Metencephalon*	
III.	Hirnenge, *Isthmus rhombencephali*	
IV.	Mittelhirn, *Mesencephalon*	Mittleres Hirnbläschen
V.	Zwischenhirn, *Diencephalon*	Vorderes Hirnbläschen.
VI.	Endhirn, *Telencephalon*	

Während dieser Vorgänge bilden sich an dem anfangs gestreckten Hirnrohre drei Krümmungen aus: 1. die dorsal-konvexe Scheitelkrümmung, deren Kuppe dem Mittelhirn, 2. die ventral-konvexe Brückenkrümmung, deren Kuppe der späteren Brücke entspricht, 3. die dorsal-konvexe Nackenkrümmung am Übergange vom Nachhirn zum Spinalrohre.

Die weitere Ausbildung der einzelnen Hirnabteilungen ist sehr ungleichmäßig. Hier sei nur hervorgehoben, daß das Endhirn sich in zwei Hemisphären gliedert, die eine derartige Größenentwickelung erreichen, daß sie schließlich alle übrigen Hirnteile (außer an der ventralen Seite) völlig überlagern. Auch das aus der dorsalen Wand des Hinterhirnes hervorgehende Kleinhirn ist durch größeres Wachstum ausgezeichnet.

Der ursprünglich einheitliche Hohlraum des Hirnrohres sondert sich in mehrere als Hirnventrikel bezeichnete Abteilungen, nämlich: einen unpaaren hinteren, vom Nach- und Hinterhirn umschlossenen, *Ventriculus quartus*, einen unpaaren vorderen, im Zwischenhirn gelegenen, *Ventriculus tertius*, einen paarigen seitlichen, in jeder Endhirnhemisphäre eingeschlossenen, *Ventriculus lateralis* (I und II). Die beiden unpaaren Ventrikel werden durch einen das Mittelhirn durchsetzenden engen Kanal, *Aquaeductus cerebri* (*Sylvii*), verbunden. Die anfangs weite

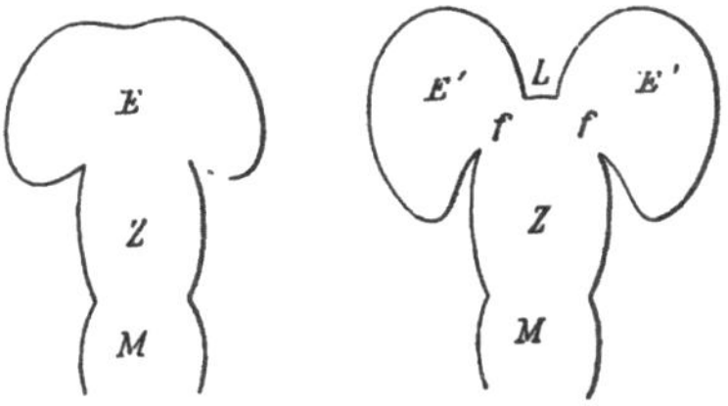

Fig. 66. Schematische Darstellung der Umbildungen des Endhirnbläschens (nach Rauber).

***M* = Mittelhirn; *Z* = Zwischenhirn; *E* = Endhirnbläschen; *E'* = Hemisphärenbläschen; *L* = Lamina terminalis; *f* = Foramen interventriculare.**

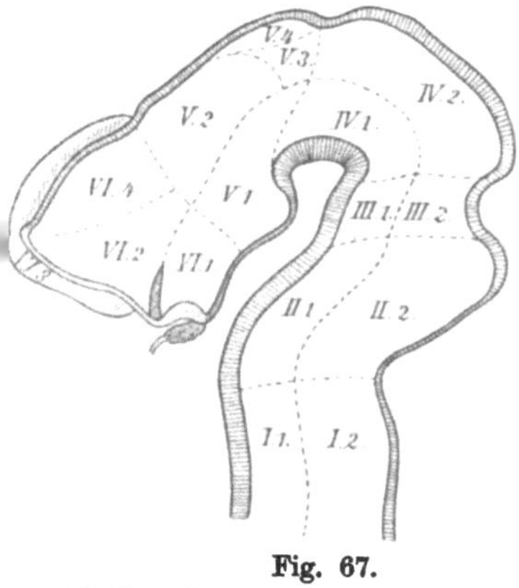

Fig. 67.

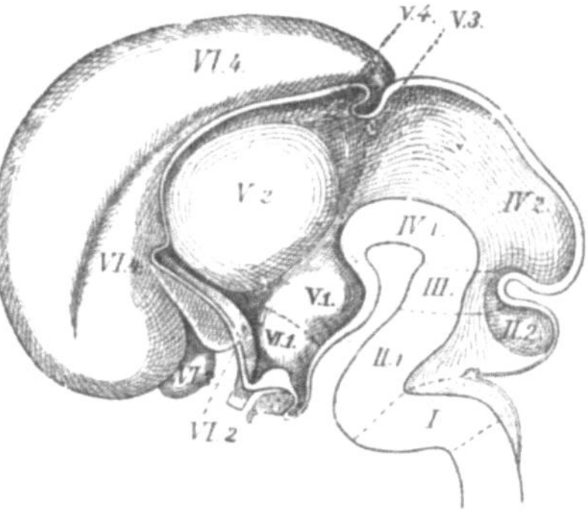

Fig. 68.

Medianschnitte durch menschliche Embryonengehirne: Fig. 67 vom Ende des ersten, Fig. 68 aus dem dritten Monat, mit eingezeichneten Feldern (nach His). Erklärung der Ziffern s. Tabelle auf S. 359.

Kommunikationsöffnung zwischen dem 3. und dem Seitenventrikel wird mit der fortschreitenden Entwickelung des Endhirnes immer enger und beschränkt sich schließlich auf ein kleines, an der vorderen Grenze des 3. Ventrikels liegendes Loch, *Foramen interventriculare* (*Monroi*).

Nachzuholen ist noch, daß wie am Spinalrohre, so auch am Hirnrohre die Seitenwandungen sich zu starken Nervensubstanzplatten entwickeln, während die (ventralen und dorsalen) mittleren Wandstrecken zum nicht geringen Teil einfache, dünne Platten bleiben und als solche auch am fertig ausgebildeten Gehirn sich noch vorfinden. Hierhin gehören Gebietsteile der vorderen und unteren Wand des 3. Ventrikels (Lam. terminalis, Tuber cinereum) und die epithelialen Deckplatten, *Laminae chorioideae epitheliales*, ebendesselben sowie des 4. Ventrikels. Der extraventrikulären Fläche der letzteren haftet ein pialer Überzug, die *Tela chorioidea*, so fest an, daß beide Gebilde nicht voneinander zu trennen sind.[1] Dasselbe gilt von den pialen Adergeflechten, *Plexus chorioidei*, die, in die Hirnhöhlen hineinwachsend, die Epithelplatte vor sich herschieben. Die Übergangsränder der epithelialen Deckplatten in die kompakte Hirnsubstanz heißen *Taeniae telarum*. Sie bilden in sich zurücklaufende Linien und werden, wenn man die Ventrikel durch Entfernung der Telae chorioideae eröffnet, als künstliche feine Säume sichtbar.

Von besonderer Bedeutung sind die *Sulci limitantes ventriculorum*. Es sind dies eine rechte und linke, an der Hirnhöhlenwand verlaufende Längsfurche, die das ganze Hirnrohr in eine ventrale und dorsale Abteilung (Grund- und Flügelplatten nach His) gliedern und auch nach Abschluß der Entwickelung — stellenweise allerdings verändert — noch sichtbar sind. Ventral oder medial von den Furchen liegen die motorischen, dorsal oder lateral von ihnen aber die sensiblen Kerne.

Einteilung. Äußere Form. Lage der einzelnen Teile.

Wie aus der nebenstehenden Übersichtstabelle (nach His) ersichtlich, entspricht die Einteilung des Gehirns genau der embryonalen Hirngliederung. Man unterscheidet demnach sechs Abschnitte, davon werden die drei hinteren (*Myelencephalon*, *Metencephalon* und *Isthmus rhombencephali*) als Rautenhirn, *Rhombencephalon*, und die zwei vordersten (*Telencephalon* und *Diencephalon*) als Vorderhirn, *Prosencephalon*, zusammengefaßt. Rautenhirn, Mittelhirn und Vorderhirn entsprechen der anfänglichen embryonalen Dreigliederung. Schließlich werden noch

[1] Von manchen Anatomen werden auch beide zusammen als Tela chorioidea bezeichnet.

Encephalon, Gehirn	**A. Rhombencephalon,** Rautenhirn I—III		**Myelencephalon,** Nachhirn I		Medulla oblongata	I
			Metencephalon, Hinterhirn II		Pons	II_1
					Cerebellum	II_2
			Isthmus rhombencephali, Hirnenge III			III
	B. Cerebrum, Großhirn IV—VI		**Mesencephalon,** Mittelhirn IV		Pedunculi cerebri	IV_1
					Corpora quadrigemina	IV_2
		Prosencephalon, Vorderhirn V u. VI	**Diencephalon,** Zwischenhirn V		Pars mamillaris hypothalami	V_1
				Thalamencephalon V_2—V_4	Thalamus	V_2
					Metathalamus	V_3
					Epithalamus	V_4
			Telencephalon, Endhirn VI		Pars optica hypothalami	VI_1
				Hemisphaerium VI_2—VI_4	Corpus striatum	VI_2
					Rhinencephalon	VI_3
					Pallium	VI_4

Dio Nummern der Tabelle stimmen mit den in den Fig. 66, 67 und 69 verzeichneten überein.

Vorderhirn und Mittelhirn, die zu einer einheitlichen Masse verbunden sind, zusammen als Großhirn, *Cerebrum*, bezeichnet.

Mit Berücksichtigung der Funktion und des Baues der einzelnen Hirnteile teilt man das Gehirn auch in folgende drei Abschnitte ein: 1. den Hirnstamm, der aus den Kernen des Endhirns, dem Zwischenhirn, Mittelhirn, der Hirnenge, Brücke und Medulla oblong., hauptsächlich also aus den sogenannten Hirnganglien (vgl. S. 339) sich zusammensetzt, 2. das Kleinhirn, 3. das Endhirn außer seinen Kernen, d. i. im wesentlichen der die gesamte übrige Hirnmasse überlagernde Hirnmantel (graue Hirnrinde nebst den in sie einstrahlenden Fasermassen), der als Sitz der eigentlichen psychischen Tätigkeiten gilt, während die Funktionen der übrigen Hirnteile mehr als automatische anzusehen sind.

Die äußere Form des ganzen Gehirns gleicht einem Ausgusse der Schädelkapsel, ist also annähernd eiförmig mit ungleichmäßig gestalteter, zum Teil abgeplatteter Basis. Der die Höhlung des Schädeldaches sowie die vordere und mittlere Schädelgrube ausfüllende, weitaus größte Teil der Hirnmasse entspricht dem Großhirn, der übrige, in der hinteren Schädelgrube und unterhalb des hinteren Halbteiles des Großhirns lagernde Teil dem Rautenhirn.

Die dem Schädeldache zugewendete (dorsale und seitliche) Oberfläche des Großhirns ist in gleicher Weise wie jenes gewölbt (*Facies convexa cerebri*). Von der dorsalen (oberen) Seite her schneidet die mediane Mantelspalte, *Fissura longitudinalis cerebri*, tief ein und gliedert das Großhirn in zwei symmetrische Hälften, *Hemisphaeria*. Diese Trennung ist jedoch unvollständig, da sie nur das Endhirn betrifft, und da außerdem die tiefer gelegenen Mittelteile der Hemisphären durch eine große Kommissur, den Balken, *Corpus callosum*, verbunden sind. Die der Schädelbasis zugewendete ventrale (untere) Gehirnfläche oder Hirnbasis besteht, den drei Schädelgruben entsprechend, aus einem hinteren, mittleren und vorderen Gebiete, von denen die beiden letzteren nur dem Großhirn angehören und deshalb zusammen als *Basis cerebri* bezeichnet werden.

Das hintere Gebiet zeigt in der Mitte einen Längswulst, die *Medulla oblongata*, und (vor ihr) einen breiten Querwulst, die Brücke, *Pons* (*Varoli*); die größeren seitlichen Massen sind gewölbt und bilden die Hemisphären des Kleinhirns, mit dem vorn die Brücke in Verbindung tritt und in dessen mittleren Teil die Medulla oblong. sich lagert; rück- und seitwärts vom Kleinhirn ragen die Randbezirke der Hinterhauptlappen der Endhirnhemisphären hervor.

Das mittlere Gebiet zeigt jederseits die vor-abwärts vorspringenden Schläfenlappen des Endhirns, zwischen ihnen zwei starke, weiße Stränge, die Großhirnschenkel, *Pedunculi cerebri*, die am vorderen Rande der Brücke divergierend hervortreten und sich ins Vorderhirn einsenken. Sie werden vorn abgegrenzt durch die beiden *Tractus optici*, die, median-vorwärts konvergierend, zur Sehnervenkreuzung, *Chiasma opticum*, verschmelzen. Zwischen den Großhirnschenkeln und dem Chiasma liegt ein vierseitiges Feld, das durch ein paar weiße Markhügelchen, *Corpora mamillaria*, in eine vordere und hintere Abteilung zerfällt. Die vordere, einschließlich der Corpora mamillaria, des Chiasma, sowie der vor letzterem gelegenen *Lamina terminalis*, gehört dem *Hypothalamus* (Zwischen- und Endhirn) an und bildet den Boden des 3. Ventrikels, die hintere nebst den Großhirnschenkeln gehört zur Basis des Mittelhirns.

Das vordere Gebiet wird gebildet von den unteren Flächen der Stirnlappen des Endhirns, dem zwischen diesen innerhalb der Mantelspalte sichtbaren Balkenknie und -schnabel, *Genu* und *Rostrum corporis callosi*, und dem dem Stirnlappen eingelagerten Riechhirn, *Rhinencephalon*, dessen hinteres Gebiet, die *Substantia perforata anterior*, an das Chiasma opt. und den Schläfenlappen grenzt.

Zur weiteren Orientierung über die Lage der einzelnen Hirnteile eignet sich am besten ein Medianschnitt durch das Gehirn (Fig. 69). Durch ihn wird die innere Großhirnfläche, *Facies medialis cerebri*, frei gelegt bis auf einen kleinen, zum Hinterhaupt- und Schläfenlappen gehörigen Teil, der durch das Rauten- und Mittelhirn verdeckt wird. Das weitaus größere Gebiet dieser Fläche gehört als *Facies medialis hemisphaerii* lediglich dem Endhirne an, während das übrige kleinere Gebiet vom Zwischenhirne, nämlich dem Thalamus und Hypothalamus (außerdem von den künstlichen Medianflächen des Epithalamus und des Mittelhirns) gebildet wird. Die plane Facies medialis hemisphaerii stellt die laterale Wand der Mantelspalte dar und geht mit ihrem peripherischen bogenförmigen Rande, der sogenannten Mantelkante, in die konvexe Hemisphärenfläche über. — Geöffnet sind der 4. Ventrikel, der Aquaeductus cerebri (Sylvii) und der 3. Ventrikel. Die Wandungen des 4. Ventrikels sind dorsal die Tela chorioidea ventriculi quarti (Nachhirn), das Velum medullare post. des Kleinhirns (II_2) und das Velum medullare ant. (III, Isthmus), ventral die Medulla oblong. (I), die Brücke (II_1) und der Isthmus (III_1); diejenigen des Aquaeduktes dorsal die Vierhügel (IV_2), ventral die Pedunculi cerebri (IV_1). An der medialen Wand des 3. Ventrikels sieht man den *Thalamus* (V_2), an der hinteren Wand oberhalb der Vierhügel den *Epithalamus* (*Corpus pineale*, V_4). Unterhalb des Thalamus liegt der bereits erwähnte *Hypothalamus*. Der auf seine Faserrichtung quer durchschnittene Balken zeigt eine der Hemisphärenwölbung parallele Krümmung. Zwischen seinem hinteren verdickten Ende, *Splenium corporis callosi*, und dem Corpus pineale (also oberhalb der Vierhügel und des Kleinhirns) befindet sich ein

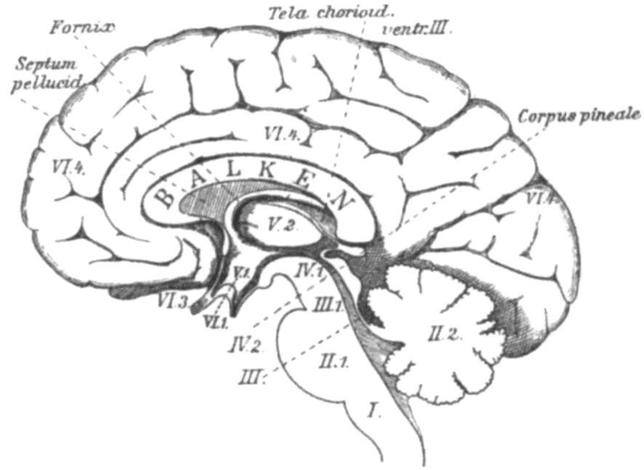

Fig. 69. Medianschnitt durch das Gehirn eines Erwachsenen (nach His). Erklärung der Ziffern s. Tabelle auf S. 359.

Querspalt, *Fissura transversa cerebri*, durch den die Pia mater eindringt, um in die Tela chorioidea des 3. Ventrikels sich fortzusetzen. Ein entsprechender Spalt für die Tela chorioidea des 4. Ventrikels liegt zwischen Kleinhirn und Nachhirn und heißt *Fissura transversa cerebelli*. — In der von der inneren Balkenfläche gebildeten Konkavität liegt die dünne Hemisphärenscheidewand, das *Septum pellucidum*, und diesem rückwärts angefügt das Gewölbe, *Fornix*. Durch Entfernung des Septums würde man den Seitenventrikel (das Vorderhorn) eröffnen und den vor dem Thalamus liegenden vorderen Teil (Kopf) des Streifenhügels, *Corpus striatum*, zu Gesicht bekommen. Das auf- und rückwärts sich umbiegende Gewölbe liegt dem Thalamus direkt auf, jedoch bleibt zwischen den vorderen Teilen beider ein spaltförmiger Raum frei, der die Kommunikationsöffnung zwischen 3. und Seitenventrikel, *Foramen interventriculare* (*Monroi*), darstellt. — Um den Seitenventrikel sichtbar zu machen, sind Horizontalschnitte (unterhalb des mittleren Balkenteils) und Abtragung der seitlichen Massen des Hinterhaupt- und Schläfenlappens erforderlich. Der Mittelteil des Seitenventrikels liegt lateral vom 3. Ventrikel, zugleich aber höher. Von dort aus erstreckt sich je eine Ausbuchtung nach vorn (Vorderhorn), unten (Unterhorn) und hinten (Hinterhorn). Den Mittelteil und das Unterhorn durchzieht an der Außenseite des Thalamus der hintere, schmale Abschnitt (Schwanz) des Streifenhügels. Gleichfalls ins Unterhorn begibt sich das hintere Ende des Gewölbes, um dort mit einem bogenförmigen Wulst, dem *Hippocampus*, zu verschmelzen.

Das Hirngewicht beträgt im Mittel beim Manne 1375, beim Weibe 1245 Gramm. Über die Schädelkapazität s. S. 52.

A. *Rhombencephalon*, Rautenhirn,

besteht aus: I. dem Nachhirn, *Myelencephalon* (*Medulla oblongata*), II. dem Hinterhirn, *Metencephalon*, III. der Hirnenge, *Isthmus rhombencephali*. Das Hinterhirn gliedert sich wieder in einen größeren dorsalen Teil, das Kleinhirn, *Cerebellum*, und einen kleineren ventralen Teil, die Brücke *Pons* (*Varoli*). Sämtliche Teile umschließen den 4. Ventrikel.

I. *Myelencephalon*, Nachhirn.

Medulla oblongata, **verlängertes Mark, Kopfmark.**

Äußere Form. Die auf dem hinteren Teile des Clivus lagernde *Medulla oblongata* setzt sich direkt aus dem Rückenmarke fort (Grenze zwischen beiden s. S. 343), nimmt aufwärts an Umfang zu und endet am hinteren Rande der Brücke.

Man kann am Kopfmarke unterscheiden einen unteren (hinteren) geschlossenen Teil, der die Fortsetzung des Zentralkanals enthält und äußerlich dem Rückenmarke gleicht, und einen oberen (vorderen) offenen oder ventrikulären Teil, dessen dorsale Fläche (Rautengrube) und Seitenränder den 4. Ventrikel begrenzen helfen.

Furchen, sämtlich Verlängerungen der gleichnamigen Rückenmarksfurchen: 1. *Fissura mediana anterior*, endet am hinteren Brückenrande mit dem *Foramen caecum*. 2. *Fissura* *mediana posterior*, endet am Obex. 3. *Sulcus lateralis anterior*, nur im kranialen Teile deutlich; hier Austritt der Wurzelfäden des N. XII. 4. *Sulcus lateralis posterior*, zieht (entsprechend dem Verlaufe der ihn begrenzenden Stränge) von der dorsalen zur seitlichen Fläche; hier Austritt des N. IX, N. X und der obersten Bündel des N. XI. 5. *Sulcus intermedius posterior**, deutlich ausgebildet.

Stränge und Vorsprünge (Kerne). Sie zeigen gegenüber den Rückenmarkssträngen schon äußerlich Veränderungen, denen im Inneren Verschiebungen der Fasermassen und Einlagerungen neuer grauer Massen (Kerne) entsprechen. An der ventralen Seite liegen: 1. Die Pyramide, *Pyramis* (*medullae oblongatae*), zwischen Fissura mediana ant. und Sulcus lat. ant. (in der Verlängerung des Rückenmarkvorderstranges). Von ihrem kaudalen Teile ziehen innerhalb der Medianspalte 3—5 Faserbündel schräg abwärts, kreuzen sich mit denen der anderen Seite und begeben sich in die Tiefe. Dies ist die wiederholt erwähnte Pyramidenkreuzung, *Decussatio pyramidum*, die individuell verschieden entwickelt ist. 2. Die hügelig vorspringende Olive, *Oliva*, seitwärts von der Pyramide, zwischen Sulcus lat. ant. und Sulcus lat. post. (in der Verlängerung des Rückenmarkseitenstrangs) [Olivenkerne]. An der dorsal-lateralen Seite liegen: 3. Seitwärts von der Fissura mediana post. der zarte Strang, *Funiculus gracilis*, der ab- und seitwärts vom untersten Teil der Rautengrube zur Keule, *Clava* [Nucleus funic. gracilis], anschwillt. 4. Der Keilstrang, *Funiculus cuneatus*, lateralwärts vom vorigen und durch den Sulc. intermedius post. von ihm getrennt. Er besteht aus einer medialen und lateralen Abteilung, von denen erstere in der Höhe der Clava zum *Tuberculum cuneatum** [Nucleus funic. cuneati], letztere unterhalb der Höhe der Clava zum *Tuberculum cinereum* [Kopf der Hintersäule] anschwillt. Beide Stränge (Fortsetzungen der gleichnamigen Rückenmarkstränge) schlagen am kaudalen Ende der Rautengrube seitliche Richtung ein und werden von da ab nebst einem sich ihnen noch anschließenden dritten Strange, dem (5) *Funiculus lateralis* (Fortsetzung des Kleinhirnseitenstranges), als Strickkörper, *Corpus restiforme*, bezeichnet. Dieser tritt, sich aufwärts umbiegend, mit dem größten Teil seiner Fasern in das Kleinhirn ein.

Querfaserzüge, *Fibrae arcuatae externae*, ziehen gürtelförmig von den Strickkörpern aus über die Ventralfläche des

Kopfmarkes, um sich z. T. in die Fissura mediana ant. einzusenken.

Ventriculus quartus, vierter Ventrikel,

ist ein zeltförmiger Hohlraum, an dem wir eine ventrale Wand oder Boden, d. i. die Rautengrube, *Fossa rhomboidea*, und eine dorsale Wand oder Dach, das *Tegmen ventriculi quarti*, unterscheiden (Fig. 69 und 70).

1. Die Rautengrube (Fig. 70) ist oben und unten zugespitzt, seitlich abgestumpft und wird in drei Gebiete eingeteilt: *Pars inferior* (*Calamus scriptorius*), *Pars intermedia* und *Pars superior fossae rhomboideae*. Nur das untere Gebiet gehört dem Kopfmark, das mittlere dagegen der Brücke und das obere dem Isthmus an. Die ganze Länge der Rautengrube durchziehen die beiden *Sulci limitantes* (*fossae rhomboideae*) und grenzen medianwärts zwei Längswülste, *Eminentiae mediales*, ab, die durch eine Medianfurche geschieden sind und das Gebiet der motorischen Kerne bilden (vgl. S. 358). Die *Fovea inferior* und *Fovea superior* (s. unten) gehören zum Bereich der Sulci limitantes.

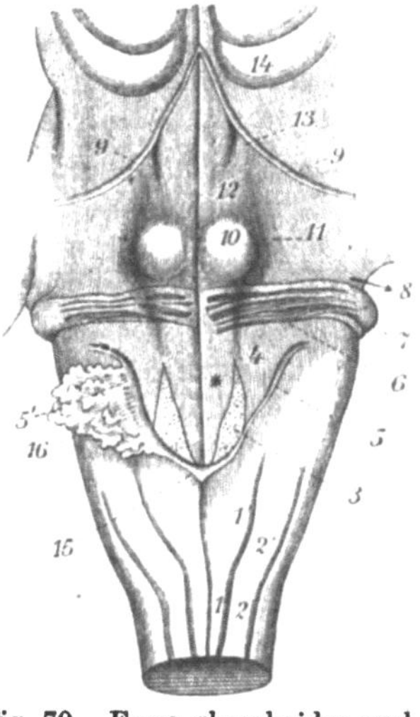

Fig. 70. Fossa rhomboidea und Umgebung (nach Rauber).

1 Funicul. gracilis; 1′ Clava; 2 Funicul. cuneatus; 2 Tubercul. cuneatum; 3 Ala cinerea; 4 Area acustica; 5 Taenia ventric. IV; 5′ umgeklapptes Stück des Tegmen ventric. IV mit Teilen des Plexus chorioid.; 6 Striae medullares; 7 Tubercul. acusticum; 8 Beginn des Recessus lat.; 9 9 durchschnittenes und zurückgeklapptes Velum medull. ant.; 10 Colliculus facialis; 11 Fovea sup.; 12 Medianfurche; 13 Locus caeruleus; 14 Vierhügel; 15 Obex; 16 Plexus chlorioid.; * Mitte des Trigonum n. XII; von * bis 13 lateral von der Medianfurche die Eminentia medialis.

a) *Pars inferior fossae rhomboideae* (*Calamus scriptorius*), zwischen den divergierenden Corpora restiformia gelegen, hat drei Bezirke: a) die dreieckige *Ala cinerea* [Nucl. alae cinereae], die, lateral vom Sulc. limitans liegend, bis in die kaudale Spitze hinabreicht und sich nach oben zur *Fovea inferior* vertieft; b) medianwärts davon, innerhalb der Eminentia medialis, das weiße *Trigonum n. hypoglossi* [Nucl. n. XII]; c) lateralwärts von der Ala cinerea einen größeren, gleichfalls weißen Bezirk, die *Area acustica* [Nuclei n. VIII], die sich bis in die folgende Abteilung erstreckt.

b) *Pars intermedia fossae rhomboideae*, umfaßt: a) den breitesten Teil der Rautengrube (Rautenbreite), der von den vorzugsweise quer gerichteten *Striae medullares* überzogen wird und an der lateralen Ecke mit dem (der Area acustica zugehörigen) *Tuberculum acusticum** [dorsaler Kern des N. cochleae] abschließt; b) den oberhalb der Striae vorspringenden *Colliculus facialis* [Genu n. VII, Nucl. n. VI], der, innerhalb der Eminentia medialis liegend, lateral von der *Fovea superior* begrenzt wird.

c) Die schmale *Pars superior fossae rhomboideae* besteht hauptsächlich aus den Eminentiae mediales; an ihrer Außenseite (oberhalb der Fovea sup.) befindet sich der *Locus caeruleus* (pigmentierte Nervenzellen und Gefäße).

2. Das *Tegmen ventriculi quarti* wird in der Reihenfolge von oben nach unten von dem *Velum medullare anterius* (Isthmus rhombencephali), dem *Velum medullare posterius* (Cerebellum) und der *Tela chorioidea ventriculi quarti*, die innen mit der *Lamina chorioidea epithelialis* (vgl. S. 358) verschmolzen ist, gebildet. Die *Taenia ventriculi quarti* verläuft vom *Obex* aus schräg über das Corpus restiforme, dann weit ventralwärts um den Recessus lat. herum und weiterhin zum Peduncul. flocculi und zum Velum medull. posterius. Der *Obex*, Riegel, ein zwischen den oberen Enden der beiden Clavae quer ausgespanntes Markblättchen, grenzt den Calamus scriptorius kaudal ab.

Ausbuchtungen und Öffnungen. Dorsalwärts buchtet sich der 4. Ventrikel als Giebel, *Fastigium*, in das Kleinhirn hinein, wobei ihn die beiden Vela medullaria begrenzen. Je eine seitliche Ausbuchtung, *Recessus lateralis fossae rhomboideae*, befindet sich an der lateralen Ecke des breitesten Teiles der Rautengrube. Abwärts geht der Ventrikel in den Canalis centr., aufwärts in den Aquaeductus cerebri über. Ferner kommuniziert er dorsalwärts durch eine mittlere und lateralwärts durch je eine seitliche Öffnung mit dem Cavum subarachnoideale. Die mittlere Öffnung, *Apertura medialis ventriculi quarti* (*Foramen Magendii*), befindet sich im untersten Teile der Tela chorioidea (oberhalb des Obex), die seitliche, *Apertura lateralis ventriculi quarti*, an der Spitze des Recessus lat. (medial vom Flocculus cerebelli). Diese selten fehlenden Aperturen bilden genetisch sekundäre Durchbrechungen der ursprünglich völlig geschlossenen Höhle.

Sectiones medullae oblongatae.

1. Graue Substanz.

Gegenüber dem Rückenmarke zeigen sich im Kopfmarke folgende Veränderungen:

Die Hintersäulen, die sich bereits im Halsmarke mehr und mehr lateralwärts wenden, erreichen schließlich (im unteren Gebiete der Pyramidenkreuzung) nahezu quere Lage. Der Hals wird dünn und lang, Basis und Kopf (Subst. gelatinosa) wesentlich stärker (Tuberculum cinereum). Im Kopfe ist enthalten der *Nucleus tractus spinalis n. trigemini* (sensibler Endkern), dessen Wurzel, *Tractus spinalis n. trigemini*, den Kopf unmittelbar begleitet.

In den durch das Auseinanderweichen der Hintersäulen verbreiterten Hintersträngen treten zwei Kerne (Hinterstrangkerne) auf, nämlich der *Nucleus funiculi gracilis* (der Clava entsprechend) und der *Nucleus funiculi cuneati* (dem Tuberculum cuneat.* entsprechend), in denen die Neuriten dieser Funikel endigen.

An den Vordersäulen wird der Kopf durch die Kreuzungsbündel der Pyramiden von der Basis abgeschnitten, oberhalb der Pyramidenkreuzung löst er sich auf (vgl. Ursprünge der Hirnnerven).

Innerhalb der Olive liegt der große oder untere Olivenkern, *Nucleus olivaris inferior*, umgeben von den beiden kleineren Olivennebenkernen. Er bildet ein sackförmiges, vielfach eingebuchtetes, graues Blatt mit nach innen-hinten gerichtetem Eingang, *Hilus nuclei olivaris* (zum Eintritt eines Faserbündels).

Von den Olivennebenkernen liegt der eine medial, der andere dorsal vom unteren Olivenkerne (*Nucleus olivaris accessorius medialis* und *dorsalis*). In der oberflächlichen Schicht der Pyramide, ventral vom unteren Olivenkerne, finden sich die kleinen *Nuclei arcuati*, die zwischen die vorderen Fibrae arcuatae externae eingeschaltet sind. Innerhalb des Kleinhirnseitenstranges und der Seitenstrangreste (zwischen unterem Olivenkern und Kopf der Hintersäule) tritt der Seitenstrangkern auf und lateral-dorsal von ihm ein zweiter kleinerer Kern (*Nuclei laterales*).

Querschnittsbilder durch den ventrikulären Teil des Kopfmarkes (Fig. 71) zeigen die Hinterstrangkerne lateralwärts verschoben, medianwärts von ihnen dagegen neue graue Massen, die zum Bereich des *Stratum nucleare* gehören. Unter letzterem versteht man das gesamte Gebiet der Hirnnervenkerne, das sich vor allem im Boden der Rautengrube und in tieferen

Schichten dieser Gegend ausbreitet, kaudal aber auch noch bis ins Halsmark und frontal bis ins Mittelhirn hineinreicht. Da die Hirnnervenkerne später im Zusammenhange beschrieben werden, sollen sie hier und bei den folgenden Hirnabteilungen nur kurze Erwähnung finden. Im Strat. nucleare liegt nahe der Raphe: 1. der *Nucleus n. hypoglossi,* 2. zwischen ihm und

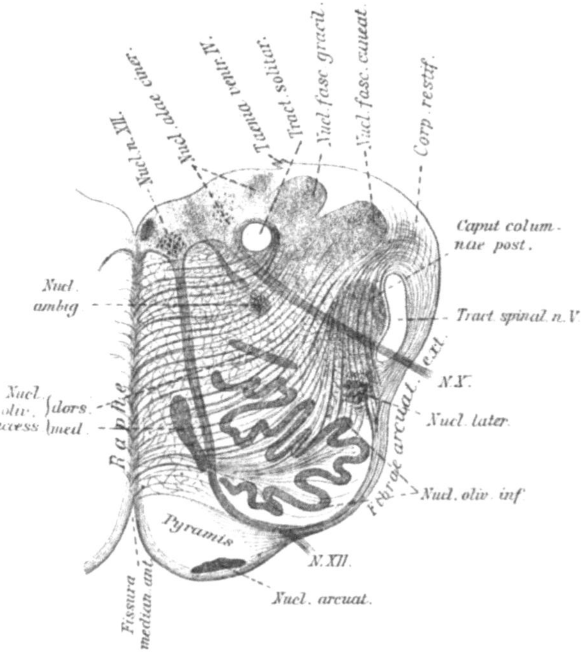

Fig. 71. Querschnitt durch die Medulla oblong. etwa in der Mitte der Olive (nach Rauber).
N. X **und** ***N. XII*** **= Wurzelbündel des N. vagus und N. hypoglossus.**

dem Nucl. funic. gracilis der *Nucleus alae cinereae* (sensibler Endkern des N. IX und X), 3. nahe dabei, aber mehr ventral der *Nucleus tractus solitarii* (sensibler Endkern des N. IX, X und N. intermedius) nebst dem *Tractus solitarius,* 4. noch weiter ventral der *Nucleus ambiguus* (motorischer Kern des N. IX, X und XI).

Eine große Ausdehnung gewinnt von der Pyramidenkreuzung

ab aufwärts bis ins Mittelhirn hinein die retikuläre (netzförmig verteilte graue) Substanz, die sich aus der des Halsmarkes direkt fortsetzt. Man unterscheidet den zwischen den kompakten grauen Massen und den Hypoglossusbündeln liegenden Teil als *Formatio reticularis grisea*, den übrigen (medialen), bis zur Raphe sich erstreckenden Teil als *Formatio reticularis alba*.

Um sich die Anordnung der grauen Masse im ventrikulären Kopfmarkabschnitte verständlich zu machen, denke man sich diesen — ohne Berücksichtigung der weißen Masse und des Ventrikeldaches — genau so beschaffen wie das Rückenmark, schneide ihn von der dorsalen Seite her in der Medianlinie bis auf den Zentralkanal ein und biege die so gewonnenen dorsalen Hälften weit seitwärts um: dann müssen die dorsalen Teile der grauen Masse in laterale, die ventralen dagegen (denen die Vordersäulen fehlen) in mediale Lage gelangen.

2. Weiße Substanz.

Die wichtigsten Fasersysteme sind die *Decussatio pyramidum*, die *Decussatio lemniscorum*, das *Corpus restiforme* und der *Fasciculus longitudinalis medialis*.

Decussatio pyramidum, Pyramidenkreuzung, motorische Faserkreuzung. Die Faserbündel der Pyramiden, *Fasciculi pyramidales*, bestehen aus: a) einer größeren medialen Abteilung, deren Bündel, wie oben beschrieben, unter Kreuzung mit den anderseitigen die Mittellinie überschreiten, schräg ab- und rückwärts verlaufen und schließlich die Basis der Vordersäule durchsetzen, um in den Fasciculus cerebrospinalis lat. (pyramidalis lat.) überzugehen; b) einer kleineren lateralen Abteilung, die innerhalb des Kopfmarkes ungekreuzt absteigt und kaudalwärts von der Pyramidenkreuzung medial zu liegen kommt, um dann in den Fasciculus cerebrospinalis ant. (pyramidalis ant.) sich fortzusetzen (Fig. 72).

Decussatio lemniscorum, Schleifenkreuzung, sensible Faserkreuzung, schließt sich dem oberen Ende der Pyramidenkreuzung an und besteht darin, daß zahlreiche Fasern, die teils aus den Hinterstrangkernen, teils aus den Endkernen der sensiblen Hirnnerven entspringen, bogenförmig (*Fibrae arcuatae internae*) auf- und ventralwärts ziehen, unter Kreuzung mit den anderseitigen die Mittellinie überschreiten und dann in das zwischen den Oliven liegende Feld, *Stratum interolivare lemnisci*, der entgegengesetzten Seite (dorsalwärts von den Pyramiden) gelangen, von wo sie größtenteils (vgl. Corpus restiforme) in der medialen Schleife frontalwärts ziehen. Die erstgenannten bilden die indirekte Fortsetzung von Fasern der Rückenmarkshinterstränge, die in den Hinterstrangkernen endigten. Im Stratum interolivare lemnisci zieht außerdem noch eine zweite Fasergruppe frontalwärts. Sie kommt aus den Vorder-Seitensträngen und stammt wie die erste aus den hinteren Wurzeln, gelangte aber bereits im Rückenmarke zur entgegengesetzten Seite (vgl. S. 349,7 und 354,5).

Corpus restiforme, Strickkörper, tritt ins Kleinhirn ein und wird zusammengesetzt aus folgenden Bündeln, *Fasciculi corporis restiformis*: a) dem Kleinhirnseitenstrang (vgl. S. 348,2); b) den *Fibrae arcuatae externae*, und zwar: 1. hinteren, aus dem Hinterstrange kommenden und über den hinteren Rand des Kopfmarkes herumlaufenden, 2. vorderen, aus den Schleifenfasern (demnach aus den gekreuzten Hintersträngen) stammenden, die um den vorderen Umfang (Pyramide und Olive) herumziehen; c) den *Fibrae cerebelloolivares*; sie kommen vom Kleinhirn (Neuriten der Purkinjeschen Zellen) und ziehen bogenförmig (*Fibrae arcuatae internae*) durch die gleichseitige Olive und die Olivenzwischenschicht hindurch zum Nucleus oliv. inf. der anderen Seite.

Zu diesem eigentlichen Corpus restiforme tritt noch bei seinem Eintritt ins Kleinhirn von der medialen Seite her eine Fasergruppe hinzu, die Verbindungen zwischen den sensiblen Hirnnerven oder ihren End kernen und dem Kleinhirn herstellt; s. hierüber unter „Ursprünge der Hirnnerven" (S. 412 und 413).

Die genannten Fibrae arcuatae internae (teils Schleifen-, teils Kleinhirnolivenfasern) bedingen durch ihre gegenseitige Kreuzung und unter Mitbeteiligung der Neuroglia in der Mittellinie die sogenannte *Raphe*.

Fasciculus longitudinalis medialis, mediales (dorsales) Längsbündel, durchzieht das Kopfmark und weiterhin die Haube der Brücke und des Mittelhirns und liegt dabei beständig neben der Raphe, ziemlich nahe dem Ventrikelboden oder dem Aquädukte; frontal endet es im Thalamus, kaudal setzt es sich in das gleichnamige Rückenmarksbündel fort. Es bildet wahrscheinlich eine Reflexbahn, deren Fasern aus sensiblen Kernen entspringen und in motorischen Kernen endigen. Hieran sind namentlich die Kerne der Augenmuskelnerven, der Deiterssche (Vestibularis-)Kern und der gemeinsame Kern des medialen Längsbündels und der Commissura post. (s. S. 385) beteiligt.

II. *Metencephalon*, Hinterhirn.

Pons (Varoli), Brücke,

bildet einen auf dem vorderen Clivusteile lagernden weißen Wulst, der jederseits dorsalwärts sich zum Brückenarm, *Brachium pontis*, verschmälert und durch diesen mit dem Kleinhirn in Verbindung tritt. Ventrale Fläche: quer und sagittal gewölbt, vorn gegen die Pedunculi cerebri, hinten gegen das Kopfmark scharf abgesetzt; in der Medianlinie der *Sulcus basilaris* [A. basilaris]; die Fasern der Oberfläche haben quere Richtung (zum Brückenarm hin), ein Bündel jedoch zieht als *Fasciculus obliquus* (*pontis*) medial von der Wurzelpforte des N. V bogenförmig rückwärts zu der der Nn. VII und VIII. Dorsale Fläche = Pars intermedia fossae rhomboideae. — Wurzelpforten der aus der Brücke entspringenden Hirnnerven: Der V. aus dem Grenzgebiet zwischen Brückenarm und Brücke; der VI. aus der Furche zwischen hinterem Brückenrande und Pyramide; der VII. lateral vom vorigen, zwischen Brückenarm und Olive; der VIII. unmittelbar seitlich vom VII., hauptsächlich aus dem Corpus restiforme.

Fila lateralia pontis sind kleine Faserzüge, die meist aus der Furche zwischen Brückenarm und vorderem Kleinhirnschenkel entspringen und vor dem vorderen Brückenrande um den Großhirnschenkel herum basalwärts ziehen.

Sectiones pontis.

Die Brücke gliedert sich in einen größeren ventralen Abschnitt, *Pars basilaris pontis*, und einen kleineren dorsalen, *Pars dorsalis pontis*. Die Grenze zwischen beiden liegt zwischen dem *Corpus trapezoideum* und den Längsbündeln der Schleifenschicht einerseits und der tiefen Querfaserschicht anderseits.

Pars basilaris pontis. Vorausbemerkt sei hier, daß die Großhirnschenkelbasis folgende Bahnen enthält: 1. im mittleren Abschnitt die Pyramiden- und motorischen Hirnnerven-Bahnen, 2. im medialen und lateralen Abschnitt die aus dem Stirn- und Schläfenlappen herabsteigenden Brückenbahnen, 3. nur wenige andere, hauptsächlich aus der medialen Schleife stammende Fasern. Von letzteren abgesehen treten nun diese Bahnen kaudalwärts in die Pars basilaris pontis ein, und zwar ziehen die Pyramidenbahnen als zerstreute *Fasciculi longitudinales* (*pyramidales*) völlig hindurch, um sich in die Pyramiden fortzusetzen; zuvor lösen sich jedoch die motorischen Hirnnervenbahnen von ihnen ab und wenden sich dorsalwärts zu ihren

Kernen. Die Brückenbahnen schlagen transversale Richtung ein und ziehen nach Kreuzung mit den anderseitigen durch den Brückenarm hindurch ins Kleinhirn (cerebropontocerebellare Bahnen) (Fig. 72).

Die eigentlichen Brückenfasern teilt man ein in *Fibrae pontis superficiales* — von ihnen werden die Pyramidenfasern ventral bedeckt — und in *Fibrae pontis profundae*, die teils mit den Pyramidenfasern sich durchflechten, teils dorsal von ihnen verlaufen. Sie erleiden eine Unterbrechung durch die im basalen Brückenteile zerstreut liegenden Brückenkerne, *Nuclei pontis* (im engeren Sinne).

Pars dorsalis pontis, auch Haube der Brücke genannt, enthält folgende Hirnnervenkerne: 1. *Nucleus n. abducentis*

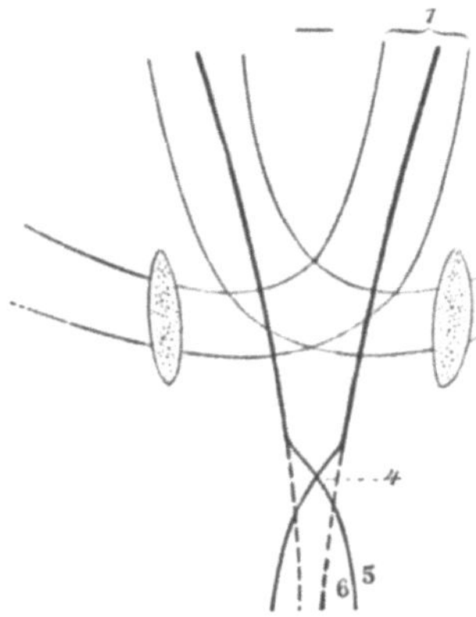

Fig. 72. Schema des Verlaufes der Pyramiden- und Brückenbahnen innerhalb des Großhirnschenkels, der Brücke und Medulla oblongata.

1 = Großhirnschenkel mit der Pyramidenbahn in der Mitte und den Brückenbahnen zu beiden Seiten; 2 = Brückenkerne; 3 = Brückenarm; 4 = Decussatio pyramid.; 5 = Großhirnseitenstrang; 6 (zur punktierten Linie gehörig) = Großhirnvorderstrang.

(im Colliculus facialis), 2. *Nucleus n. facialis* (tiefer, ventral-lateral vom vorigen), 3. *Nucleus motorius n. trigemini* (dorsal-vorn vom Facialiskern), 4. das frontale Ende des *Nucleus tractus spinalis n. trigemini* (lateral vom vorigen), 5. den kaudalen Anteil der *Nuclei radicis mesencephalicae n. trigemini** (frontal von den beiden anderen Trigeminuskernen), 6. die *Nuclei n. acustici* (Vestibulariskerne im Boden der Rautengrube bis zum Kleinhirn hin, Cochleariskerne lateral und ventral vom Corpus restiforme); außerdem den *Nucleus olivaris superior*, der, dem Nucleus olivaris inf. ähnelnd, ventral und zum Teil nach vorn vom Facialiskern im kaudalen Brückengebiet liegt, ferner den zwischen die laterale Schleife eingeschalteten *Nucleus lemnisci lateralis.* — Von den diese Gegend durchziehenden Bahnen sind die wichtigsten der *Fasciculus longitudinalis medialis* (s. S. 370) und die Schleife, *Lemniscus,* die hier aus zwei Abteilungen besteht, dem *Lemniscus medialis* (*sensitivus*), der die Fortsetzung der Schleifenfasern der Olivenzwischenschicht bildet, und dem *Lemniscus lateralis* (*acusticus*), zu dessen Bereich das *Corpus trapezoideum* gehört. Dieses ist ein querer, Ganglienzellen (Trapezkern) einschließender Faserzug, der aus letzteren und aus dem ventralen Cochleariskern entspringt und zum oberen Olivenkern der gleichen sowohl wie der anderen Seite zieht, wobei er die mediale Schleife durchsetzt; aus dem Olivenkern setzt er sich (indirekt) in den Lemniscus lat. fort. Weiteres über die Schleifenbahnen s. S. 405. — Die *Formatio reticularis* und die *Raphe* bilden Fortsetzungen aus den entsprechenden Gebilden der Medulla oblongata.

***Cerebellum,* Kleinhirn,**

lagert in der hinteren Schädelgrube; über ihm liegen die Hinterhauptslappen des Großhirns, zwischen beiden das Tentorium. Form: ein vertikal abgeplattetes Ellipsoid. Sein vorderer Rand ist in der Mitte durch die *Incisura cerebelli anterior,* sein hinterer Rand an entsprechender Stelle durch die *Incisura cerebelli posterior* eingebuchtet. Den zwischen diesen Einbuchtungen sich erstreckenden, schmalen Mittelteil des Kleinhirns bezeichnet man als Wurm, *Vermis,* die symmetrischen Seitenteile als *Hemisphaeria cerebelli*; letztere hängen aber mit dem Wurm unmittelbar zusammen. — Die gesamte Oberfläche des Kleinhirns wird von Furchen, *Sulci cerebelli,* durchzogen, die nach ihrer verschiedenen Tiefe eine Anzahl von Lappen, an jedem einzelnen Lappen Läppchen und an diesen wieder zahlreiche schmale Leisten oder Windungen, *Gyri cerebelli,* voneinander abgrenzen. Letztere sind in gleichmäßiger Weise (parallel oder konvergierend) angeordnet.

Mit den benachbarten Hirnabteilungen steht das Kleinhirn jederseits durch drei Kleinhirnschenkel in Verbindung: 1. mit dem Kopfmarke durch die hinteren Kleinhirnschenkel = *Corpora restiformia,* 2. mit der Brücke durch die seitlichen (zugleich stärksten) Kleinhirnschenkel oder Brückenarme = *Brachia pontis,* 3. mit dem Mittelhirn (vermittelst des Isthmus) durch die vorderen Kleinhirnschenkel oder Bindearme = *Brachia conjunctiva* (*cerebelli*) (vgl. S. 377). Letztere fassen das vordere Marksegel zwischen sich. Die Kleinhirnschenkel treten sämtlich an der unteren Kleinhirnfläche nebeneinander — der Brückenarm lateral von den beiden anderen — in den Markkörper ein.

Die Lappen des Kleinhirns (s. Tabelle auf folgender Seite) sind in der Weise angeordnet, daß zwischen je zwei symmetrischen Hemisphärenlappen ein unpaarer Wurmlappen das mittlere Verbindungsstück bildet. — Die Lappen der unteren Wurmfläche liegen im Grunde einer Vertiefung, *Vallecula cerebelli*, die das Kopfmark aufnimmt, und deren seitliche Begrenzungen die Tonsillen bilden. Die von den letzteren jederseits ausgefüllte, tiefe Bucht heißt Nest, *Nidus avis*.

Die Kleinhirnlappen werden auch in folgender Weise gruppiert:
Lob. quadrangularis + Ala lobuli centralis = Vorderlappen,
Lob. semilunaris sup. + Lob. semilunaris inf. = Hinterlappen,
Lob. biventer + Tonsilla + Flocculus = Unterlappen,
Lappen der oberen Wurmfläche = Oberwurm,
Lappen der unteren Wurmfläche = Unterwurm.

Sectiones cerebelli.

1. Die graue Substanz überzieht einerseits als Rinde, *Substantia corticalis*, die gesamte Oberfläche des Kleinhirns, anderseits findet sie sich in Form von Kernen innerhalb des Markkörpers. An der Rinde sind drei Schichten zu unterscheiden: die äußere graue, die innere rostfarbene (beide noch makroskopisch erkennbar) und die mittlere Schicht der Purkinjeschen Zellen.

Struktur der Rindenschichten. 1. Ganglienzellen und Nervenfasern: a) In der äußeren grauen Schicht, *Stratum cinereum*, kleinere und größere Rindenzellen vom Typus II (Golgi) (die größeren durch ihren Neuriten mit den Purkinjeschen Zellen zusammenhängend) und aus der rostfarbenen Schicht stammende Nervenfasern. b) In der mittleren Schicht, *Stratum gangliosum*, die Purkinjeschen Zellen, zum Typus I (Golgi) gehörig und von größter Form (nur eine Reihe); ihr Neurit zentralwärts ins Mark, ihre baumartig verästelten Dendriten peripherwärts, z. T. bis zur Oberfläche dringend. c) In der inneren rostfarbenen Schicht, *Stratum granulosum*, sogenannte Körnerzellen, zum Typus II (Golgi) gehörig, meist sehr klein, außerdem ein Geflecht markhaltiger Fasern, die, aus dem Markkörper kommend, z. T. hier endigen. — 2. Neuroglia: Kurzstrahler in allen Schichten, Langstrahler nur im Markkörper, ferner kleine Zellen im äußeren Gebiet des Stratum granulosum, deren meist lange Fortsätze zur freien Oberfläche ziehen und hier mit verbreiterten Enden eine peripherische Gliaschicht, *Lamina basilaris*, bilden.

Lage		Hemisphären-lappen	Wurmlappen (mittlere Verbindungsstücke)	
vorn	*Facies superior*	1. *Vincula lingulae cerebelli*	*Lingula cerebelli*, Züngelchen	Die wenigen Gyri des Züngelchens haften der dorsalen Fläche des vorderen Marksegels an. Die Vincula (nur Andeutungen von Gyri) erstrecken sich von da aus seitwärts zum Brückenarm.
↓		2. *Ala lobuli centralis*	*Lobulus centralis*, Zentralläppchen	
		3. *Lobulus quadrangularis*: a) *Pars anterior* b) *Pars posterior*	*Monticulus*, Hügel: a) *Culmen*, Gipfel, b) *Declive*, Abhang	
hinten		4. *Lobulus seminularis superior*	*Folium vermis*, Wipfelblatt	Das Wipfelblatt ist sehr schmal. Die Lobuli seminulares sup. und inf. werden geschieden durch den *Sulcus horizontalis cerebelli*, der zugleich obere und untere Hemisphärenfläche von einander abgrenzt; vorn biegt er in die Spalte ein, durch die die Kleinhirnschenkel zum Markkörper gelangen.
↑	*Facies inferior*	1. *Lobulus seminularis inferior*	*Tuber vermis*, Wurmwulst	
		2. *Lobulus biventer*	*Pyramis (vermis)*, Wurmpyramide	Der Lobulus biventer liegt lateral von der Tonsille und verschmälert sich nach der Pyramide hin bedeutend.
		3. *Tonsilla cerebelli*, Mandel	*Uvula (vermis)*, Wurmzäpfchen	
vorn		4. *Flocculus*, Flocke, nebst *Pedunculus flocculi*, Flockenstiel	*Nodulus*, Wurmknötchen, nebst *Velum medullare posterius*, hinterem Marksegel	Die Flocke liegt zwischen Lob. biventer und Tonsille einer- und Brückenarm andererseits. Der markweiße Flockenstiel zieht von ihr aus medianwärts und geht in das dünne hintere Marksegel über; dieses ist mit dem Nodulus verbunden. — Öfters finden sich seitwärts von der Flocke kleinere Läppchen, Nebenflocken, *Flocculi secundarii*, benannt.

Die grauen Kerne sind jederseits: 1. *Nucleus fastigii*, Dachkern, 2. *Nucleus globosus*, Kugelkern, 3. *Nucleus emboliformis*, Pfropfkern, 4. *Nucleus dentatus*, gezähnelter Kern. Letzterer, ähnlich geformt wie der Nucl. olivaris inf., hat eine medianwärts gerichtete Öffnung, *Hilus nuclei dentati*. Der Dachkern liegt im Wurme (dicht neben dem anderseitigen), die übrigen Kerne liegen von ihm aus in lateraler Reihenfolge, der Kugel- und Pfropfkern im Übergangsgebiete zwischen Wurm und Hemisphäre, der gezähnelte Kern bereits innerhalb der letzteren.

2. Die weiße Substanz bildet als Markkörper, *Corpus medullare*, eine kompakte Masse im Inneren des Kleinhirns und sendet von da peripherwärts in alle Läppchen und Leisten Markstrahlen, *Laminae medullares*, die, von grauer Rinde umzogen, auf Durchschnitten den Rippen eines Blattes gleichen. Das sagittale Schnittbild des Wurmes, dessen Markkörper sehr schmal ist, heißt wegen seiner Ähnlichkeit mit einem Lebensbaumblatte *Arbor vitae*.

Die wichtigsten Kleinhirnbahnen sind:

1. Absteigende

a) durch das Corpus restiforme zur Pyramide, von da in den Pyramidenseitenstrang (zu den vorderen Rückenmarkwurzeln) ziehende Bahnen,

b) vom mittleren Kleinhirngebiet durch das Corpus restiforme zum Deitersschen Kern gelangende Bahnen, mittels des letzteren Beziehungen zum Rückenmark (Tractus vestibulospinalis) und zu den Kernen der Augenmuskelnerven (Fasciculus longitud. medialis),

c) Bahnen sensueller Nerven: des Vestibularis (vom Nucleus Bechterew aus), des Geruch- und des Sehnerven,

d) durch die Brückenarme zur Brücke und Formatio reticularis ziehende Bahnen.

2. Aufsteigende, von denen Bahn a durch das vordere Marksegel, die übrigen Bahnen durch das Corpus restiforme ziehen,

a) das Gowerssche Bündel zur Wurmrinde,

b) der aus der Clarkeschen Säule kommende Kleinhirnseitenstrang zum Vermis superior,

c) ein Teil der Hinterstrangfasern des Rückenmarks (vgl. S. 354) zum Vermis superior,

d) die Rückenmark-Oliven-Kleinhirnbahn zum Vlies[1] und zur Hemisphärenrinde.

Die aufsteigenden Bahnen gelangen weiterhin vom Kleinhirn durch das Brachium conjunctivum zum Nucleus ruber und Thalamus, vom letzteren aus schließlich zur Großhirnrinde.

---

[1] Hiermit bezeichnet man die den Nucleus dentatus umgebende Markschicht (*Capsula nuclei dentati*).

III. *Isthmus rhombencephali*, Hirnenge,

das schmale Übergangsgebiet vom Rautenhirn zum Mittelhirn, umschließt den oberen Abschnitt des 4. Ventrikels. Sein ventraler Teil entspricht der Pars sup. fossae rhomboideae und geht ventralwärts ohne bestimmte Grenze in das frontale Brücken- und kaudale Großhirnschenkelgebiet über. Sein dorsaler, vom Zentralläppchen nebst dessen Flügeln überlagerter Teil wird gebildet: 1. von zwei abgeplatteten Strängen, den vorderen Kleinhirnschenkeln, *Brachia conjunctiva* (*cerebelli*), die, vor- und aufwärts konvergierend, ventral vom unteren Vierhügelpaar sich ins Mittelhirn einsenken; 2. dem zwischen ihnen ausgespannten vorderen Marksegel, *Velum medullare anterius*, einer dünnen Platte, die den oberen Teil des Daches des 4. Ventrikels bildet, frontal mittelst eines kleinen medianen Streifens, *Frenulum veli medullaris anterioris*, mit dem unteren Vierhügelpaar verbunden ist und kaudal mit der Lingula cerebelli verschmilzt. Am seitlichen Rande des vorderen Marksegels, dicht hinter der Vierhügelplatte, tritt der 4. Hirnnerv hervor. — An der lateralen Seite des frontalen Abschnittes des Brachium conjunct. (zwischen Sulcus lat. des Großhirnschenkels und Brachium quadrigeminum inf.) bildet der hier an die Oberfläche gelangende *Lemniscus lateralis* eine dreiseitige Faserplatte, das Schleifenfeld, *Trigonum lemnisci*.

Über *Sectiones isthmi* s. unter Sectiones pedunculi cerebri.

B. *Cerebrum*, Großhirn,

besteht aus drei Hauptabteilungen: dem Mittelhirn, *Mesencephalon* (IV), dem Zwischenhirn, *Diencephalon* (V), dem Endhirn, *Telencephalon* (VI), von denen die beiden letzteren zusammen das Vorderhirn, *Prosencephalon*, bilden. Den weitaus größten Teil des Großhirns macht das Endhirn aus, in welches das Zwischenhirn als von unten und hinten her hineingeschoben erscheint. Das Mittelhirn liegt ab- und rückwärts vom Zwischenhirn. Diese beiden Hirnabteilungen treten nur an der Hirnbasis frei zutage. — Über die äußere Form des Großhirns und die Lage seiner einzelnen Teile s. außerdem S. 360 bis 363.

IV. *Mesencephalon*, Mittelhirn,

setzt sich zusammen aus einem kleineren dorsalen Abschnitte, den Vierhügeln, *Corpora quadrigemina*, und einem größeren ventralen Abschnitte, den Großhirnschenkeln, *Pedunculi cerebri.* Der das Mittelhirn durchziehende, enge mediane Kanal, *Aquaeductus cerebri* (*Sylvii*), liegt der dorsalen Fläche weit näher als der ventralen und deutet die Grenze zwischen den Vierhügeln und der Haube der Großhirnschenkel an.

Die Vierhügel stellen ein plattenförmiges Gebilde, *Lamina quadrigemina,* dar, das ein oberes und unteres Paar dorsalwärts hervorragender Hügel, *Colliculi superiores* und *inferiores,* trägt, und in deren medianen Vertiefung die Zirbel ruht. Von beiden Hügeln zieht je ein Strang (Vierhügelarm) lateral-, ventral- und frontalwärts: der des oberen Hügels, *Brachium quadrigeminum superius,* läßt sich teils bis zum Tractus optic. (Radix lat.), teils

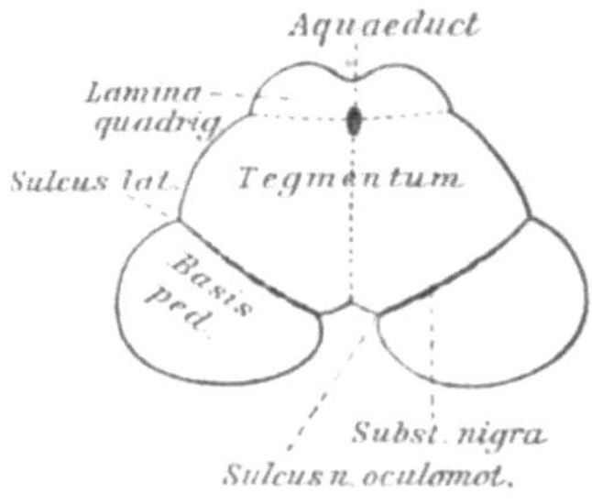

Fig. 73.
Schematischer Querschnitt durch das Mittelhirn (nach Rauber).

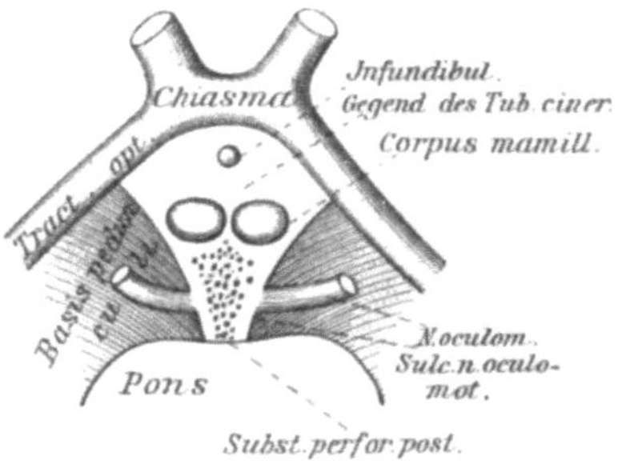

Fig. 74.
Mittelhirn und Hypothalamus von der basalen Seite gesehen (nach Rauber).

bis zum Pulvinar, der des unteren Hügels, *Brachium quadrigeminum inferius,* bis zum medialen Kniehöcker sowie zum Fuß des Großhirnschenkels verfolgen.

Die Großhirnschenkel bestehen — was aber nur auf Querschnitten erkennbar ist — aus einem ventralen Teile, dem Fuße, *Basis pedunculi,* und einem dorsalen, der Haube, *Tegmentum.* Beide werden innen durch einen schwärzlichen Streifen, *Substantia nigra,* an der Oberfläche dagegen durch zwei Furchen geschieden, lateral nämlich durch den *Sulcus lateralis,* der den Fuß zugleich gegen das Trigonum lemnisci abgrenzt, und medial durch den *Sulcus n. oculomotorii* (der Austrittsstelle dieses Nerven). Die Hauben beider Seiten sind median miteinander verschmolzen.

An der basalen Fläche des Mittelhirns (*Facies inferior*) sieht man die Füße der Großhirnschenkel vom vorderen Brückenrande ab als starke Stränge divergierend vor- und aufwärts zum Vorderhirn ziehen (hier abgegrenzt durch die Tractus optici). Zwischen ihnen liegt die dreieckige *Fossa interpeduncularis* (*Tarini*), die im wesentlichen dem Tegmentum angehört. Sie grenzt vorn mit dem *Recessus anterior* an die Corpora mamillaria, hinten mit dem *Recessus posterior* an den Brückenrand. Ihr Boden ist von eindringenden Gefäßchen siebartig durchlöchert (*Substantia perforata posterior*).

Sectiones corporum quadrigeminorum.

Die Hauptmasse der Vierhügel besteht aus grauer Substanz, die sich ventralwärts in das Haubengrau fortsetzt und mit diesem als zentrales Höhlengrau, *Stratum griseum centrale*, den Aquädukt umwandet. In den oberen Hügeln erscheint das Grau schichtenförmig (*Stratum griseum colliculi superioris*), in den unteren dagegen kernförmig (*Nucleus colliculi inferioris*). — Die weiße Substanz überzieht teils als dünnes *Stratum zonale* die Oberfläche der Vierhügel, teils breitet sie sich im Inneren des oberen Hügelpaares als *Stratum album profundum* aus. Die oberen Vierhügel haben hauptsächlich Beziehungen zur lateralen Wurzel des Tractus optic., zum Occipitallappen (Sehstrahlung) und zur medialen Schleife, die unteren zur lateralen Schleife (Hörnerven), zum Schläfenlappen und zum medialen Kniehöcker (nebst medialer Wurzel des Tractus opticus).

Sectiones pedunculi cerebri et isthmi.

a) Haube, *Tegmentum*, Fortsetzung der Pars dorsalis pontis mit Hinzufügung der Brachia conjunctiva. Die graue Substanz der Haube findet sich vor: 1. als zentrales Höhlengrau mit folgenden Kernen: *Nucleus n. oculomotorii*, *Nucleus n. trochlearis*, und (im lateralen Grenzgebiete) Zellengruppen der *Nuclei radicis mesencephalicae n. trigemini**, ferner im frontalen Abschnitte vor dem Eingange zum Aquädukt dem gemeinsamen Kerne des Fasciculus longitud. medialis und der Commissura post.; 2. in mehr isolierten, den eigentlichen Haubenkernen, *Nuclei tegmenti*, deren größter und wichtigster, der *Nucleus ruber*, etwa in der Mitte zwischen Höhlengrau und Subst. nigra liegt; 3. als *Formatio reticularis*, die, von den verschiedensten Faserzügen durchsetzt, ventral und lateral vom Höhlengrau sich ausbreitet.

Die innerhalb der Substantia perforata post. zerstreut liegenden Nervenzellen werden insgesamt als *Ganglion interpedunculare* bezeichnet. Vgl. Fasciculus retroflexus (S. 386).

Von den Faserzügen der Haube (Haubenbahnen) seien hier nur die Brachia conjunctiva erwähnt. Diese, aus dem Nucl. dentatus des Kleinhirns kommenden Faserzüge streben auf- und medianwärts, kreuzen sich mit den anderseitigen ventral von den unteren Vierhügeln (*Decussatio brachii conjunctivi*) und treten dann in den roten Kern ein, von dem aus wieder Faserzüge teils zum Sehhügel, teils zur Endhirnrinde ziehen. — Über die übrigen Haubenbahnen s. S. 405.

Decussationes tegmentorum, Haubenkreuzungen: Die mediale Abteilung derjenigen Fasern, die aus dem tiefen Mark der Vierhügel entspringen, ziehen bogenförmig am Höhlengrau vorbei und kreuzen sich ventral von ihm. Es ist dies die dorsale oder fontänenartige Haubenkreuzung (Meynert). Ventral von ihr liegt in der Raphe die ventrale Haubenkreuzung (Forel), deren aus den roten Kernen entspringende Fasern als Monakowsches Bündel bis in den Seitenstrang des Rückenmarks ziehen (vgl. S. 349). Gleichfalls zu den Haubenkreuzungen gehört natürlich die Decussatio brachii conjunctivi.

b) *Substantia nigra*, ein im Querschnitt sichelförmiger Kern (Pigment), hat Beziehungen zum Linsenkern.

c) *Basis pedunculi*, bildet die Fortsetzung der Pars basilaris pontis (Näheres s. dort).

V. *Diencephalon*, Zwischenhirn,

umschließt den 3. Ventrikel und gliedert sich in eine basale Abteilung, *Hypothalamus*, und eine dorsale Abteilung, *Thalamencephalon*.

Hypothalamus

liegt am Boden des 3. Ventrikels und besteht aus der kleineren hinteren *Pars mamillaris hypothalami* und der größeren vorderen (z. T. auch seitlichen), *Pars optica hypothalami*.

1. *Pars mamillaris hypothalami*, vor der Substantia perforata post. gelegen, besteht aus den beiden erbsengroßen, halbkugelförmigen *Corpora mamillaria*, die dicht nebeneinander liegen, außen weiß sind, innen graue Kerne enthalten.

2. *Pars optica hypothalami*, gehört zwar genetisch (von einem Teil des Tuber cinereum abgesehen) zum Telencephalon, wird aber zweckmäßiger hier schon erörtert. Sie setzt sich zusammen aus drei Abteilungen: a) *Tuber cinereum*, *Infundibulum* und

Hypophysis, b) *Tractus opticus* und *Chiasma opticum*, c) *Lamina terminalis*.

a) *Tuber cinereum*, eine dünne, graue, abwärts als Höcker vorspringende Platte; hinten von den Corpora mamillaria, vorn vom Chiasma opt., seitlich von den Pedunculi cerebri und den Tractus opt. begrenzt. Es setzt sich vor-abwärts in das zapfenförmige *Infundibulum* fort, das eine Ausbuchtung des 3. Ventrikels, *Recessus infundibuli*, enthält, und an dessen Ende der rundliche, graurötliche Hirnanhang, *Hypophysis*, hängt. Letzterer liegt, vom Diaphragma sellae bedeckt, in der Fossa hypophyseos des Keilbeinkörpers und besteht aus einem kleineren *Lobus posterior* (Neuroglia und Bindegewebe) und einem größeren *Lobus anterior*, der eine geschlossene Drüse darstellt.

Der vordere Hypophysenlappen entwickelt sich als eine Ausstülpung der dorsalen Wand der primitiven Mundbucht gegen die Basis des Zwischenhirns. Diese Hypophysentasche wird durch Abschnürung zum Hypophysenbläschen, das sich weiterhin zu den Hypophysenschläuchen umbildet; letztere werden aber schließlich größtenteils zu Epithelkörpern. Der Verbindungsgang mit der Mundbucht geht späterhin zugrunde. Der hintere Hypophysenlappen entsteht als ventrale Ausstülpung des Zwischenhirns, legt sich dem Hypophysenbläschen an und verwächst mit ihm.

b) Der *Tractus opticus* ist ein platter Faserstrang, der zentralwärts in eine *Radix lateralis* und *Radix medialis* ausläuft. Bei rein äußerer Betrachtung (vgl. S. 378) läßt sich die laterale Wurzel zum lateralen Kniehöcker und in den oberen Vierhügelarm hinein, die mediale dagegen nur bis zum medialen Kniehöcker verfolgen. Die beiden Tractus, deren jeder, um den Großhirnschenkel sich herumwindend, median-vorwärts zieht, verschmelzen median zur Sehnervenkreuzung, *Chiasma opticum*, aus der divergierend die Sehnerven, *Nn. optici*, hervorgehen. Das Chiasma liegt im Sulcus chiasmatis des kleinen Keilbeinflügels.

c) Die dünne, graue Endplatte, *Lamina terminalis*, bildet die Fortsetzung des Tuber cinereum, steigt vor dem Chiasma steil aufwärts und endet vor der Commissura anterior und den Columnae fornicis. Zwischen ihr und dem Chiasma buchtet sich der 3. Ventrikel zum *Recessus opticus* ein.

Die Lamina terminalis stellt ursprünglich den Mittelteil der frontalen Wand des Endhirnbläschens dar, wird aber bei Entstehung der Hemisphärenbläschen bis in den Grund der Mantelspalte hineingebuchtet. Hier wird sie zur vorderen Verschlußplatte des 3. Ventrikels (vgl. Fig. 66). — Der graue Boden des Zwischenhirns (Tuber cinereum, Lamina

terminalis) wird einschließlich der Substantia perforata post. auch als graue Bodenkommissur bezeichnet.

Thalamencephalon

besteht aus einer größeren Abteilung, dem *Thalamus*, und zwei kleineren Abteilungen, dem *Metathalamus* und dem *Epithalamus*.

Der Sehhügel, *Thalamus*, ist ein birnförmiger Wulst, der lateral mit der Capsula interna des Endhirns verschmolzen ist. Seine freien Flächen sind: a) eine dorsale,[1] weißliche, die medial durch die sagittale *Stria medullaris* gegen die mediale Thalamusfläche, lateral durch die Stria terminalis gegen den Streifenkörper abgegrenzt ist und vorn mit dem *Tuberculum anterius thalami*, hinten mit dem die Brachia quadrigemina z. T. überragenden Polster, *Pulvinar*, endet; b) letzteres biegt rück- und abwärts in die hintere Fläche um; c) die graue mediale Fläche, Seitenwand des 3. Ventrikels, abwärts gegen den Hypothalamus abgegrenzt durch den *Sulcus hypothalamicus* (*Monroi*); vor der Mitte ist sie durch die graue *Massa intermedia* (eine sekundäre, übrigens unbeständige Bildung) mit der gegenüberliegenden Thalamusfläche verbunden.

Der *Metathalamus* besteht aus den beiden Kniehöckern, *Corpus geniculatum mediale* und *Corpus geniculatum laterale*, kleinen Anschwellungen, die mit dem Thalamus zusammenhängen. Der mediale Kniehöcker liegt an der Innenseite des Pulvinar, der laterale lateral davon und weiter nach vorn. Vgl. Tractus opticus und Vierhügelarme.

Der *Epithalamus* liegt zwischen der hinteren Abteilung der Sehhügel teils vor, teils über den Vierhügeln. Es gehören zu ihm die Zirbel, *Corpus pineale*, die *Commissura posterior* (*cerebri*) und das *Trigonum habenulae*. Die unpaare Zirbel ist ein pinienzapfenähnliches Gebilde, das der Vierhügelplatte abhebbar aufliegt. Ihr vorderer Teil zeigt eine kleine Bucht des 3. Ventrikels, *Recessus pinealis*. Die dorsale Wand derselben bildet die *Commissura habenularum*, die aus der medianen Verschmelzung der beiden Zirbelstiele, *Habenulae*, d. i. der hinteren Enden der Striae medullares, hervorgeht. Die ventrale Wand der Bucht endet vor-abwärts mit der *Commissura posterior* (*cerebri*). Zwischen der dorsalen Zirbelfläche und der an ihr, kaudalwärts von der

---

[1] Ganz frei ist diese Fläche allerdings insofern nicht, als sie teils von der Tela chorioidea ventric. III, teils von der Lamina affixa bedeckt wird (s. Fig. 77).

Commissura habenularum, angehefteten Tela chorioidea befindet sich eine zweite ventrikuläre Bucht, der *Recessus suprapinealis.* — Das *Trigonum habenulae* ist ein kleines, jederseits lateral vom Zirbelstiele gelegenes Feld, das in den Thalamus übergeht.

Das Corpus pineale geht aus einer dorsalen Ausstülpung des hintersten Teiles des Zwischenhirndaches hervor, die sich beim Menschen und höheren Vertebraten zu einem drüsenähnlichen Gebilde umwandelt. Es verharrt auf rudimentärer Stufe und enthält beim Erwachsenen meist Hirnsand, Acervulus. Bei verschiedenen Reptilienarten (Blindschleiche, Eidechse) entwickelt sich aus der entsprechenden Ausstülpung — es kommen nämlich am Zwischenhirndache der Vertebraten noch mehrere solche Ausstülpungen (Epiphysen) vor — ein im Foramen parietale lagerndes augenähnliches Sinnesorgan (Parietalauge).

Ventriculus tertius, dritter Ventrikel,

ist ein mit der Längsachse median gestellter, spaltförmiger Raum, an dem folgende Wände zu unterscheiden sind:

Seitenwände: mediale Thalamusflächen.

Untere Wand oder Boden: Hypothalamus (außer Lamina terminalis) und Substantia perforata posterior. Ausbuchtungen daselbst: *Recessus infundibuli* und *Recessus opticus.*

Vordere Wand: oben die Columnae fornicis und die zwischen ihnen als kurzer, querer Strang sichtbare *Commissura anterior (cerebri)*, unten die Lamina terminalis (sämtliche Gebilde dem Endhirn zugehörig). Die zwischen den Columnae fornicis über der Kommissur befindliche Bucht heißt *Recessus triangularis.*

Hintere Wand: Commissura habenularum und Commissura posterior. Ausbuchtungen daselbst: *Recessus pinealis* und *Recessus suprapinealis.* Unterhalb der Commissura post. der *Aditus ad aquaeductum cerebri* (Kommunikation mit dem 4. Ventrikel).

Obere Wand oder Decke: die mit der *Tela chorioidea ventriculi tertii* verschmolzene *Lamina chorioidea epithelialis* (vgl. S. 358 und 417). Ihre Taenie, benannt *Taenia thalami*, entspricht jederseits dem freien Rande der Stria medullaris und hängt am Foramen interventriculare mit der Taenia chorioidea des Seitenventrikels zusammen. — Sekundäre Bedeckungen des Ventrikels (oberhalb der Tela gelegen) sind der Balken und das Gewölbe.

Da, wo mediale, obere und vordere Wand zusammenstoßen, d. i. zwischen vorderem Thalamusende und Columna fornicis, liegt, wie früher schon erwähnt, jederseits das zum Seitenventrikel führende *Foramen interventriculare (Monroi).*

Die beiden, die Grenze zwischen Thalamencephalon (Thalamus) und Hypothalamus bezeichnenden *Sulci hypothalamici* (*Monroi*) bilden die vordersten Strecken der Sulci limitantes. Sie enden vorn am Recessus opticus, hinten am Eingange zum Aquädukt.

Sectiones hypothalami.

Die graue Substanz des Hypothalamus bildet eine im Ventrikelboden diffus ausgebreitete Masse, *Pars grisea hypothalami* (graue Bodenkommissur), und gehört als solche zum zentralen Höhlengrau. Außerdem grenzt sie sich in Form von Kernen ab, die von Marksubstanz umgeben sind. Es sind dies, abgesehen von kleineren Ganglienzellengruppen, die *Nuclei corporis mamillaris* (jederseits zwei mediale und ein lateraler) und der *Nucleus hypothalamicus* (*Corpus Luysi*). Letzterer liegt (innerhalb der sogenannten Zwischenschicht) basal vom Thalamus, medial vom Linsenkern und mit seinem kaudalen Abschnitte lateral vom Nucl. ruber und der Subst. nigra, welch' letztere Gebilde sich also noch bis in den Hypothalamus hineinschieben.

Die Faserzüge des Hypothalamus sind:

1. Die *Ansa peduncularis* (innerhalb der Zwischenschicht). Sie umschlingt den Großhirnschenkelfuß an seiner Eintrittsstelle ins Großhirn von vorn her und besteht aus einer oberen Abteilung, der Linsenkernschlinge, *Ansa lenticularis,* die zur Haubenfaserung gehört (s. S. 405), und einer unteren Abteilung, dem *Pedunculus thalami inferior,* dessen Fasern die Rinde des Schläfenlappens mit dem Thalamus verbinden.

2. Fasern der medialen Schleife zum Nucl. hypothalamicus und von hier in die Linsenkernschlinge (vgl. S. 406).

3. Die Faserzüge des Tractus und Chiasma optic. (s. S. 408).

4. Die mit den Kernen des Mamillarkörpers verbundenen Faserzüge: a) der *Fasciculus thalamomamillaris* (*Vicq' d'Azyri*) vom vorderen Thalamuskerne zum Mamillarkörper bogenförmig abwärts; b) die *Pars tecta columnae fornicis* (s. S. 395), vom Mamillarkörper nach vorn und oben, ist vielleicht eine Fortsetzung des vorigen Faserzuges, heißt deshalb auch aufsteigende, jener dagegen absteigende Wurzel des Gewölbes; c) die vom Mamillarkörper kaudalwärts ziehenden *Fasciculi pedunculomamillares*, deren einer (*Pars tegmentalis*)[1] zur Haube, deren anderer (*Pars basilaris*) bis in die Medulla oblong. zieht.

---

[1] Dieses Bündel wird auch als Teil des Vicq' d'Azyrschen Faserzuges (*Fasciculus tegmentomamillaris**) beschrieben.

Sectiones thalamencephali.

Im Thalamencephalon übertrifft die graue Substanz bedeutend die weiße. Der Thalamus, dessen mediale Wand das zentrale Höhlengrau[1] bilden hilft, besteht aus drei Hauptkernen, *Nucleus medialis, lateralis* und *anterior thalami*; letzterer entspricht dem Tuberculum ant. thalami. Sie werden durch Markstreifen, *Laminae medullares thalami*, unvollständig voneinander geschieden. Die laterale Wand des Thalamus wird von retikulärer Substanz (Gitterschicht) gebildet.

Die wichtigsten der mit dem Thalamus in Verbindung tretenden Faserzüge sind:

1. Stabkranzfasern aus allen Gebieten der Endhirnrinde (s. S. 404). Diese und die folgende Gruppe machen die weitaus größte Masse der Thalamusfasern aus.

2. Fasern aus den Kernen des Endhirnstammes (s. Radiatio corporis striati S. 404).

3. Sehnervenfasern, die teils ins Pulvinar eindringen, teils in das *Stratum zonale* ausstrahlen, das eine die dorsale Thalamusfläche überkleidende Schicht bildet.

4. Fasern der medialen Schleife (innerhalb der äußeren Lamina medullar. thalami) (vgl. S. 405).

5. Der *Fasciculus thalamomamillaris* (*Vicq' d'Azyri*).

6. Fasern zum roten Kern (von da weiter zum Kleinhirn).

Auch die *Commissura posterior* bezieht einen Teil ihrer Fasern aus dem Thalamus, einen weit größeren Teil jedoch aus dem ihr und dem Fasciculus longitud. medial. gemeinsamen Kerne (s. S. 379). Sie gelangen an der ventral-lateralen Seite jenes Faszikels bis ins Kopfmark.

In den beiden Kniehöckern ist je ein Kern, *Nucleus corporis geniculati medialis* und *Nucleus corporis geniculati lateralis*, enthalten. Letzterer ist eines der primären Zentren des Opticus, während der mediale Kern Beziehungen zur lateralen Schleife und zur Commissura inf. hat (vgl. S. 407 und 409).

Der im Trigon. habenulae liegende *Nucleus habenulae* steht in Verbindung: a) mit dem Riechapparat durch die *Stria medullaris*, deren Fasern teils basalwärts zur Subst. perforata ant., teils im Fornix rückwärts zum

[1] Das wiederholt erwähnte zentrale Höhlengrau stellt in seiner Gesamtheit eine diffuse graue Masse dar, die, vom Ependym bekleidet, kontinuierlich den 3. Ventrikel (Hypothalamus und mediale Thalamusfläche), den Aquädukt, die Rautengrube und den Zentralkanal des Rückenmarks umwandet. Es ist die genetisch älteste graue Substanz.

Hippocampus gelangen; b) mit dem Gangl. interpedunculare durch den abwärts ziehenden *Fasciculus retroflexus* (*Meynerti*).

VI. *Telencephalon*, Endhirn,

ist äußerlich durch die mediane Mantelspalte, *Fissura longitudinalis cerebri*, innen durch das *Septum pellucidum* in eine rechte und linke Hälfte, *Hemisphaerium*, geschieden, deren jede wieder aus drei Hauptabteilungen, dem Stamm, dem Riechhirn, *Rhinencephalon*, und dem Mantel, *Pallium*, besteht (vgl. S. 360, Anm.). Im Inneren ist jede Hemisphäre durch den dreifach ausgebuchteten *Ventriculus lateralis* ausgehöhlt.

Die wichtigsten Bestandteile des Stammes sind: 1. die grauen Kerne oder Stammganglien des Endhirns (Nucl. caudatus, Nucl. lentiformis, Claustrum, Nucl. amygdalae) nebst den zwischen ihnen durchtretenden Faserzügen (Capsula interna und externa); Näheres darüber s. unter Sectiones telencephali; 2. die lateral davon liegende Insel, *Insula*, oder Stammlappen, die beim Mantel, mit dem sie übereinstimmend gestaltet ist, ihre Erörterung findet. Der Stamm liegt an der Hirnbasis und besitzt zwei freie Flächen, eine innere oder ventrikuläre, die dem *Corpus striatum* (Nucleus caudatus), und eine äußere, in der Fossa cerebri lateralis (Sylvii) verborgene, die der Insel entspricht.

Das Riechhirn liegt frei an der basalen Fläche des Stirnlappens und grenzt kaudal an den Schläfenlappen.

Der Hirnmantel übertrifft als eigentlicher Sitz der geistigen Tätigkeiten an Masse alle übrigen Hirnteile und überlagert sie von der dorslaen Seite her völlig. Er wird gebildet von der die Hemisphärenoberfläche als kontinuierliche Schicht überziehenden grauen Rinde, *Substantia corticalis*, und sämtlichen in sie einstrahlenden Fasermassen. Demnach gehören zu ihm auch der Balken, *Corpus callosum*, der nur aus Mantel-(Kommissuren-)fasern besteht, sowie zwei mit diesem zusammenhängende und auch in genetischer Beziehung zu ihm stehende Gebilde, das *Septum pellucidum* und der *Fornix*. Die Oberfläche des Mantels (Rinde) gewinnt durch großen Windungsreichtum (Faltenbildung) wesentlich an Ausdehnung.

Rhinencephalon, Riechhirn,

besteht aus einer vorderen und hinteren Abteilung, *Pars anterior* und *Pars posterior* (*rhinencephali*). Erstere wird vom (vorderen)

Riechlappen, *Lobus olfactorius*, und vom Brocaschen Felde, *Area parolfactoria* (*Brocae*) gebildet. Am Riechlappen, der vom Sulcus olfact. aufgenommen wird, sind drei ineinander übergehende Teile zu unterscheiden: a) das vordere, verdickte Ende, der Riechkolben, *Bulbus olfactorius*, der durch die Lamina cribrosa des Siebbeins, welcher er aufliegt, die *Nn. olfactorii* zur Regio olfact. der Nasenschleimhaut sendet; b) das schmale, dreikantige, weiße Mittelstück, der Riechstreifen, *Tractus olfactorius*; c) das hintere, verbreiterte Ende, *Trigonum olfactorium*, das rückwärts bis zur Substantia perforata ant. reicht. — Das Brocasche Feld, ein Rindenbestandteil, liegt an der medialen Seite des Trigonum.

Aus dem Tractus olfact. setzen sich folgende Faserstreifen rückwärts fort: die *Stria olfactoria lateralis* über die Pars post. hinweg bis in die Gegend des Mandelkerns, die *Stria olfactoria medialis* zum Gyr. subcallosus, die *Stria olfactoria intermedia* zur Subst. perforata anterior.

Die *Pars posterior* (*rhinencephali*), Riechfeld, besteht aus der *Substantia perforata anterior* und dem *Gyrus subcallosus* (*Pedunculus corporis callosi*). Erstere, nach zahlreichen (nach Entfernung der Pia mater sichtbar werdenden) Gefäßlöchern benannt, ist glatt und grau, liegt zwischen Trigonum olfact., Chiasma optic. und Uncus gyri hippocampi und ist das Rudiment eines bei den meisten Säugern stark ausgebildeten hinteren Riechlappens (Lobus parolfactorius). Ihre mediale Umrandung bildet der kleine, dicht vor der Commissura ant. sichtbare Gyr. subcallosus, dessen oberes Ende zwischen Balkenschnabel und Gyrus cinguli eingefügt ist. Nach lateral-oben, Insel-wärts, ist das Riechfeld durch eine Leiste, *Limen insulae*, scharf abgegrenzt; sie verbindet Stirn- und Schläfenlappen miteinander.

Zwischen Brocaschem Felde und Gyr. subcallosus bildet der *Sulcus parolfactorius posterior*, zwischen Brocaschem Felde und dem Anfangsstück des Gyrus cinguli der *Sulcus parolfactorius anterior* die Grenze. — Die erste Anlage des Riechhirns stellt eine verhältnismäßig große, hohle Ausstülpung des Hemisphärenbläschens dar, die sich weiterhin in eine vordere und hintere Abteilung gliedert. Die mit dem Seitenventrikel kommunizierende Höhle geht später wieder zugrunde. — Zum Riechhirn im weitesten Sinne sind außer den hier beschriebenen Gebilden alle zu ihnen in Beziehung stehenden Rindengebiete der Hemisphären (Hippocampus, Fascia dentata, Gyrus fornicat., Striae longitud. des Balkens, Septum pellucid.) zu zählen (vgl. S. 408). Dem Geruchsorgan entsprechend sind sowohl letztere als auch das eigentliche Riechhirn bei den mikroosmatischen Vertebraten schwach oder geradezu rudimentär, bei den makroosmatischen aber außerordentlich kräftig entwickelt.

Pallium, Hirnmantel.

Oberfläche (Furchen und Windungen).

Die Oberfläche des Mantels wird durch Furchen von verschiedener Tiefe, *Sulci cerebri*, in mehrere Lappen, *Lobi cerebri*, und jeder Lappen wieder in eine größere Anzahl Windungen, *Gyri cerebri*, gegliedert.

Allgemeine Einteilung der Furchen: 1. Hauptfurchen (primäre), dies sind die konstanteren, tiefer einschneidenden, frühzeitig entwickelten; 2. Nebenfurchen (sekundäre, tertiäre), sie sind weniger konstant, dringen weniger tief ein und entstehen später. Den Furchen entsprechend sind die Windungen als Haupt- und Nebenwindungen zu unterscheiden. Diejenigen Hauptfurchen, die bereits zu der Zeit erscheinen, wo das Gehirn noch blasenförmig ist (vom dritten Monat ab), dringen so tief ein, daß sie Vorsprünge an der ventrikulären Wand hervorrufen. Sie heißen *Fissurae* oder Totalfurchen[1], alle übrigen dagegen *Sulci* (im engeren Sinne) oder Rindenfurchen, weil sie erst mit zunehmender Verdickung (Markbildung) der Hemisphärenwand entstehen und sich daher auf die Oberfläche (Rinde) beschränken.

Als *Gyri profundi* werden kleine, in der Tiefe der Hauptfurchen liegende Windungen bezeichnet, als *Gyri transitivi* solche, die zwischen benachbarten Windungen zweier verschiedener Lappen eine Verbindung herstellen.

Die Lappen des Hirnmantels sind: ein vorderer = Stirnlappen, *Lobus frontalis*, ein mittlerer = Scheitellappen, *Lobus parietalis*, ein unterer = Schläfenlappen, *Lobus temporalis*, ein hinterer = Hinterhauptlappen, *Lobus occipitalis*, und ein zwischen den drei erstgenannten verborgen liegender = Stammlappen oder Insel, *Insula*. Ihre übrigens unvollkommene Abgrenzung voneinander wird durch folgende drei Hauptfurchen bedingt:

1. *Fissura cerebri lateralis* (*Sylvii*), Grenzfurche zwischen Stirnlappen und unterem-vorderem Gebiete des Scheitellappens einerseits und dem Schläfenlappen andererseits, verläuft, an der lateralen Grenze des Riechfeldes beginnend, erst an der Hirnbasis lateralwärts, dann an der konvexen Hemisphärenfläche schräg nach hinten-oben. Von diesem Hauptaste (*Ramus posterior*) zweigen

[1] Bei der nachfolgenden Beschreibung sind ihnen die entsprechenden ventrikulären Vorsprünge in [ ] beigefügt.

sich nahe seinem vorderen Ende zwei kurze Nebenäste nach vorn (*Ramus anterior horizontalis*) und nach vorn-oben (*Ramus anterior ascendens*) ab. Beim Auseinanderziehen der Fissur erblickt man in ihrer Tiefe eine Grube, die *Fossa cerebri lateralis* (*Sylvii*), deren Boden die Insel bildet. Die die Fissur begrenzenden Randgebiete der oben genannten Lappen, welche die Insel bedecken, faßt man unter dem Namen Klappdeckel, *Operculum*, zusammen, an dem demnach eine *Pars frontalis*, *Pars parietalis* und *Pars temporalis* zu unterscheiden sind.

Die Sylvische Grube entsteht (dritter Monat) als flache Einsenkung, die zunächst frei liegt, und der als ventrikuläre Hervorwölbung das Corpus striatum entspricht. Später erhält sie dadurch eine verborgene Lage, daß die Ränder der Nachbarlappen einander entgegen und über sie hinweg wachsen.

2. *Sulcus centralis* (*Rolandi*), Grenzfurche zwischen Stirn- und Scheitellappen, zieht ungefähr von der Mitte der Mantelkante auf der konvexen Hemisphärenfläche schräg nach unten-vorn bis nahe zur Sylvischen Spalte.

3. *Fissura parietooccipitalis* [Bulbus cornu posterioris], Grenzfurche zwischen Scheitel- und Hinterhauptlappen, zieht auf der medialen Hemisphärenfläche von der Mantelkante schräg nach unten und vorn; ihr oberes Ende schneidet noch in die konvexe Hemisphärenfläche ein.

Die Furchen und Windungen im Gebiete der Lappen selbst sind einzuteilen in solche der konvexen und basalen und solche der medialen Hemisphärenfläche; letztere lassen sich nur zum Teil den einzelnen Lappen eingliedern, zum anderen Teil (Bogenwulst) gehören sie mehreren gemeinsam an.

a) Konvexe und basale Hemisphärenfläche.

1. *Lobus frontalis*. a) Die konvexe Fläche besitzt zwei Längsfurchen, *Sulcus frontalis superior* und *Sulcus frontalis inferior*, und eine Querfurche, *Sulcus praecentralis*, die vor dem Sulc. centralis (oft nur vor seiner unteren Hälfte) liegt und mit den beiden Längsfurchen verbunden ist. Windungen: *Gyrus centralis anterior*, hinten vom Sulc. centralis, vorn vom Sulc. praecentralis begrenzt; *Gyrus frontalis superior*, medial vom gleichnamigen Sulcus, erstreckt sich bis auf die mediale Hemisphärenfläche, endet abwärts (vorn) im Stirnpol, *Polus frontalis*; *Gyrus frontalis medius*, zwischen Sulc. front. sup. und inf.; *Gyrus frontalis inferior*, zwischen der gleichnamigen Furche und der Sylvi-

schen Fissur. b) Basale oder orbitale Fläche. Ihre Windungen setzen sich aus denen der konvexen Fläche, die sich basalwärts umbiegen, fort: der schmale *Gyrus rectus* (am medialen Lappenrande) aus der oberen, die *Gyri orbitales* aus der mittleren und unteren Stirnwindung. Den Gyrus rectus begrenzt lateralwärts der longitudinale *Sulcus olfactorius*, der den Lobus olfactorius aufnimmt; die übrigen Furchen, *Sulci orbitales* (zwischen den gleichnamigen Windungen), sind sehr wechselnd.

Am Gyrus front. medius werden eine *Pars superior* und *inferior* (oft undeutlich) und am Gyrus front. inf. drei, von den beiden vorderen Ästen der Sylvischen Fissur begrenzte Teile unterschieden: *Pars opercularis* (hinten), *Pars triangularis* (in der Mitte), *Pars orbitalis* (vorn-unten).

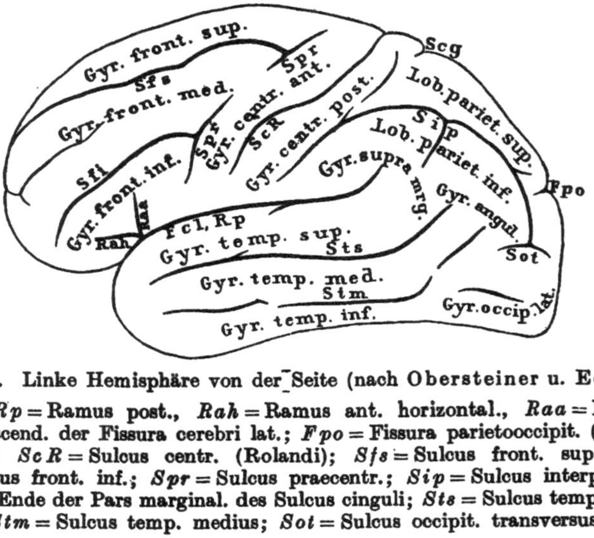

Fig. 75. Linke Hemisphäre von der Seite (nach Obersteiner u. Ecker). *Fcl*, *Rp* = Ramus post., *Rah* = Ramus ant. horizontal., *Raa* = Ramus ant. ascend. der Fissura cerebri lat.; *Fpo* = Fissura parietooccipit. (oberes Ende); *ScR* = Sulcus centr. (Rolandi); *Sfs* = Sulcus front. sup.; *Sfi* = Sulcus front. inf.; *Spr* = Sulcus praecentr.; *Sip* = Sulcus interpariet.; *Scg* = Ende der Pars marginal. des Sulcus cinguli; *Sts* = Sulcus temp. sup.; *Stm* = Sulcus temp. medius; *Sot* = Sulcus occipit. transversus.

2. *Lobus parietalis*, besteht aus drei Gebieten: dem hinter dem Sulc. centralis liegenden *Gyrus centralis posterior*, dem *Lobulus parietalis superior* und dem *Lobulus parietalis inferior*. Die beiden letzteren werden getrennt durch den *Sulcus interparietalis*, der, oberhalb des hinteren Astes der Sylvischen Spalte beginnend, schräg rückwärts bis zum Occipitallappen zieht. Der Lobulus pariet. inf. zerfällt in einen vorderen, das hintere Ende der Sylvischen Fissur umziehenden Teil, *Gyrus supramarginalis* (verbunden mit dem Gyrus central. post. und dem

Gyrus tempor. sup.), und einen hinteren, das hintere Ende des Sulcus temp. sup. umziehenden Teil, *Gyrus angularis* (verbunden mit dem Gyrus tempor. sup. und medius und dem Occipitallappen).

3. *Lobus temporalis.* Die Furchen laufen, häufig unterbrochen, annähernd parallel dem hinteren Aste der Sylvischen Fissur und enden vorn hinter der stumpfen Spitze des Schläfenlappens, dem *Polus temporalis.* Zwei von ihnen, *Sulcus temporalis superior* und *Sulcus temporalis medius,* liegen an der konvexen, die beiden anderen, *Sulcus temporalis inferior* (lateral) und *Fissura collateralis* (medial) [Eminentia collateralis] an der basalen Fläche; die Fissura collat. erstreckt sich rückwärts bis nahe an den Occipitalpol. Die von diesen Furchen abgegrenzten Windungen sind:

a) *Gyrus temporalis superior,* zwischen Sylvischer Fissur und Sulcus tempor. sup.,

b) *Gyrus temporalis medius,* zwischen Sulcus tempor. sup. und med.,

c) *Gyrus temporalis inferior,* zwischen Sulcus tempor. med. und inf.,

d) *Gyrus fusiformis,* zwischen Sulcus tempor. inf. und Fissura collateralis,

e) *Gyrus lingualis,* zwischen Fissura collat. und Fissura calcarina.

Die erste und zweite Windung liegen an der konvexen, die vierte und fünfte an der basalen Fläche, die dritte am Übergangsgebiete der beiden Flächen. Die drei letztgenannten gehen rückwärts ohne bestimmte Grenze in den Hinterhauptlappen über, die basalen setzen sich sogar direkt auf ihn fort.

An der innerhalb der Sylvischen Fissur verborgenen, oberen Fläche des Schläfenlappens liegen einige kleinere Querwindungen, *Gyri temporales transversi,* die durch gleichnamige Furchen, *Sulci temporales transversi,* geschieden sind. — Die obere Felsenbeinkante bedingt an der basalen Hemisphärenfläche einen flachen Eindruck, *Impressio petrosa,* der die Grenze zwischen Schläfen- und Hinterhauptlappen bezeichnet.

4. *Lobus occipitalis.* Die sehr verschieden ausgebildeten Furchen und Windungen seiner konvexen Fläche teilt man in eine obere Gruppe (*Sulci* und *Gyri occipitales superiores*) und eine laterale Gruppe (*Sulci* und *Gyri occipitales laterales*). Seine basale Fläche besteht aus den hinteren Fortsetzungen der basalen Schläfenwindungen. Das hintere, stumpfe Ende heißt *Polus occipitalis.*

Lateral-rückwärts vom oberen Ende der Fissura parietooccipit. liegt der *Sulcus occipitalis transversus*, der meist mit dem hinteren Ende des Sulcus interpariet. verbunden ist. Ihn umzieht medial und lateral je eine zum oberen und unteren Scheitelläppchen führende Übergangswindung.

5. *Insula*. Sie wird ringsum, außer vorn-unten, von dem *Sulcus circularis* (*Reili*), umzogen. Die nach vorn, oben und hinten divergierenden *Gyri insulae* bestehen aus mehreren kurzen und einem längeren, der zugleich der hinterste ist (*Gyri breves, Gyrus longus insulae*).

b) Mediale Hemisphärenfläche.

Furchen:

1. Balkenfurche, *Sulcus corporis callosi*, zieht unmittelbar der gesamten konvexen Balkenfläche entlang.

2. Zwingenfurche, *Sulcus cinguli*, beschreibt mit ihrem größeren, vorderen Abschnitte (*Pars subfrontalis*) einen mit der vorigen Furche parallelen Bogen, biegt aber mit ihrem kleineren, hinteren Abschnitte (*Pars marginalis*) aufwärts ab, um hinter dem oberen Ende des Sulc. central. in die Mantelkante einzuschneiden.

3. *Sulcus subparietalis*, zieht in der Richtung der Pars subfrontalis der Zwingenfurche (oft von dieser sich abzweigend) nach hinten.

4. *Fissura parietooccipitalis*, s. S. 389.

5. *Fissura calcarina* [Calcar avis], horizontal gerichtet, unterhalb der vorigen und mit deren vorderem, unter dem Balkenwulste liegenden Ende verschmolzen; hinten bis nahe an den Occipitalpol sich erstreckend.

6. *Fissura hippocampi* [Hippocampus], zwischen Gyrus hippocampi und Fascia dentata, setzt sich vom hinteren Ende der Balkenfurche nach unten und vorn fort.

7. *Fissura chorioidea** [Plexus chorioid. ventriculi lat.] = seitlicher Teil der Fissura transversa cerebri, beschreibt, vom Foramen interventric. bis zum Uncus gyri hippocampi sich erstreckend, einen nach unten und vorn offenen Bogen. Ihre obere Strecke verläuft an der Außenseite des Fornix (zwischen ihm und der Lamina affixa), ihre untere Strecke zwischen der aus dem Fornix sich fortsetzenden Fimbria hippocampi und dem Schwanz des Nucleus caudatus, parallel mit der Fissura hippocampi.

Windungen:

1. Stirnlappenanteil = mediale Fläche des *Gyrus frontalis superior*, zwischen Sulcus cinguli und Mantelkante; das hinterste Gebiet, welches das obere Ende des Sulcus central. umzieht

(*Lobulus paracentralis*), bildet den Übergang von der vorderen zur hinteren Zentralwindung.

2. Scheitellappenanteil, Vorzwickel, *Praecuneus* = mediale Fläche des Lobulus pariet. sup.; vierseitig, zwischen Sulc. cinguli, Fissura parietooccipit. und Sulc. subparietalis.

3. Hinterhauptlappenanteil, Zwickel, *Cuneus*, dreiseitig, zwischen Fissura parietooccipit. und Fissura calcarina.

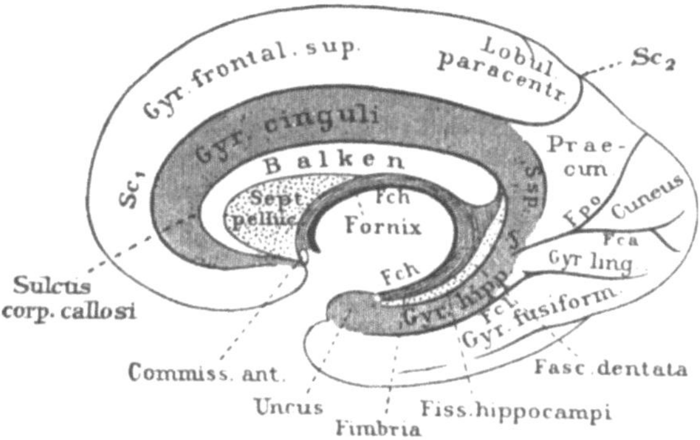

Fig. 76. Rechte mediale Hemisphärenfläche eines Kindes, halbschematisch dargestellt (größtenteils nach Rauber).

Fca = Fissura calcarina; *Fch* = Fissura chorioid.; *Fcl* = Fissura collater.; *Fpo* = Fissura parietooccip.; Sc_1 = Pars subfrontalis, Sc_2 = Pars marginalis des Sulcus cinguli; *Ssp* = Sulcus subpariet.; *J* = Isthmus gyri fornicati.

4. Gemeinsamer Anteil des Stirn-, Scheitel- und Schläfenlappens, Bogenwulst, *Gyrus fornicatus*, bildet einen vorn-unten offenen Bogen, der sich um den ganzen Balken herumwindet und von dessen hinterem Ende ab nach unten und vorn, am inneren Schläfenlappenrande entlangzieht; besteht aus drei Abteilungen: a) dem *Gyrus cinguli* zwischen Sulc. corporis callosi einerseits und Sulc. cinguli und subpariet. anderseits; b) dem *Isthmus gyri fornicati* zwischen Fissura calcar. und Fissura hippocampi; c) dem *Gyrus hippocampi* zwischen Fissura collateralis und Fissura hippocampi, der sich rückwärts in den Gyr. lingualis fortsetzt und vorn (hinter der Subst. perforata ant.) mit dem nach hinten umgebogenen *Uncus* (*gyri hippocampi*) endigt.

Die Oberfläche des Gyrus hippocampi erscheint nicht rein grau, da sie von einer netzförmig ausgebreiteten Tangentialfaserschicht, *Substantia reticularis alba* (*Arnoldi*), überzogen ist (vgl. S. 399). — Gyrus fornicatus,

Septum pellucidum und Fascia dentata bilden zusammen den sogenannten Sichellappen, und zwar jener seinen äußeren, die beiden anderen Gebilde seinen inneren Zug.

Corpus callosum, Balken,

liegt als große Verbindungsbrücke der Endhirnhemisphären im Grunde der Mantelkante und beschreibt eine mit der sagittalen Hemisphärenwölbung annähernd parallele Krümmung. Man unterscheidet am Balken: 1. einen mittleren, aufwärts schwach konvexen Teil, den Balkenstamm, *Truncus corporis callosi*, 2. einen vorderen, vorwärts stark konvexen Teil, das Balkenknie, *Genu corporis callosi*; dieses läuft basalwärts in 3. den zugespitzten Balkenschnabel, *Rostrum corporis callosi*, aus, der mit der dünnen *Lamina rostralis* an der Lamina terminalis endet; 4. ein hinteres, freies, verdicktes und ventral-vorwärts umgerolltes Ende, den Balkenwulst, *Splenium corporis callosi*; er überlagert die Zirbel und Vierhügel und ist von ihnen durch die Fissura transversa cerebri getrennt. — Die konkave Balkenfläche ist mit dem Septum pellucid. und dem Gewölbe verwachsen. Die konvexe Balkenfläche ist völlig frei und reicht lateral bis in den Grund des Sulc. corporis callosi, der sie vom Gyr. cinguli trennt. Sie zeigt, der Richtung der Balkenfasern entsprechend, zahlreiche *Striae transversales*, außerdem jederseits nahe der Medianlinie einen zarten Längsstreifen, *Stria longitudinalis medialis*, und lateral davon einen zweiten ebensolchen, *Stria longitudinalis lateralis*.

Die mediale Stria setzt sich vorn über das Balkenknie herum bis in den Gyr. subcallosus, hinten über dem Balkenwulst (mit der sogenannten *Fasciola cinerea*) in die Fascia dentata fort. Die laterale Stria bildet die Fortsetzung des Gyr. hippocampi. Beide Striae sind rudimentäre Rindensubstanz, die der Balken bei seinem Hervorwachsen vom Gyr. cinguli her mit sich zieht.

Septum pellucidum,

ist in medianer Stellung in den zwischen der Konkavität des Balkens und den Säulen des Gewölbes ausgespannten Raum eingefügt und besteht aus einem rechten und linken dünnen, dreiseitigen Blatte, welch beide (*Laminae septi pellucidi*), nur an den Rändern verwachsen, das spaltförmige *Cavum septi pellucidi* einschließen.

Fornix, Gewölbe,

ist ein paariger Faserstrang, der in dorsal konvexem Bogen zwischen Corpus mamillare und Uncus gyri hippocampi ausgespannt ist. Man unterscheidet an ihm drei Abschnitte: 1. einen vorderen, die Säule, *Columna fornicis*, die aus einem unteren, in den Hypothalamus eingeschmolzenen Teile, *Pars tecta columnae fornicis* (vom Corpus mamillare bis zur Commissura ant.), und einem oberen, freien Teile, *Pars libera columnae fornicis* (von der Commissura ant. bis zum Balken), besteht; letzterer liegt, mit dem hinteren Rande des Septum pellucid. verbunden, dicht neben dem anderseitigen und begrenzt von vorn her das Foramen interventriculare (Monroi); 2. einen mittleren Abschnitt, das *Corpus fornicis*, das außer der medianen Verschmelzung der beiden Säulen hervorgeht, dorsal außerdem mit dem Balken verwachsen ist (beide Verwachsungen sind sekundäre); ventral ist es von den dorsalen Thalamusflächen und vom 3. Ventrikel durch dessen Tela chorioidea geschieden; 3. einen hinteren Abschnitt, den Schenkel, *Crus fornicis*, der vom hinteren Teile des Balkenstammes ab bogenförmig lateral-abwärts ins Unterhorn zieht, um in die Fimbria hippocampi und den Hippocampus selbst überzugehen. Der durch die Divergenz der beiderseitigen Schenkel gebildete Winkel wird von der zarten, querfaserigen *Commissura hippocampi* ausgefüllt, die vom darüber liegenden Balken öfters durch einen Spaltraum (Vergaschen Ventrikel*) geschieden ist. — Die Säule hat abgerundete, der Schenkel abgeplattete, jede Körperhälfte dreiseitig prismatische Form.

Der embryonale Randbogen. Hierunter versteht man den innersten, bogenförmigen Abschnitt der medialen Hemisphärenwand, der zwischen der sogenannten Bogenfurche (späterhin = Sulcus corporis callosi + Fissura hippocampi) und der Fissura chorioidea liegt. Er besteht aus einem äußeren und inneren Bogenteile. Aus dem äußeren entwickelt sich: 1. der Balken, der die medialen Hemisphärenwände durchbricht, nachdem die entsprechenden Gebiete zuvor miteinander verwachsen waren; 2. ein schwacher, rudimentär bleibender Windungszug = Gyrus subcallosus + Striae longitud. (nebst Fasciola cinerea) + Fascia dentata. Aus dem inneren Bogenteile entstehen: 1. die Adergeflechtsfalte des Seitenventrikels, indem im Bereiche der Fissura chorioidea die epithelial bleibende Hemisphärenwand durch hineinwachsendes, gefäßreiches Piagewebe ventrikelwärts eingestülpt wird; 2. der Fornix, der nur mit seinem mittleren Teile an den Balken grenzt und nur hier mit dem anderseitigen verschmilzt; 3. die *Lamina septi pellucidi*, d. i. das zwischen Balken und Fornix gelegene Gebiet der medialen Hemisphärenwand; sie verwächst nicht mit der anderseitigen Lamina, so daß zwischen beiden ein Spaltraum bestehen bleibt (letzterer ist also genetisch nicht den Ventrikeln vergleichbar). — Ein dünnes Plättchen, das gleichfalls der medialen Hemisphärenwand angehört, ist zwischen dem ventralen Rande der Adergeflechtsfalte (Taenia chorioidea) und dem der späteren Stria terminalis entsprechenden Thalamusrande ausgespannt. Es kommt beim ausgebildeten Gehirn als *Lamina affixa* auf das laterale Randgebiet der dorsalen Thalamusfläche zu liegen.

Ventriculus lateralis.

Er entspricht der Gestalt der Hemisphäre, indem er aus einer vorderen (frontalen) Abteilung = Vorderhorn, *Cornu anterius*, einer mittleren (parietalen) = Mittelraum, *Pars centralis*, einer hinteren (occipitalen) = Hinterhorn, *Cornu poste-*

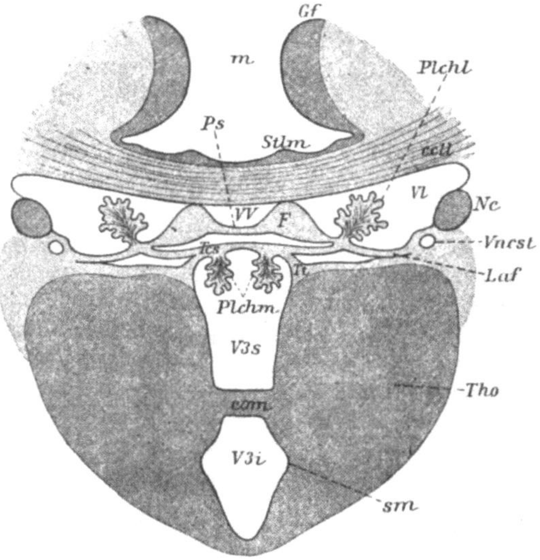

Fig. 77. Schema der Großhirnventrikel und der Plexus chorioidei (nach Obersteiner).

ccll = Corpus callos.; *com* = Massa intermedia; *F* = Fornix; *Gf* = Gyrus fornicat.; *Laf* = Lam. affixa, sie ist (weiter als an der Zeichnung) bis zum Plexus chorioid. ventric. lat. mit dem Thalamus verwachsen; *m* = Mantelspalte; *Nc* = Cauda nucl. caudati; *Plchl* = Plexus chorioid. ventric. lat.; *Plchm* = Plexus chorioid. ventric. III; *Ps* = Commissura hippocampi; *sm* = Sulcus hypothalam.; *Stlm* = Stria longitud. medialis; *Tcs* = Tela chorioid. ventric. III; *Tho* = Thalamus; *Tt* = Stria medull. und Taenia thalami; *Vl* = Ventric. lat. (Pars centralis); *V3s* = oberhalb, *V3i* = unterhalb der Massa intermed. gelegener Teil des Ventric. III; *Vncst* = V. terminalis; *VV* = Vergascher Ventrikel.

rius, und einer unteren (temporalen) = Unterhorn, *Cornu inferius*, besteht. Das Vorderhorn ist ein wenig ab- und lateralwärts, das Hinterhorn medianwärts umgebogen; das Unterhorn ist nach vorn und unten gerichtet und gleichfalls medianwärts umgebogen. Das Vorderhorn kommuniziert durch das Foramen interventriculare mit dem 3. Ventrikel. Vgl. Fig. 78.

Cornu anterius. Der Boden und die laterale Wand werden vom Kopf des *Corpus striatum*, die mediale Wand vom Septum pellucid. und der Columna fornicis, die vordere und obere Wand vom Genu und Truncus corporis callosi gebildet.

Der Streifenhügel, *Corpus striatum*, ist ein birnförmiger, grauer Wulst, der einen Kern, den *Nucleus caudatus*, enthält. Man unterscheidet an ihm den vorderen, verdickten Teil als Kopf, *Caput nuclei caudati*, der vor dem Thalamus liegt, und den hinteren, schmalen Teil als Schwanz, *Cauda nuclei caudati*, der, an der Außenseite des Thalamus liegend, einen nach hinten konvexen Bogen bildet und mit entsprechend gekrümmter Oberfläche in den Mittelraum und das Unterhorn hineinsieht.

Pars centralis. Das Dach wird vom Balken gebildet; der Boden in medial-lateraler Reihenfolge von der dorsalen Fläche des Gewölbes, der *Lamina chorioidea epithelialis* des *Plexus chorioideus ventriculi lateralis*, der *Lamina affixa*, der *Stria terminalis* und dem Schwanze des Streifenhügels (Fig. 77).

Die *Stria terminalis* ist ein mit dem Genu capsulae int. zusammenhängender Markstreifen, der die Grenze zwischen Thalamus (Zwischenhirn) und Streifenhügel (Endhirn) bezeichnet. An seiner Oberfläche begleitet ihn die V. terminalis.

Die *Lamina affixa* ist eine dünne, ependymatöse Substanzschicht, die die Stria und V. terminalis, sowie das angrenzende Gebiet der dorsalen Thalamusfläche bedeckt. — Die Epithelplatte des Plexus chorioid. geht lateral mit der *Taenia chorioidea* in die Lam. affixa, medial mit der *Taenia fornicis* in den Fornix über. Fornix, Epithelplatte des Plexus chorioid. und Lam. affixa sind Abkömmlinge der medialen Hemisphärenwand (vgl. S. 395, Embryonaler Randbogen).

Wegen der zarten Beschaffenheit der Lam. affixa und ihrer Verklebung mit der dorsalen Thalamusfläche hat es den Anschein, als ob letztere in den Seitenventrikel hineinsieht, in Wirklichkeit liegt sie aber, wie ja auch die Genese beweist, extraventrikulär.

Cornu posterius, wird dorsal von der Balkenstrahlung, im übrigen vom Mark des Occipitallappens (vgl. Cornu inf.) umwandet. Seine mediale Wand trägt zwei lateralwärts konvexe Wülste, einen oberen (inkonstanten), *Bulbus cornu posterioris*, der der Fissura parietooccipit., und einen unteren, *Calcar avis*, der der Fissura calcarina entspricht.

Cornu inferius. Sein Dach wird lateral von dem bis ins Hinterhorn sich erstreckenden *Tapetum* (vgl. S. 402), medial vom Schwanz des Streifenhügels nebst der Stria terminalis gebildet. Die lateral-untere Wand zeigt die der Fissura collateralis entsprechende längliche *Eminentia collateralis* (Marksubstanz), deren hinterer Abschnitt, *Trigonum collaterale*, gleichfalls bis ins Hinterhorn reicht. Ein viel stärkerer Wulst, nämlich der durch die Fissura hippocampi hervorgerufene Seepferdefuß, *Hippocampus*, füllt die mediale, z. T. noch untere Wand aus und durchzieht bogenförmig das ganze Unterhorn bis zum Uncus gyri hippocampi. Sein vorderes, verbreitertes Ende besitzt einige klauenähnliche Vorsprünge, *Digitationes hippocampi*. Mit dem Hippocampus verschmilzt das Crus fornicis; dessen eigentliche Fortsetzung bildet die *Fimbria hippocampi*, die als bandförmiger Strang die mediale (konkave) Seite des Hippocampus umzieht. Sie sieht lateralwärts mit zugeschärftem Saume in den Ventrikel hinein, medianwärts liegt sie frei an der Oberfläche des Schläfenlappens. Außer vom Hippocampus wird die mediale Wand des Unterhorns noch vom Plexus chorioideus gebildet. Sein Epithelbelag geht mit der *Taenia fimbriae* in die Fimbria, mit der Taenia chorioidea — da die Lam. affixa hier fehlt — in die Stria terminalis über. — Völlig extraventrikulär liegt zwischen Fimbria und Gyrus hippocampi eingeschoben ein schmaler, grauer, am Rande eingekerbter Streifen, die *Fascia dentata hippocampi*, die sich aufwärts in die *Fasciola cinerea* (s. S. 394) fortsetzt. Hippocampus und Fascia dentata sind modifizierte Windungen (Struktur rindenartig).

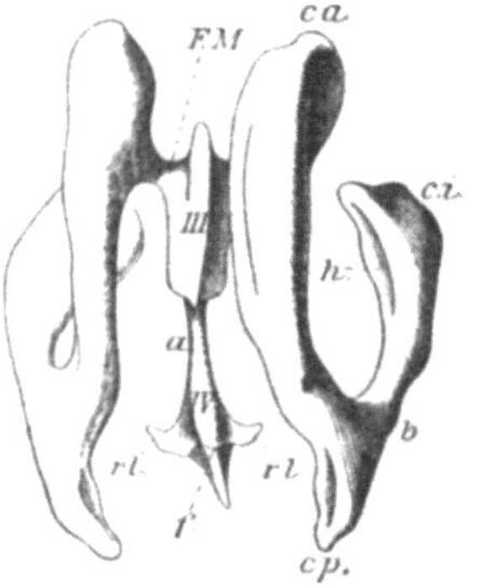

Fig. 78.
Ausguß des Ventrikelsystems (nach **Rauber** und **Welcker**).
IV = vierter Ventrikel mit *f* = Fastigium und *rl* = Recessus lat. fossae rhomboid.; *a* = Aquädukt; *III* = dritter Ventrikel; *FM* = Verbindung des III. mit dem Seitenventrikel durch das Foramen interventric.; *ca* = Cornu ant.; *ci* = Cornu inf.; *cp* = Cornu post.; *b* = Abdruck des Trigonum collater.; *h* = Abdruck des Hippocampus.

Sectiones telencephali.

1. Graue Substanz.

Sie findet sich erstens in weiter Ausbreitung als Rinde, *Substantia corticalis*, an der Oberfläche des Hirnmantels, zweitens in gleichfalls rindenähnlicher Verbreitung im Rhinencephalon und drittens in Form größerer Kerne im Stamme des Endhirns.

Struktur der Rinde. Von mehr oder weniger großen örtlichen Verschiedenheiten abgesehen, läßt sich folgendes Schema aufstellen:

a) Nach Gruppierung und Form der Nervenzellen sind von außen nach innen vier Schichten zu unterscheiden:

1. Die Molekularschicht, frei von Nervenzellen, aber reich an Gliazellen und Dendriten, die von den Pyramidenzellen ausgehen.

2. Schicht der kleinen Pyramidenzellen, }
3. Schicht der großen Pyramidenzellen, } zum Typus I nach Golgi gehörig.

Gestalt der Pyramidenzellen: Die Spitze oberflächenwärts, die Basis markwärts gerichtet. Dendriten: ein Spitzenfortsatz (= Verlängerung der Pyramidenspitze), dessen Endästchen bis in die Molekularschicht gelangen, und mehrere von der Basis entspringende Seitenfortsätze. Der Neurit zieht von der Basis aus fast stets ins Mark; zahlreiche Kollateralen.

4. Schicht der kleinen polymorphen Nervenzellen, die, gleichfalls dem Typus I nach Golgi angehörend, ähnlich den vorigen gestaltet sind.

Alle Schichten außer der ersten besitzen außerdem noch kleine Nervenzellen vom Typus II nach Golgi.

b) Nach der Anordnung der Nervenfasern sind zu unterscheiden:

1. Die radiär angeordneten Faserbündel innerhalb der 3. und 4. Zellenschicht und zwar a) die ins Mark hinabsteigenden (mit Markscheide versehenen) Neuriten der Pyramiden- und polymorphen Zellen, b) die vom Mark gegen die Peripherie hin aufsteigenden (sensiblen) Fasern. Letztere setzen sich mit Teilungen und Endigungen fort in

2. das superradiäre Flechtwerk innerhalb der 2. Zellenschicht und dem angrenzenden Gebiet der Molekularschicht und in

3. die meist parallel zur Oberfläche ziehenden Tangentialfasern innerhalb der Molekularschicht.

4. Die senkrecht zu den radiären Bündeln verlaufenden,

meist aus Kollateralen der Pyramidenneuriten stammenden Fasern. Dieses interradiäre Flechtwerk verdichtet sich unterhalb des superradiären zum sogen. Gennarischen Streifen (makroskopisch an den Gyri der Fissura calcarina erkennbar).

Neuroglia: Langstrahler hauptsächlich in der weißen, Kurzstrahler hauptsächlich in der grauen Substanz; besondere Gliaschicht an der Oberfläche, zusammengesetzt aus Enden der Gliazellenfortsätze.

Rindenfelder. Die in der Rinde vorhandenen, bestimmten Funktionen dienenden Zentren oder Felder sind zu unterscheiden als Projektionsfelder (psychomotorische und psychosensible) und als Assoziationsfelder, die die höheren psychischen Tätigkeiten beherrschen; sie gruppieren sich zu mehreren Zonen:

1. Die zentrale Zone:

Lobulus paracentralis und oberer Teil des Gyrus centralis ant.: Muskeln der unteren Extremität.

Gyrus centralis ant., mittleres Gebiet: Muskeln der oberen Extremität.

Gyrus centralis ant., untere Hälfte: Mundfacialis und Zunge.

Unterer Übergang der vorderen zur hinteren Zentralwindung: Kehlkopf, Kau- und Schlundmuskulatur.

Umgebung des Ramus ant. ascendens fissurae Sylvii (Gyrus frontalis inf.), nur einseitig, meist links: motorisches Sprachzentrum.

Gyrus centralis post. und Lobulus parietalis sup.: Körperfühlsphäre.

2. Die occipitale Zone:

Gyrus angularis: optisches Sprachzentrum.

Umgebung der Fissura calcarina: Sehzentrum.

Cuneus, laterale und obere Fläche des Hinterhauptlappens: optische Erinnerungsbilder.

3. Die temporale Zone:

Gyri temporales transversi: Hörzentrum.

Gyrus temporalis sup.: akustisches Sprachzentrum.

4. Die Zone des Gyrus hippocampi und des Hippocampus: Geruchszentrum und Geschmackszentrum.

5. Die kortikalen Assoziationszentren sind verteilt auf das übrige Rindengebiet (etwa $^2/_3$ gegenüber $^1/_3$ der Projektionszentren).

Die grauen Kerne

des Stammes (am besten sichtbar auf lateralwärts schräg abfallenden Horizontal- und auf Frontalschnitten) sind:

1. Der Schweifkern, *Nucleus caudatus* (s. Corpus striatum, S. 397).

2. Der Linsenkern, *Nucleus lentiformis*, liegt ventral-lateral vom Schweifkern und Thalamus und hängt durch eine dicke Substanzbrücke (ventral-vorn) sowie durch mehrere feine, graue Streifen mit dem Schweifkern zusammen.[1] Er besteht aus einem größeren lateralen, rostbraunen Gliede, der Schale, *Putamen*, und zwei kleineren medialen, hellgrauen Gliedern, die zusammen *Globus pallidus* heißen.

3. Die Vormauer, *Claustrum*, ist eine schmale Platte, lateral vom Linsenkern, medial von der Inselrinde gelegen.

4. Der Mandelkern, *Nucleus amygdalae*, stellt einen verdickten Rindenteil des Uncus gyri hippocampi dar und liegt ventral vom Linsenkern.

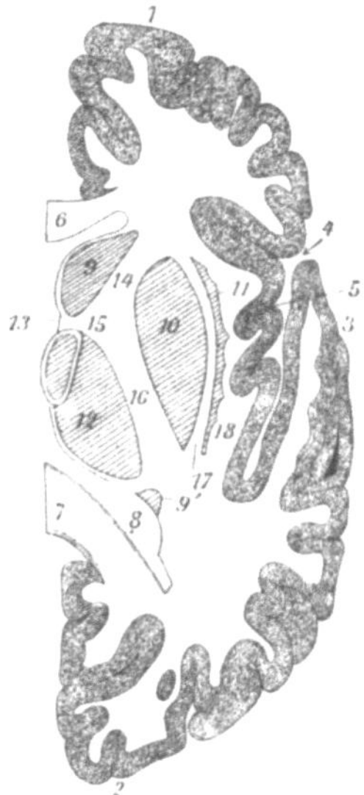

Fig. 79. Horizontalschnitt durch eine in chromsaurem Kali gehärtete Hemisphäre (nach Rauber). 1 Polus front.; 2 Polus occipit.; 3 Lobus tempor.; 4 Fissura cerebri lat.; 5 Insel; 6 und 7 Balken; 8 Seitenventrikel; 9 Caput, 9' Cauda nuclei caudati; 10 Nucl. lentiformis; 11 Claustrum; 12 Thalamus; 13 Stria termin.; 14, 15 und 16 Pars front., Genu und Pars occipit. capsulae int.; 17 Capsula ext.; 18 Markstreifen zwischen Claustrum und Inselrinde.

Sämtliche Kerne stehen in Zusammenhang mit der Subst. perforata anterior.

Hinsichtlich der Struktur sind zusammengehörig einerseits die Glieder des Globus pallid., andererseits das Putamen und der Nucl. caudatus; die beiden letzteren werden als modifizierte Rinde aufgefaßt. Gleichfalls rindenähnlich sind Nucl. amygdalae und Claustrum.

---

[1] Von diesen Streifen rührt die Benennung Corpus striatum her, die demnach ursprünglich für beide Kerne zusammen galt, jetzt aber für den dem Schweifkern entsprechenden Wulst allein gebräuchlich ist.

2. Weiße Substanz. Faserverlauf (Leitungsbahnen).

Von den weißen Markschichten, die die Kerne voneinander trennen, wird die zwischen Vormauer und Linsenkern befindliche als *Capsula externa* und die zwischen Linsenkern einerseits und Schweifkern und Thalamus andererseits befindliche als *Capsula interna* bezeichnet. An letzterer unterscheidet man eine *Pars frontalis capsulae internae*, die zwischen Schweifkern und Linsenkern, und eine *Pars occipitalis capsulae internae*, die zwischen Thalamus und Linsenkern liegt. Beide treffen in dem medianwärts gerichteten, bis zur Stria terminalis reichenden *Genu capsulae internae* zusammen.

Abgesehen von diesen Trennungsschichten der grauen Kerne bildet die weiße Substanz ein zusammenhängendes Marklager, das sich zwischen Stamm und Rinde ausdehnt. Die größte Ausbreitung zeigt es auf einem in der Höhe der dorsalen Fläche des Balkenstammes geführten Horizontalschnitte (*Centrum semiovale*). Was den Verlauf seiner Fasern (*Decursus fibrarum cerebralium*) anbelangt, so sind diese in drei Hauptgruppen zu scheiden: 1. Assoziationsfasern = Verbindungen zwischen Rindengebieten nur einer Hemisphäre, 2. Kommissurenfasern = Verbindungen zwischen beiden Hemisphären, 3. Fasern des Stabkranzes, *Corona radiata* = Verbindungen zwischen den Hemisphären einerseits und den übrigen Hirnabteilungen und dem Rückenmarke andererseits. Die erste und zweite Fasergruppe werden wegen ihres bogenförmigen Verlaufes unter dem Namen *Fibrae arcuatae cerebri* zusammengefaßt.

Assoziationsfasern.

Sie werden eingeteilt in Verbindungsfasern zwischen Windungen desselben Lappens (intralobäre, kürzere Bahnen) und in solche zwischen verschiedenen Lappen (interlobäre, vorzugsweise lange Bahnen). Von letzteren sind die wichtigsten:

Die Zwinge, *Cingulum*, zieht vom basalen Stirnlappengebiete (vielleicht auch vom Riechhirn) innerhalb des Gyrus fornicat. bis zum Uncus gyri hippocampi.

Der *Fasciculus longitudinalis superior*, vom Stirnlappen zum Hinterhauptlappen, wo er wahrscheinlich das (früher als Teil der Balkenstrahlung angesehene) *Tapetum* bildet (vgl. S. 398).

Der *Fasciculus longitudinalis inferior*, vom Pol des Hinterhauptlappens zum Pol des Schläfenlappens (nach Flechsig zur Radiatio occipito-thalamica gehörig).

Der *Fasciculus uncinatus*, vom Pol des Schläfenlappens am ventralen Inselrande vorbei zum basalen Stirnlappengebiete.

Der *Fornix*, vom Corp. mamillare zum Hippocampus.

Kommissurenfasern.

Sie werden gebildet von der Balkenstrahlung, *Radiatio corporis callosi*, der *Commissura anterior* (*cerebri*) und der *Commissura hippocampi*.

Die Balkenstrahlung verbindet wahrscheinlich nicht nur identische, sondern auch verschiedenartige Rindenbezirke der Hemisphären miteinander. Man unterscheidet an ihr, den Lappen entsprechend, eine *Pars frontalis*, *Pars parietalis*, *Pars occipitalis*, *Pars temporalis*. Die Fasern durchziehen den Balken selbst in querem, die Hemisphären dagegen in nach den verschiedensten Richtungen hin bogenförmigen Verlaufe. Besonders starke Biegungen beschreiben die die Mantelspalte umziehenden Fasern, so namentlich diejenigen der Pars front. (früher Forceps ant. benannt) und Pars occipit. (früher Forceps post. benannt).

Die *Commissura anterior* (*cerebri*) besteht aus einer kleineren *Pars anterior* — Verbindungsfasern zwischen den Riechhirnen — und einer wesentlich größeren *Pars posterior*, die, an der Basis des Linsenkerns vorbeiziehend, einen nach hinten und unten offenen Bogen bildet und die Temporallappen (Hippocampusgegend) und basale Gegend der Occipitallappen beider Seiten miteinander verbindet. — Die *Commissura hippocampi* verknüpft die beiden Hippocampi (kortikale Geruchszentren), ein Teil ihrer Fasern jedoch schließt sich dem anderseitigen Fornix an.

Corona radiata, Stabkranz.

Die Fasern des Stabkranzes entspringen — die Leitungsrichtung lassen wir hierbei unberücksichtigt — von sämtlichen Gegenden der Endhirnrinde, denen entsprechend man sie in eine *Pars frontalis*, *parietalis*, *temporalis* und *occipitalis* einteilen kann. Sie ziehen konvergierend gegen die innere Kapsel hin und bilden vor dem Eintritt in diese den sogenannten Fuß des Stabkranzes, der, dem lateralen Rande des Schwanzkerns anliegend, wie dieser einen rückwärts konvexen Bogen beschreibt. Weiterhin durchdringt der größte Teil der Fasern die Kapsel vollständig, um durch den Großhirnschenkel zu kaudaleren Hirngebieten (Mittel- und Rautenhirn) und zum Rückenmark zu gelangen, der übrige Teil tritt noch innerhalb der Kapsel zum Thalamus, vielleicht auch zum Globus pallidus. Einige Fasern (Haubenfasern des Thalamus) jedoch nehmen statt dessen ihren Verlauf durch die Marklamellen des Linsenkerns. — In enger Beziehung zur Stabkranzfaserung steht die *Radiatio corporis striati*. Hierunter versteht man hauptsächlich die Faserverbindungen der Stammganglien des Endhirns unter sich, im weiteren Sinne aber auch solche mit dem Zwischenhirn, insbesondere dem Thalamus.

Die wichtigsten Fasersysteme (Projektionssysteme) des Stabkranzes sind folgende:

1. Faserzüge zum (vom) Thalamus. Sie verdichten sich vor ihrem Eintritt in ihn zu Bündeln, den sogenannten Thalamusstielen. Hierzu gehören der hintere Stiel oder die Sehstrahlung des Thalamus, die zum Hinterhauptlappen leitet und einen Teil der *Radiatio occipitothalamica* (*Gratioleti*) darstellt (vgl. Opticusbahnen, S. 409); ferner die Haubenstrahlung des Thalamus zum Scheitellappen, der vordere Stiel zum Stirnlappen, der untere Stiel zum Schläfenlappen, der obere Stiel zu den Gyri centrales und deren Umgebung.

2. Die motorischen Bahnen:

a) Die Bahnen der motorischen Spinalnerven; sie entspringen aus der oberen Hälfte des Gyrus central. ant., dem angrenzenden Gebiete der Gyri front. sup. und med. und dem Parazentralläppchen und durchlaufen kaudalwärts nacheinander die Großhirnschenkel- und Brückenbasis, die Pyramiden des Kopfmarkes (hier teilweise Kreuzung), den Fascicul. cerebrospinalis lat. (gekreuzter Teil) und Fascicul. cerebrospinalis ant. (ungekreuzter Teil), um schließlich in den spinalen Vordersäulen zu enden (Pyramidenbahnen, cortico-spinale Bahnen). Vgl. S. 347, 348, 353 u. 369.

b) Die Bahnen der motorischen Hirnnerven entspringen von der unteren Hälfte des Gyrus central. ant., den diesem benachbarten Gebieten der Stirnwindungen und dem untersten Bezirk des Gyrus central. post., durchziehen gleichfalls die Großhirnschenkel- und Brückenbasis und wenden sich dann dorsalwärts zu ihren Kernen (cortico-bulbäre Bahnen). Vgl. S. 371, sowie „Ursprünge und Endstätten der Hirnnerven".

3. Die Brückenbahnen: a) die vordere oder frontale

aus dem Stirnlappen, b) die hintere oder temporale aus dem Schläfen- und Hinterhauptlappen, ziehen zur Brückenbasis, endigen hier in Kernen, setzen sich von da ins Kleinhirn fort (cortico-ponto-cerebellare Bahnen).

4. Die Haubenbahnen. Sie setzen sich aus mannigfachen, vorzugsweise sensiblen Fasergruppen zusammen und ziehen vor allem aus der Haubenregion, zum Teil aber auch noch aus dem Kopfmarke und Rückenmarke aufwärts. Diesen Verlauf haben wir hier, wenigstens zum Teil, nachholend zu beschreiben.

Unter Haubenbahnen sind sämtliche in der Haube der Brücke und des Mittelhirns verlaufende Faserzüge zu verstehen. Die wichtigsten von ihnen sind die Schleife, *Lemniscus*, das mediale (dorsale) Längsbündel, *Fasciculus longitudinalis medialis*, und der vordere Kleinhirnschenkel, *Brachium conjunctivum*, von denen die beiden letzteren bereits (S. 370 und 380) beschrieben wurden. Die Schleife besteht aus zwei Abteilungen, *Lemniscus medialis* (*sensitivus*) und *Lemniscus lateralis* (*acusticus*), die miteinander zusammenhängen:

***Lemniscus medialis (sensitivus)*, mediale (obere) Schleife,**
bildet die Fortsetzung derjenigen Fasern der Olivenzwischenschicht, die, wie früher geschildert, sich kaudal von dieser kreuzten und aus den Neuriten der Hinterstrangkerne (= Fortsetzung der Wurzelfasern der Hinterstränge) und sensiblen Hirnnervenkerne und den spinalen Vorder-Seitensträngen hervorgingen. Frontalwärts durch Hinzutritt neuer Fasern sich vergrößernd, dehnt sich dann die mediale Schleife innerhalb des ventralen Grenzgebietes der Haube von der Raphe ab immer mehr lateralwärts (bis zur lateralen Schleife hin) aus. Ihre Hauptmasse, die schließlich gänzlich in die laterale Wand der Haube (jedoch nicht oberflächlich) und zugleich mehr dorsal zu liegen kommt, endet im oberen Vierhügel, Thalamus und Nucl. hypothalamicus. Außerdem soll ein größerer Faseranteil ohne Unterbrechung durch die innere Kapsel in die Endhirnrinde (motorische Region) gelangen (Rindenschleife — Flechsig, Hösel).

Aus den eben genannten Kernen setzen sich die medialen Schleifenfasern (indirekt) bis zum Globus pallidus und — durch dessen Marklamellen hindurch — zum Scheitellappen fort (zentrale Haubenbahnen, kortikale Schleifenbahn), und zwar hauptsächlich auf dem Wege der Linsenkernschlinge, *Ansa lenticularis*. Letztere umschlingt die basale Seite des Glob. pallidus, bevor sie in seine Marklamellen eindringt. Es sind in ihr übrigens noch andere Bahnen aus dem Thalamus und auch solche aus dem Nucl. ruber (indirekte Fortsetzung des Brachium conjunct.) und Nucl. hypothalamicus enthalten.

***Lemniscus lateralis (acusticus)*, laterale (untere) Schleife,** liegt in der lateralen Wand der Haube, wo sie als *Trigonum lemnisci* an die Oberfläche tritt. Ventral steht sie teilweise mit

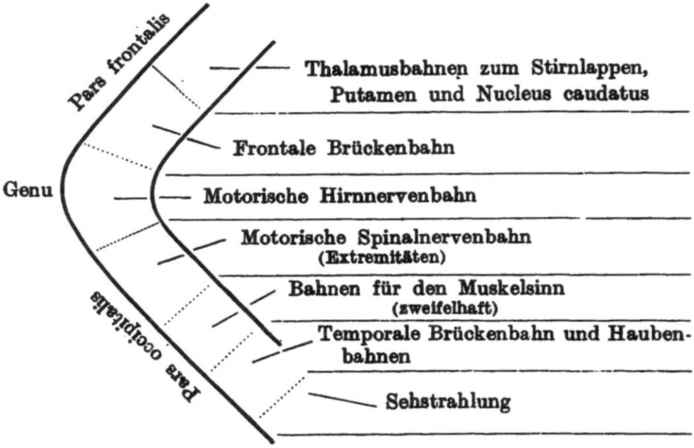

Fig. 80. Fasersysteme des Stabkranzes innerhalb der Capsula interna.

der lateralen Abteilung der medialen Schleife in Verbindung und bildet mit ihr zusammen einen im Querschnitt einwärts-konkaven Bogen. Die Fasern der lateralen Schleife stammen namentlich:

1. aus den Cochleariskernen, und zwar a) aus dem ventralen Cochleariskern (größtenteils gekreuzt) vermittelst des *Corpus trapezoideum* und oberen Olivenkerns (s. S. 372 u. 373), b) aus beiden Cochleariskernen vermittelst der *Striae medullares* (früher acusticae benannt), die, nach oberflächlichem Verlaufe über die Rautengrube, nahe der Medianfurche in die Tiefe dringen, um durch die Raphe hindurch zur lateralen Schleife der anderen Seite zu gelangen;

2. wahrscheinlich auch aus anderen sensiblen Hirnnervenkernen;

3. aus dem im ventralen Teil der lateralen Schleife, lateral vom oberen Olivenkern gelegenen lateralen Schleifenkern;

4. aus der medialen Schleife.

Die Hauptmasse der lateralen Schleife endigt in den unteren Vierhügeln. Hieran knüpfen sich durch den unteren Vierhügelarm führende Bahnen zum medialen Kniehöcker (dadurch Beziehungen zur medialen Wurzel des Tract. opticus) und zur Rinde des Schläfenlappens (kortikales Hörzentrum).

Die in klinischer Hinsicht wichtige Lage, die die einzelnen Fasersysteme des Stabkranzes innerhalb der Capsula interna einnehmen, ist aus dem beigefügten Schema ersichtlich (Fig. 80). Bemerkenswert erscheint, daß die beiden Brückenbahnen und die motorischen Bahnen hier die gleiche Lagebeziehung zueinander haben wie in der Großhirnschenkelbasis (die motorischen in der Mitte zwischen den beiden anderen).

Ursprünge und (zentrale) Endstätten der Hirnnerven.

Abgesehen von den Nn. olfactorii und dem N. opticus stimmen die Hirnnerven hinsichtlich ihrer Ursprungs- und Endigungsweise mit den Rückenmarksnerven im wesentlichen überein. Vgl. S. 350 und 353. — Die Hirnnervenkerne, *Nuclei nervorum cerebralium*, die den grauen Säulen des Rückenmarks entsprechen, sind einzuteilen in Ursprungskerne, *Nuclei originis* (den Vordersäulen entsprechend), aus denen die motorischen Hirnnerven entspringen, und Endkerne, *Nuclei terminales* (den Hintersäulen entsprechend), in denen die Wurzeln der sensiblen Hirnnerven endigen. Letztere entspringen wie die sensiblen Rückenmarksnerven aus Ganglien, die außerhalb des Zentralorgans liegen und spinalartige heißen; wir gruppieren diese mit unter die Ursprungskerne. Das gesamte Gebiet der eigentlichen Hirnnervenkerne erstreckt sich von der Haube des Mittelhirns bis ins Halsmark hinein (*Stratum nucleare*). Die motorischen Kerne haben in ihm mediale oder ventrale, die sensiblen im wesentlichen laterale oder dorsale Lage. Vgl. S. 358 und Fig. 81.

Die motorischen Kerne sind jederseits zu einer medialen und lateralen Längsreihe angeordnet, die die Fortsetzung einer ventralen und lateralen Zone der Vordersäule darstellt. Der medialen Reihe gehören an: die Kerne der Nn. III, IV, VI und XII; der lateralen: Nucl. motorius n. V, Nucl. n. VII, Nucl. ambiguus der Nn. IX, X und XI. — Entwicklungsgeschichtlich sei noch hervorgehoben, daß wie die Wurzeln der spinalen, so auch die der zerebralen sensiblen Nerven aus ihren Ganglien in das Zentralorgan hineinwachsen, und ferner, daß die Ganglien selbst nicht unmittelbar aus der Ganglienleiste, sondern unter Mitwirkung der embryonalen Epidermis, also auf zweifacher ektodermaler Grundlage, entstehen (vgl. S. 355). Zentralwärts wachsen übrigens von ihren Ursprungsstätten aus auch die Olfactoriusfasern und von den Opticusfasern der größte Teil.

Nn. olfactorii (I).

Ursprungszellen = Sinneszellen der Regio olfact. der Nasenschleimhaut; ihre peripherischen Endausläufer = Dendriten, ihre zentralen Ausläufer = Neuriten. Letztere ziehen als marklose Olfactoriusfasern bis zu den sogenannten Glomeruli des Bulbus olfact., wo sich ihre Endbäumchen mit je einem Dendritenendbäumchen einer Pyramiden-(Mitral-)zelle verfilzen (vgl. Fig. 59). Diese Strecke gleicht, weil zwischen Ursprung und Gehirn gelegen, einer Nervenwurzel, nicht einem peripherischen Nerven. Vom Bulbus führen Bahnen II. und, an diese wieder anknüpfend, Bahnen III. Ordnung zu folgenden zentralen Endstätten: 1. zu kortikalen, nämlich zur Rinde des Trigonum olfact. und des Riechfeldes, zum Hippocampus und Gyrus hippocampi, zum Mandelkern und zum vorderen Gebiete des Gyrus cinguli, 2. zum Zwischenhirn, nämlich zum Nucl. habenulae (vermittelst der Stria medullaris) und zum Corpus mamill., außerdem wahrscheinlich zu kaudaleren Hirngebieten.

Verbindungen der kortikalen Zentren unter sich und mit dem Zwischenhirn: die Hippocampi durch die Commissura hippocampi miteinander; der Hippocampus durch den Fornix mit dem Corpus mamillare und vielleicht weiterhin durch den Fasciculus thalamomamillaris (Vicq' d'Azyri) mit dem Thalamus der Gegenseite; die Riechhirne untereinander durch die Pars ant., die Rindengebiete der Hippocampusgegend untereinander durch die Pars post. der Commissura anterior.

N. opticus (II).

Seine Fasern entspringen zum größeren Teile aus den Neuriten der großen Ganglienzellen der Retina, um hirnwärts zu ziehen, zum kleineren Teile wahrscheinlich aus dem Gehirn, um zur Retina zu ziehen und in der Körnerschichte zu endigen. Der N. opticus ist demnach kein peripherischer Nerv, sondern ein Teil des Zentralapparates, wie ja auch die Entwicklung lehrt.

Die Sehnervenfasern kreuzen sich unvollständig im

Chiasma opticum: die aus dem medialen Netzhautgebiete stammenden Fasern gelangen zum entgegengesetzten, diejenigen aus dem lateralen Netzhautgebiete zum gleichseitigen *Tractus opticus*. Innerhalb des Tractus verlaufen sie nur in dessen lateraler Wurzel und endigen teils (hauptsächlich) im Kerne des lateralen Kniehöckers, teils im Thalamus (Pulvinar und Stratum zonale) und im oberen Vierhügel; zu letzterem gelangen sie durch den oberen Vierhügelarm. Diese drei primären Opticuszentren stehen durch Stabkranzfasern, deren Gesamtheit die Sehstrahlung, *Radiatio occipitothalamica* (*Gratioleti*), darstellt, mit dem sekundären Zentrum, der Rinde des Hinterhauptlappens, besonders des Cuneus, in Verbindung. Vielleicht ziehen auch einige Fasern aus dem Tractus ohne Zwischenstation zur Rinde (direkte kortikale Tractuswurzel).

Die mediale Wurzel des Tractus enthält hauptsächlich Fasern aus der den hinteren Rand des Chiasma bogenförmig umziehenden *Commissura inferior* (*Guddeni*), die wahrscheinlich aus dem medialen Kniehöcker und unteren Vierhügeln stammen. Dorsal vom Chiasma liegt die *Commissura superior* (*Meynerti*); ihre Fasern laufen parallel denen der Commissura inf. und verlieren sich im Linsenkern.

Augenmuskelnerven.

N. oculomotorius (III). Sein Ursprungskern, *Nucleus n. oculomotorii*, liegt ventral von den vorderen Vierhügeln und vom Äquadukt im zentralen Höhlengrau und besteht aus einem paarigen, großzelligen Lateral- und einem unpaaren Mediankern, außerdem wahrscheinlich noch einem paarigen vorderen, kleinzelligen Kern. Die Wurzelfasern, von denen einige sich kreuzen, durchdringen in bogenförmigem Verlaufe die Haube des Mittelhirns, um im Sulcus n. oculomotorii auszutreten. Beziehungen des Oculomotoriuskernes zu den übrigen Augenmuskel- und anderen Kernen mittels des Fasciculus longitud. medialis.

N. trochlearis (IV). Sein Ursprungskern, *Nucleus n. trochlearis*, liegt, dem kaudalen Ende des Lateralkernes des Oculomotorius sich unmittelbar anschließend, ventral von den hinteren Vierhügeln. Seine Wurzelfasern, erst kaudal-, dann medianwärts ziehend, treten unmittelbar kaudal von den hinteren Vierhügeln und seitlich vom Velum medull. ant. (also an der dorsalen Seite des Rautenhirnes!) aus. Innerhalb des Velum Kreuzung der beiderseitigen Faserbündel (*Decussatio nervorum trochlearium*).

N. abducens (VI). Sein Ursprungskern, *Nucleus n. abducentis*, liegt in kaudaler Verlängerung der beiden vorigen Kerne innerhalb des Colliculus facialis, von dessen Oberfläche ihn nur das Facialisknie trennt. Die Wurzel zieht ventralwärts, um in der Furche zwischen hinterem Brückenrande und Pyramide auszutreten.

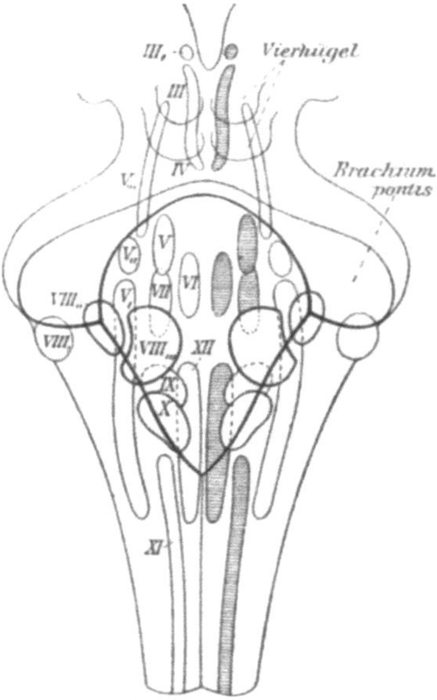

Fig. 81. Übersicht der motorischen Ursprungs- und sensiblen Endkerne der Hirnnerven III—XII, bei dorsaler Betrachtung (nach Rauber).

III lateraler, III, vorderer Kern des Oculomotor.; IV Trochleariskern; V Nucleus motor., V, Nucleus tractus spinalis, V„ und V„, Nuclei radicis mesencephalicae des Trigem.; VI Abducenskern; VII Facialiskern; VIII, ventraler Cochleariskern; VIII„ Deitersscher Kern; VIII„, dorsaler Vestibulariskern; IX und X Nucl. alae cinereae des Glossopharyng. und Vagus, XI Accessoriuskern; XII Hypoglossuskern.

Die zentralen Bahnen der Augenmuskelnerven ziehen aus dem hinteren Gebiet des Gyrus frontalis medius mit der Pyramidenbahn zu ihren Kernen (teilweise Kreuzung).

N. trigeminus (V).

Er besitzt eine kleine, vordere, motorische Wurzel, *Portio minor*, und eine viel stärkere, hintere, sensible Wurzel, *Portio major*. Wurzelpforte: Grenzgebiet von Brückenarm und Brücke.

Portio minor. Ihr Ursprungs-(Kaumuskel-)Kern, *Nucleus motorius n. trigemini*, liegt im Boden der Rautengrube (Pons-Isthmus-Grenze), medial von den Endkernen der Portio major und dorsal-vorn vom Facialiskern. — Die zentrale Bahn des motorischen Trigeminusteiles zieht vom Gyrus centralis ant. mit der Pyramidenbahn in die Brücke, wo sie dorsalwärts zu ihrem Kerne gelangt (teilweise Kreuzung).

Portio major. Ursprungskern: *Ganglion semilunare* (*Gasseri*). Endkerne: 1. Der Hauptendkern, *Nucleus tractus spinalis n. trigemini*, zum Teil noch lateral vom motorischen Kern gelegen, erstreckt sich von der Höhe der Nerveneintrittsstelle ab nur wenig frontalwärts, hingegen kaudalwärts bis ins Halsmark (Kopf der Hintersäule) hinab. Zum frontalen Teile gelangen auf-, zum kaudalen Teile absteigende Fasern, deren Gesamtheit als Strang, *Tractus spinalis n. trigemini*, der lateralen Seite des Kernes unmittelbar anliegt (vgl. Fig. 71). 2. Gleichfalls sensibel sind wahrscheinlich Zellengruppen der Pedunculus- und Brückenhaube (lateral vom Aquädukt) und des *Locus caeruleus*, die nach der zu ihnen tretenden Wurzel, *Radix mesencephalica n. trigemini*, als *Nuclei radicis mesencephalicae n. trigemini* bezeichnet werden.[1] — Die zentrale Bahn des Trigeminus zieht vom sensiblen Hauptendkerne gekreuzt durch die Haube hindurch in den Thalamus, wo sie mit der medialen Schleife endigt. Von hier führen thalamokortikale Bahnen zur hinteren Zentralwindung.

N. facialis (VII).

Der Ursprungskern des eigentlichen Facialis, d. h. seiner motorischen Abteilung, *Nucleus n. facialis*, liegt innerhalb der Formatio reticularis des kaudalen Abschnittes der Brückenhaube, ventral-lateral vom Abducenskerne, dorsal von der oberen Olive. Die *Radix n. facialis* zieht von dort: a) zunächst dorsalwärts (Ursprungsschenkel, *Pars prima*), beschreibt dann b) innerhalb des Colliculus facialis eine zweifache Biegung (erst neben der Medianlinie frontal-, dann rechtwinkelig lateralwärts), und läuft schließlich c) ventral-lateral-kaudalwärts bis zur Austrittsstelle am hinteren Brückenrande (Austrittsschenkel, *Pars secunda*). Die gebogene Verlaufsstrecke, das sogenannte innere Facialisknie, *Genu* (*internum*), umschlingt den Abducenskern.

Rindenzentrum für den Facialis: unteres Gebiet des Gyrus central. anterior. Zentrale Facialisbahn: Stabkranz, Capsula int., Fuß des Großhirnschenkels, Brücke, hier zum gekreuzten Facialiskern, z. T. aber auch zum ungekreuzten. Ursprungskern des *N. intermedius* (d. i. der sensiblen Abteilung des N. facialis): *Ganglion geniculi*; Endkerne: *Nucleus tractus solitarii* (s. unter N. IX und X) und dorsal vom Facialiskern gelegene Zellen, letztere für sekretorische (Speicheldrüsen-) Fasern.

---

[1] Da die Wurzel nebst Kernen früher als motorisch angesehen wurde, ist die ursprüngliche Benennung der B. N. A. *Radix descendens* (*mesencephalica*) *n. trigemini*, und die der Kerne lautet dementsprechend.

N. acusticus (VIII).

Bei seinem Eintritt in die Brücke (lateral vom N. VII) teilt er sich in zwei Wurzeln: eine laterale (dorsale), *Radix cochlearis*, die sich zur ventral-lateralen Seite des Corpus restiforme wendet, und eine mediale (ventrale), *Radix vestibularis*, die zwischen Corpus restiforme und spinaler Trigeminuswurzel eindringt. Ihnen entsprechen peripherwärts die beiden Hauptäste des Acusticus: der eigentliche Gehörnerv, *N. cochleae*, und der statische Nerv, *N. vestibuli*. Ersterer entspringt aus dem *Ganglion spirale cochleae*; letzterer aus dem *Ganglion vestibulare*.

Beide Äste stehen unter sich sowie auch mit dem N. intermedius durch *Fila anastomotica* in (wahrscheinlich nur scheinbarer) Verbindung.

Endkerne des N. cochleae, *Nuclei n. cochleae*: 1. der ventrale Cochleariskern, ventral-lateral vom Corpus restiforme, nach dem Cerebellum hin gelegen; 2. der kleinere dorsale Cochleariskern innerhalb des *Tuberculum acusticum**, dorsal-lateral vom vorigen, mit dem er zusammenhängt. — Über die sekundäre Cochlearisbahn, die den wichtigsten Bestandteil der lateralen Schleife bildet, s. S. 406. Das Rindenzentrum des Cochlearis liegt in den Gyri temporales superior und transversi.

Endkerne des N. vestibuli, *Nuclei n. vestibuli*: 1. dorsaler (medialer) Kern, nahe dem Ventrikelboden, kaudal von den Nuclei n. VI und VII, medial vom Corp. restiforme, breit mit schmalem, zur Alea cinerea hinziehenden Kaudalende; 2. Bechterewscher Kern, im Seitenwinkel des Ventrikels, bis ins Kleinhirn hinein; 3. Deitersscher (lateraler) Kern (zweifelhaft, ob Vestibulariskern), sein hauptsächlichster Anteil lateral vom ersten Kern, in der seitlichen Ventrikelwand bis zum Kleinhirn hin. — Wichtigste zentrale Bahn: die vom Bechterewschen Kern zu den Kleinhirnkernen ziehende.

Verbindungen des Deitersschen Kernes: kaudal durch den Tractus vestibulospinalis mit dem Rückenmark, frontal durch den Fasciculus longitud. medial. mit den Augenmuskel- und anderen Hirnnervenkernen.

N. glossopharyngeus (IX) und *N. vagus* (X).

Beide Nerven sind gemischte und gehören hinsichtlich ihrer Ursprünge und Endigungen eng zusammen. Sie treten mit mehreren Wurzelbündeln, die sich dicht aneinander schließen, aus dem Sulcus lat. post. des Kopfmarkes aus.

Der sensible Teil. Ursprungskern des N. glossopharyngeus: *Ganglion petrosum* (und Ggl. superius?), des N. vagus: *Ganglion jugulare* (und Ggl. nodosum?). Gemeinsame Endkerne: 1. *Nucleus alae cinereae* (visceromotorischer Kern nach Edinger, für Herz- und Lungen-Innervation?) in der Ala cinerea, lateral vom Hypoglossuskern gelegen; 2. *Nucleus tractus solitarii* (viscerosensibler Kern nach Edinger), benannt nach dem *Tractus solitarius*, der, ihm unmittelbar anliegend, seine Fasern an ihn abgibt; er liegt lateral-ventral vom Nucl. alae cinereae und erstreckt sich kaudalwärts bis ins Halsmark. Der größere Teil seiner Fasern stammt aus dem N. vagus, der kleinere (frontale) Teil aus dem N. glossopharyngeus; außerdem nimmt er wahrscheinlich noch Geschmacksfasern aus dem N. intermedius und N. trigeminus auf. — Vom Nucl. alae cinereae gelangen sekundäre Bahnen ins Kleinhirn und in die kontramediale Schleife. Das Rindenzentrum der Geschmacksfasern liegt im Gyrus hippocampi.

Der motorische Teil. Der gemeinsame Ursprungskern, *Nucleus ambiguus* (somatisch-motorischer Kern nach Edinger), liegt ventral vom Nucl. alae cinereae (aber viel tiefer) und dorsal vom Nucleus olivaris access. dorsalis. Seine Faserbündel beschreiben einen gegen die Rautengrube hin gerichteten Bogen, um dann erst den sensiblen Fasern sich anzulegen (vgl. Fig. 71).

N. accessorius (XI).

Dieser jedenfalls rein motorische Nerv entspringt vom Ursprunge des 5. Cervicalnerven ab aufwärts bis zur unteren Olive aus einer Zellenreihe des dorso-lateralen Gebietes der Vordersäule, die die unmittelbare Fortsetzung des *Nucleus ambiguus* bildet; der obere Faseranteil hat daher gemeinsamen Ursprung mit den motorischen Vagusfasern. Die spinalen Fasern durchziehen das Rückenmark in scharfen Biegungen und verlassen es lateral von den hinteren Wurzeln der Cervicalnerven, die des Kopfmarkes treten im Sulcus lat. post. kaudal von denen des Vagus aus, um sich im weiteren Verlaufe mit ihnen zu verbinden. — Die zentrale Bahn des Accessorius läuft von der hinteren Gegend des Gyrus frontalis sup. aus mit der Pyramidenbahn ins Kopf- und Halsmark zu seinem Kern.

N. hypoglossus (XII).

Der lange Ursprungskern dieses motorischen Nerven, *Nucleus n. hypoglossi* (= Fortsetzung des medial-vorderen Teiles der spinalen Vordersäule), erstreckt sich durch den Boden der Rautengrube (Trigonum n. hypoglossi), dicht neben der Medianlinie, von den hinteren Striae medullares ab bis in den geschlossenen Teil des Kopfmarkes. Die Wurzelfasern (gekreuzte zweifelhaft) durchdringen — viele nach vorheriger dorsaler Umbiegung — das Kopfmark in ventraler Richtung (s. Fig. 71) und verlassen es im Sulcus lat. anterior. — Die zentrale Bahn des Hypoglossus kommt aus dem gleichen Rindenbezirk und hat annähernd gleichen Verlauf wie die des Facialis, dem sie sich auf längerer Strecke eng anlegt.

Meninges, Hüllen des Zentralnervensystems.

Man unterscheidet drei Hüllen: eine äußere, *Dura mater*, eine mittlere, *Arachnoidea*, eine innere, *Pia mater*.[1]

Dura mater encephali, harte Hirnhaut, ist eine fibröse Membran, die das innere Periost der Schädelkapsel bildet. Beim Kinde haftet sie mit ihrer rauhen Außenfläche den Schädelknochen überall fest an; beim Erwachsenen ist dies dagegen nur an den Schädelnähten und der Basis cranii interna der Fall. Die sonst zwischen der Dura und dem Schädeldache freibleibenden spaltförmigen, mit Endothelien ausgekleideten Lymphräume werden insgesamt als *Cavum epidurale* bezeichnet. Die glatte, glänzende Innenfläche, die einen kontinuierlichen Endothelbelag besitzt, ist von der Arachnoidea durch einen engen Lymphraum, das *Cavum subdurale*, getrennt. In den Binnenraum des Schädels schickt die Dura drei flächenhafte Fortsätze:

1. *Falx cerebri*, große Hirnsichel, die, median gestellt, sich zwischen die Hemisphären des Großhirns einschiebt, reicht von der Crista galli bis zur Protuberantia occipit. int.; ihr oberer, konvexer Rand heftet sich, den Sinus sagittalis sup. einschließend, an die Ränder des Sulcus sagittalis. Vom unteren Rande ist der kleinere, hintere Abschnitt mit dem Tentorium verwachsen, der größere, vordere, konkave Abschnitt dagegen ist frei, reicht nicht ganz bis zum Corpus callosum herab und umschließt den Sinus sagittalis inferior.

---

[1] Einzelne Autoren unterscheiden mit Virchow nur zwei Hüllen, nämlich die harte Haut, *Pachymeninx**, und die weiche Haut, *Leptomeninx** oder *Arachnoides*; letztere besteht dann aus einem äußeren (gefäßlosen) und inneren (gefäßreichen) Blatt.

2. *Falx cerebelli*, kleine Hirnsichel, die, ebenfalls median gestellt, sich zwischen die Hemisphären des Kleinhirns einschiebt, ist mit dem hinteren Rande an die Crista occipitalis int. angeheftet und reicht von der Protuberantia occipitalis int. bis zum Foramen magnum, an dem sie, in zwei Blätter gespalten, inseriert.

3. *Tentorium cerebelli*, Hirnzelt, das, annähernd quer gestellt und aufwärts etwas gewölbt, die hintere Schädelgrube überdacht, schiebt sich zwischen das Kleinhirn und die Hinterhauptlappen des Großhirns ein. Seine hinteren Ränder sind an den Sulci transversi [obere Strecken der Sinus transversi], seine lateralen an den oberen Felsenbeinkanten [Sinus petrosi sup.] befestigt, seine vorderen (medialen) Ränder sind frei und begrenzen miteinander die tief ausgeschnittene, V-förmige *Incisura tentorii* [Pons, Corpora quadrigemina]. Die obere Tentoriumfläche ist in der Medianlinie mit dem hinteren-unteren Rande der Falx cerebri verwachsen [Sinus rectus]. — Laterale und vordere Ränder des Tentoriums gehen vorn (an den Proc. clinoidei post.) über in das

Diaphragma selli; dieses überbrückt die Fossa hypophyseos und ist mit einem Loch, *Foramen diaphragmatis* (*sellae*), für den Durchtritt des Stiels der Hypophysis versehen.

Dura mater spinalis, harte Rückenmarkshaut, die Fortsetzung der harten Hirnhaut, ist vom Periost und den Bändern des Wirbelkanals getrennt durch fettreiches, von venösen Plexus durchsetztes Bindegewebe, innerhalb dessen sich Lymphspalten (*Cavum epidurale*) befinden. Sie umscheidet als äußere Hülle die Medulla spinalis und endet mit einem Blindsack in der Höhe des 2. oder 3. Kreuzbeinwirbels. Von hier setzt sie sich dann noch als solider Strang, *Filum durae matris spinalis*, fort, der, mit dem Filum terminale verschmolzen, auf der hinteren Oberfläche des Steißbeins in das Periost übergeht. An den Foramina intervertebralia ist die Dura mit dem Knochen verwachsen.

Arachnoidea encephali, Spinnwebenhaut des Gehirns, eine zarte, gefäßlose Membran, verklebt mit der Pia über den konvex hervortretenden Teilen der Gehirnoberfläche, trennt sich dagegen von ihr über den Furchen und Spalten (mit Ausnahme der Fissura longitudinalis cerebri), die sie überbrückt, und ist hier mit der Pia nur durch feine Bindegewebsfäden verbunden. Die so zwischen Arachnoidea und Pia entstehenden, mit dem *Liquor encephalospinalis** erfüllten und untereinander kommunizierenden Räume werden insgesamt als *Cavum sub-*

arachnoideale bezeichnet. Einzelne, größere Zellen dieses Cavums heißen *Cisternae subarachnoideales*. Die wichtigsten sind folgende: *Cisterna cerebellomedullaris*, zwischen lateralem Rand der Medulla oblong. und Cerebellum, kommuniziert mit dem Subarachnoidealraum des Rückenmarks; *Cisterna fossae lateralis cerebri* (*Sylvii*), schließt die Sylvische Spalte ab; *Cisterna chiasmatis*, zwischen Chiasma opticum und Rostrum corporis callosi; *Cisterna interpeduncularis*, zwischen den Hirnschenkeln; *Cisterna venae magnae cerebri*, in der Umgebung dieser Vene zwischen Großhirn und Kleinhirn. Die äußere sowohl als die innere Fläche der Spinnwebenhaut ist mit platten Endothelien belegt. — *Granulationes arachnoideales* (*Pacchioni*) sind zottenartige Auswüchse der Spinnwebenhaut, welche die Dura vor sich hertreiben, auch stellenweise durchwuchern und teils in die Foveolae granulares des Schädelknochens, teils in die venösen Sinus hineinragen.

Arachnoidea spinalis, Spinnwebenhaut des Rückenmarks, hat dieselbe Beschaffenheit wie die Arachnoidea encephali, aus der sie sich unmittelbar fortsetzt. Von der harten Rückenmarkshaut ist sie durch das spaltförmige *Cavum subdurale*, von der weichen durch das geräumige, vom *Liquor encephalospinalis** erfüllte *Cavum subarachnoideale* getrennt. Mit der Pia ist sie übrigens durch zarte Bindegewebsfäden besonders dorsal verbunden; sie fließen im Halsteile zu einer medianen Membran, *Septum cervicale intermedium*, zusammen.

Pia mater encephali, weiche Hirnhaut, eine zarte gefäßreiche Membran, liegt der Oberfläche des Gehirns überall dicht an und schickt in alle Einschnitte und Furchen Fortsätze hinein. Zu letzteren gehören die Adergewebe, *Telae chorioideae*, des 3. und 4. Ventrikels. Sie werden, wie schon früher (S. 358) erwähnt, an ihren ventralen, den Ventrikeln zugewendeten Flächen von den Laminae chorioideae epitheliales überzogen, haben also extraventrikuläre Lage. Das gleiche gilt von den *Plexus chorioidei*, die als Fortsetzungen der Pia von den Adergeweben sich ablösen. Es wird von ihnen das Ventrikelwasser, *Liquor encephalospinalis**, abgesondert.

Die *Tela chorioidea ventriculi IV* schiebt sich durch die Fissura transversa cerebelli zwischen Kleinhirn und Medulla oblong. ein, hat die Form eines Dreiecks mit vorderer Basis und hinterer Spitze und bildet die äußere Schicht des unteren Abschnittes des Ventrikeldaches. Durch drei in ihr befindliche Löcher steht der 4. Ventrikel mit dem Cavum subarachnoideale in Verbindung (vgl. S. 366). Der *Plexus chorioideus ventriculi IV* besteht aus zwei Streifen, die an der Ventralseite der Tela erst dicht neben der Medianlinie verlaufen, oben sich vereinigen, von hier aus aber jederseits quer zum Recessus lat. umbiegen. Ihre Enden ragen aus den drei Ventrikelöffnungen mehr oder weniger weit heraus. Die *Tela chorioidea ventriculi III* schiebt sich durch die Fissura transversa cerebri zwischen Zirbel und Splenium corporis callosi ein, hat die Form eines gleichschenkligen Dreiecks mit hinterer Basis und vorderer Spitze. Während sie mit ihrem mittleren Abschnitt die äußere Schicht der dorsalen Ventrikelwand bildet, bedeckt sie mit den seitlichen Abschnitten die dorsalen Thalamusflächen bis an den Rand der Laminae affixae. Die von ihr ausgehenden Adergeflechte sind gleichfalls ein mittleres, *Plexus chorioideus ventriculi III*, und je ein seitliches, *Plexus chorioideus ventriculi lateralis*. Ersteres (paarig), vom mittleren Teile des ventralen Blattes ausgehend, hängt abwärts in den 3. Ventrikel hinein und durchzieht ihn dicht neben der Medianlinie bis zum For. interventriculare hin, wo es mit dem seitlichen zusammenhängt. Letzteres zweigt sich vom Seitenrande des dorsalen Blattes ab und stülpt sich der ganzen Fissura chorioidea (s. S. 392) entlang in den Seitenventrikel (Mittelraum und Unterhorn) vor (Fig. 77). Am Eingang in das Unterhorn bildet es einen dicken Klumpen, *Glomus chorioideum*. Die Adergeflechte, besonders das Glomus, enthalten nicht selten Kalkkonkremente, *Acervulus*, Hirnsand.

Pia mater spinalis, weiche Rückenmarkshaut, von derselben Beschaffenheit wie die weiche Hirnhaut, mit der sie kontinuierlich zusammenhängt, umschließt das Rückenmark (einschl. Filum terminale) eng und fest. In die vordere Medianspalte dringt sie mit einem Fortsatze ein. Seitlich wird sie mit der Dura durch das sehnige *Lig. denticulatum* in Verbindung gesetzt. Dieses paarige, frontal gestellte Band besteht aus einer Anzahl (19—23) dreieckiger Zacken, die, zwischen den vorderen und hinteren Wurzeln der Spinalnerven liegend, mit ihrer Basis an die Pia, mit ihren Spitzen an die Dura angeheftet sind (Aufhängeband des Rückenmarks).

Die drei Hirn- und Rückenmarkshäute erstrecken sich auf die Nervenwurzeln bis in die Nähe der Ganglien, wo sie miteinander verschmelzen. Fortsetzungen von ihnen bilden die Hüllen der Nervenstränge (vgl. S. 343).

Systema nervorum periphericum, **peripherisches Nervensystem.**

I. *Nervi cerebrales,* **Hirnnerven,**

sind zwölf Paare, die mit Ausnahme des IV. an der Basis des Gehirns hervortreten und nach Durchbohrung der Dura die Schädelhöhle an verschiedenen Stellen verlassen. — Nach Ausscheidung der Nn. olfact., optic. und acustic., die reine Sinnesnerven sind, kann man eine Trigeminusgruppe (III, IV, V, VI, VII) und Vagusgruppe (IX, X, XI, XII) unterscheiden. Rein motorische Nerven sind: III, IV, VI, XI, XII; gemischte: V, VII, IX, X. Die Geschmacksfasern verteilen sich auf drei Nerven: IX, VII, V. — Gruppierung der Ganglien: 1. spinalartige: Ggl. semilunare (V), geniculi (VII), spirale cochleae (VIII, c.), vestibulare (VIII, v.), petrosum (IX), jugulare (X). Ggl. superius (IX) und nodosum (X) sind wahrscheinlich nur abgetrennte Teile des Ggl. petros. und jugul.; 2. sympathische: Ggl. ciliare (V, 1), sphenopalatinum (V, 2), oticum (V, 3) (Stammganglien); Ggl. submaxillare (V, 3) (Astganglion).

I. *Nn. olfactorii,* **Riechnerven,**

s. S. 326 und 408.

II. *N. opticus,* **Sehnerv,**

s. S. 286 und 408.

III. *N. oculomotorius,* **gemeinsamer Augenmuskelnerv,**

im Sulcus n. oculomot. (vgl. S. 378 und 409) austretend, durchbohrt die Dura neben dem Proc. clinoideus post. und verläuft in der oberen Wand des Sinus cavernos. (hier Anastomose mit dem Plexus cavernos., vgl. S. 452) zur Fissura orbitalis sup., durch die er medial vom N. II und lateral von den Nn. IV und V, 1 zur Orbita gelangt. Er spaltet sich in den

a) *Ramus superior*, für den M. rectus oculi sup. und M. levator palpebrae superioris; und

b) *Ramus inferior*, der die Mm. recti oculi medialis und inf., sowie den M. obliquus inf. versorgt und ferner die

c) *Radix brevis ganglii ciliaris*, die motorische Wurzel des Augenknotens, abgibt.

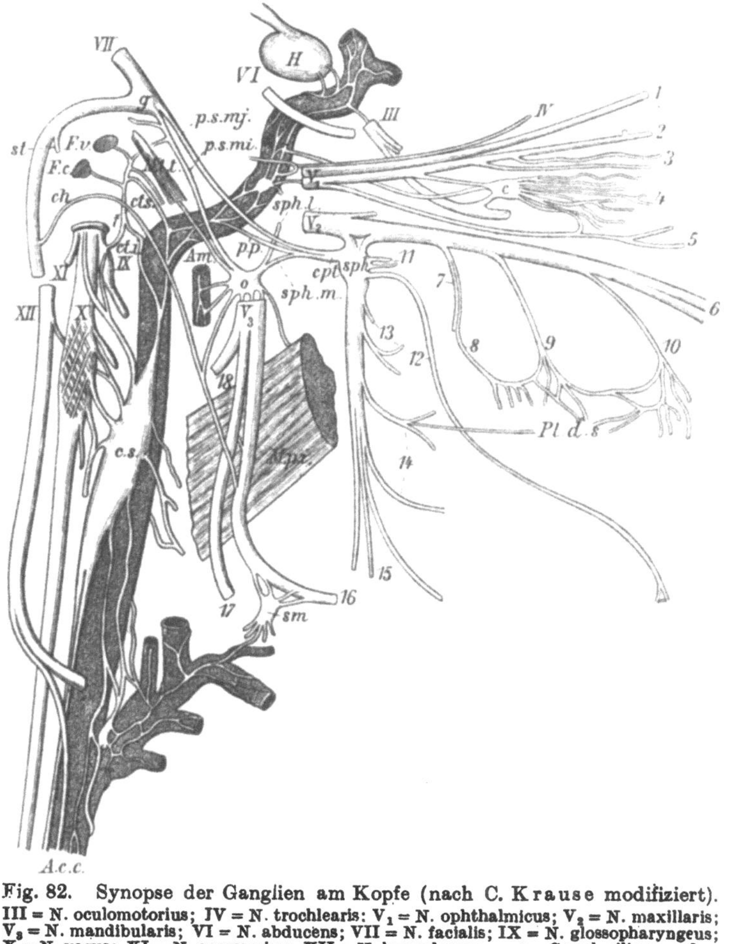

Fig. 82. Synopse der Ganglien am Kopfe (nach C. Krause modifiziert). III = N. oculomotorius; IV = N. trochlearis: V_1 = N. ophthalmicus; V_2 = N. maxillaris; V_3 = N. mandibularis; VI = N. abducens; VII = N. facialis; IX = N. glossopharyngeus; X = N. vagus; XI = N. accessorius; XII = N. hypoglossus. — *c* = Gangl. ciliare; *sph* = Gangl. sphenopalat; *o* = Gangl. otic.; *sm* = Gangl. submaxill.; *cs.* = Gangl. cervic. sup.; *g* = Gangl. geniculi. — *H* = Hypophysis.; *A.m.* = A. mening. med.; *A.c.c.* = A. carot. comm.; *M.p.i.* = Musc. pteryg. int.; *M.t.t.* = Musc. tens. tymp.; *F.c.* = Fenestr. cochleae; *F.v.* = Fenestr. vestibuli. — *Pl.d.s.* = Plexus dental. sup.; *c.pt.* = N. canal. pteryg. (Vidii); *p.p.* = N. petros. prof.; *p.s.mj.* = N. petros. superfic. maj.; *p.s.mi.* = N. petros. superfic. min.; *c.t.s.* = N. carot. tymp. sup.; *c.t.i.* = N. carot. tymp. inf.; *t.* = N. tympan.; *Ch.* = Chorda tymp.; *st.* = N. staped.; *sph.m.* = N. sphenoid. med.; *sph.l.* = N. sphenoid. lat. — 1 = N. frontal.; 2 = N. nasociliaris.; 3 = Nn. ciliar. longi; 4 = Nn. ciliar. brev.; 5 = N. lacrimal.; 6 = N. infraorbit.; 7 = Nn. alveol. sup.; 8 = R. alveolar. post.; 9 = R. alveolar. sup. med.; 10 = R. alveolar. sup. ant.; 11 = R. orbital.; 12 = N. nasopalat. (Scarpae); 13 = R. nasal. post. sup.; 14 = R. nasal. post. inf.; 15 = Nn. palatini; 16 = N. lingualis; 17 = N. alveolar. inf.; 18 = N. auriculotemporalis.

IV. *N. trochlearis*, **oberer Augenmuskelnerv,**

der dünnste Hirnnerv, tritt kaudal von den hinteren Vierhügeln aus (vgl. S. 377 und 409) und schlägt sich lateral um den Hirnschenkel, durchbohrt die Dura in der Nähe des Ansatzes des Tentorium cerebelli an der Pyramidenspitze und verläuft in der oberen Wand des Sinus cavernos. zur Fissura orbitalis sup., durch die er in die Orbita gelangt; unter deren Dach zieht er median-vorwärts zum M. obliquus oculi superior.

V. *N. trigeminus*, **dreigeteilter Nerv,**

der stärkste Hirnnerv, tritt mit zwei Wurzeln, einer vorderen, motorischen *Portio minor*, und einer hinteren, sensiblen *Portio major* an der Grenze zwischen Pons und Brachium pontis (vgl. 371) aus, durchbohrt die Dura am Apex pyramidis. In der Impressio trigemini bildet die Portio major das *Ganglion semilunare* (*Gasseri*); von ihm gehen die drei Äste des Trigeminus aus: *N. ophthalmicus*, *N. maxillaris* und *N. mandibularis*. Zum 3. Aste gesellt sich die Portio minor, die am Ganglion vorbeizieht.

1. Ast, *N. ophthalmicus*,

läuft in der lateralen Wand des Sinus cavernos. nach vorn, sendet den

N. tentorii, der am N. trochlearis rückwärts verläuft, zum Tentorium cerebelli

und tritt durch die Fissura orbitalis superior zur Orbita, wo er sich in 3 Zweige spaltet:

a) *N. lacrimalis* läuft an der lateralen Wand der Orbita über dem M. rectus oculi lat. nach vorn, versorgt die Tränendrüse, die Haut des lateralen Abschnittes der Regio palpebr. superior, des lateral-oberen Teiles der Regio orbitalis und des angrenzenden Teiles der Regio zygomatica, und gibt ab den

Ramus anastomoticus c. n. zygomatico zum 2. Aste.

b) *N. frontalis* verläuft unter dem Dach der Orbita nach vorn. Zweige:

α) *N. supraorbitalis* geht durch das Foramen sive Incisura supraorbitalis zur Haut der Regiones supraorbitalis und frontalis.

β) *Ramus frontalis* geht durch das Foramen sive Incisura frontalis zur Haut der Regiones supraorbitalis und frontalis.

γ) *N. supratrochlearis* zieht über der Trochlea zur Haut des medialen Abschnittes der Regio palpebralis sup. und des medial-oberen Teiles der Regio orbitalis.

c) *N. nasociliaris* verläuft zwischen M. rectus oculi sup. und N. opticus zur medialen Wand der Orbita, gibt ab:

α) *Radix longa ganglii ciliaris* zum Augenknoten;

β) *Nn. ciliares longi* direkt zum Augapfel;

γ) *N. ethmoidalis posterior* verläßt durch das Foramen ethmoidale post. die Orbita und versorgt die Schleimhaut der hinteren Siebbeinzellen und der Keilbeinhöhle;

δ) *N. ethmoidalis anterior* tritt durch die Foramina ethmoidalia ant. in die Schädelhöhle; zieht unter der Dura zur Lamina cribrosa des Siebbeines und gelangt endlich in die Nasenhöhle, wo er sich auflöst in die:

Rami nasales anteriores; sie bestehen aus:

Rami nasales interni für die Schleimhaut, die sich als

Rami nasales laterales an den Muscheln und als

Rami nasales mediales am Septum verästeln, und dem

Ramus nasalis externus, welcher im Sulcus ethmoidalis zur Haut der Regio nasalis zieht.

ε) *N. infratrochlearis*, der Endast des N. nasociliaris läuft unter dem M. obliquus oculi sup. nach vorn und teilt sich in den:

Ramus palpebralis superior für die Haut der Regio palpebralis superior, und den

Ramus palpebralis inferior für die Haut der Regio palpebralis inferior, den angrenzenden Teil der Regio infraorbitalis, den Tränensack und die Nase.

Ganglion ciliare, **Augenknoten**,

liegt an der lateralen Seite des N. opticus etwas hinter seiner Mitte.

Wurzeln: *Radix longa* (e n. nasociliari), sensible,
Radix brevis (e n. oculomotorio), motorische,
Radices sympathicae (e plexu cavernoso).

Äste: *Nn. ciliares breves*, 15—20 Ästchen, durchbohren die Sklera und ziehen zwischen dieser und der Chorioidea zum Corpus ciliare und zur Cornea.

2. Ast, ***N. maxillaris***,

gibt in der Schädelhöhle zur Dura den

N. meningeus (medius) ab, der sich mit der A. meningea media verästelt,

und tritt durch das Foramen rotundum zur Fossa pterygopalatina, um sich in folgende Zweige zu teilen:

a) *N. zygomaticus* zieht durch die Fissura orbital. inf. am lateralen Winkel des Bodens der Orbita nach vorn und teilt sich in den:

α) *Ramus zygomaticotemporalis*, der (nach Abgabe eines Ästchens zum N. lacrimalis) durch den gleichnamigen Kanal zur Schläfengrube gelangt und die Haut der Regio temporalis versorgt, und den

β) *Ramus zygomaticofacialis*, der durch den gleichnamigen Kanal austritt und die Haut der Regio zygomatica versorgt.

b) *Nn. sphenopalatini*, ziehen teils zum Ggl. sphenopalatinum, teils an ihm vorbei; letztere werden als Äste dieses Ganglions beschrieben.

c) *Nn. alveolares superiores*, ziehen am Tuber maxillare herab und versorgen den hinteren Abschnitt der Wangenschleimhaut und das Zahnfleisch der letzten oberen Zähne; sie zweigen ab die

Rami alveolares superiores posteriores, die durch die Foramina alveolaria in die Kieferhöhle dringen.

d) *N. infraorbitalis*, Endast des Stammes, gelangt durch die Fissura orbitalis inf. in den Sulcus und Canalis infraorbitalis; er gibt ab den:

Ramus alveolaris superior medius und die

Rami alveolares superiores anteriores, die in Furchen oder Kanälen der Seitenwand der Kieferhöhle verlaufen.

Nachdem der N. infraorbitalis durch das Foramen infraorbitale ausgetreten ist, zerfällt er in:

Rami palpebrales inferiores zur Schleimhaut des unteren Lides und zur Haut der Regio palpebralis inferior,

Rami nasales externi zur Haut der Regio nasalis,

Rami labiales superiores zur Haut der Regio labialis superior sowie zur Schleimhaut der Oberlippe,

Rami nasales interni zur Schleimhaut im vorderen Teil der Nasenhöhle; sie entstammen in der Regel den Rami alveolares sup. anteriores.

Plexus dentalis superior,

ein bogenförmiges Geflecht an der Seitenwand der Kieferhöhle, entsteht durch Anastomosenbildung sämtlicher Rami alveolares. Es läßt hervorgehen:

Rami dentales superiores für die Zähne des Oberkiefers,

Rami gingivales superiores für die Alveolen und das Zahnfleisch des Oberkiefers.

Ganglion sphenopalatinum, **Nasenknoten,**

liegt in der Fossa pterygopalatina an der medialen Seite des N. maxillaris in der Nähe des Foramen sphenopalatinum.

Wurzeln: *Nn. sphenopalatini* (e n. maxillari), sensible,
N. petrosus superficialis major (e n. faciali), motorische,
N. petrosus profundus (e plexu carotico interno), sympathische.

Die beiden letzteren Nerven werden als *N. canalis pterygoidei* (*Vidii*), der im gleichnamigen Kanal verläuft, zusammengefaßt. Der N. petrosus superf. maj. geht vom Ganglion geniculi n. facialis ab, verläuft in der nach ihm benannten Schläfenbeinfurche, durchbohrt die Fibrocartilago basalis und tritt in den Canalis pterygoideus. Der N. petrosus profundus zweigt vom Plexus caroticus int. ab, zieht vom Foramen caroticum int. durch die Fibrocartilago basalis und vereinigt sich im Canalis pterygoideus mit dem vorigen.

Äste des Ganglions:

1. *Rami orbitales*, durch die Fissura orbitalis sup. zum M. orbitalis und weiterhin durch das For. ethmoidale post. zu den hinteren Siebbeinzellen und zur Keilbeinhöhle.
2. *Rami nasales posteriores superiores laterales*, zur Schleimhaut der oberen und mittleren Muschel.
3. *Rami nasales posteriores superiores mediales*, zum hinteren Abschnitt der Schleimhaut des Septum; ihr stärkster Ast, *N. nasopalatinus* (*Scarpae*), läuft am Septum durch den Canalis incisivus zum vorderen Teil der Gaumenschleimhaut und zum Zahnfleisch.

   } treten durch das Foramen sphenopalatinum

4. *Rami nasales posteriores inferiores* (*laterales*) zum hinteren Abschnitt der unteren Muschel und benachbarten Schleimhautbezirken; ziehen durch den Canalis pterygopalatinus.
5. *Nn. palatini* verlaufen im Canalis pterygopalatinus, treten durch die Foramina palatina majus et minora und zerfallen in folgende Zweige:
   a) *N. palatinus anterior*, der die Schleimhaut des harten Gaumens bis zum Foramen incisivum versorgt.
   b) *N. palatinus medius*, zur Schleimhaut des weichen Gaumens und zur Tonsille.

c) *N. palatinus posterior*, zum weichen Gaumen; führt hauptsächlich motorische (Facialis-)Fasern für die Mm. levator veli palatini und uvulae.

3. Ast, ***N. mandibularis***,

tritt durch das Foramen ovale aus der Schädelhöhle, gibt einen rückläufigen Ast:

N. spinosus durch das For. spinosum zurück an die Dura.

Von dem geflechtartigen, aus der Vereinigung der sensiblen und motorischen Wurzel hervorgegangenen Stamme treten folgende Zweige ab:

a) *N. masticatorius*, fast rein motorisch, gibt ab:

α) *N. massetericus* geht durch die Incisura mandibulae zum gleichnamigen Muskel.

β) *Nn. temporales profundi* sind zwei:

N. temporalis prof. anterior
N. temporalis prof. posterior } ziehen zwischen Schädelbasis und M. ptergyoideus ext. zum M. temporalis.

γ) *N. pterygoideus internus* tritt zum gleichnamigen Muskel an seiner medialen Fläche, nachdem er das Ganglion oticum durchsetzt hat.

δ) *N. pterygoideus externus* zum gleichnamigen Muskel, häufig vom folgenden abzweigend.

ε) *N. buccinatorius* (sensibel) zieht zwischen den beiden Mm. pterygoidei herab zur lateralen Fläche des M. buccinator; versorgt die Haut des Mundwinkels und mit perforierenden Fasern die Wangenschleimhaut. Durch Anastomosen mit dem Facialis führt er auch dem M. buccinator motorische Fasern zu.

b) *N. auriculotemporalis* umfaßt mit zwei Wurzeln die A. meningea media, zieht an der medialen Fläche des M. pterygoideus ext. rückwärts, sodann um das Collum mandibulae durch den oberen Teil der Gl. parotis aufwärts und zerfällt in folgende Zweige:

α) *Nn. meatus auditorii externi* dringen zwischen Knochen und Knorpel zum äußeren Gehörgang, dessen Haut sie versorgen. Ein kleiner Zweig:

Ramus membranae tympani zieht zum Trommelfell.

β) *Rami parotidei* zur Ohrspeicheldrüse, enthalten sekretorische, aus dem Ggl. oticum stammende Fasern.

γ) *Rami anastomotici cum n. faciali* durch die Ohrspeicheldrüse zum N. facialis.

δ) *Nn. auriculares anteriores* zum vorderen Teil der Ohrmuschel.

ε) *Rami temporales superficiales* zur Haut der Regio temporalis.

c) *N. lingualis*, zwischen den Mm. pterygoidei, medial von

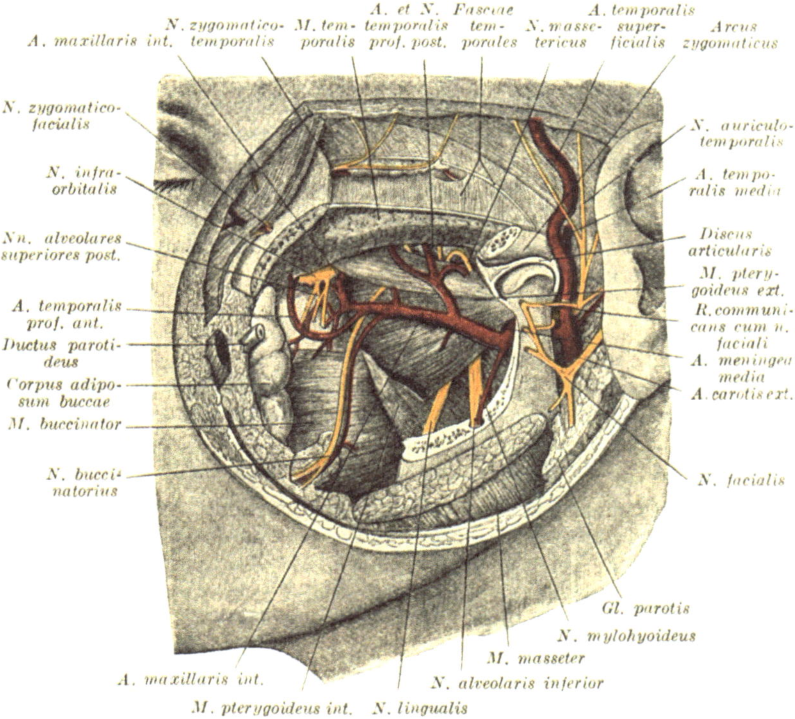

Fig. 83. Tiefe Schicht des Gesichts im Bereich des linken Unterkiefergelenks (nach dem Atlas von K. v. Bardeleben und H. Haeckel).

der A. maxillaris int. (hier Verbindung mit der *Chorda tympani* des N. facialis) herabziehend, gelangt zum Boden der Mundhöhle, wo er nahe am Kiefer vorwärts zieht; er gibt ab:

α) *Rami isthmi faucium* zur Schleimhaut der Fauces.

β) *Rami anastomotici cum n. hypoglosso* an der lateralen Fläche des M. hyoglossus.

γ) *N. sublingualis* am lateralen Rande der Gl. sublingualis verlaufend, gibt Äste an diese und zur Schleimhaut des Mundbodens.

δ) *Rami linguales* treten durch die Muskulatur zur Schleimhaut der Zunge, anastomosieren mit Ästen des N. glossopharyngeus.

d) *N. alveolaris inferior* tritt zwischen den Mm. pterygoidei abwärts zum Foramen mandibulare und verläuft sodann im Canalis mandibulae, wo er den *Plexus dentalis inferior* bildet. — Äste:

α) *N. mylohyoideus* zweigt sich vom Stamme vor dessen Eintritt in den Kieferkanal ab; versorgt den M. mylohyoideus und vorderen Bauch des M. digastricus.

β) *N. mentalis*, Endast, tritt durch das Foramen mentale aus und teilt sich in die *Rami mentales* für die Haut der Regio mentalis und die *Rami labiales inferiores* für die Haut der Regio labialis inferior.

Plexus dentalis inferior.

Aus ihm gehen hervor:

Rami dentales inferiores für die Zähne des Unterkiefers,
Rami gingivales inferiores für das Zahnfleisch des Unterkiefers.

Ganglion oticum, **Ohrknoten,**

liegt unter dem Foramen ovale an der medialen Seite des N. mandibularis und der lateralen Seite der Ohrtrompete.

Wurzeln: *N. petrosus superficialis minor*, sensible,
*Rami e n. pterygoideo interno**, motorische,
Rami e plexu meningeo, sympathische.

Der *N. petrosus superficialis minor*, der von einigen Autoren als Anastomosis mutua (Wurzel und Ast) aufgefaßt wird, verläuft im gleichnamigen Kanal des Felsenbeines und tritt durch die Fibrocartilago basalis aus der Schädelhöhle. Den Ohrknoten verbindet er mit dem N. glossopharyngeus (Plexus tympanicus) und dem N. facialis (Ganglion geniculi).

Äste: *N. tensoris veli palatini* zum gleichnamigen Muskel,
N. tensoris tympani zum gleichnamigen Muskel,
Ramus anastomoticus c. n. spinoso, Faden zum rückläufigen Nerven des N. mandibularis,
Ramus anastomoticus c. n. auriculotemporali,
Ramus anastomoticus c. chorda tympani.

Ganglion submaxillare, **Unterkieferknoten,**

liegt am hinteren Rand des M. mylohyoideus auf der Gl. submaxillaris.

Wurzeln: *Rami communicantes c. n. linguali*, sensible u. sekretorische,

Rami e plexu maxillari externo, sympathische.

Äste: *Rami submaxillares* zur Unterkieferdrüse, Unterzungendrüse und Schleimhaut des Mundbodens.

VI. *N. abducens*, äußerer Augenmuskelnerv,

tritt zwischen Brücke und Pyramide aus, durchbohrt die Dura an der Spitze des Felsenbeines, verläuft durch den Sinus cavernosus, wo er sympathische Fasern aufnimmt, zur Fissura orbitalis sup., durch die er unter den Nn. III und V_1 in die Orbita gelangt; versorgt den M. rectus oculi lateralis.

VII. *N. facialis*, Antlitznerv,

tritt zwischen hinterem Rande der Brücke und Olive aus. Dem motorischen N. facialis legt sich als Portio minor der an gleicher Stelle austretende sensible *N. intermedius* an. Der vereinigte Nerv tritt nach Durchbohrung der Dura in den Meatus acusticus int., in welchem er oberhalb des N. acusticus liegt. Weiter verläuft er im Canalis facialis, und bildet das *Geniculum n. facialis* an der gleichnamigen Stelle des Kanals. Hier besitzt er auch einen Knoten, *Ganglion geniculi* (vgl. S. 411). Nach seinem Austritt aus dem For. stylomastoideum verläuft der Antlitznerv in der Substanz der Gl. parotis und bildet hier, nachdem er sich in zwei Endäste geteilt hat, den *Plexus parotideus*. Äste:

1. Die während seines Verlaufes im Canalis facialis abzweigenden.

a) *N. petrosus superficialis major*, vom Ganglion geniculi abgehend (s. unter Ganglion sphenopalatinum).

b) *Ramus anastomoticus c. plexu tympanico*, gibt auch Fäden zum N. petrosus superficialis minor (s. unter Ganglion oticum).

c) *N. stapedius*, im unteren Teil des Canalis facialis abzweigend zum M. stapedius.

d) *Chorda tympani*, dringt durch den gleichnamigen Kanal in die Paukenhöhle, zieht im Bogen zwischen Hammergriff und langem Fortsatz des Ambos über die Sehne des M. tensor tympani zur Fissura petrotympanica (Glaseri), durch die sie austritt, um dann im N. lingualis zu endigen.

Mittels der Chorda tympani gelangen einesteils sekretorische Intermediusfasern durch den N. lingualis zur Gl. submaxillaris und Gl. sublingualis, anderenteils sensible Fasern des N. lingualis und Geschmacksfasern von der Zunge (vordere zwei Drittel) zum N. intermedius und entweder durch diesen direkt zum Gehirn oder aber zunächst durch den N. petrosus superficialis maj. zum Ggl. sphenopalatinum oder durch den N. petrosus superficialis minor zum Ggl. oticum, von wo sie dann gleichfalls hirnwärts ziehen können.

2. Die nach seinem Austritt am For. stylomastoideum abzweigenden.

a) *N. auricularis posterior*, am For. stylomastoideum abzweigend, gelangt zum vorderen Rand des Warzenfortsatzes, gibt ab den

Ramus occipitalis für den M. occipitalis und versorgt den M. auricularis post. und die kleinen hinteren Ohrmuskeln.

b) *Ramus digastricus* geht vom For. stylomastoideum abwärts, versorgt den hinteren Bauch des M. digastricus und gibt den

Ramus stylohyoideus zum gleichnamigen Muskel.

c) *Ramus anastomoticus c. n. glossopharyngeo*, häufig vom vorigen abzweigend, tritt zum Stamm oder Ggl. petrosum des N. IX.

Aus dem *Plexus parotideus* gehen hervor:

Rami temporales, versorgen die Muskeln der Ohrmuschel, die Mm. auriculares ant. und sup., orbicularis oculi, frontalis.

Rami zygomatici zu den Mm. zygomatici, orbicularis oculi.

Rami buccales zum M. buccinator, zu den Muskeln der Nase und Oberlippe.

Ramus marginalis mandibulae, am Kieferrand entlang laufend, zum M. buccinator, zu den Lippen- und Kinnmuskeln.

Ramus colli zum Platysma; er verbindet sich mit dem N. cutaneus colli.

VIII. *N. acusticus*, **Hörnerv**,

s. S. 320 und 412.

IX. *N. glossopharyngeus*, **Zungenschlundkopfnerv**,

tritt zwischen Olive und Corpus restiforme im Sulcus lat. post. aus, bildet zunächst zwei Stämmchen, von denen das hintere einen (inkonstanten) Knoten, *Ganglion superius*, besitzt. Nach Durchbohrung der Dura tritt der Nerv durch das vordere Fach des For. jugulare und schwillt in der Fossula petrosa zum *Ganglion petrosum* an. Er zieht sodann zwischen V. jugularis int. und A. carotis int. abwärts und gelangt zwischen M.

stylopharyngeus und styloglossus zur Zunge. Er gibt folgende Äste ab, von denen die beiden ersteren vom Ggl. petrosum ausgehen:

a) *N. tympanicus,* verläuft erst durch den unteren Teil des Canaliculus tympanicus, dann im Sulcus promontorii der medialen Paukenhöhlenwand und schließlich im oberen Teil des Canaliculus tympanicus, wo er in den N. petrosus superficialis minor übergeht (hier Anastomose mit dem N. VII). Im unteren Teil seines Verlaufes erscheint er durch einen Knäuel feinster Gefäße verdickt (*Intumescentia tympanica*). Durch Verbindungen des N. tympanicus mit Fäden des Plexus caroticus int., nämlich durch den:

N. caroticotympanicus superior (früher N. petrosus profundus minor genannt) und den

N. caroticotympanicus inferior, welch' beide in den Canaliculi caroticotympanici verlaufen, sowie durch den Ramus anastomoticus c. n. faciali kommt der

Plexus tympanicus zustande; von ihm zweigen Ästchen zur Schleimhaut der Paukenhöhle und der *Ramus tubae* zur Schleimhaut der Ohrtrompete ab.

b) *R. anastomoticus c. ramo auriculari n. vagi* geht zum Ohraste des N. vagus, zuweilen auch zu dessen Stamm.

c) *R. stylopharyngeus* zum gleichnamigen Muskel (führt vielleicht Facialisfasern, die er durch den R. anastomoticus n. facialis c. n. glossopharyngeo erhält).

d) *Rami pharyngei* bilden mit Ästen des N. vagus den Plexus pharyngeus.

e) *Rami linguales,* Endäste (Geschmacksfasern), versorgen hauptsächlich die Papillae vallatae.

f) *Rami tonsillares* versorgen die Schleimhaut der Mandel nebst Umgebung.

X. *N. vagus,* **Lungenmagennerv,**

tritt unterhalb des N. glossopharyngeus mit 12—16 Wurzelbündeln zwischen Olive und Corpus restiforme im Sulcus lat. post. aus; zieht vereint mit dem N. accessorius durch das vordere Fach des For. jugulare, innerhalb dessen er das *Ganglion jugulare* bildet. Darauf verbindet er sich mit dem inneren Aste des N. accessorius und bildet unterhalb des For. jugulare einen zweiten Knoten, *Ganglion nodosum,* zu dem Zweige vom N. hypoglossus und vom Ggl. cervicale sup. des Sympathicus treten.

Der Vagus zieht sodann in der hinteren Furche zwischen V. jugularis int. und A. carotis int. und communis abwärts (Fig. 84 und 30), gelangt ventral von der A. subclavia in die Brusthöhle und zieht hinter dem Bronchus am Oesophagus entlang zum Hiatus oesophageus, durch welchen der linke Vagus auf der vorderen, der rechte Vagus auf der hinteren Wand der Speiseröhre in die Bauchhöhle tritt. Äste:

1. Am Kopfteil.

a) *Ramus meningeus* läuft vom Ggl. jugulare in die Schädelhöhle zurück zur Dura mater (Sinus transvers. und occipitalis).

b) *Ramus auricularis*, vom Ggl. jugulare ausgehend, läuft im Sulcus canaliculi mastoidei der Fossa jugularis, dann durch den Canaliculus mastoideus, kreuzt den Canalis facialis, wobei er dem N. facialis einen Faden zuschickt, und tritt durch die Fissura tympanomastoidea hervor. Er versorgt die Haut der konvexen Fläche der Ohrmuschel und zum Teil den äußeren Gehörgang.

c) *Ramus anastomoticus c. n. glossopharyngeo* verbindet das Ggl. nodosum mit dem Ggl. petrosum.

2. Am Halsteil.

a) *Rami pharyngei*, aus dem Ganglion nodosum entstehend, verbinden sich mit den Rami pharyngei n. glossopharyngei zum *Plexus pharyngeus*, welcher an der seitlichen Schlundwand liegt; seine Zweige versorgen die Constrictores pharyngis, einen Teil der Gaumenmuskulatur und die Schleimhaut des Pharynx.

b) *N. laryngeus superior* geht vom Ggl. nodosum aus, läuft an der medialen Seite der A. carotis int. herab und teilt sich in folgende Zweige:

α) *Ramus externus* zieht am M. constrictor pharyngis inf. herab, dem er Zweige gibt, und endet im M. cricothyreoideus.

β) *Ramus internus*, läuft vor- und abwärts auf der Membrana hyothyreoidea, die er durchbohrt, um die Schleimhaut des Larynx zu versorgen.[1] Er gibt ab den

γ) *Ramus anastomoticus c. n. laryngeo inferiore*, der sich mit einem aufsteigenden Zweige des unteren Kehlkopfnerven verbindet.

---

[1] Die Schleimhaut bildet über ihm öfters eine Falte, *Plica nervi laryngei*, die vom großen Zungenbeinhorn bis zum Gießbeckenknorpel reicht.

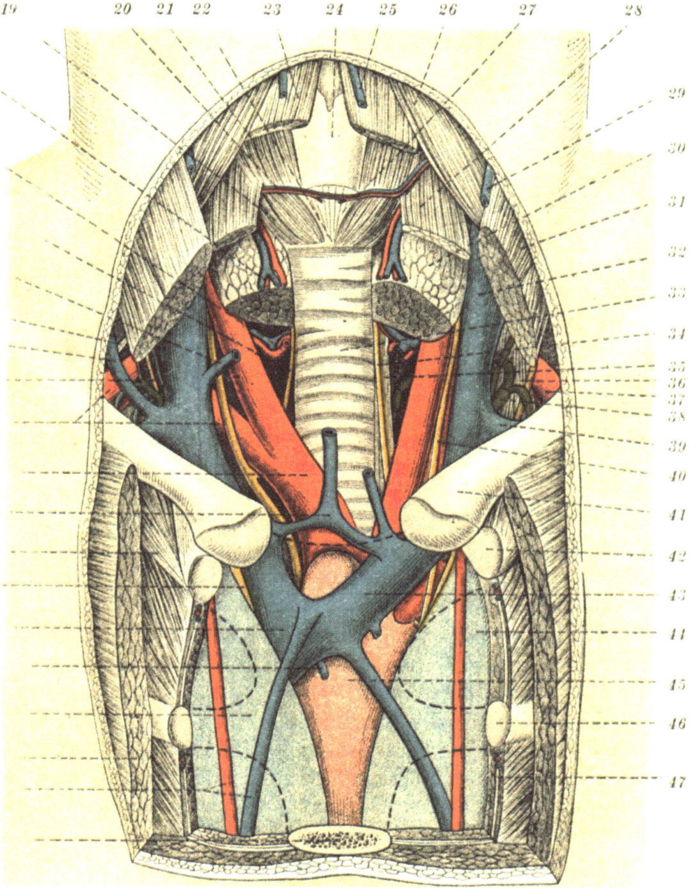

Fig. 84. Topographie der oberen Brustapertur (nach v. Bardeleben und Haeckel).

1. Corpus sterni. 2. Vasa mammaria int. 3. M. pector. major. 4. Pleura. 5. Vena thymica. 6. Vena cava sup. 7. N. phrenicus. 8. M. subclavius. 9. Vena thyreoid. inf. 10. A. anonyma. 11. A. subclavia dextra, darüber die A. carotis communis. 12. N. phrenicus. 13. V. jugul. ext. 14. Tendo m. omohyoidei. 15. Vena thyreoidea media*. 16. N. recurrens. 17. Vasa thyreoid. inf. 18. Vasa thyreoid. sup. 19. M. cricothyreoid. 20. Vasa cricothyreoid. 21. M. thyreohyoid. 22. Cartilago cricoid. 23. M. sternohyoid. 24. Cartilago thyreoid. 25. V. mediana colli. 26. M. omohyoid. 27. Lig. cricothyreoid. (medium). 28. M. thyreohyoid. 29. V. jugul. ant. 30. Gland. thyreoid. 31. M. sternocleidomastoideus. 32. V. jugul. int., daneben N. vagus und A. carot. communis. 33. Trachea. 34. N. recurrens. 35. Ösophagus. 36. M. scalenus ant. 37. A. subclavia sin. 38. Ductus thoracalis. 39. Vena suclavia. 40. N. vagus. 41. Clavicula. 42. Costa I. 43. Vena anonyma sin. 44. Pleura. 45. Pericardium. 46. Costa II. 47. M. intercostal. internus.

c) *Rami cardiaci superiores* ziehen an der A. carotis communis abwärts und gehen in den Plexus cardiacus über. Ein Zweig davon, *N. depressor*, verläuft mit dem Stamme des Vagus, von dem er ebenfalls Fasern bezieht.

3. Am Brustteil.

a) *N. recurrens* entspringt vom Vagusstamme, nachdem dieser in die Brusthöhle eingetreten ist; der rechte wendet sich schlingenförmig um die A. subclavia, der linke um den Arcus aortae. Die Recurrentes verlaufen dann in den Furchen zwischen Trachea und Oesophagus aufwärts (Fig. 84 und 30). Zweige:

α) *Rami cardiaci inferiores* gehen zum Plexus cardiacus und verbinden sich mit dem Ggl. cervicale inf. des Sympathicus.

β) *Rami tracheales* zu Muskeln und Schleimhaut der Luftröhre.

γ) *Rami oesophagei* zum Halsteil der Speiseröhre.

δ) *N. laryngeus inferior*, oberer Endast des Recurrens, durchbohrt den M. constrictor pharyngis inf., gelangt hinter dem Lig. ceratocricoideum lat. zur hinteren Kehlkopfwand (Anastomose mit dem N. laryngeus sup.) und teilt sich in einen

Ramus anterior und *Ramus posterior*, die die Kehlkopfmuskeln mit Ausnahme des M. cricothyreoideus versorgen.

b) *Rami bronchiales anteriores*; die beiderseitigen Äste verbinden sich zu einem Geflecht, das mit Sympathikusästen an den Luftröhrenverzweigungen den *Plexus pulmonalis anterior* bildet.

c) *Rami bronchiales posteriores*, bilden in entsprechender Weise wie die vorigen den *Plexus pulmonalis posterior*.

d) *Rami oesophagei* gehen zum Brustteil der Speiseröhre; die linksseitigen bilden den *Plexus oesophageus anterior*, die rechtsseitigen bilden den *Plexus oesophageus posterior*.

4. Am Bauchteil.

a) *Rami gastrici*, Endäste des Vagus; die linksseitigen bilden den *Plexus gastricus anterior*, die rechtsseitigen den *Plexus gastricus posterior* an der Curvatura ventriculi minor.

Rami hepatici entstammen den Magenästen.

b) *Rami coeliaci* verbinden sich mit dem Plexus coeliacus und geben

Rami lienales zur Milz,
Rami renales zu den Nieren.

XI. *N. accessorius,* **Beinerv,**

motorisch, entspringt mit zwei Wurzelgruppen, deren obere dicht unter dem N. vagus im Sulcus lat. post., und deren untere aus dem Funiculus lat. zwischen Lig. denticulatum und dorsalen Wurzeln des 5.—7. Cervicalnerven entspringt. Die vereinigten Wurzeln treten mit dem N. vagus durch das vordere Fach des For. jugulare und trennen sich darauf wieder in zwei Zweige. Der eine, *Ramus internus*, tritt zum Vagus, der andere, *Ramus externus*, zieht zwischen V. jugularis int. und A. occipitalis zur Innenfläche des M. sternocleidomastoideus, durchsetzt diesen, indem er ihn mit Zweigen versorgt, und endet im M. trapezius.

XII. *N. hypoglossus,* **Zungenfleischnerv,**

tritt zwischen Olive und Pyramide im Sulcus lat. ant. aus; verläßt die Schädelhöhle durch den Canalis hypoglossi, wendet sich um den N. vagus nach vorn und gelangt an der medialen Fläche des M. digastricus und stylohyoideus abwärts zur lateralen Fläche des M. hyoglossus. Äste:

a) *Ramus descendens* zieht an der lateralen Seite der A. carotis communis abwärts, verbindet sich durch die *Ansa hypoglossi* mit Zweigen des 2. und 3. Cervicalnerven und versorgt die Mm. omohyoideus, sternohyoideus und sternothyreoideus.

b) *Ramus thyreohyoideus* versorgt den gleichnamigen Muskel.

c) *Rami linguales*, Endäste des Stammes, versorgen die Muskulatur der Zunge.

d) Anastomosen mit dem Ggl. cervicale sup. (N. jugularis), Ggl. nodosum n. X. und Ramus ant. n. cervicalis I.

II. *Nervi spinales,* **Rückenmarksnerven,**

sind 31 Paare, die sich zusammensetzen aus:

Nn. cervicales (8 Paare),
Nn. thoracales (12 Paare),
Nn. lumbales (5 Paare),
Nn. sacrales (5 Paare),
N. coccygeus (1 Paar).

Die Nerven treten durch die Foramina intervertebralia und sacralia aus dem Wirbelkanal, der erste Halsnerv zwischen Hinterhaupt und Atlas, der letzte Sacral- und der Steißbeinnerv durch den Hiatus sacralis. Der aus der Vereinigung einer vorderen und hinteren Wurzel hervorgegangene kurze Stamm des *N. spinalis* (vgl. S. 351) spaltet sich alsbald in zwei Äste,

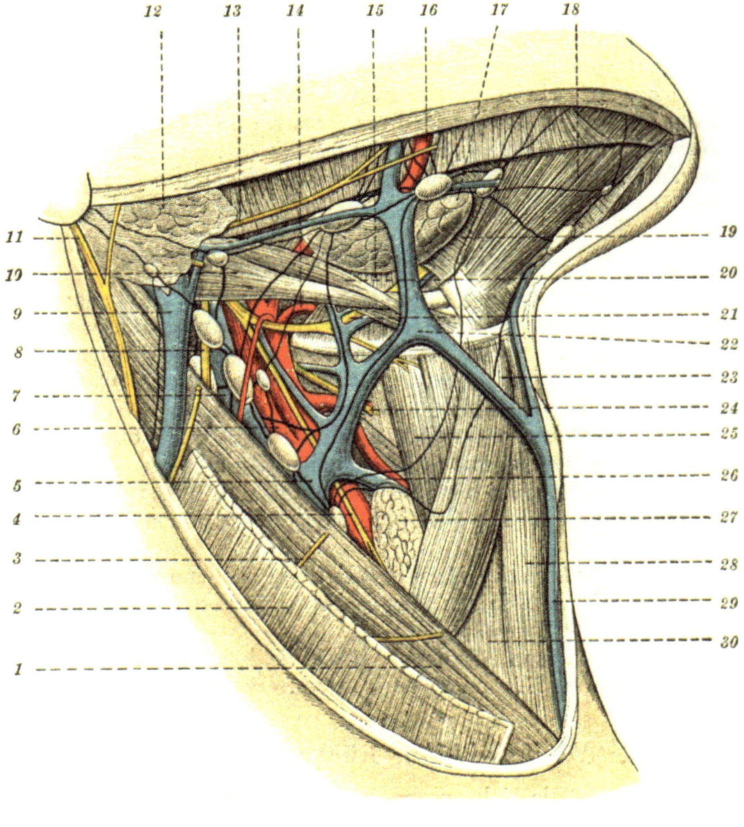

Fig. 85. Topographie der oberen seitlichen Halsgegend (nach v. Bardeleben und Haeckel).

1. M. sternocleidomastoideus 2. Platysma. 3. N. cutaneus colli. 4. Ram. descend. n. hypoglossi auf d. A. carotis comm. 5. V. facial. comm. 6. A. carotis interna und neben ihr die A. carotis ext. 7. V. jugularis int. 8. N. accessorius. 9. V. jugularis ext. 10. M. digastricus. 11. N. auricularis magnus. 12. Parotis. 13. Ramus marginalis mandibulae. 14. A. lingualis. 15. M. hyoglossus. 16. A. maxillaris ext. 17. Gl. submaxillaris. 18. M. digastricus. 19. M. mylohyoideus. 20. M. stylohyoideus. 21. N. hypoglossus. 22. V. facial. ant. 23. M. omohyoid. 24. N. laryngeus sup. 25. M. thyreohyoideus. 26. Vasa thyreoid. sup. 27. Glandula thyreoidea. 28. M. sternohyoideus. 29. V. mediana colli. 30. M. sternothyreoideus.

Ramus anterior und *Ramus posterior*, deren jeder motorische und sensible Fasern führt. Der vordere Ast ist der stärkere, der hintere der schwächere, nur bei den Nn. cervicales I und II verhält es sich umgekehrt. Die vorderen benachbarten Äste[1] einer Seite, weniger regelmäßig die entsprechenden hinteren, verbinden sich durch bogenförmige Anastomosen, *Ansae*, untereinander und bilden stellenweise Geflechte, *Plexus nervorum spinalium*, die ihrerseits wieder die Wurzeln neuer Nervenstämme darstellen. Durch den *Ramus communicans* steht jeder vordere Ast mit dem benachbarten Ganglion des Sympathikus in Verbindung. Ein *Ramus meningeus*, der sympathische Fasern vom Ram. communicans erhält, tritt in den Wirbelkanal zurück, um die Rückenmarkshäute und Wirbelknochen zu versorgen. Die Endäste der Spinalnerven sind teils motorische, *Rami musculares*, teils sensible, *Nervi cutanei* und *Nervi articulares*.

Nn. cervicales, Halsnerven.

1. Von den *Rami posteriores* teilt sich jeder in einen *Ramus medialis* und *Ramus lateralis*. Die medialen Zweige wenden sich gegen die Dornfortsätze, gelangen nahe der Mittellinie zur Oberfläche und versorgen vorzugsweise die Haut; die lateralen Zweige hingegen versorgen hauptsächlich die Nackenmuskeln.

Der rein motorische Ramus post. des 1. Halsnerven, *N. suboccipitalis*, versorgt die Mm. obliquus capitis, recti capitis post. major et minor.

Der besonders starke Ramus post. des 2. Halsnerven versorgt die Mm. splenius capitis et colli, longissimus capitis, semispinalis capitis und obliquus capit. inf. und verzweigt sich nach Durchbohrung des M. trapezius als *N. occipitalis major* in der Haut des Hinterhauptes.

Der Ramus post. des 3. Halsnerven versorgt die tiefen Nackenmuskeln und sendet einen Zweig, *N. occipitalis tertius*, zur Haut des Hinterhauptes, der sich medial vom N. occipitalis major ausbreitet.

2. Von den *Rami anteriores* bilden die 4 oberen den *Plexus cervicalis*, an dem sich auch der N. hypoglossus beteiligt, die 4 unteren den *Plexus brachialis*, an dem sich noch der 1. Thorakalnerv beteiligt.

---

[1] Auf den folgenden Seiten bedeutet C. = vorderen Ast des N. cervicalis, Th. = des N thoracalis, L. = des N. lumbalis, S. = des N. sacralis, Co. = des N. coccygeus.

Plexus cervicalis, Halsgeflecht,

vor den Ursprüngen der Mm. scalenus medius, levator scapulae und splenius cervicis und hinter dem M. sternocleidomastoideus gelegen, läßt folgende Nerven hervorgehen:

a) *N. occipitalis minor* (aus C. II und C. III), gelangt

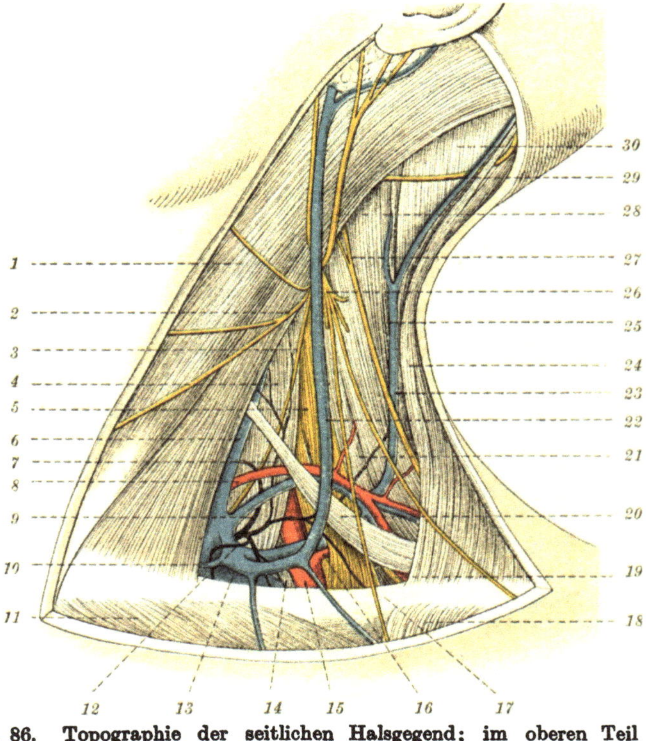

Fig. 86. Topographie der seitlichen Halsgegend; im oberen Teil die oberflächlich gelegenen Nerven und Venen, im unteren Teil die tiefer gelegenen Nerven und Blutgefäße (nach v. Bardeleben und Haeckel).
1. M. sternocleidomastoideus. 2. Ramus inferior n. cutanei colli. 3. N. phrenicus. 4. M. scalenus ant. 5. Plexus brachial. 6 V. jugul. interna. 7. Truncus jugul. lymph. 8. A. transversa scapulae. 9. Ductus thoracalis. 10. Ramus anastomoticus transversus*. 11. M. pectoralis major. 12. Truncus subclavius lymph. 13. V. subclavia. 14. Costa I. 15. A. subclavia. 16. A. transversa colli. 17. Clavicula. 18. M. deltoideus. 19. N. supraclavicularis. 20. M. omohyoideus. 21. M. scalenus medius. 22. V. jugularis ext. 23. V. jugularis post*. 24. M. trapezius. 25. M. levator scapulae. 26. Nn. supraclaviculares. 27. N. accessorius. 28. N. auricularis magnus. 29. N. occipitalis minor. 30. M. splenius capitis.

am hinteren Rand des M. sternocleidomast. zur Haut des Hinterhaupts, anastomosiert mit den Nn. occipitalis maj. und auricularis magnus.

b) *N. auricularis magnus* (aus C. III), in der Mitte des hinteren Randes des M. sternocleidomast. hervortretend, läuft über seine äußere Fläche gegen das Ohr und teilt sich in einen *Ramus posterior* und *Ramus anterior*; ersterer verläuft in der Furche zwischen Schädel und Ohrmuschel, versorgt ihre hintere Fläche und die benachbarte Kopfhaut; letzterer versorgt die untere Hälfte des äußeren Ohres, den äußeren Gehörgang und einen Teil der Wange.

c) *N. cutaneus colli* (aus C. III), unterhalb des N. auricularis magnus hervortretend, verläuft über die äußere Fläche des M. sternocleidomast. und versorgt mit *Rami superiores* und *Rami inferiores* die Haut der vorderen Halsregion, sowie durch eine Anastomose mit dem Ramus colli nervi facialis das Platysma.

d) *Nn. supraclaviculares* (aus C. III und C. IV) treten zwischen dem M. sternocleidomast. und M. trapezius durch die Halsfaszie und zerfallen in die *Nn. supraclaviculares anteriores, medii* und *posteriores*, welche die Haut der oberen Brust-, der Schulter- und unteren Nackengegend versorgen.

e) Motorische Äste zur tiefen Nackenmuskulatur.

f) *N. phrenicus* (aus C. III und C. IV oder C. IV und C. V) gelangt zwischen A. und V. subclavia in die Brusthöhle, verläuft über die Pleurakuppel, sodann ventral von der Lungenwurzel zwischen Pleura pericardiaca und Pericardium zur oberen Fläche des Zwerchfelles, das er versorgt. Äste: *Ramus pericardiacus* (meist nur am rechten Phrenicus) geht zur vorderen Fläche des Herzbeutels. *Rami phrenicoabdominales* gehen rechts durch das Foramen venae cavae, links durch den Hiatus oesophageus zur unteren Zwerchfellfläche, anastomosieren mit dem sympathischen Plexus phrenicus.

Plexus brachialis, **Armgeflecht,**

tritt zwischen dem M. scalenus ant. und M. scalenus medius hervor und verläuft gegen die Achselhöhle. Der oberhalb des Schlüsselbeines liegende Abschnitt des Geflechtes heißt *Pars supraclavicularis*, der unterhalb desselben liegende *Pars infraclavicularis*.

Pars supraclavicularis

gibt folgenden Nerven den Ursprung:

a) *Nn. thoracales posteriores*:

N. dorsalis scapulae (aus C. V) durchbohrt den M. scalenus medius und versorgt die Mm. levator scapulae und rhomboidei.

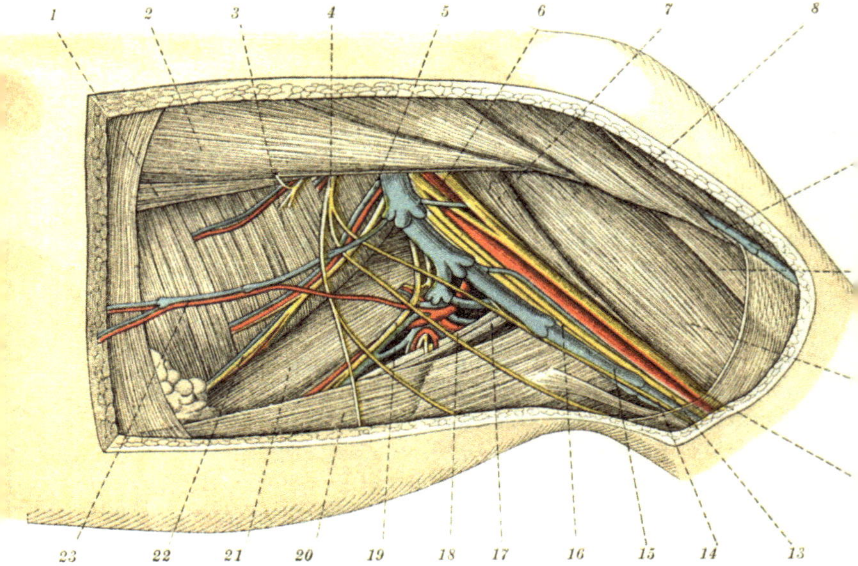

Fig. 87. Anatomie der linken Achselhöhle; Arterien rot, Venen blau, Nerven gelb (nach v. Bardeleben und Haeckel).

1. M. pectoralis minor. 2. M. pectoralis major. 3. M. serratus anterior. 4. N. intercostobrachialis. 5. Vasa thoracodorsalia. 6. A. brachialis. 7. M. coracobrachialis. 8. M. deltoideus. 9. Vena cephalica. 10. M. biceps brachii, caput longum. 11. M. biceps brachii, caput breve. 12. N. medianus. 13. N. cutaneus antibrachii medialis. 14. N. cutaneus brachii medialis. 15. Vena basilica. 16. N. ulnaris. 17. M. teres major. 18. Vasa subscapularia. 19. N. subscapularis. 20. M. latissimus dorsi. 21. M. subscapularis. 22. N. thoracalis longus. 23. Vasa thoracalia lateralia.

N. thoracalis longus (aus C. V und C. VI oder C. VII) verläuft in der Axillarlinie auf dem M. serratus ant., den er versorgt.

b) *Nn. thoracales anteriores* (aus C. V bis VIII) umgreifen die A. subclavia, versorgen die Mm. pectoral. major und minor.

c) *N. subclavius* (aus C. V) versorgt den M. subclavius.

d) *N. suprascapularis* (aus C. V und C. VI) verläuft unter

dem unteren Bauche des M. omohyoideus zur Incisura scapulae, gelangt unter dem Lig. transvers. scapulae sup. zur Fossa supraspinata und um das Collum scapulae zur Fossa infraspinata; versorgt die Mm. supraspinatus und infraspinatus.

e) *Nn. subscapulares* (aus C. V bis C. VII) zu den Mm. subscapularis und teres major.

f) *N. thoracodorsalis* längs des Margo axillaris scapulae zum M. latissimus dorsi.

g) *N. axillaris* (aus C. V bis C. VII) gelangt mit der A. circumflexa humeri post. zwischen Humerushals und Caput longum m. tricipitis zur Rückseite des Oberarmes, versorgt mit den *Rami musculares* die Mm. teres minor und deltoideus und schickt den

N. cutaneus brachii lateralis zur lateralen Seite des Oberarmes.

Pars infraclavicularis

ist zu drei Strängen, welche die A. axillaris umfassen, angeordnet: *Fasciculus medialis* (medial-unten), *Fasciculus lateralis* (lateral-oben), *Fasciculus posterior* (dorsal). Aus ihnen gehen hervor:

a) *N. musculocutaneus* (aus C. V bis C. VII, Fasciculus lat.) durchbohrt den M. coracobrachialis, versorgt ihn, sowie die Mm. biceps und brachialis mit *Rami musculares*, tritt lateral von der Ansatzsehne des Biceps durch die Faszie und versorgt als

N. cutaneus antibrachii lateralis (*s. radialis**) die radiale Hälfte der Volarfläche und den radialen Rand des Vorderarmes bis zum Handgelenk.

b) *N. cutaneus brachii medialis* (aus C. VIII und Th. I, Fasciculus medial.) versorgt die Haut der Achselhöhle und der medialen Fläche des Oberarmes bis zum Epicondylus medialis; verbindet sich mit dem 2., zuweilen auch 3. Thorakalnerv (*Nn. intercostobrachiales*).

c) *N. cutaneus antibrachii medialis* (*s. ulnaris**) (aus C. VIII und Th. I; Fasciculus medial.) verläuft zunächst mit dem N. ulnaris, durchbohrt sodann die Faszie da, wo die V. basilica eintritt, und teilt sich darauf in zwei Zweige:

α) *Ramus volaris*, der die Haut der ulnaren Hälfte der Volarfläche des Vorderarmes versorgt,

β) *Ramus ulnaris*, der über den Epicondylus medialis zieht und die Haut der ulnaren Hälfte der dorsalen Vorderarmfläche bis zur Gegend des Handgelenkes versorgt.

d) *N. medianus*

(aus C. V bis Th. I; bezieht einen Arm aus dem lateralen und einen zweiten aus dem medialen Fasciculus, die sich vor der

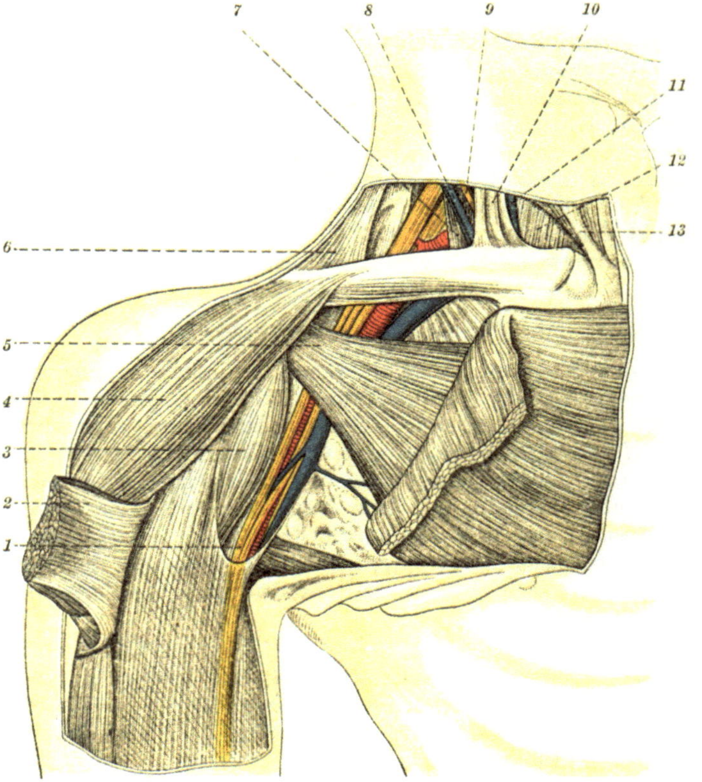

Fig. 88. Topographie der Schlüsselbeingegend, A. subclavia rot, Venen blau, Nerven gelb (nach v. Bardeleben und Haeckel).

1 N. medianus. 2. M. pector. major. 3. M. coracobrach. 4. M. deltoid. 5. M. pectoral. minor. 6. M. trapezius. 7. M. scalenus ant. 8. V. jugularis ext. 9. N. phrenicus. 10. M. sternocleidomastoideus, klavikulare Portion. 11. V. jugul. int. 12. M. sternohyoid. 13. M. sternocleidomast., sternale Portion.

A. axillaris vereinigen) zieht im Sulcus bicipitalis medialis, erst lateral, dann medial von der A. brachialis, zur Ellenbeuge, tritt durch den M. pronator teres zwischen die Mm. flexores digit.

sublimis und profundus, distal durch den Canalis carpi zur Hohlhand. Er gibt ab:

α) *Rami musculares* versorgen am Vorderarm die Beugemuskulatur mit Ausnahme des M. flexor carpi ulnaris und des M. flexor digit. prof., an der Hand (als Äste der Nn. digitales volares communes) die Daumenmuskulatur mit Ausnahme des M. adductor pollicis sowie die zwei radialen Lumbrikalmuskeln.

β) *N. interosseus (antibrachii) volaris*, auf der Membrana interossea verlaufend, versorgt den M. flexor poll. longus, den radialen Teil des M. flexor digit. profundus sowie den M. pronator quadratus.

γ) *Ramus palmaris n. mediani* zwischen den Sehnen des M. palmaris longus und M. flexor carpi radialis zur Haut des Thenar.

δ) *Nn. digitales volares communes* (3) ziehen unter der Palmaraponeurose und dem Arcus volaris superficialis distalwärts und spalten sich in die *Nn. digitales volares proprii* (7), die, an den Rändern der entsprechenden Finger verlaufend, die Haut der Volarfläche des Daumens, Zeige-, Mittelfingers und der radialen Hälfte des Ringfingers versorgen, distal aber meist auch noch auf die dorsalen Flächen der Mittel- und Nagelphalangen des 1. oder 2. bis 4. Fingers übergreifen. Ausbreitungsgebiet schwankend, vgl. Fig. 89. — Muskeläste s. oben.

ε) *Ramus anastomoticus c. n. ulnari* verbindet den 3. Ast der Nn. digitales vol. communes mit dem oberflächlichen Endast des N. ulnaris.

e) *N. ulnaris*

(aus C. VII, C. VIII und Th. I, Fasciculus medial.) läuft anfänglich mit der A. brachialis und dem N. medianus, gelangt aber an die dorsale Fläche des Septum intermusc. mediale, zieht weiter im Sulcus ulnaris epicondyli medialis zwischen den Ursprüngen des M. flexor carpi ulnaris zur Beugefläche des Vorderarmes, wo er zwischen dem M. flexor carpi ulnaris und der Ulnarportion des M. flexor digit. profundus, die er versorgt, verläuft, zieht schließlich mit den Vasa ulnaria zwischen Lig. carpi volare und Lig. carpi transvers. als *Ramus volaris manus* am Os pisiforme vorbei und teilt sich in einen tiefen und oberflächlichen Zweig. Äste:

α) *Ramus cutaneus palmaris* zur ulnaren Hälfte der Handgelenkgegend und zum Hypothenar.

β) *Ramus dorsalis manus* zieht zwischen Sehne des M. flexor carpi ulnaris und Ulna zum Dorsum manus, wo er sich teilt in die:

Nn. digitales dorsales (5) für die Haut des 5. und 4. sowie die ulnare Seite des 3. Fingers.

γ) Die Äste des *Ramus volaris manus*:

Ramus profundus dringt zwischen M. abductor und flexor brevis digiti V in die Tiefe, verläuft bogenförmig unterhalb des Arcus volaris profundus, gibt Zweige zum Handgelenk und

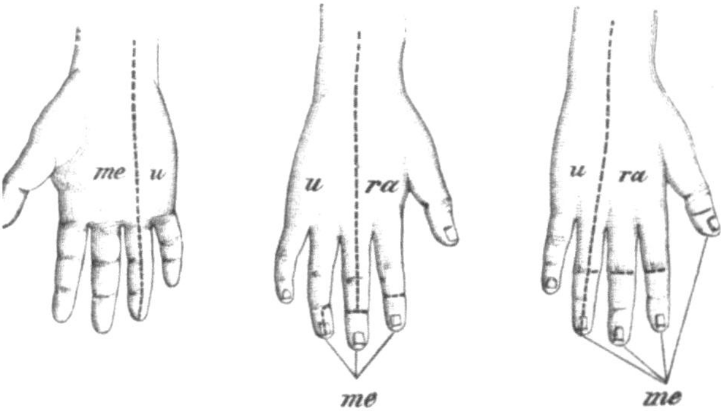

Fig. 89a. Nervenverteilung in der Haut der Vola manus.

Fig. 89b. Nervenverteilung in der Haut des Dorsum manus nach Henle.

Fig. 89c. Nervenverteilung in der Haut des Dorsum manus nach Hutchinson.

me = Gebiet des N. medianus, *u* = Gebiet des N. ulnaris, *ra* = Gebiet des N. radialis.

versorgt mit den *Rami musculares* die Muskulatur des Hypothenar, sowie den M. adductor pollicis, die Mm. interossei und die ulnaren Lumbrikalmuskeln.

Ramus superficialis verbindet sich durch Anastomose mit dem Medianus (siehe unter diesem), gibt einen Zweig an den M. palmaris brevis ab und gabelt sich in die

Nn. digitales volares communes (2), aus denen die *Nn. digitales volares proprii* (3) hervorgehen, die die Haut der Volarfläche des kleinen und der ulnaren Hälfte des Ringfingers, außerdem meistens noch die Haut der Dorsalfläche des 2. und 3. Gliedes des Ringfingers versorgen.

f) *N. radialis*

(aus C. V bis Th. I; Fasciculus post.) läuft dorsal von der A. brachialis mit der A. profunda brachii zwischen medialem und lateralem Tricepskopf zur Dorsalseite des Oberarmes im Sulcus n. radialis, durchbohrt das Septum intermusculare lat. und gelangt zwischen dem M. brachioradialis und M. brachialis zur Ellenbeuge, wo er sich in zwei Endäste teilt. Er gibt ab:

α) *N. cutaneus brachii posterior*, vor dem Eintritt des Stammes in den Sulcus n. radialis zur Regio brachii posterior.

β) *Rami musculares* zu den Mm. triceps und anconaeus.

γ) *N. cutaneus antibrachii dorsalis* tritt oberhalb des Ursprunges des M. brachioradialis hinter der V. cephalica aus der Faszie, versorgt die Regio antibrachii dorsalis bis zum Handgelenk. Mehrfache Anastomosen.

Endäste:

δ) *Ramus profundus* durchbohrt den M. supinator und gelangt um das Collum radii zur dorsalen Seite des Vorderarmes; er versorgt die Muskeln der Streck- und Radialseite und gibt ab den

N. interosseus (antibrachii) dorsalis, der auf der Dorsalfläche der Membrana interossea zum Handgelenk zieht.

ε) *Ramus superficialis* zieht hinter dem M. brachioradialis herab, gelangt zwischen dessen Sehne und dem Radius auf die Dorsalseite der Hand und spaltet sich in die:

Nn. digitales dorsales (5), die den Daumen, den Zeigefinger und die Radialseite des Mittelfingers versorgen, die beiden letzteren aber nur bis zur Mittelphalange. Ausbreitungsgebiet schwankend, vgl. Fig. 89.

Ramus anastomoticus ulnaris, der, vom Mittelfingerzweige abgehend, zum Ramus dorsalis manus n. ulnaris zieht.

Nn. thoracales, Brustnerven,

Rami posteriores versorgen mit medialen und lateralen Ästen die Muskulatur und Haut des Rückens. An den 7 oberen versorgt der *Ramus cutaneus medialis*, an den 5 unteren der *Ramus cutaneus lateralis* die Haut.

Rami anteriores (*Nn. intercostales*) gelangen zwischen die Mm. intercostales externi und interni bzw. zwischen die Mm. abdominis obliquus int. und transversus. Äste:

a) *Rami musculares* versorgen die Mm. intercostales, subcostales, levatores costarum, transversus thoracis, serrati posteriores, obliquui, transversus et rectus abdominis, pyramidalis.

b) *Ramus cutaneus lateralis* (*pectoralis et abdominalis*) tritt zwischen Axillar- und Mamillarlinie durch die Faszie und versorgt die Rumpfhaut mit einem *Ramus posterior* und einem *Ramus anterior*; außerdem geben die Rami cutanei lat. ab die

Rami mammarii laterales (aus Th. III—VI) zur Brustdrüse und Nachbargegend.

c) *Ramus cutaneus anterior* (*pectoralis et abdominalis*), Endzweig, durchbohrt neben dem Sternum die Ursprünge des M. pectoralis major und die Rektusscheide und versorgt die Haut medial von der Mamillarlinie; außerdem geben die Rami cutanei ant. ab die

Rami mammarii mediales (aus Th. III—IV) zur Brustdrüse,

Th. I beteiligt sich am Plexus cervicalis; Th. II und Th. III geben die *Nn. intercostobrachiales* zum N. cutaneus brachii medialis; Th. XII beteiligt sich am Plexus lumbosacralis.

Nn. lumbales, sacrales, coccygeus, Lenden-, Kreuzbein-, Steißbeinnerven.

Nn. lumbales: Jeder ihrer *Rami posteriores* teilt sich in einen *Ramus medialis* und einen *Ramus lateralis*, welche die Muskulatur und Haut versorgen. Aus den lateralen Zweigen des 1.—3. Lendennerven stammen die *Nn. clunium superiores*, welche die Haut der Regio glutaea bis zur Regio trochanterica versorgen.

Die *Rami anteriores* gehen in den Plexus lumbosacralis ein.

Nn. sacrales et coccygeus: Die *Rami posteriores* bilden ein Geflecht, aus dem ebenfalls *Rami mediales* und *Rami laterales* hervorgehen; sie versorgen Haut und Muskulatur. Die *Nn. clunium medii*, welche die Haut der Regio glutaea distal von den oberen Gefäßnerven versorgen, stammen aus den lateralen Zweigen der 3 oberen Kreuzbeinnerven.

Die *Rami anteriores* gehen in den Plexus lumbosacralis ein.

Plexus lumbosacralis, Lenden-Kreuzbeingeflecht,

setzt sich zusammen aus dem *Plexus lumbalis* und *Plexus sacralis* und ist eng verbunden mit dem *Plexus pudendus*.

Plexus lumbalis,

hinter und zwischen dem Psoas maj. gelegen, läßt folgende 6 Nerven hervorgehen:

a) *Rami musculares*, aus den Plexuswurzeln abgehend, für die Mm. quadratus lumborum, psoas major, psoas minor.

b) *N. iliohypogastricus* (aus L. I und Th. XII), durch den M. psoas major hervortretend, verläuft zwischen dem M. obliquus abdom. int. und M. transversus abdominis. Äste:

α) *Rami musculares* an die Bauchmuskeln.

β) *Ramus cutaneus lateralis*, dorsal von der Spina iliaca ant. sup. zur Haut der Regio coxae.

γ) *Ramus cutaneus anterior*, der Endzweig, tritt oberhalb des Annulus inguinalis subcutaneus hervor, versorgt die Haut der Regio hypogastrica und Regio pubica.

c) *N. ilioinguinalis* (aus L. 1), verläuft nahe unter dem N. iliohypogastricus (beide zusammen gleichen einem Interkostalnerven) zwischen M. obliquus abdom. int. und M. transversus abdom., gibt ab:

α) *Rami musculares* an die Bauchmuskeln und tritt sodann durch den Annulus inguinalis subcutaneus, um mit den

β) *Nn. scrotales (labiales) anteriores* die Haut der Regio pudendalis zu versorgen.

d) *M. genitofemoralis* (aus L. I und L. II) läuft auf dem M. psoas zum Leistenkanal und spaltet sich in zwei Äste:

α) *N. lumboinguinalis* gelangt durch die Lacuna vasorum, lateral von der A. femoralis, zur Regio subinguinalis.

β) *N. spermaticus externus* verläuft mit dem Funicul. spermaticus (Lig. uteri teres), gibt Äste an den M. cremaster und endet mit Hautzweigen im Skrotum (Labium majus). Anastomose mit dem N. ilioinguinalis.

e) *N. cutaneus femoris lateralis* (aus L. II und L. III) durchbohrt den M. psoas maj., zieht über den M. iliacus hinweg und gelangt unter dem Leistenbande nahe der Spina iliaca ant. sup. zur Haut des Oberschenkels, dessen laterale Gegend er versorgt.

f) *N. obturatorius* (aus L. II—L. IV) tritt an der Innenseite des M. psoas maj. hervor, läuft an der seitlichen Beckenwand unter der Linea terminalis und über der A. obturatoria vorabwärts zum Canalis obturat., durch den er austritt, und spaltet sich in:

α) *Ramus anterior*, der die Mm. adductores brevis und longus, pectineus, gracilis versorgt und den *Ramus cutaneus* zur Regio femoris medialis schickt,

β) *Ramus posterior*, der die Mm. obturator ext., adductor magnus und minimus versorgt.

g) *N. femoralis*

(aus L. I—L. IV) verläuft auf der Grenze des M. psoas major und M. iliacus abwärts, sodann durch die Lacuna musculorum, gibt ab:

α) *Rami musculares* für den M. iliopsoas, distal für die Mm. sartorius und quadriceps femoris.

β) *Rami cutanei anteriores* versorgen die Haut der Regiones femoris anterior, genu anterior und patellaris.

γ) *N. saphenus*, verläuft mit der A. femoralis im Canalis adductorius, durchbohrt in der Höhe des Adduktorenschlitzes die Faszie, wird oberflächlich und folgt nun dem Laufe der V. saphena magna. Unterhalb des Knies zweigt er ab den:

Ramus infrapatellaris zur Haut des medialen Teiles der Regio genu anterior, und die

Rami cutanei cruris mediales, Endäste; sie versorgen die Haut der Regio cruris medialis und ant., malleolaris medialis sowie den inneren Fußrand bis zur großen Zehe.

Plexus sacralis,

an der Vorderfläche des M. piriformis gelegen, mit der Spitze gegen das For. ischiadicum maj. gerichtet. Der aus L. V und S. I zusammengesetzte starke Stamm wird als *Truncus lumbosacralis* bezeichnet. Kurze Äste aus dem Geflecht sind die *Rami musculares** zum M. piriformis (aus S. I und S. II), zu den Mm. obturator int., gemelli und quadratus femoris (aus L. V bis S. II).

Weitere Äste:

a) *N. glutaeus superior* (aus L. II—S. I) oberhalb des M. piriformis mit der A. glutaea sup. durch das For. ischiadicum maj. zu den Mm. glutaei medius, minimus und tensor fasciae latae.

b) *N. glutaeus inferior* (aus L. V—S. II) unterhalb des M. piriformis mit der A. glutaea inf. durch das For. ischiadicum maj. zum M. glutaeus maximus.

c) *N. cutaneus femoris posterior* (aus S. I—S. III), unterhalb des M. piriformis durch das For. ischiadicum maj. aus dem Becken und am unteren Rande des M. glutaeus maximus hervortretend, versorgt die Haut der Regiones femoris post., genu post. und den proximalen Abschnitt der Regio suralis. Aufwärts gibt er ab die:

α) *Nn. clunium inferiores* zur Haut der Regio glutaea; medianwärts wenden sich die:

β) *Rami perineales* zur Haut der Regiones perinealis und pudendalis.

d) *N. ischiadicus*

(aus L. IV—S. III) tritt unterhalb des M. piriformis durch das For. ischiadicum maj. aus dem Becken, verläuft über die Rotatoren des Femur, wobei er ungefähr in die Mitte zwischen Trochanter maj. und Tuber ischiadicum zu liegen kommt. Am Oberschenkel zieht er zwischen Caput long. m. bicipitis und M. adductor magnus abwärts und teilt sich etwa in der Mitte des Oberschenkels in den *N. tibialis* und *N. peronaeus communis*, die bereits am Stamm des Ischiadicus zu trennen sind. Er versorgt mit den

Rami musculares die Mm. obturat. int., gemelli und quadratus femoris, falls diese nicht gesondert aus dem Plexus hervorgehen (s. oben), ferner Caput longum m. bicipitis, Mm. semitendinosus, semimembranosus und einen Teil des M. adductor magnus aus der Tibialisportion, das Caput breve m. bicipitis aus der Peronaeusportion.

α) *N. peronaeus communis*

läuft am medialen Rande des langen Bicepskopfes herab, sodann um die Fibula unterhalb ihres Capitulums herum zur vorderen Seite des Unterschenkels und spaltet sich in einen tiefen und oberflächlichen Endast. Vorher gibt er ab:

1. *Rami musculares* zum Caput breve m. bicipitis.
2. *N. cutaneus surae lateralis* zum lateralen Abschnitt der Regio suralis.
3. *Ramus anastomoticus peronaeus* durchbohrt über dem lateralen Gastrocnemiuskopfe die Faszie und geht mit dem N. cutaneus surae medialis des N. tibialis eine Verbindung ein, aus der der *N. suralis* hervorgeht.

Endäste:

4. *N. peronaeus superficialis* versorgt mit den *Rami musculares* die Mm. peronaei, durchbohrt im unteren Drittel des Unterschenkels die Faszie und teilt sich in den

N. cutaneus dorsalis medialis und den

N. cutaneus dorsalis intermedius. Diese Nerven versorgen die Regio dorsalis pedis und lassen die

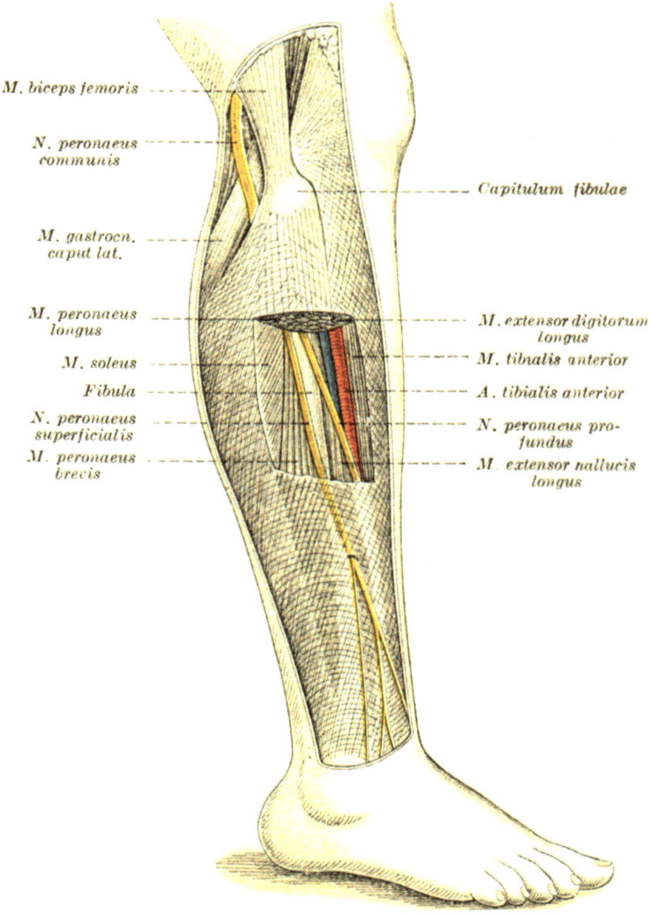

Fig. 90. Rechter Unterschenkel von außen. Faszie der Kniekehle entfernt. An der Außenseite ein Teil der Faszie, des M. extensor digitorum longus, peronaeus longus und brevis entfernt, so daß die Gefäße und Nerven sowie die Fibula sichtbar sind (nach v. Bardeleben u. Haeckel).

Nn. digitales dorsales pedis hervorgehen, welche die Haut am Medialrande der großen Zehe und die einander zugekehrten Ränder der 2.—5. Zehe im dorsalen Gebiete versorgen.

5. *N. peronaeus profundus* zieht mit den Vasa tibialia ant. zwischen M. tibialis ant. einerseits und Mm. extensores digitorum long. und hallucis long. anderseits abwärts zum Fußrücken; er versorgt mit den:

Rami musculares die Mm. tibialis ant., extensores digit. und hallucis longus und die Mm. extensor. digit. und hallucis brevis sowie mit den

Nn. digitales dorsales hallucis lateralis et digiti secundi medialis die Haut der einander zugekehrten Ränder der großen und zweiten Zehe im dorsalen Gebiete.

β) *N. tibialis*

läuft in der Kniekehle, von der Faszie bedeckt, abwärts, sodann durch den Arcus tendineus m. solei zwischen diesem Muskel und der tiefen Muskellage, lateral von den Vasa tibialia, gegen den Malleolus medialis, hinter dem er sich in einen medialen und lateralen Endast teilt. Er gibt ab:

1. *Rami musculares* zu den Mm. triceps surae, plantaris, popliteus, tibialis post., flexores hallucis und digit. longus.

2. *N. cutaneus surae medialis* zieht mit der V. saphena parva abwärts und geht mit dem Ramus anastomot. peronaeus die oben erwähnte Verbindung ein. Der aus ihr hervorgehende *N. suralis* wendet sich gegen den Malleolus lateralis, gibt ab:

Rami calcanei laterales zur Haut der Regio calcanea und endet als:

3. *N. cutaneus dorsalis lateralis*, der den lateralen Rand des Fußes und der kleinen Zehe versorgt.

4. *N. interosseus cruris* verläuft auf der hinteren Fläche der Membrana interossea abwärts bis zum Sprunggelenk.

5. *Rami calcanei mediales* zur Haut der Regio calcanea.

Endäste:

6. *N. plantaris medialis* gelangt über den Ursprung des M. abductor hallucis sodann an den medialen Rand des M. flexor dig. brevis, versorgt die Muskeln des Großzehenballens und spaltet sich in zwei Zweige. Der mediale versorgt die zwei medialen Lumbrikalmuskeln, sowie die Haut am medialen Rande der großen Zehe. Der laterale teilt sich in die:

Nn. digitales plantares communes (3), deren jeder sich wieder gabelt in die

Nn. digitales plantares proprii (6) für die Haut der einander zugekehrten Ränder der 1.—4. Zehe an der Plantarfläche.

7. *N. plantaris lateralis* läuft mit der gleichnamigen Arterie zwischen M. flexor digit. brevis und M. quadratus plantae lateral-distalwärts, versorgt letzteren und den M. abductor digiti V und teilt sich in einen tiefen und oberflächlichen Ast:

Ramus profundus versorgt die Mm. flexor brevis und opponens digiti V, interossei und die zwei lateralen Lumbrikalmuskeln, sowie den M. adductor hallucis.

Ramus superficialis, Hautast, spaltet sich in die

Nn. digitales plantares communes (2), von denen der laterale den lateralen Fußrand und lateralen Rand der kleinen Zehe versorgt, der mediale sich in die:

Nn. digitales plantares proprii (2) gabelt, welche die einander zugekehrten Ränder der 4. und 5. Zehe versorgen.

Plexus pudendus, Schamgeflecht,

unterhalb des Plexus sacralis vor dem unteren Rande des M. piriformis gelegen, versorgt die Beckeneingeweide, das Mittelfleisch und die äußeren Genitalien; es läßt folgende Nerven hervorgehen:

a) *Nn. haemorrhoidales medii*
b) *Nn. vesicales inferiores*
c) *Nn. vaginales*
} (aus S. II—S. IV) verlaufen im Becken zu den entsprechenden Teilen.

d) *N. pudendus* (aus S. I—S. IV) gelangt durch das For. ischiadicum maj. unterhalb des M. piriformis aus dem Becken und durch das For. ischiadicum minus zur Fossa ischiorectalis. Seine Äste sind:

α) *Nn. haemorrhoidales inferiores*, versorgen den M. sphincter ani und die Haut in der Umgebung des Afters.

β) *N. perinei*, an der Innenfläche des Tuber ischiadicum abwärts, versorgt mit Muskelzweigen die Mm. transversus perinei superf., ischiocavernosus und bulbocavernosus; ferner mit Hautzweigen den Damm. Von ihm gehen ab:

Nn. scrotales posteriores zur Haut des Hodensackes,

Nn. labiales posteriores zur Haut der großen Schamlippen.

γ) *N. dorsalis penis* (*N. dorsalis clitoridis*) verläuft in Begleitung der A. dorsalis penis, durchbohrt das Diaphragma urogenitale, versorgt den M. transversus perinei profundus und tritt zur Seite des Lig. suspensorium zum Dorsum penis (clitoridis); versorgt die Haut des Penis, Praeputium und Glans (oder die entsprechenden Teile der Clitoris) sowie mit tiefen Zweigen die Schleimhaut der Urethra.

Plexus coccygeus, Steißgeflecht,

gibt Zweige an die Mm. levator ani und coccygeus, läßt hervorgehen die

Nn. anococcygei (aus S. IV und Co.); sie laufen am lateralen Rande des Steißbeines nach hinten, verbinden sich mit dem hinteren Aste des N. coccygeus und versorgen die Haut in der Umgebung der Steißbeinspitze.

Systema nervorum sympathicum, sympathisches Nervensystem.

Als Zentrum wird der paarige Grenzstrang, *Truncus sympathicus*, betrachtet, der, seitlich längs der Wirbelsäule verlaufend, aus einer Kette von Nervenknoten, *Ganglia trunci sympathici*, und den diese verbindenden Nervensträngen besteht. Er gibt Zweige ab, die sich zumeist in Geflechte, *Plexus sympathici*, auflösen, in denen wiederum Nervenknoten, *Ganglia plexuum sympathicorum*, eingeschaltet sind. Mit den zerebrospinalen Nerven tauscht der Grenzstrang mittels der *Rami communicantes* der Nn. spinales und mittels Verbindungsästchen der Nn. cerebrales nach beiden Richtungen hin Fasern aus. — Die sympathischen Nerven sind besonders reich an grauen Nervenfasern (vgl. S. 340).

Man teilt das sympathische Nervensystem in einen Kopf-, Hals-, Brust-, Bauch- und Beckenabschnitt ein.

Pars cephalica et cervicalis s. sympathici, Kopf- und Halsteil.

1. *Ganglion cervicale superius*, oberer Halsknoten, ist eine 2 cm lange, spindelförmige, vor den Querfortsätzen des 2. und 3. Halswirbels, hinter der Carotis int. und medial-vorn vom N. vagus liegende Anschwellung (Fig. 82). Ihre obere Spitze läuft in den

a) *N. caroticus internus* (Fortsetzung des Grenzstranges) aus, der hinter der Carotis int. aufwärts zieht und sich alsbald in den

Plexus caroticus internus auflöst, der, in den Canalis caroticus eindringend, hier die gleichnamige Schlagader umspinnt. Die Fortsetzung dieses Geflechtes, die die Carotis während ihres Verlaufes im Sinus cavernosus begleitet, heißt

Plexus cavernosus. Von ihm gehen einzelne Fäden zur Hypophysis cerebri und zum N. oculomotorius (Fig. 82). Ferner zweigen von ihm ab die:

Radices sympathici ganglii ciliaris, die zwischen der langen und kurzen Wurzel zum Ciliarknoten ziehen. Die übrigen Fäden umspinnen die Äste der A. carotis interna als:

Plexus arteriae cerebri anterioris,
Plexus arteriae cerebri mediae,
Plexus arteriae chorioideae,
Plexus ophthalmicus für die A. ophthalmica.

Mit dem Plex. tympanicus (N. IX) ist der Plex. caroticus int. durch die *Nn. caroticotympanici sup. et inf.* (s. S. 429) und mit dem Ggl. sphenopalatinum (N. V, 2) durch den *N. petrosus profundus* (s. S. 423) verbunden.

b) *N. jugularis* zieht vom oberen Halsknoten neben dem N. caroticus int. aufwärts und teilt sich in einen Ast für das Ggl. jugulare (N. vagus) und einen zweiten für das Ggl. petrosum (N. glossopharyngeus); gibt Verbindungsfäden ab zum Ggl. nodosum (N. vagus) und zum N. hypoglossus.

c) *Nn. carotici externi* ziehen vom oberen Halsknoten abwärts bis zur Teilungsstelle der A. carotis communis und bilden sodann an der A. carotis externa den

Plexus caroticus externus, aus dem die Geflechte für die Äste dieses Gefäßes hervorgehen:

Plexus thyreoideus superior,
Plexus lingualis,
Plexus maxillaris externus, von dem die *Radix sympathica ganglii submaxillaris* abzweigt,
Plexus occipitalis,
Plexus auricularis posterior,
Plexus temporalis superficialis,
Plexus maxillaris internus,
Plexus meningeus (A. meningea media),
Plexus pharyngeus ascendens, der mit dem Plexus pharyngeus des N. vagus in Verbindung tritt.

Plexus caroticus communis ist die Fortsetzung des Plexus caroticus externus.

d) *Rami laryngopharyngei* verbinden sich mit Zweigen der Nn. vagus und glossopharyngeus zum Plexus pharyngeus, andere stoßen zum N. laryngeus superior.

e) *N. cardiacus superior* vom kaudalen Ende des oberen Halsknotens ausgehend, verläuft auf der vorderen Fläche des M. longus colli, hinter der A. thyreoidea inferior, sodann rechterseits an der A. anonyma, linkerseits an der A. carotis communis herab zum Aortenbogen und Plexus cardiacus.

2. *Ganglion cervicale medium* (unbeständig), vor dem 6. Halswirbel liegend, meist recht klein, läßt den

N. cardiacus medius hervorgehen, der rechts an der A. anonyma, links an der A. carotis communis zum Plex. cardiacus herabzieht.

Unterhalb des mittleren Halsknotens spaltet sich der Grenzstrang und umfaßt mit der *Ansa subclavia* (*Vieussenii*) die A. subclavia und geht sodann über in das:

3. *Ganglion cervicale inferius*, das, oft verschmolzen mit dem Ggl. thoracale I, vor dem Gelenk des Köpfchens der 1. Rippe liegt; es läßt den

N. cardiacus inferior hervorgehen, der dorsal vom Arcus aortae zum Plexus cardiacus zieht. Der untere Halsknoten gibt ferner Zweige ab, die folgende Geflechte um die gleichnamigen Arterien bilden:

Plexus subclavius,
Plexus mammarius internus,
Plexus thyreoideus inferior,
Plexus vertebralis (bis zum Gehirn hinaufsteigend).

Pars thoracalis s. sympathici, Brustteil.

Ganglia thoracalia (10—12) liegen vor den Rippenköpfchen mit Ausnahme der beiden kaudalen, die an den Seitenflächen der Wirbelkörper liegen. Zweige:

a) *N. splanchnicus major* (aus dem 6.—9. Knoten) tritt zwischen Crus mediale und intermedium des Zwerchfells zur Bauchhöhle, schwillt vorher zu einem Knoten, *Ganglion splanchnicum*, an und endet im Plexus coeliacus.

b) *N. splanchnicus minor* (aus dem 10. und 11. Knoten) verläßt mit dem vorigen die Brusthöhle und gibt einen schwächeren Ast zum Plexus coeliacus ab, einen stärkeren

Ramus renalis zum Plexus renalis. Letzterer wird, falls er direkt aus dem Grenzstrang entspringt, als *N. splanchnicus imus* bezeichnet.

Plexus aorticus thoracalis entsteht aus Zweigen, die zur großen Brustschlagader gelangen. Dieses Geflecht steht mit dem Plexus cardiacus in Verbindung.

Plexus cardiacus entsteht aus den Nn. cardiaci und Zweigen des N. vagus (s. S. 432), und erstreckt sich vom Aortenbogen bis zur Herzbasis; zerfällt in einen ventralen und dorsalen Teil; ersterer enthält nahe der Teilung der A. pulmonalis einen Knoten, *Ganglion cardiacum* (*Wrisbergi*). Aus dem Plex. cardiacus gehen hervor:

Plexus coronarius cordis anterior verläuft mit der A. coronaria cordis dextra.

Plexus coronarius cordis posterior verläuft mit der A. coronaria cordis sinistra.

Rami pulmonales treten mit Zweigen des N. vagus zur Bildung des *Plexus pulmonalis* zusammen, der an der Teilungsstelle der Trachea liegt.

Pars abdominalis et pelvina s. sympathici,
Bauch- und Beckenteil.

Der Grenzstrang gelangt zwischen Crus intermedium und Crus laterale von der Brust- in die Bauchhöhle, zieht erst auf den Lendenwirbelkörpern (rechts hinter der V. cava inf., links hinter der Aorta abdominalis), dann auf der Facies pelvina des Kreuzbeins abwärts.

1. *Ganglia lumbalia* (4—5) liegen am medialen Rande der Ursprungszacken des M. psoas major.
2. *Ganglia sacralia* (4—5) liegen am medialen Umfange der Foramina sacralia anteriora.
3. *Ganglion coccygeum**, unpaar, auf der Ventralfläche des Steißbeines liegend, nimmt die Enden beider Grenzstränge auf.

Die aus dem Bauch- und Beckenteil des Sympathicus hervorgehenden Äste bilden folgende Geflechte:

Plexus aorticus abdominalis auf der gleichnamigen Schlagader, geht kaudal in den Plexus mesentericus inf. und hypogastricus über.

Plexus coeliacus liegt zu beiden Seiten des Hiatus aorticus auf den Crura medial. des Zwerchfelles und auf der Aorta abdominalis, nimmt die Nn. splanchnici majores auf, erhält Zweige von den Nn. splanchnici minores, vom Plexus aorticus thoracalis und vom N. vagus. Er schließt zwei große Knoten, ein rechtes und linkes

Ganglion coeliacum, Sonnengeflecht, ein, sowie das unpaare *Ganglion mesentericum superius*, das an der Ursprungsstelle der gleichnamigen Arterie liegt. Vom Sonnengeflecht gehen aus:

Plexus phrenicus (paarig), mit der A. phrenica inferior verlaufend, besitzt rechts einen Knoten, *Ganglion phrenicum*, anastomosiert mit dem N. phrenicus.

Plexus hepaticus, mit der A. hepatica verlaufend, gibt Äste an deren Zweige, an die V. portae und die Gallengänge.

Plexus lienalis, mit der A. lienalis verlaufend, gibt Äste an die Milz, das Pankreas und den Fundus ventriculi.

Plexus gastricus superior, mit der A. gastrica sinistra verlaufend.

Plexus gastricus inferior, mit der A. gastroepiploica dextra verlaufend.

Plexus suprarenalis (paarig), bezieht Zweige vom N. splanchnicus minor, Plexus coeliacus, phrenicus und renalis.

Plexus renalis (paarig), mit der A. renalis verlaufend, bezieht den Ramus renalis vom Splanchnicus minor, hängt mit dem Plexus coeliacus und mesentericus sup. zusammen.

Plexus spermaticus (paarig), mit der A. spermatica interna zum Samenstrang und Hoden; beim Weibe vertreten durch den:

Plexus arteriae ovaricae (zum Ovarium und Fundus uteri).

Plexus mesentericus superior (unpaar), die kaudale Fortsetzung des Plexus coeliacus, mit der A. mesenterica superior verlaufend, gibt Zweige an das Duodenum, Ileum, Caecum, Colon ascendens und transversum.

Feine Geflechte, die ihren Ursprung teils im Plex. mesentericus sup., teils im Plex. mesentericus inf. haben, sind der *Plexus myentericus*, der sich zwischen Längs- und Ringfaserschicht der Muscularis des Darms, und der *Plexus submucosus*, der sich an der äußeren Fläche der Muscularis mucosae des Darmes ausbreitet.

Plexus mesentericus inferior, an der gleichnamigen Schlagader, versorgt das Colon descendens und sigmoideum und gibt die

Nn. haemorrhoidales superiores zum oberen Abschnitt des Rectums, welche den *Plexus haemorrhoidalis superior* bilden.

Plexus iliacus, zwischen und an den Aa. iliacae communes.

Plexus hypogastricus, Beckengeflecht (paarig), an der gleichnamigen Schlagader, versorgt die Beckeneingeweide. Aus ihm gehen folgende Geflechte hervor:

Plexus haemorrhoidalis medius, in Begleitung der gleichnamigen Arterie zum unteren Teil des Rektums.

Plexus prostaticus und *Plexus deferentialis*, zur Prostata, zum Ureter und Ductus deferens.

Plexus uterovaginalis, zum Uterus und zur Vagina.

Plexus vesicalis, gibt *Nn. vesicales superiores* zum oberen, *Nn. vesicales inferiores* zum unteren Abschnitt der Blase.

Plexus cavernosus penis, geht aus dem Plexus vesicalis und prostaticus hervor, gibt ab die *Nn. cavernosi penis minores*, die sogleich in den Schwellkörper eindringen, und den *N. cavernosus penis major*, der zunächst auf dem Dorsum penis verläuft und etwa in der Mitte des Penis in die Schwellkörper gelangt.

Plexus cavernosus clitoridis, entspricht dem vorigen; gibt ab die *Nn. cavernosi clitoridis minores* und den *N. cavernosus clitoridis major*.

Aus dem Plexus iliacus geht der *Plexus femoralis*, und aus diesem der

Plexus popliteus hervor; sie umgeben die gleichnamigen Arterien.

Wörterverzeichnis.

Acervulus 383, 417.
Acetabulum 66.
Achselhöhle 123.
Achsenzylinder 339, 340.
Acromion 54.
Adenoides Gewebe 196.
Aditus laryngis 236.
Agger nasi 324.
Ala cinerea 365.
— lobuli centralis 375.
— magna ossis sphenoid. 21.
— parva ossis sphenoid. 21.
Allantois* 272.
Alveoli dentales 35, 37.
— pulmonum 239.
Amphiarthrosis 2.
Ampulla ductus deferent. 255.
— recti 223.
— tubae uterinae 265.
Ampullae membranaceae 317.
— osseae 313.
Anastomosen der Gefäße 140.
— der Nerven 338.
Anguli pyramidis 24.
Angulus costalis 13.
— frontalis 28.
— infrasternalis 14.
— iridis 295.
— mandibulae 38.
— mastoideus 28.
— occipitalis 28.
— parietalis 21.
— pubis 69.
— sphenoidalis 28.
— sterni 12.
Annuli fibrosi cordis 142.
Annulus conjunctivae 300.
— femoralis 134, 137.
Annulus fibrocartilag. d. Trommelfells 305.
— fibrosus der Zwischenwirbelscheibe 9.
— haemorrhoidalis 223.
— inguinalis abdominalis 110.
— — subcutaneus 108.
— iridis major et minor 290.
— tendineus communis (Zinni) 297.
— tympanicus 27.
— umbilicalis 107.
— urethralis 252.
Ansa hypoglossi 433.
— lenticularis 384, 405.
— subclavia (Vieussenii) 453.
Anthelix 303.
Antitragus 303.
Antrum cardiacum et pyloricum 218.
— tympanicum 307.
Aorta 149, 164, 165.
Apertura(ae) ext. aquaeduct. vestibuli 25.
— — canaliculi cochleae 26.
— inf. canaliculi tympanici 26, 27.
— pelvis 69.
— piriformis 47.
— sinus sphenoid. 20.
— sup. canaliculi tympanici 25, 27.
— thoracis 14.
— tympanica canalic. chordae 307.
— ventriculi IV 366.
Apex auriculae (Darwini) 303.
— cordis 141.
— linguae 211.
— nasi 322.
— ossis sacri 7.
— pulmonis 238.
— pyramidis 24.

Apex radicis dentis 207.
Aponeurosis 87.
— palmaris 122.
— plantaris 137.
Apophysis 1.
Appendix (ices) epididymidis 255.
— epiploicae 222.
— fibrosa hepatis 226.
— testis 255.
— ventr. laryngis 236.
— vesiculosi (Morgagnii) 269.
Aquaeductus cerebri 366, 378.
— vestibuli 25, 313, 316.
Arachnoidea encephali 415.
— spinalis 416.
Arbor vitae 376.
Arcus aortae 149, 150.
— costarum 14.
— dentales 209.
— glossopalatinus 213.
— lumbocostales (Halleri) 106.
— palatini 212.
— pharyngopalatinus 213.
— plantaris 175.
— pubis 69.
— superciliares 29.
— tarseus sup. et inf. 155.
— tendineus 87.
— — fasciae pelvis 278.
— — m. levatoris ani 275.
— — m. solei 130.
— venosus(i) digitales 191.
— — dorsalis pedis 194.
— — juguli 190.
— — marginalis palmae* 191.
— — — plantae* 193.
— — plantaris 189.
— vertebrae 3.
— volaris profundus 161, 164.
— — superfic. 162, 163.
— — venos. profund. et superficialis 182.
— zygomaticus 36
Area acustica 366.
— cochleae 315.
— cribrosa 247.
— n. facialis 315.
— parolfactoria 387.
— vestibularis inf. et sup. 315.
Areola mammae 335.
Arteriae 138, 149.
Arteria(ae) acetabuli 169.
— alveolar. inferior 153.
— — superiores 153.
— angularis 152.
— anonyma 150.
— appendicularis 167.
— arciformes 249.
— arcuata 173.
— auditiva int. 157, 320.
— auricularis post. 152.
— — profunda 153.
— axillaris 160.
— basilaris 156.
— brachialis 161.
— bronchiales 165.
— buccinatoria 153.
— bulbi urethrae 170.
— — vestibuli 170.
— canalis pterygoidei 154.
— carotis communis 150.
— — ext. 150, 151.
— — int. 150, 154.
— centralis retinae 154, 295.
— cerebelli inferiores 156, 157.
— — sup. 157.
— cerebri 155.
— cerebri ant. 155.
— — media 156.
— — post. 157.
— cervicalis ascendens 159.
— — profund. 159.
— — superficial. 159.
— chorioidea 156.
— ciliares 155, 291.
— circumflexae femoris lat. et medialis 171, 172.
— — humeri ant. et post. 160.
— circumflexa ilium prof. 171.
— — — superficial. 171.
— — scapulae 160.
— clitoridis 170.
— coeliaca 166.
— colicae 167.
— collaterales 161.
— comitans n. ischiadici 169.
— communicantes ant. et post. 155, 157.
— conjunctivales 155.
— coronariae cordis 150.
— cystica 166.
— deferentialis 170.

Arteria(ae) digitales dorsales manus 163.
— — — pedis 173.
— — plantares 175.
— — volares 163.
— dorsalis clitoridis 170.
— — nasi 155.
— — pedis 173.
— — penis 170.
— epigastrica inf. 171.
— — superficial. 171.
— — sup. 159.
— episclerales 155.
— ethmoidales 155.
— femoralis 171.
— frontalis 155.
— gastricae 166.
— gastroduodenalis 166.
— gastroepiploicae 166, 167.
— genu 172.
— glutaeae 169.
— haemorrhoidales inf. 170.
— — media 170.
— — sup. 167.
— helicinae 261.
— hepatica 166.
— hyaloidea 296.
— hypogastrica 168.
— ileae 167.
— ileocolica 167.
— iliaca communis 168.
— — ext. 168, 171.
— iliolumbalis 168.
— infraorbitalis 154.
— intercostales 165.
— intercostalis suprema 159.
— interlobares et interlobulares renis 249.
— interossea communis 162.
— — dorsalis 162.
— — recurrens 162.
— — volaris 163.
— intestinales 167.
— jejunales 167.
— labiales anteriores 171.
— — inf. et sup. 152.
— — posteriores 170.
— lacrimalis 155.
— laryngea inf. 159.
— — sup. 151.
— lienalis 167.
Arteria(ae) lig. teretis uteri 171.
— lingualis 151.
— lumbales 166.
— lumbalis ima 168.
— malleolares 173.
— mammaria int. 158.
— masseterica 153.
— maxillaris ext. 151.
— — int. 153.
— mediana 163.
— mediastinales ant. 158.
— meningea ant. 155.
— — media 153.
— — post. 152.
— mentalis 153.
— mesenterica inf. 166, 167.
— — sup. 166, 167.
— metacarpeae 163, 164.
— metatarseae 173.
— musculophrenica 159.
— nasales 154.
— nutricia(ae) femoris 172.
— — fibulae 175.
— — humeri 161.
— — tibiae 175.
— obturatoria 169.
— occipitalis 152.
— oesophageae 165.
— ophthalmica 154.
— ovarica 160.
— palatina ascendens 151.
— — descendens 154.
— palatinae majores et minor 154.
— palpebrales lat. et medial. 155.
— pancreaticoduodenales 166, 167.
— penis 170.
— perforantes 172.
— pericardiacophrenica 158.
— perinei 170.
— peronaea 175.
— pharyngea ascendens 152.
— phrenicae 165.
— plantares 174, 175.
— poplitea 172.
— princeps pollicis 162.
— profunda brachii 161.
— — clitoridis 170.
— — femoris 171.
— — linguae 151.
— — penis 170.
— pudenda int. 170.

Arteria(ae) pudendae ext. 171.
— pulmonalis 148.
— radialis 161.
— recurrens radialis 161.
— — tibialis ant. et post. 173.
— recurrentes ulnares 162.
— renalis 168, 248.
— sacrales lat. 169.
— sacralis media 149, 168.
— scrotales ant. 171.
— — post. 170.
— sigmoideae 167.
— spermatica ext. 171.
— — int. 168.
— sphenopalatina 154.
— spinales 156.
— sternocleidomastoidea 152.
— stylomastoidea 152.
— subclavia 150, 156.
— sublingualis 151.
— submentalis 152.
— subscapularis 160.
— supraorbitalis 155.
— suprarenales 166, 168.
— surales 172.
— tarseae 173.
— temporales profundae 153.
— temporalis media 153.
— — superficialis 151, 153.
— testicularis 168.
— thoracalis suprema et lat. 160.
— thoracoacromialis 160.
— thoracodorsalis 160.
— thymicae 158.
— thyreoidea ima 150.
— — inf. 159.
— — sup. 151.
— tibialis ant. 172.
— — post. 172, 173.
— transversa colli 160.
— — faciei 153.
— — scapulae 159.
— tympanica ant. 153.
— — inf. 152.
— — post. 152.
— — sup. 153.
— ulnaris 161, 162.
— umbilicalis 169.
— urethralis 170.
— uterina 170.
— vaginalis 170.
Arteria(ae) vertebralis 156.
— vesicales 170.
— volaris indicis radialis 162.
— zygomaticoorbitalis 153.
Arteriolae 139.
— rectae 249.
— retinae 295.
Arthrodia 2.
Articulatio(nes) acromioclavicularis 55.
— atlantoepistrophica 10.
— atlantooccipitalis 11.
— calcaneocuboidea 80.
— capitulorum costarum 15.
— carpometacarpeae 63, 64.
— cochlearis 2.
— composita 2.
— costotransversariae 15.
— costovertebrales 15.
— coxae 71.
— cricoarytaenoidea 233.
— cricothyreoidea 233.
— cubiti 58.
— cuneonavicularis 80.
— digitorum manus 65.
— — pedis 83.
— ellipsoidea 2.
— genu 74.
— humeri 56.
— humeroradialis 58.
— humeroulnaris 58.
— incudomalleolaris 309.
— incudostapedia 309.
— intercarpea 61.
— interchondrales 16.
— intermetacarpeae 64.
— intermetatarseae 82.
— intertarseae 79.
— mandibularis 39.
— manus 61.
— metacarpophalangeae 64.
— metatarsophalangeae 83.
— ossis pisiformis 62.
— pedis 79.
— radiocarpea 61.
— radioulnares 59.
— sacroiliaca 68.
— sellaris 2.
— simplex 2.
— sphaeroidea 2.
— sternoclavicularis 54.

Articulatio(nes) sternocostales 15.
— talocalcanea 79.
— talocalcaneonavicularis 79.
— talocruralis 79.
— talonavicularis 79.
— tarsi transversa 75.
— tarsometatarseae 82.
— tibiofibularis 75.
— trochoidea 2.
Assoziationsfasern 402.
Atlas 5.
Atrium(a) cordis 141.
— — dextrum 144.
— — sinistrum 145.
— meatus medii 324.
Auricula 302.
Auriculae cordis 141, 145.
Auris interna 302, 312.
Axis oculi 287.
— optica 287.
— pelvis 69.

Barba 331.
Bartholinische Drüse 270.
Basis cerebri 360.
— cochleae 313.
— cordis 141.
— cranii 40.
— — ext. 41.
— — int. 43.
— mandibulae 37.
— modioli 315.
— nasi 315.
— ossis sacri 7.
— patellae 73.
— pedunculi 378.
— phalangis 64, 82.
— pulmonis 238.
— stapedis 309.
Belegknochen 51, 52.
Bifurcatio tracheae 237.
Blut 138, 139.
Brachia conjunctiva 373, 377.
— pontis 371, 373.
— quadrigemina 378.
Bronchi 237, 238.
Bronchioli 239.
— respiratorii 239.
Buccae 205.
Bulbus aortae 150.
— cornu posterioris 397.
Bulbus oculi 287.
— olfactorius 387.
— pili 331.
— urethrae 260.
— v. jugularis inf. 178.
— — — sup. 177.
— vestibuli 270.
Bulla ethmoidalis 32.
Bursa(ae) anserina 129.
— bicipitogastrocnemialis 129.
— bicipitoradialis 115.
— coccygea 276.
— cubitalis interossea 115.
— glutaeofemorales 127.
— iliaca subtendinea 127.
— iliopectinea 127.
— infrapatellaris profunda 129.
— — subcutanea 129.
— intermetacarpophalangeae 119.
— intermetatarsophalangeae 133.
— intratendinea olecrani 115.
— ischiadica m. glutaei maximi 127.
— mucosae 87.
— m. bicipitis femoris inf. et sup. 129.
— — coracobrachialis 115.
— — extensoris carpi radialis brevis 117.
— — flexoris carpi radialis 117.
— — — — ulnaris 117.
— — gastrocnemii lat. et medialis 131.
— — infraspinati 115.
— — latissimi dorsi 88.
— mm. lumbricalium pedis 133.
— m. obturatorii int. 127.
— — pectinei 129.
— — piriformis 127.
— — poplitei 129.
— — recti femoris 129.
— — sartorii propria 129.
— — semimembranosi 129.
— — sternohyoidei 101.
— — subscapularis 115.
— — tensoris veli palatini 213.
— — teretis majoris 115.
— — thyreohyoidei 101.
— omentalis 284.
— ovarica 283.
— pharyngea 214.
— praepatellaris subcutanea 129.

Bursa(ae) praepatellaris subfascialis 129.
— — subtendinea 129.
— sinus tarsi 131.
— subacromialis 115.
— subcutanea(ae) acromialis 115.
— — calcanea 131.
— — digitorum dorsales 119.
— — epicondyli humeri medial. et lat. 115.
— — malleoli medial. et lat. 131.
— — metacarpophalangeae dorsales 119.
— — olecrani 115.
— — praementalis 96.
— — prominentiae laryngeae 101.
— — sacralis 93.
— — tuberositatis tibiae 129.
— — trochanterica 127.
— subdeltoidea 115.
— subtendinea m. tibialis ant. 131.
— — — — post. 131.
— — olecrani 115.
— suprapatellaris 75.
— tendinis calcanei 131.
— trochanterica m. glutaei maximi 127.
— — — — medii 127.
— — — — minimi 127.

Caecum cupulare, vestibulare 317.
Calamus scriptorius 365.
Calcaneus 76.
Calcar avis 397.
Calvaria 16, 40.
Calyces renales 249.
Calyculi gustatorii 327.
Calyculus ophthalmicus 301.
Camera oculi ant. et post. 295.
Canaliculus(i) caroticotympanici 27.
— chordae tympani 27.
— cochleae 26, 314.
— dentales 208.
— mastoideus 26, 27.
— tympanicus 27.
Canalis(es) adductorius (Hunteri) 134.
— alveolares 34.
— auricularis* 148.
— basipharyngeus 22.
— caroticus 26, 27.
Canalis(es) carpi 62.
— centralis medullae spinalis 346.
— — modioli* 315.
— cervicis uteri 267.
— condyloideus 19.
— diploëtici 17.
— facialis 25, 27.
— femoralis 137.
— hyaloideus 296.
— hypoglossi 19.
— incisivus 35.
— infraorbitalis 34.
— inguinalis 110.
— longitudinales modioli 315.
— mandibulae 38.
— musculotubarius 26.
— nasolacrimalis 35.
— nutricius 2.
— obturatorius 68.
— palatini 37.
— pharyngeus 22.
— pterygoideus (Vidii) 22.
— pterygopalatinus 37.
— radicis dentis 208.
— sacralis 7.
— Schlemmi 288, 292.
— semicirculares ossei 313.
— spiralis cochleae 313.
— — modioli 315.
— vertebralis 3.
Capilli 331.
Capitulum costae 13.
— humeri 56.
— fibulae 73.
— mallei 308.
— mandibulae 38.
— radii 58.
— stapedis 309.
— ulnae 57.
Capsula adiposa et fibrosa renis 246.
— articularis 2.
— fibrosa (Glissoni) 227.
— glomeruli 248.
— lentis 296.
Caput femoris 70.
— humeri 55.
— nuclei caudati 397.
— tali 76.
Cardia 217.
Carina nasi* 323, 324.
— urethralis vaginae 269.

Carpus 59, 85.
Cartilago(ines) alaris maj. 322.
— alares min. 322.
— articularis 2.
— arytaenoidea 232.
— auriculae 302.
— corniculata 232.
— costalis 13.
— cricoidea 231.
— cuneiformis 232.
— epiglottica 232.
— laryngis 231.
— meatus acustici ext. 305.
— nasi lateralis 322.
— septi nasi 322.
— sesamoidea laryngis 235.
— sesamoideae nasi 322.
— thyreoidea 231.
— tracheales 237.
— triticea 233.
— tubae auditivae 311.
— vomeronasalis (Jacobsoni) 326.
Caruncula(ae) hymenales 269.
— lacrimalis 300.
— sublingualis 206.
Cauda equina 351.
— helicis 303.
— nuclei caudati 397.
Cavernae corporum cavernosorum 261.
Cavitas glenoidalis 53.
Cavum(a) articulare 2.
— conchae 303.
— dentis 208.
— epidurale 414, 415.
— laryngis 235.
— mediastinale 243.
— medullare ossium 1.
— nasi 47, 323.
— oris 205.
— — sceleti* 49.
— pelvis* 279.
— peritonaei 280.
— pharyngis 214.
— pleurae 241.
— septi pellucidi 394.
— subarachnoideale 415, 416.
— subdurale 414.
— thoracis 14, 241.
— tympani 27.
— uteri 266.
Cellulae ethmoidales 31.
— mastoideae 24.
— pneumaticae tubariae 311.
— tympanicae 306.
Centrum semiovale 402.
— tendineum 106.
Cerebellum 360, 373.
Cerebrum 360, 377.
Cerumen 305.
Cervix uteri 266.
Chiasma opticum 361, 381.
— tendineum 117.
Choanae 47, 323.
Chorda(ae) dorsalis* 8, 52.
— obliqua 58.
— tendineae 142.
— tympani 425, 427.
Chorioidea 289.
Chylus 138, 221.
Chymus 221.
Cilia 299, 331.
Cingulum 402.
— extremitatis inferioris 66.
— — superioris 53.
Circulus arteriosus (Willisi) 157.
— — iridis major et minor 292.
— vasculosus n. optici (Halleri) 291.
Circumferentia articularis radii 58.
— — ulnae 57.
Cisterna chyli 197.
Cisternae subarachnoideales 416.
Clarkesche Säule 348, 349.
Claustrum 401.
Clava 364.
Clavicula 53, 85.
Clitoris 271.
Clivus 18, 20.
Cochlea 313.
Colliculus facialis 366.
— corp. quadrigeminorum inf. et sup. 378.
— seminalis 262.
Collum anatomicum 55.
— chirurgicum 55.
— costae 13.
— dentis 207.
— femoris 70.
— folliculi pili 331.
— glandis 259.
— mallei 308.
— mandibulae 38.

Collum radii 58.
— scapulae 53.
— tali 76.
— vesicae* 251.
Colon 221.
Colostrum 335.
Columna(ae) fornicis 395.
— griseae 345.
— rectales 223.
— renales 248.
— rugarum 269.
— vertebralis 3.
Commissura cerebri ant. 383, 403.
— — post. 382, 385.
— habenularum 382.
— hippocampi 403.
— inf. (Guddeni) 409.
— labiorum 205.
— — pudend. ant. et post. 270.
— medullae spinalis ant. alba 346.
— — — post. 346.
— palpebrarum 299.
— sup. (Meynerti) 409.
Concha(ae) auriculae 303.
— nasales 31, 32, 51, 323.
— nasoturbinalis 324.
— sphenoidales 21, 51.
Condyli femoris 70.
— tibiae 72.
Condylus occipitalis 19, 51.
Confluens sinuum 179.
Conjugata 69.
Conjunctiva 300.
Conus arteriosus 146.
— elasticus laryngis 235.
— medullaris 344.
Cor 141.
Corium 328.
Cornea 287, 288.
Cornu(ua) cartilaginis thyreoideae 232.
— coccygea 8.
— ossis hyoidei 39.
— saralia 7.
— ventriculi lateralis 396.
Corona ciliaris 289.
— dentis 207.
— glandis 259.
— radiata 403.
Corpus(ora) adiposum buccae 205.
— — orbitae 298.
Corpus(ora) albicans 265.
— calcanei 76.
— callosum 360, 394.
— cavernosum 110.
— — clitoridis 271.
— — penis 260.
— — urethrae 260.
— ciliare 289.
— costae 13.
— fornicis 395.
— geniculata 382, 385.
— glandulare prostatae 258.
— glandulae sudoriferae 334.
— incudis 308.
— luteum 265.
— mamillaria 361, 380.
— mammae 335.
— maxillare 33.
— mandibulae 37.
— medullare cerebelli 376.
— ossis hyoidei 39.
— ossis ilii, ischii, pubis 66.
— papillare 328.
— penis 259.
— pineale 382, 383.
— quadrigemina 377.
— restiforme 364, 370.
— spongiosum urethrae 271.
— sterni 12.
— striatum 362, 397.
— tali 76.
— trapezoideum 373, 406.
— unguis 333.
— uteri 266.
— vertebrae 3.
— vesicae 251.
— vitreum 296.
— Wolffi 272.
Corpuscula bulboidea 330.
— lamellosa 330.
— nervorum articularia 330.
— — genitalia 330.
— — terminalia 329.
— renis (Malpighii) 248.
— tactus 329.
Costae 11.
Cowpersche Drüse 259.
Cranium cerebrale, viscerale 16.
Crista(ae) ampullaris 317.
— ant. tibiae 71.
— arcuata 232.

Crista(ae) buccinatoria 38.
— capituli costae 13.
— conchalis 34, 37.
— cutis 328.
— ethmoidalis 34, 37.
— fenestrae cochleae 308.
— fibulae ant., medial., lat., interossea 73.
— frontalis 30.
— galli 31.
— iliaca 67.
— infratemporalis 22.
— interossea fibulae 73.
— — radii 57.
— — tibiae 71.
— — ulnae 56.
— intertrochanterica 70.
— lacrimalis ant. 34.
— — post. 33.
— matricis unguis 333.
— m. supinatoris 57.
— nasalis 35, 36.
— obturatoria 66.
— occipitalis ext. 18.
— — int.* 19.
— orbitalis* 22.
— petrosa* 25.
— sacrales 7.
— sphenoidalis 20.
— supraventricularis 146.
— terminalis 145.
— transversa 315.
— tuberculi maj., minoris 55.
— urethralis 262, 271.
— vestibuli 312.
Crura annuli inguinalis 108.
— anthelicis 303.
— clitoridis 271.
— diaphragmatis 106.
— fornicis 395.
— incudis 309.
— penis 260.
— stapedis 309.
Crus ampullare, commune, simplex 313.
— helicis 303.
Culmen 375.
Cumulus oophorus 264.
Cuneus 393, 400.
Cupula cochleae 313.
— pleurae 241.
Curvatura maj., minor 217.
Cuspides 146.
Cuticula dentis 208.
Cutis 327.
Cymba conchae 303.

Deckknochen 52.
Declive 375.
Decussatio(ones) brachii conjunctivi 380.
— lemniscorum 369.
— nervorum trochlearium 409.
— pyramidum 364, 369.
— tegmentorum 380.
Deitersscher Kern 412.
Dendriten 340.
Dens epistrophei 5.
Dentes 207.
Dentin 208.
Descensus testis 257.
Diaphragma 106.
— oris* 205.
— pelvis 274.
— sellae 415.
— urogenitale 275.
Diaphysis 1.
Diarthrosis 2.
Diencephalon 356, 380.
Digitationes hippocampi 398.
Diploë 1, 17.
Discus articularis 2.
— — des Acromioclaviculargelenkes 55.
— — des unteren Ellenspeichengelenkes 59.
— — des Kiefergelenkes 39.
— — des Sternoclaviculargelenkes 54.
Diverticula ampullae 255.
Dorsum linguae 211.
— nasi 322.
— penis 259.
— sellae 20.
Douglasscher Raum 284.
Drüsen (Einteilung) 203.
Ductuli aberrantes 255, 274.
— alveolares 239.
— efferentes 254.
— excretorii gl. lacrimalis 300.
— transversi 269.
Ductus arteriosus (Botalli) 149.

Ductus biliferi 226.
— choledochus 228.
— cochlearis 317.
— cysticus 228.
— deferens 255.
— ejaculatorius 256.
— endolymphaticus 316.
— epididymidis 255.
— epoophori longitud. 269.
— hepaticus 226.
— incisivus 326.
— interlobulares 226.
— lacrimales 301.
— lactiferi 335.
— lingualis 211.
— lymphaticus dexter 197.
— Muelleri 272.
— nasolacrimalis 301.
— pancreaticus 224.
— — accessorius 224.
— paraurethrales 263, 271.
— parotideus 207.
— perilymphatici 312.
— prostatici 258.
— reuniens 317.
— semicirculares 316.
— sublinguales 207.
— submaxillaris 207.
— sudoriferus 334.
— thoracalis 197.
— thyreoglossus 211.
— utriculosaccularis 316.
— venosus (Arantii) 186.
— Wolffi 272.
Duodenum 219, 220.
Dura mater encephali 414.
— — spinalis 415.

Eminentia(ae) arcuata 25.
— carpi 60.
— collateralis 398.
— conchae 303.
— cruciata 19.
— fossae triangularis 303.
— iliopectinea 67.
— intercondyloidea 72.
— mediales (fossae rhomboideae) 365.
— pyramidalis 307.
— scaphae 303.
Emissaria 140.
Emissarium condyloideum 179.
— mastoideum 179.
— occipitale 179.
— parietale 179.
Enarthrosis 2.
Encephalon 337, 355.
Endarterien 140.
Endocardium 141, 144.
Endolympha 312.
Endoneurium* 343.
Endothelium 203.
— camerae ant. 289.
Ependym 343, 351.
Epicardium 144.
Epicondyli femoris 70.
— humeri 56.
Epidermis 327.
Epididymis 253.
Epiglottis 235.
Epineurium* 343.
Epiphyses 1.
Epistropheus 5.
Epithalamus 382.
Epithelium 202.
— corneae 289.
— lentis 296.
Epithelkörper 204.
Episternalapparat 12.
Epoophoron 269.
Erektion 261.
Ersatzknochen 52.
Excavatio papillae n. optici 293.
— rectouterina 284.
— rectovesicalis 283.
— vesicouterina 284.
Extremitas acromialis, sternalis 53.

Facies articulares 1, 2.
— auricularis 7, 67.
— dorsalis ossis sacri 7.
— lunata 66.
— patellaris femoris 70.
— pelvina ossis sacri 7.
Faeces 223.
Falx aponeurotica inguinalis 110.
— cerebelli 415.
— cerebri 414.
Fascia(ae) 87.
— antibrachii 122.
— axillaris 120.
— brachii 120.

Fascia(ae) buccopharyngea 98.
— bulbi 298.
— clitoridis 271.
— colli 102.
— coracoclavicularis 106.
— cremasterica 257.
— cribrosa 135, 137.
— cruris 136.
— dentata 398.
— diaphragmatis pelvis inf. 275.
— — — sup. 275, 277.
— — urogenitalis 275.
— dorsalis manus 122.
— — pedis 137.
— endopelvina 277.
— endothoracalis 106.
— iliaca 134.
— iliopectinea 134.
— infraspinata 120.
— lata 134.
— lumbodorsalis 93.
— musculares orbitae 298.
— nuchae 93.
— obturatoria 277.
— parotideomasseterica 98.
— pectinea 134.
— pectoralis 105.
— pelvis 277.
— penis 261.
— perinei 274, 278.
— pharyngobasilaris 215.
— praevertebralis 102, 103.
— prostatae 278.
— subscapularis 120.
— superficialis 87.
— supraspinata 120.
— temporalis 98.
— transversalis 111.
Fasciculus(i) anterolateralis superfic. (Gowersi) 348.
— ant. proprius (Flechsigi) 347.
— cerebellospinalis 348.
— cerebrospinalis ant. 347.
— — lat. 348.
— cuneatus (Burdachi) 349.
— gracilis (Golli) 349.
— lat. proprius (Flechsigi) 349.
— longitudinalis inf. 402.
— — medialis 347, 370.
— — sup. 402.
Fasciculus(i) longitudinales (pyramidales) pontis 371.
— obliquus pontis 371.
— pedunculomamillares 384.
— pyramidalis ant. 347.
— — lat. 348.
— retroflexus (Meynerti) 386.
— thalamomamillaris (Vicq' d'Azyri) 384.
— transversi aponeurosis palmaris 122.
— — — plantaris 137.
— uncinatus 403.
Fasciola cinerea 394, 398.
Fastigium 366.
Fauces 205, 212.
Fel 227.
Femur 69, 86.
Fenestra cochleae 307.
— vestibuli 307.
Fibrae arcuatae ext. 364, 370.
— — int. 369, 370.
— cerebelloolivares 370.
— intercrurales 108.
— lentis 296.
— obliquae 219.
— pontis 372.
— zonulares 297.
Fibrillen 339, 341.
Fibrocartilago basalis 42.
— intervertebralis 9.
— navicularis 80.
Fibula 73, 86.
Fila lateralia pontis 371.
— radicularia 351.
Filum durae matris 415.
— terminale 344.
Fimbria hippocampi 398.
— ovarica 265.
Fimbriae tubae 265.
Fissura antitragohelicina 304.
— calcarina 392.
— cerebri lat. (Sylvii) 388.
— chorioidea* 392.
— collateralis 391.
— longitudinalis cerebri 360.
— mediana ant. 344, 363.
— — post. 363.
— orbitalis inf. 45.
— — sup. 21, 46.
— parietooccipitalis 389.

Fissura petrooccipitalis 41.
— petrosquamosa 23, 26.
— petrotympanica 26.
— pterygoidea 22.
— sphenooccipitalis 18.
— sphenopetrosa 21, 42.
— sterni 12.
— transversa cerebelli 362.
— — cerebri 362.
— tympanomastoidea 24.
Fissurae (cerebri) 388.
Flexura(ae) coli 221, 222.
— duodeni 220.
— duodenojejunalis 220.
— perinealis 223.
— sacralis 223.
Flocculi secundarii 375.
Flocculus 375.
Flumina pilorum 333.
Folliculi linguales 212.
— oophori 264.
— pili 331.
Folium vermis 375.
Fonticuli 52.
Foramen(ina) alveolaria 34.
— apicis dentis 208.
— caecum cranii 30.
— — linguae 211.
— costotransversaria 15.
— diaphragmatis sellae 415.
— emissaria* 17.
— epiploicum (Winslowi) 284.
— ethmoidalia 30, 31.
— frontale 29.
— incisivum 35.
— infraorbitale 34.
— interventriculare (Monroi) 363, 383.
— intervertebralia 3, 7.
— ischiadica 68.
— jugulare 41.
— lacerum 21, 42.
— mandibulare 38.
— mastoideum 24.
— mentale 38.
— nasalia 33.
— nervosa 317.
— nutricia 2.
— obturatum 66.
— occipitale magnum 18.
— opticum 21.
Foramen(ina) ovale* (cordis) 145.
— ovale (ossis sphenoidalis) 21.
— palatina 37.
— papillaria 247.
— parietale 28.
— rotundum 21.
— sacralia 7.
— singulare 315.
— sphenopalatinum 37.
— spinosum 21.
— stylomastoideum 26.
— supraorbitale 29.
— thyreoideum 232.
— transversarium 4.
— v. cavae 107.
— vv. minimarum 145.
— vertebrale 3.
— zygomaticofaciale 36.
— zygomaticoorbitale 36.
— zygomaticotemporale 36.
Formatio reticularis 346, 369, 373, 379.
Fornix cerebri 362, 394.
— conjunctivae 300.
— pharyngis 214.
— sacci lacrimalis 301.
— vaginae 268.
Fossa(ae) acetabuli 66.
— anthelicis 303.
— axillaris 123.
— caecalis 282.
— canina 34.
— carotica 103.
— cerebri lat. 389.
— condyloidea 19.
— coronoidea 56.
— cranii ant. 43.
— — media 43.
— — post. 44.
— digastrica 38.
— ductus venosi 225.
— gl. lacrimalis 30.
— hyaloidea 296.
— hypophyseos 20.
— iliaca 67.
— iliacosubfascialis 285.
— iliopectinea 134.
— incudis 308.
— infraspinata 54.
— infratemporalis 49.
— intercondyloidea 70, 72.

Fossa(ae) interpeduncularis 379.
— ischiorectalis 279.
— jugularis 26.
— mandibularis 23.
— navicularis urethrae (Morgagnii) 262.
— — (vestibuli vaginae) 270.
— olecrani 56.
— ovalis 135, 145.
— praenasalis 35.
— pterygoidea 22.
— pterygopalatina 49, 50.
— radialis humeri 56.
— rhomboidea 365.
— sacci lacrimalis 32.
— sagittales hepatis 225.
— scaphoidea 22.
— subarcuata 25.
— submaxillaris 103.
— subscapularis 53.
— supraclavicularis major 103.
— supraspinata 54.
— supratonsillaris 213.
— temporalis 49.
— triangularis (auriculae) 303.
— trochanterica 70.
— v. cavae 225.
— v. umbilicalis 225.
— vesicae felleae 225.
Fossula fenestrae cochleae 307.
— — vestibuli 307.
— petrosa 26.
Fossulae tonsillares 213, 214.
Fovea(ae) articul. sup. atlantis 5.
— capitis femoris 70.
— capituli radii 58.
— centralis retinae 292.
— costales 5.
— costalis transversalis 6.
— dentis 5.
— inf. et sup. fossae rhomboideae 365.
— inguinales 285.
— oblonga 232.
— pterygoidea proc. condyloidei 38.
— sublingualis 38.
— submaxillaris 38.
— supravesicalis 285.
— triangularis 232.
— trochlearis 30.
Foveola(ae) coccygea 329.
Foveola(ae) gastricae 219.
— granulares (Pacchioni) 17.
Frenulum(a) clitoridis 270.
— labii 206.
— labiorum pudendi 270.
— linguae 206.
— praeputii 260.
— valvulae coli 222.
— veli medullaris ant. 377.
Frons 16.
Fundus folliculi pili 331.
— meatus acustici int. 315.
— uteri 266.
— ventriculi 217.
Funiculi medullae spinalis 345, 347.
Funiculus ant. 345, 347.
— cuneatus 364.
— gracilis 364.
— lateralis 345, 348.
— posterior 345, 349.
— sclerae 302.
— spermaticus 256.
— umbilicalis 268.

Galea aponeurotica 94.
Ganglia 337, 339, 418.
Ganglienleiste 355, 408.
Ganglion(ia) cardiacum 454.
— cervicale inf. 453.
— — medium 453.
— — sup. 451.
— ciliare 421.
— coccygeum* 454.
— coeliacum 455.
— geniculi 411, 427.
— interpedunculare 380.
— jugulare 413, 429.
— lumbalia 454.
— mesentericum sup. 455.
— nodosum 413, 429.
— oticum 426.
— petrosum 413, 428.
— phrenicum 455.
— plexuum sympathicorum 451.
— retinae 293.
— sacralia 454.
— semilunare (Gasseri) 410.
— spinale 351.
— spirale cochleae 320, 412.
— sphenopalatinum 423.
— splanchnicum 453.

Ganglion(ia) submaxillare 427.
— superius n. IX. 413, 428.
— thoracalia 453.
— trunci sympathici 451.
— vestibulare 320, 412.
Gaster 217.
Geniculum canalis facialis 27.
— n. facialis 427.
Genu capsulae int. 402, 407.
— corporis callosi 394.
— internum n. facialis 411.
Gingiva 206.
Ginglymus 2.
Glabella 29.
Glandula(ae) 203.
— areolares 335.
— bronchiales 238, 240.
— buccales 206.
— bulbourethralis (Cowperi) 259.
— ceruminosae 305.
— cervicales uteri 268.
— ciliares (Molli) 334.
— circumanales 334.
— clausae 204.
— cutis 334.
— duodenales 221.
— epitheliales 203.
— evehentes 203.
— gastricae 219.
— glomiformes 334.
— intestinales 221.
— labiales 206.
— lacrimales 300.
— laryngeae 236.
— linguales 206.
— lingualis ant. 206.
— molares 206.
— mucosae 202.
— — biliosae 228.
— — ureteris 250.
— nasales 325.
— oesophageae 216.
— olfactoriae 326.
— oris 206.
— palatinae 206.
— parathyreoideae* 245.
— parotis 207.
— pelvis renalis 250.
— pharyngeae 214.
— praeputiales 260.
— pyloricae 219.
Glandula(ae) sebaceae 334.
— sublingualis 206.
— submaxillaris 207.
— sudoriferae 334.
— suprarenalis 252.
— tarsales 299.
— thyreoidea 244.
— thyreoideae accessoriae 245.
— tracheales 238.
— tympanicae 311.
— uterinae 267.
— vasculares 203.
— vesicales 252.
— vestibulares minores 270.
— vestibularis maj. (Bartholini) 270.
Glans clitoridis 271.
— penis 259.
Globus pallidus 401.
Glomeruli arteriosi cochleae 321.
— bulbi olfactorii 408.
— renis 248.
Glomus caroticum 150.
— chorioideum 417.
— coccygeum 168.
Glottis 236.
Gollscher Strang 349.
Gomphosis 2.
Graafsche Follikel 264.
Granulationes arachnoideales 416.
Gubernaculum testis (Hunteri) 257, 272.
Guddensche Kommissur 409.
Gynäkomastie 336.
Gyrus(i) angularis 391.
— centralis ant. 389.
— — post 390.
— cerebelli 373.
— cerebri 388.
— cinguli 393.
— fornicatus 393.
— frontales 389, 392.
— fusiformis 391.
— hippocampi 393.
— insulae 392.
— lingualis 391.
— occipitales 391.
— orbitales 390.
— profundi 388.
— rectus 390.
— subcallosus 387.
— supramarginalis 390.

Gyrus(i) temporales 391.
— transitivi 388.

Habenulae 382.
Haemoglobin 139.
Hamulus lacrimalis 33.
— laminae spiralis 314.
— ossis hamati 60.
— pterygoideus 22.
Harmonia 16.
Haustra coli 221, 223.
Helicotrema 314.
Helix 303.
Hemisphaeria cerebelli 373.
— cerebri 360.
— bulbi urethrae 260.
Henlesche Schleife 248.
Hepar 224.
Hiatus aorticus 106.
— canalis facialis 25.
— maxillaris 34.
— oesophageus 106.
— sacralis 7.
— semilunaris 32.
— tendineus adductorius 129.
Hilus gl. suprarenalis 252.
— lienis 228.
— lymphoglandularum 196.
— nuclei dentati 376.
— — olivaris 367.
— ovarii 263.
— pulmonis 239.
— renalis 246.
Hippocampus 363, 398.
Hirci 331.
Hirnbläschen 356.
Hirnringe 356.
Hirnrohr 355.
Humerus 55, 85.
Humor aqueus* 295.
— vitreus 296.
Hunterscher Kanal 134.
Hymen 269.
Hypophysis 204, 381.
Hypothalamus 380.

Impressio trigemini 25.
— cardiaca 238.
Impressiones digitatae 17.
— hepatis 226.
— renis 246.

Incisura(ae) acetabuli 66.
— ant. auris 303.
— apicis cordis 141.
— cardiaca 238.
— cartilag. meatus acustici ext. 305.
— cerebelli 373.
— claviculares sterni 12.
— costales sterni 12.
— ethmoidalis 30.
— fibularis 72.
— frontalis 29.
— interarytaenoidea 236.
— interlobaris 239.
— intertragica 303.
— ischiadicae 67.
— jugularis 12, 19, 25.
— lacrimalis 34.
— mandibulae 38.
— mastoidea 24.
— nasalis 34.
— pancreatis 224.
— parietalis 24.
— radialis 57.
— scapulae 54.
— semilunaris 57.
— sphenopalatina 37.
— supraorbitalis 29.
— tentorii 415.
— terminalis auris 304.
— thyreoideae 232.
— tympanica (Rivini) 28.
— ulnaris 58.
— umbilicalis 225.
— vertebralis 3.
Incus 51, 308.
Infundibula alveolaria* 239.
Infundibulum ethmoidale 32, 324.
— tubae uterinae 265.
Inkaknochen 20.
Inscriptiones tendineae 87.
Insula 388, 392.
Integumentum commune 327.
Intestinum caecum 221.
— crassum 221.
— ileum 220.
— jejunum 220.
— rectum 223.
— tenue mesenteriale 220.
Intumescentia cervicalis, lumbalis 344.
Iris 287, 290.

Isthmus aortae 150.
— cartilag. auris 304.
— faucium 213.
— gl. thyreoideae 244.
— gyri fornicati 393.
— prostatae 258.
— rhombencephali 358, 377.
— tubae auditivae 311.
— — uterinae 265.

Juga alveolaria 35, 38.
— cerebralia 17.
Junctura ossium 2.
— tendinum 117.

Keimepithel 264.
Keratohyalin 328.
Knochenkerne 52.
Knorpelkerne 52.
Körperkreislauf 139, 149.
Kollateralkreislauf 140.
Kolostrumkörperchen 335.
Kommissurenfasern 403.
Kommissurenzellen 350.
Kontakt der Neurone 341.
Kontinuität der Neurone 341.

Labium(a) femoris 69, 70.
— oris 205.
— ossis ilium 67.
— pudendi 270.
— tympanicum 317.
— uteri 267.
— vestibulare 317.
— vocalia 237.
Labrum glenoidale 2, 56, 71.
Labyrinthus ethmoidalis 31.
— membranaceus 315.
— osseus 312.
Lacertus fibrosus 114, 122.
Lac femininum 335.
Lacrimae 300.
Lacuna musculorum 134.
— vasorum 134.
Lacunae urethrales (Morgagnii) 263.
Lacus lacrimalis 301.
Lamina(ae) basalis 289.
— basilaris 317.
— cartilag. cricoideae 231.
— — thyreoideae 231.
— choriocapillaris 289.
Lamina(ae) chorioidea epithelialis 358, 416.
— cribrosa 31.
— — sclerae 288.
— elastica ant. (Bowmani) 289.
— — post. (Descemeti) 289.
— ext. et int. calvariae 16, 17.
— fibrocartilaginea interpubica 68.
— fusca 288.
— mediastinalis 241.
— medullares cerebelli 376.
— — thalami 385.
— membranacea tubae auditivae 311.
— mesenterii propria 283.
— modioli 315.
— muscularis mucosae 202.
— papyracea 31.
— perpendicularis 31.
— proc. pterygoidei 22.
— propria mucosae 202.
— quadrigemina 378.
— reticularis* 318.
— rostralis 394.
— septi pellucidi 394.
— spiralis ossea 314.
— — secundaria 314.
— suprachorioidea 289.
— terminalis 381.
— tragi 304.
— vasculosa 289.
Lanugo 331.
Larynx 231.
Leitungsbahnen d. Großhirns 402.
— d. Kleinhirns 376.
— d. Rückenmarkes 347.
Lemniscus 405, 406.
Lens crystallina 296.
Leukozyten 139, 230.
Lieberkühnsche Drüsen 221.
Lien 228.
Ligamentum(a) 2.
— accessoria plantaria 83.
— — volaria 65.
— acromioclaviculare 55.
— alaria 11.
— annulare baseos stapedis 309.
— — radii 59.
— annularia et cruciata digt. manus 122.
— annularia (trachealia) 237.

Ligamentum(a) anococcygeum 276.
— apicis dentis 11.
— arcuatum pubis 69.
— arteriosum 149.
— auricularia 304.
— basium oss. metatars. 63, 64, 82.
— bifurcatum 78.
— calcaneocuboideum 80.
— calcaneofibulare 79.
— calcaneonavicularia 80.
— calcaneotibiale 79.
— capituli costae 15.
— — fibulae 75.
— capitulorum metatarsi transversa 83.
— — oss. metacarp. transversa 64.
— carpi dorsale 122.
— — radiatum 62.
— — transversum 62.
— — volare 122.
— carpometacarpea 64.
— caudale 329.
— ceratocricoidea 233.
— collaterale fibulare 74.
— — radiale 59.
— — tibiale 74.
— — ulnare 59.
— — carpi radiale, ulnare 62.
— collateralia der Fingergrundgelenke 64.
— — der Mittelfußzehengelenke 83.
— colli costae 15.
— columnae vertebralis 9.
— conoideum 55.
— coracoacromiale 54.
— caracoclaviculare 55.
— coracohumerale 56.
— corniculopharyngeum 234.
— coronarium hepatis 281.
— costoclaviculare 54.
— costotransversaria 15.
— costoxiphoidea 16.
— cranii 9.
— cricoarytaenoideum 223.
— cricopharyngeum 233.
— cricothyreoidea 233.
— cricotracheale 233.
— cruciata genu 74.
— cruciatum atlantis 10.
— — cruris 136.
— cuboideonaviculare 80.
Ligamentum(a) cuneocuboideum 78, 80.
— cuneometatarsea 78.
— deltoideum 79.
— denticulatum 417.
— duodenorenale 284.
— epididymidis 258.
— falciforme hepatis 281.
— flava 10.
— fundiforme penis 111.
— gastrocolicum 281.
— gastrolienale 281.
— hepatoduodenale 281.
— hepatocolicum 281.
— hepatogastricum 281.
— hepatorenale 284.
— hyoepiglotticum 233.
— hyothyreoidea 233.
— iliofemorale 71.
— iliolumbale 68.
— incudis 309.
— inguinale (Pouparti) 108.
— intercarpea 61, 62.
— interclaviculare 54.
— intercostalia 16.
— intercuneiformia 78, 80.
— interfoveolare 110.
— interspinalia 10.
— intertransversaria 10.
— ischiocapsulare 71.
— laciniatum 136.
— lacunare (Gimbernati) 108.
— latum 283.
— longitudinalia (vertebr.) 9.
— lumbocostale 15, 93.
— mallei 309.
— malleoli 75.
— naviculariicuneiformia 80.
— nuchae 10.
— ossiculorum auditus 309.
— ovarii proprium 263.
— palpebrale mediale 299.
— patellae 74.
— pectinatum iridis 290.
— phrenicocolicum 281.
— phrenicolienale 281.
— pisohamatum 62.
— pisometacarpeum 62.
— plantare longum 80.
— poplitea 74.
— pterygospinosum 22.

Ligamentum(a) pubicum sup. 69.
— pubocapsulare 71.
— puboprostatica 277.
— pubovesicalia 277.
— pulmonale 242.
— pylori 218.
— radiocarpea 62.
— sacrococcygea 10.
— sacroiliaca 68.
— sacrospinosum 68.
— sacrotuberosum 68.
— serosa 203.
— sphenomandibulare 40.
— spirale cochleae 317.
— sternoclaviculare 54.
— sternocostalia 15.
— sternopericardiaca 144.
— stylohyoideum 39.
— stylomandibulare 40.
— supraspinalia 10.
— suspensorium clitoridis 109, 271.
— — ovarii 283.
— — penis 109, 261.
— talocalcanea 79, 80.
— talocalcaneum interosseum 78.
— talofibularia 79.
— talonaviculare 80.
— talotibialia 79.
— tarsi 78, 80.
— tarsometatarsea 82.
— temporomandibulare 39.
— teres femoris 71.
— — hepatis 187, 225.
— — uteri 268.
— thyreoepiglotticum 233.
— tibionaviculare 79.
— transversum acetabuli 71.
— — atlantis 11.
— — cruris 136.
— — genu 74.
— — pelvis 275.
— — scapulae 54.
— trapezoideum 55.
— triangulare 281.
— tuberculi costae 15.
— umbilicale lat. 169, 285.
— — medium 251, 285.
— vaginalia 87, 122, 137.
— v. cavae sinistrae 176.
— venosum (Arantii) 187, 225.
— ventriculare 235.
Ligamentum vocale 235.
Limbus(i) alveolaris 35, 37.
— corneae 288.
— fossae ovalis 145.
— membranae tympani 305.
— palpebralis 299.
— spiralis* 318.
Limen insulae 387.
— nasi 323.
Linea(ae) alba 107.
— arcuata 66.
— aspera femoris 69.
— glutaeae 66.
— intercondyloidea 70.
— intermedia 67.
— intertrochanterica 70.
— musculares scapulae 53.
— mylohyoidea 38.
— nuchae 19.
— obliqua mandibulae 38.
— — cartilag. thyreoideae 232.
— pectinea 70.
— poplitea 72.
— semicircularis (Douglasi) 109.
— semilunaris (Spigeli) 110.
— temporales 23, 28, 29, 40.
— terminalis 69.
— transversae 7.
Lingua 211.
Lingula cerebelli 375.
— mandibulae 38.
— sphenoidalis 20.
Liquor encephalospinalis* 415.
— folliculi 264.
— pericardii 144.
Littresche Drüsen 262.
Lobulus(i) auriculae 302.
— biventer 375.
— centralis 375.
— cerebelli 374, 375.
— corticales renis 248.
— epididymidis 255.
— glandulae 204.
— — thyreoideae 245.
— hepatis 226.
— mammae 335.
— parietales 390.
— pulmonum 239.
— quadrangularis 375.
— semilunaris inf., sup. 375.
— testis 254.

Lobulus(i) thymi 243.
Lobus(i) caudatus (Spigeli) 226.
— cerebri 388.
— glandulae 204.
— — thyreoideae 244.
— hepatis 225, 226.
— mammae 335.
— olfactorius 387.
— prostatae 258.
— pulmonum 239.
— pyramidalis 244.
— quadratus hepatis 226.
— renales 246.
— thymi 243.
Locus coeruleus 366, 411.
— luteus* 326.
Lungenkreislauf 139, 148.
Lunula unguis 333.
— valvulae semilunaris 143.
Lympha 138, 139.
Lymphozyten 139, 196, 230.
Lymphoglandula(ae) 196.
— auriculares 198.
— axillares 199.
— bronchiales 199.
— cervicales 198.
— coeliacae 200.
— cubitales 199.
— epigastricae 200.
— faciales 198.
— gastricae 200.
— hepaticae 200.
— hypogastricae 200.
— iliacae 200.
— inguinales 201.
— intercostales 200.
— linguales 198.
— lumbales 200.
— mediastinales 199.
— mesentericae 200.
— mesocolicae 201.
— occipitales 198.
— pancreaticolienales 200.
— parotideae 198.
— pectorales 199.
— popliteae 201.
— pulmonales 199, 240.
— sacrales 200.
— sternales 199.
— subinguinales 201.
— submaxillares 198.
Lymphoglandula(ae) subscapulares 199.
— tracheales 199.
— tibialis ant. 201.
Lymphsinus 196.

Macula(ae) acusticae 316.
— cribrosae 313.
— flava laryngis 236.
— germinativa* 264.
— lutea retinae 292.
Malleolus lateralis 73.
— medialis 72.
Malleus 308.
Mamma 335.
— virilis 336.
Mammae accessoriae 336.
Mandibula 37.
Manubrium mallei 308.
— sterni 12.
Margo falciformis 135.
Massa intermedia 382.
Massae laterales atlantis 5.
Matrix unguis 333.
Maxilla 33.
Meatus acusticus ext. 26, 304.
— — int. 25, 315.
— nasi 48, 323.
— nasopharyngeus 48, 323.
Meckelscher Knorpel 38.
Mediastinum testis 254.
Medulla obonglata 360, 363.
— ossium 1.
— spinalis 337, 344.
Medullarplatte 354.
Medullarrinne 355.
Medullarrohr 355.
Membrana(ae) atlantooccipitalis 11.
— deciduae 268.
— elastica laryngis 235.
— hyaloidea 296.
— hyothyreoidea 233.
— interossea antibrachii 58.
— — cruris 73.
— limitans ext.,* int.* 293.
— mucosa nasi 324.
— obturatoria 67.
— — stapedis 309.
— pupillaris 301.
— quadrangularis* 235.
— sterni 15.

Membrana(ae) tectoria 11.
— — organ. spiralis 319.
— tympani 305.
— — secundaria 319.
— vestibularis 317, 318.
Meninges 414.
Menisci articulares 2.
— — genu 74.
Mesencephalon 356, 377.
Mesenteriolum proc. vermiformis 282.
Mesenterium 282.
— commune 285.
Mesocolon 282.
Mesogastrium 285.
Mesometrium 283.
Mesorchium 257.
Mesorectum 282.
Mesosalpinx 283.
Mesovarium 283.
Metacarpus 62.
Metathalamus 382.
Metatarsus 81.
Metencephalon 356, 358, 371.
Meynertsches Bündel 386.
Milchleiste 336.
Modiolus 313, 315.
Monticulus 375.
Motorische Endplatten 339.
Mucus 202.
Müllerscher Gang 272.
Musculus(i) 87.
— abdominis 103.
— abductor digiti quinti 118, 132.
— — hallucis 132.
— — pollicis brevis, longus 118.
— adductor hallucis 132.
— — pollicis 118.
— adductores femoris 128.
— anconaeus 114.
— antitragicus 304.
— arrectores pilorum 331.
— articularis genu 128.
— articulares 87.
— aryepiglotticus 235.
— arytaenoideus obliquus, transversus 235.
— auriculares 94.
— biceps brachii 114.
— — femoris 128.
— bipennatus 87.
— brachialis 114.
Musculus(i) brachioradialis 116.
— bronchooesophageus 216.
— buccinator 96.
— buccopharyngeus 215.
— bulbocavernosus 276.
— caninus 95.
— capitis 93.
— ceratocricoideus 234.
— ceratopharyngeus 215.
— chondroglossus 212.
— chondropharyngeus 215.
— ciliaris 289.
— coccygei 112, 274.
— colli 99.
— constrictores pharyngis 215, 216.
— coracobrachialis 114.
— cremaster 110.
— cricoarytaenoideus lat., post. 234.
— cricopharyngeus 216.
— cricothyreoideus 234.
— cutanei 87.
— deltoideus 114.
— depressor septi (nasi) 96.
— digastricus 98.
— dilatator pupillae 290.
— dorsi 88.
— epicranius 94.
— epitrochleoanconaeus 114.
— extensor carpi ulnaris 116.
— — digiti quinti proprius 116.
— — digitorum brevis 132.
— — — communis 116.
— — — longus 130.
— — hallucis brevis 132.
— — — longus 130.
— — indicis proprius 118.
— — pollicis brevis 118.
— — — longus 118.
— extensores carpi radiales 116.
— fixator baseos stapedis 310.
— flexor carpi radialis 116.
— — — ulnaris 116.
— flexor digiti quinti brevis 118, 132.
— — digitorum brevis 132.
— — — longus 130.
— — — profundus 116.
— — — sublimis 116.
— — hallucis brevis 132.
— — — longus 130.
— — pollicis brevis 118.
— — — longus 116.

Musculus(i) frontalis 94.
— fusiformis 87.
— gastrocnemius 130.
— gemelli 124, 126.
— genioglossus 212.
— geniohyoideus 99.
— glossopalatinus 213.
— glossopharyngeus 215.
— glutaeus maximus, medius, minimus 126.
— gracilis 128.
— helicis 304.
— hyoglossus 212.
— iliacus 126.
— iliocostalis 90.
— iliopsoas 126.
— incisivi labii 96.
— incisurae helicis (Santorini) 304.
— infraspinatus 114.
— intercostales 105.
— interossei manus 118.
— — pedis 132.
— interspinales 92.
— intertransversarii 92.
— ischiocavernosus 276.
— laryngis 234.
— latissimus dorsi 88.
— levator ani 274.
— — gl. thyreoideae 101.
— — palpebrae sup. 298.
— — scapulae 89.
— — veli palatini 213.
— levatores costarum 105.
— linguae 212.
— longissimus capitis, cervicis, dorsi 90.
— longitudinalis linguae 212.
— longus capitis, colli 101, 102.
— lumbricales manus 118.
— — pedis 132.
— masseter 97.
— mentalis 96.
— multifidus 91.
— mylohyoideus 99.
— mylopharyngeus 215.
— nasalis 96.
— obliqui abdominis 108, 109.
— obliquus auriculae 304.
— — bulbi sup., inf. 297.
— — capitis 92.
— obturator ext., int. 126.
Musculus(i) occipitalis 94.
— oculi 297.
— omohyoideus 100.
— opponens digiti quinti 118, 132.
— — pollicis 118.
— orbicularis oculi 96.
— — oris 95.
— orbitalis 298.
— ossis hyoidei 98.
— palmaris brevis 118.
— — longus 116.
— papillares 142.
— pectinati 142.
— pectineus 128.
— pectoralis major, minor 104.
— perinei 274.
— peronaeus brevis, longus, tertius 130.
— pharyngopalatinus 213.
— piriformis 126.
— plantaris 130.
— pleurooesophageus 216.
— popliteus 128.
— procerus 94.
— pronator quadratus 116.
— — teres 116.
— prostaticus 258.
— psoas major, minor 126.
— pterygoidei 97.
— pterygopharyngeus 215.
— pubovesicalis 251.
— pyramidalis 111.
— quadratus femoris 126.
— — labii inf., sup. 95.
— — lumborum 111.
— — plantae 132.
— quadriceps femoris 128.
— recti bulbi oculi 297.
— rectococcygeus 223.
— rectouterinus 267.
— rectovesicalis 251.
— rectus abdominis 111.
— — capitis ant. 102.
— — — lat. 92.
— — — post. major, minor 92.
— — femoris 128.
— rhomboidei 88.
— risorius 95.
— rotatores 91.
— sacrococcygei 112.
— sacrospinalis 90.

Musculus(i) salpingopharyngeus 215.
— sartorius 128.
— scaleni 101.
— sceleti 87.
— semimembranosus 128.
— semispinalis 91.
— semitendinosus 128.
— serratus anterior 104.
— — post., inf., sup. 89.
— soleus 130.
— sphincter ani externus 276.
— — — internus 223.
— — pupillae 290.
— — pylori 219.
— — urethrae membranaceae 275.
— sphincteres 87.
— spinalis 90.
— splenius 89.
— stapedius 310.
— sternalis 104.
— sternocleidomastoideus 100.
— sternohyoideus 100.
— sternothyreoideus 100.
— styloglossus 212.
— stylohyoideus 98.
— stylopharyngeus 215.
— subclavius 104.
— subcostales 105.
— subscapularis 114.
— supinator 118.
— supraspinatus 114.
— suspensorius duodeni 220.
— tarsales 298.
— temporalis 97.
— tensor fasciae latae 126.
— — tympani 310.
— — veli palatini 213.
— teres major, minor 114.
— thoracis 103.
— thyreoarytaenoideus 234.
— thyreoepiglotticus 235.
— thyreohyoideus 100.
— thyreopharyngeus 216.
— tibialis anterior 130.
— — posterior 130.
— tragicus 304.
— transversospinalis* 91.
— transversus abdominis 110.
— — auriculae 304.
— — linguae 212.
— — menti 95.
Musculus(i) transversus nuchae 94.
— — perinei prof. 275.
— — — superfic. 276.
— — thoracis 105.
— trapezius 88.
— triangularis 95.
— triceps brachii 114.
— — surae 130.
— unipennati 87.
— uvulae 213.
— vasti 128.
— ventricularis 234
— verticalis linguae 212.
— viscerum 204.
— vocalis 234.
— zygomaticus 95.
Myelencephalon 356, 358, 363.
Myocardium 141. 143.

Nares 322.
Nasenkapsel 52.
Nasus ext. 322.
Nervenendigungen 329, 338.
Nervus(i) 337.
— abducens 427.
— accessorius 433.
— acusticus 320.
— alveolares superiores 422.
— alveolaris inferior 426.
— ampullares 320.
— anococcygei 451.
— articulares 435.
— auriculares anteriores 425.
— auricularis magnus 437.
— — posterior 428.
— auriculotemporalis 424.
— axillaris 439.
— buccinatorius 424.
— canalis pterygoidei (Vidii) 423.
— cardiaci 453.
— carotici externi 452.
— caroticotympanici 429, 452.
— caroticus internus 452.
— cavernosi penis (clitoridis) major, minores 456.
— cerebrales 418.
— cervicales 433, 435.
— ciliares breves 421.
— — longi 421.
— clunium inferiores 447.
— — medii 444.

Nervus(i) clunium superiores 444.
— coccygeus 444.
— cochleae 320.
— cutanei 435.
— cutaneus(i) antibrach. dorsalis 443.
— — — lateralis 439.
— — — medialis 439.
— — brachii lateralis 439.
— — — medialis 439.
— — — post. 443.
— — colli 437.
— — — lateralis 445.
— — — posterior 446.
— — dorsales pedis 448.
— — surae lateralis 447.
— — — medialis 449.
— depressor 432.
— digitales dorsales manus 442, 443.
— — — pedis 449.
— — plantares 449, 450.
— — volares 441, 442.
— dorsalis penis (clitoridis) 450.
— dorsalis scapulae 438.
— ethmoidales 421.
— facialis 427.
— femoralis 446.
— frontalis 420.
— genitofemoralis 445.
— glossopharyngeus 428.
— glutaei 446.
— haemorrhoidales 450, 455.
— hypoglossus 433.
— iliohypogastricus 445.
— ilioinguinalis 445.
— infraorbitalis 422.
— infratrochlearis 421.
— intercostales 443.
— intercostobrachiales 444.
— intermedius 427.
— interosseus cruris 449.
— — dorsalis 443.
— — volaris 441.
— ischiadicus 447.
— jugularis 452.
— labiales anteriores 445.
— — posteriores 450.
— lacrimalis 420.
— laryngeus inf. 432.
— — sup. 430.
— lingualis 425.
Nervus(i) lumbales 444.
— lumboinguinalis 445.
— mandibularis 424.
— massetericus 424.
— masticatorius 424.
— maxillaris 421.
— meatus auditorii externi 424.
— medianus 440.
— meningeus (medius) 421.
— mentalis 426.
— musculocutaneus 439.
— mylohyoideus 426.
— nasociliaris 421.
— nasopalatinus (Scarpae) 423.
— obturatorius 445.
— occipitalis major 435.
— — minor 436.
— — tertius 435.
— oculomotorius 418.
— olfactorii 326, 408.
— ophthalmicus 420.
— opticus 286, 408.
— palatini 423, 424.
— perinei 450.
— peronaeus communis 447.
— — profundus 449.
— — superficialis 447.
— petrosus profundus 452.
— — superficialis major 423, 427.
— — — minor 426.
— phrenicus 437.
— plantares 449, 450.
— pterygoideus ext., int. 424.
— pudendus 450.
— radialis 443.
— recurrens 432.
— saccularis 320.
— sacrales 444.
— saphenus 446.
— scrotales anteriores 445.
— — posteriores 450.
— spermaticus externus 445.
— sphenopalatini 422.
— spinales 433.
— spinosus 424.
— splanchnici 453, 454.
— stapedius 427.
— subclavius 438.
— sublingualis 426.
— suboccipitalis 435.
— subscapulares 439.

Nervus(i) supraclaviculares 437.
— supraorbitalis 420.
— suprascapularis 439.
— supratrochlearis 420.
— suralis 447.
— temporales profundi 424.
— tensoris tympani 426.
— — veli palatini 426.
— tentorii 420.
— thoracales 438, 443.
— thoracodorsalis 439.
— tibialis 447, 449.
— trigeminus 420.
— trochlearis 420.
— tympanicus 429.
— ulnaris 441.
— utricularis 320.
— vaginales 450.
— vagus 429.
— vesicales inferiores 450.
— vestibuli 320.
— zygomaticus 421.
Neurilemm 339.
Neuroglia* 342.
Neuron 341.
Nidus avis 374.
Noduli lymphatici 203.
— — aggregati 221, 222.
— — conjunctivales 300.
— — gastrici 219.
— — lienales (Malpighii) 228.
— — solitarii 221, 222.
— — tubarii 311.
Nodulus valvulae semilunaris 143.
— vermis 375.
Nucleus(i) alae cinereae 368, 413.
— ambiguus 368, 413.
— amygdalae 401.
— arcuati 367.
— caudatus 397, 401.
— colliculi inferioris 379.
— corporis geniculati 385.
— — mamillaris 384.
— dentatus 376.
— dorsalis (Clarkii) 349.
— emboliformis 376.
— fastigii 376.
— funiculi cuneati 367.
— — gracilis 367.
— globosus 376.
— habenulae 385.
Nucleus(i) hypothalamicus (Corpus Luysi) 384.
— laterales (medullae oblong.) 367.
— lemnisci laterales 373.
— lentiformis 401.
— lentis 296.
— motorius n. trigemini 372, 410.
— n. abducentis 372, 410.
— — acustici 372, 412.
— — cochleae 412.
— — facialis 372, 411.
— — hypoglossi 368, 413.
— — oculomotorii 379, 409.
— — trochlearis 379, 409.
— — vestibuli 412.
— nn. cerebralium 367, 407.
— olivares accessorii 367.
— olivaris inf. 367.
— — sup. 372.
— originis 407.
— pontis 372.
— pulposus 9.
— radicis mesencephalicae n. trigemini* 372, 379, 411.
— ruber 379.
— tegmenti 379.
— terminales 407.
— thalami 385.
— tractus solitarii 368, 411, 413.
— — spinalis n. trigemini 367, 372, 410.

Os (Ossa) basilare 20.
— brevia 1.
— capitatum 60.
— carpi 59.
— centrale 60.
— coccygis 8.
— costale 13.
— coxae 66.
— cranii 17, 18.
— cuboideum 75, 77.
— cuneiformia 75, 78.
— ethmoidale 31.
— faciei 17.
— frontale 29.
— hamatum 60.
— hyoideum 17, 39.
— ilium 66.
— incisivum 35.
— interparietale 20.

Os ischii 66.
— lacrimale 32.
— longa 1.
— lunatum 59, 60.
— metacarpalia 62.
— metatarsalia 81.
— multangulum maj. 60.
— — min. 60.
— nasale 33.
— naviculare manus 59, 60.
— — pedis 75, 77.
— occipitale 18.
— palatinum 36.
— parietale 28.
— pisiforme 59, 60.
— plana 1.
— pneumatica 1.
— pubis 66.
— sacrum 6.
— sesamoidea manus 63.
— — pedis 83.
— sphenoidale 20.
— suprasternalia 12.
— suturarum 16.
— tarsi 75.
— temporale 23.
— trigonum 76.
— triquetrum 59, 60.
— zygomaticum 35.
Ossicula auditus 308.
Ostium abdominale tubae uter. 265, 280.
— arteriosum, venosum 142, 146, 147.
— pharyngeum tubae audit. 214, 311.
— tympanicum tubae audit. 311.
— uterinum tubae uter. 265.
Otoconia, Otolithen 317.
Ovula Nabothi 268.
Ovulum 264.

Pacchionische Granulationen 416.
Palatum durum 49, 205.
— molle 205.
Pallium 386, 388.
Palpebrae 299.
Pancreas 223.
Panniculus adiposus 329.
Papilla(ae) cutis 328.
— dentis 210.
Papilla(ae) duodeni 220.
— incisiva 206.
— lacrimalis 301.
— linguales 211.
— mammae 335.
— n. optici 292, 295.
— pili 331.
— renales 247.
Paradidymis 255, 274.
Parametrium 267.
Parenchyma 203.
Paries membranaceus tracheae 237.
Parietes cavi tympani 306, 307.
Paroophoron 269.
Pars abdominalis oesophagi 216.
— analis recti 223.
— basilaris oss. occipitalis 18.
— cardiaca ventriculi 218.
— cavernosa urethr. 262.
— centralis ventriculi lat. 396, 397.
— cervicalis oesophagi 216.
— ciliaris retinae 292, 295.
— flaccida membr. tympani 306.
— intercartilaginea rimae glottidis 237.
— intermembranacea rimae glottidis 237.
— laryngea pharyngis 214.
— mastoidea ossis temp. 23, 24.
— membranacea septi atriorum 144.
— — urethr. 262.
— nasalis ossis front. 29.
— — pharyngis 214.
— optica retinae 292.
— oralis pharyngis 214.
— orbitalis ossis front. 29.
— perpendicularis ossis palatini 37.
— petrosa ossis temp. 23, 24.
— prostatica urethr. 262.
— pylorica ventriculi 217.
— tensa membr. tympani 306.
— thoracalis oesophagi 216.
— tympanica ossis temp. 23, 24, 26.
Partes genitales externae muliebres 253, 270.
— — — viriles 253, 259.
Patella 73.
Pecten ossis pubis 67.
Pedunculus cerebri 361, 378.
— flocculi 375.
Pelvis 69.

Pelvis renalis 249.
Penicilli 229.
Penis 259.
Pericardium 144.
Pericranium 17.
Perilympha 312.
Perimetrium 267.
Perimysium 87.
Perineum 274.
Perineurium* 343.
Periorbita 298.
Periosteum 1.
— alveolare 208.
Peritonaeum 279.
Petiolus epiglottidis 232.
Petitscher Kanal 297.
Phalanges digit. manus 64.
— — pedis 82.
Pharynx 214.
Pia mater encephali 416.
— — spinalis 417.
Pigment der Haut 328.
— der Nasenschleimhaut 325, 326.
Pili 331.
Pinguecula 300.
Placenta 268.
Planum nuchale 19.
— occipitale 19.
— popliteum 70.
— sternale 14.
— temporale 40.
Platysma 94.
Pleura 241.
Plexus cavernosi concharum 325.
— chorioidei 358, 416.
— chorioideus ventriculi lat. 397, 417.
— — — quarti 417.
— — — tertii 417.
— gangliosus ciliaris 290.
— lymphatici 140.
— (lymphat.) aorticus 200.
— — axillaris 199.
— — coeliacus 200.
— — hypogastricus 200.
— — iliacus ext. 200.
— — inguinalis 201.
— — jugularis 199.
— — lumbales 200.
— — mammarius 200.
— — sacralis medius 200.
Plexus nervorum 338.
— — spinalium 435.
— (nervos.) aorticus abdom. 454.
— — — thorac. 454.
— — a. cerebri ant., mediae 452.
— — — chorioideae 452.
— — — ovaricae 455.
— — auricularis post. 452.
— — brachialis 435, 437.
— — cardiacus 454.
— — caroticus commun. 453.
— — — ext., int. 452.
— — cavernosus 452.
— — — clitoridis, penis 456.
— — cervicalis 435.
— — coccygeus 451.
— — coeliacus 454.
— — coronarius cordis 454.
— — deferentialis 456.
— — dentalis inf. 426.
— — — sup. 422.
— — femoralis 456.
— — gastricus ant., post. 432.
— — — inf., sup. 455.
— — haemorrhoidalis medius 456.
— — — sup. 455.
— — hepaticus 455.
— — hypogastricus 455.
— — iliacus 455.
— — lienalis 455.
— — lingualis 452.
— — lumbalis 445.
— — lumbosacralis 444.
— — mammarius int. 453.
— — maxillaris ext., int. 452.
— — meningeus 452.
— — mesentericus inf., sup. 455.
— — myentericus 455.
— — occipitalis 452.
— — oesophageus 432.
— — ophthalmicus 452.
— — parotideus 427.
— — pharyngeus 430.
— — — ascendens 452.
— — phrenicus 455.
— — popliteus 456.
— — prostaticus 456.
— — pudendus 450.
— — pulmonalis 454.
— — renalis 455.
— — sacralis 446.

Plexus (nervos.) spermaticus 455.
— — subclavius 453.
— — submucosus 455.
— — suprarenalis 455.
— — sympathici 451.
— — temporalis superfic. 452.
— — thyreoideus inf. 453.
— — — sup. 452.
— — tympanicus 429.
— — uterovaginalis 456.
— — vertebralis 453.
— — vesicalis 456.
— vasculosi 140.
— venosi 140.
— (venos.) basilaris 180.
— — caroticus int. 180.
— — haemorrhoidalis 188.
— — mamillae 189.
— — pampiniformis 185.
— — pharyngeus 178.
— — pterygoideus 178.
— — pudendalis 188.
— — sacralis ant. 188.
— — thyreoideus impar 177.
— — uterovaginalis 188.
— — vertebrales 184.
— — vesicalis 188.
Plica(ae) adiposae 242.
— alares 75.
— ampullares 266.
— aryepiglottica 236.
— caecalis 282.
— ciliares 289.
— circulares (Kerkringi) 220.
— duodenojejunalis 285.
— duodenomesocolica 285.
— epigastrica 285.
— fimbriatae 211.
— gastropancreatica 284.
— glossoepiglotticae 235.
— ileocaecalis 284.
— incudis 310.
— iridis 290.
— isthmicae 266.
— lacrimalis (Hasneri) 301.
— longitud. duodeni 220.
— malleolaris ant., post. 310.
— membranae tympani ant., post.* 306.
— mucosae 202.
— nasopharyngea* 324.
Plica(ae) n. laryngei 214.
— palatinae transversae 206.
— palmatae 267.
— patellae 75.
— pharyngoepiglottica 215.
— pubovesicalis 285.
— rectouterinae (Douglasi) 267, 284.
— salpingopalatina 214.
— salpingopharyngea 214.
— semilunares coli 222.
— seminularis conjunctivae 300.
— serosae 203.
— stapedis 310.
— sublingualis 206.
— synoviales 2.
— transversales recti 223.
— triangularis 213.
— tubariae 266.
— umbilicalis lat. 285.
— — media 285.
— ureterica 251.
— ventricularis 236.
— vesicalis transversa 283.
— villosae 219.
— vocalis 236.
Polus ant., post. oculi 287.
— frontalis cerebri 389.
— occipitalis cerebri 391.
— temporalis cerebri 391.
Pons (Varoli) 360, 363, 371.
Porta hepatis 225.
Portio maj., min. n. trigemini 410.
— supravaginalis cervicis 266.
— vaginalis cervicis 266.
Porus acusticus ext. 24, 305.
— — int. 25, 315.
— sudoriferus 394.
Praecuneus 393.
Praeputium clitoridis 270.
— penis 260.
Primordialkranium 52.
Prismata adamantina 208.
Processus accessorius 6.
— alares 31.
— alveolaris 33, 35.
— articulares vertebrae 4, 7.
— caudatus 226.
— ciliares 289.
— clinoidei 20, 21.
— cochleariformis 307.
— condyloideus 38.

Processus coracoideus 54.
— coronoideus mandibulae 38.
— — ulnae 57.
— costarius 4, 6.
— ethmoidalis 32.
— falciformis 68.
— frontalis 33, 34.
— frontosphenoidalis 35.
— intrajugularis 19, 25.
— jugularis 19.
— lacrimalis 32.
— lenticularis 309.
— mallei ant., lat. 308.
— mamillaris 6.
— marginalis 36.
— mastoideus 24, 51.
— maxillaris 32.
— muscularis 232.
— orbitalis 36, 37.
— palatinus 33, 35.
— papillaris 226.
— paramastoideus 19.
— pterygoidei 20, 22.
— pterygospinosus 22.
— pyramidalis 36, 37.
— retromandibularis 207.
— sphenoidalis 36, 37.
— — septi cartilag. 323.
— spinosus 4.
— styloideus metacarpi III 63.
— — oss. temporum 26, 51.
— — radii 58.
— — ulnae 57.
— supracondyloideus 56.
— tali lat., post. 76.
— temporalis 36.
— transversi 4.
— trochlearis 77.
— tub. calcanei 77.
— uncinatus ethmoid. 32.
— — pancreatis 224.
— vaginalis oss. sphenoidalis 22.
— — peritonaei 257, 268.
— vermiformis 222.
— vocalis 232.
— xiphoideus 12.
— zygomaticus 23, 29, 33, 35.
Prominentia canalis facialis 307.
— — semicircularis lat. 307.
— laryngea 232.
— malleolaris 306.
Prominentia spiralis 318.
— styloidea 308.
Promontorium cavi tympani 307.
— pelvis 7, 8.
Prosencephalon 358, 377.
Prostata 253, 258.
Protoplasmafortsätze 340.
Protuberantia mentalis 38.
— occipitalis ext. 18.
— — int. 19.
Pubes 331.
Pudendum muliebre 253, 270.
Pulmones 238.
Pulpa dentis 208.
— lienis 228.
Pulvinar* articulat. coxae 71.
Pulvinar thalami 382.
Punctum lacrimale 301.
Pupilla 290.
Purkinjesche Zellen 374.
Putamen 401.
Pylorus 217.
Pyramides renales (Malpighii) 247.
Pyramis medull. oblongatae 364.
— ossis temporum 23.
— vermis 375.
— vestibuli 312.

Radiatio corporis callosi 404.
— occipitothalamica 404, 409.
Radius 57, 85.
Radix(ices) arcus vertebrae 3.
— dentis 207.
— linguae 211.
— mesencephalica n. trigemini 411.
— mesenterii 282.
— nasi 322.
— n. acustici 412.
— n. facialis 411.
— nn. spinalium 344, 351.
— pili 331.
— penis 259.
— pulmonum 239.
— unguis 333.
Ramus(i) anastomotici 338.
— bronchiales 239, 240.
— communicantes 338.
— cutanei nn. intercostalium 444.
— descendens hypoglossi 433.
— mammarii nn. intercostalium 444.
— mandibulae 37, 38.

Ramus(i) oss. ischii et pubis 66.
Raphe chorioideae 307.
— medull. oblongatae 370.
— palati 206.
— palpebralis lat. 299.
— penis 259.
— perinei 274.
— pharyngis 215.
— pontis 373.
— pterygomandibularis 215.
— sclerae 302.
— scroti 263.
Receptaculum seminis 266.
Recessus cochlearis 312.
— duodenojejunalis 285.
— ellipticus 312.
— epitympanicus 306.
— fossae interpeduncularis ant., post. 379.
— iliocaecales 284.
— infundibuli 381, 383.
— intersigmoideus 285.
— lienalis 284.
— membranae tymp. 310.
— omentalis 284.
— opticus 383.
— paracolici 284.
— pharyngeus (Rosenmuelleri) 214.
— phrenicohepatici 285.
— pinealis 382, 383.
— piriformis 214.
— retrocaecales 284.
— sacciformis 59.
— sphaericus 312.
— sphenoethmoidalis 49, 324.
— suprapinealis 383.
— triangularis 383.
— ventriculi quarti 366.
Regio olfactoria 325.
— respiratoria 324.
— submaxillaris 103.
Ren 245, 246.
Rete(ia) articulare acromiale 160.
— — cubiti 163.
— — genu 173.
— calcaneum 175.
— carpi dorsale 163.
— — volare* 163.
— dorsale pedis 173.
— malleolare 175.
— mirabile 140.
Rete(ia) patellae 173.
— testis (Halleri) 254.
— vasculosum 140.
— venos. dorsale manus 191.
— — — pedis 194.
— — plantare 194.
— — vertebrarum 184.
— — volare manus* 191.
Retina 287, 292.
Retinacula cutis 329.
— lig. arcuati 74.
— mm. peronaeorum 137.
— patellae 74.
Rhinencephalon 361, 386.
Rhombencephalon 358, 363.
Rima cornealis 288.
— glottidis 237.
— oris 205.
— palpebrarum 299.
— pudendi 270.
— vestibuli 236.
Rivus lacrimalis 299.
Rosenmüllersche Grube 214.
— Lymphdrüse 134, 201.
Rostrum corporis callosi 361, 394.
— sphenoidale 21.
Rudimentum proc. vaginalis 258.
Rugae vaginales 269.

Sacculi alveolares* 239.
Sacculus (labyrinthi) 316.
Saccus endolymphaticus 316.
— lacrimalis 301.
Saliva 207.
Sanguis 138, 139.
Sceleton 1.
Scala tympani 314.
— vestibuli 314.
Scapha 303.
Scapula 53, 85.
Scapus pili 331.
Schwannsche Scheide 339.
Sclera 287.
Scrotum 253.
Sebum cutaneum 334.
— palpebrale 299.
Sella turcica 20.
Semicanalis m. tensoris tympani 26.
— tubae auditivae 26. 311.
Septa interalveolaria 35, 37.
— intermuscularia 121, 136.

Septula testis 254.
Septum atriorum 141.
— bulbi urethrae 260.
— canalis musculotubarii 26.
— cartilagineum nasi 323.
— cervicale intermedium 416.
— corporum cavernosorum 271.
— femorale 134.
— glandis 260.
— intermusculare humeri 121.
— — femoris 136.
— linguae 211.
— mediastinale 241, 243.
— membranaceum nasi 323.
— — ventriculorum 144.
— mobile nasi 322.
— musculare ventriculorum 144.
— nasi 323.
— orbitale 299.
— osseum nasi 47, 323.
— pellucidum 386, 394.
— penis 261.
— scroti 263.
— sinuum frontalium 30.
— — sphenoidalium 21.
— ventriculorum 141.
Serum 203.
Sinus alae parvae 180.
— aortae 143, 150.
— a. pulmonalis 143.
— cavernosus 179.
— circularis 180.
— coronarius cordis 175, 176.
— costomediastinalis 242.
— durae matris 177, 179.
— epididymidis 258.
— frontales 30, 324.
— intercavernosi 179.
— lactiferi 335.
— maxillaris 33, 324.
— occipitalis 179.
— paranasales 324.
— petrosi 180.
— phrenicocostalis 242.
— pleurae 242.
— posterior cavi tympani 308.
— rectales 223.
— rectus 179.
— sagittalis inf. 179.
— — sup. 179.
— sphenoidalis 20, 234.
Sinus tarsi 77.
— tonsillaris 213.
— transversus 179.
— — pericardii 144.
— tympani 308.
— urogenitalis 272.
— vv. cavarum 145.
— venosi 140.
— v. sclerae (Canalis Schlemmi) 288, 292.
— vertebrales longitudinales 184.
Smegma praeputii 260.
— clitoridis 271.
Spatium(a) anguli iridis 290.
— intercostalia 14.
— intercruralia* 8.
— interfasciale 298.
— interglobularia 208.
— intervaginalia 286.
— perichorioideale 289.
— perilymphaticum 312.
— retroperitonaeale 279.
— zonularia 297.
Sperma (Semen) 254.
Spina(ae) angularis 21.
— frontalis 30.
— helicis 303.
— iliacae 67.
— ischiadica 67.
— mentalis 38.
— nasales 35, 36.
— palatinae 35.
— scapulae 53.
— supra meatum 23.
— trochlearis 30.
— tympanicae 28.
Spinalrohr 355.
Splenium corporis callosi 361, 394.
Squama frontalis 29.
— occipitalis 18.
— temporalis 23, 51.
Stapes 51, 309.
Sternum 11, 12.
Stratum(a) album profundum 379.
— cerebelli 374.
— corneum 327.
— — unguis 333.
— fibrosum 2.
— germinativum (Malpighii) 327.
— — unguis 333.
— granulosum* (epidermis) 328.

Stratum(a) granulosum folliculi oophori 264.
— griseum centrale 379.
— — colliculi sup. 379.
— interolivare lemnisci 369.
— lucidum* 328.
— membranae tympani 306.
— nucleare 367, 407.
— pigmenti (oculi) 292.
— synoviale 2.
— zonale 385.
Stria(ae) longitudinales corporis callosi 394.
— malleolaris 306.
— medullares fossae rhomboidae 366, 406.
— medullaris thalami 382.
— olfactoriae 387.
— terminalis 397.
— transversales corporis callosi 394.
— vascularis 318.
Stroma 203.
— gl. thyreoideae 245.
— ovarii 263.
— vitreum 296.
Subiculum promontorii 307.
Substantia adamantina 208.
— alba 343.
— compacta, corticalis, spongiosa ossium 1.
— corticalis cerebelli 374.
— — cerebri 386, 399.
— — gl. suprarenalis 252.
— — lentis 296.
— — lymphoglandularum 196.
— — renis 246.
— eburnea 208.
— gelatinosa 351.
— grisea 343.
— — centralis 345, 346, 351.
— lentis 296.
— medullaris lymphoglandularum 196.
— — gl. suprarenalis 252.
— — renis 246.
— nigra 378, 380.
— ossea (dentis) 208.
— perforata ant. 361, 379, 387.
— — post. 379.
— propria corneae 289.
— reticularis alba (Arnoldi) 393.
Succus entericus 221.
Succus gastricus 219.
— pancreaticus 224.
— prostaticus 259.
Sudor 334.
Sulcus(i) ampullaris 317.
— anthelicis transversus 304.
— a. occipitalis 24.
— — temporalis 24.
— — vertebralis 5.
— arteriosi 17.
— auriculae post. 303.
— basilaris 371.
— bicipitales 121.
— calcanei 77.
— canalis mastoidei 26.
— caroticus 20.
— carpi 60.
— centralis (Rolandi) 389.
— cerebelli 373.
— cerebri 388.
— chiasmatis 20.
— cinguli 392.
— circularis (Reili) 392.
— coronarius cordis 141.
— corporis callosi 392.
— costae 13.
— cruris helicis 304.
— cutis 328.
— dorsales* 8.
— ethmoidalis 33.
— frontales (pallii) 389.
— hamuli pterygoidei 22.
— horizontalis cerebelli 375.
— hypothalamicus 382, 384.
— infraorbitalis 34.
— intermedii medull. spinalis 345.
— interparietalis 390.
— intertubercularis 55.
— lacrimalis 32, 34.
— laterales (ant., post.) medullae spin. 344.
— — — — — oblong. 364.
— lateralis peduncul. cerebri 378.
— limitantes 358, 365.
— longitud. cordis 141.
— malleolaris 72.
— matricis unguis 333.
— medianus linguae 211.
— — post. medull. spinalis 344.
— m. flexoris hallucis longi 76, 77.
— — peronaei longi 77, 78.

Sulcus mylohyoideus 38.
— n. oculomotorii 378, 409.
— — petros. superfic. majoris 25.
— — — — minoris 25.
— — radialis 55.
— — spinalis 4.
— — ulnaris 56.
— obturatorius 67.
— occipitales (pallii) 391.
— olfactorius (cavi nasi) 324.
— — (pallii) 391.
— orbitales (pallii) 390.
— palatini 35.
— parolfactorii 387.
— petrosus inf. 18, 25.
— — sup. 24.
— praecentralis 389.
— promontorii 307.
— pterygopalatinus 22, 37.
— pulmonales 14.
— sagittalis 19, 29, 30.
— sclerae 288.
— sigmoideus 24.
— spiralis 317.
— subclaviae 13.
— subclavius 238.
— subparietalis 392.
— tali 76.
— temporales (pallii) 391.
— terminalis atrii dextri 145.
— — linguae 211.
— transversus 19, 29.
— tubae auditivae 22.
— tympanicus 27, 305.
— venosi 17.
Supercilium 299, 331.
Sustentaculum tali 77.
Sutura(ae) 2, 16.
— coronalis 28, 29.
— ethmoideomaxillaris 34.
— frontales 30.
— frontoethmoidalis 30.
— frontolacrimalis 30, 32.
— frontomaxillaris 30, 34.
— incisiva 35.
— infraorbitalis 34.
— intermaxillaris 35.
— internasalis 33.
— lacrimoconchalis 32.
— lacrimoethmoidalis 32.
— lacrimomaxillaris 32, 34.
Sutura(ae) lambdoidea 18, 28.
— nasofrontalis 30, 33.
— nasomaxillaris 33, 34.
— occipitomastoidea 18, 24.
— palatina mediana 36.
— — transversa 35, 36.
— palatoethmoidalis 37.
— palatomaxillaris 37.
— parietomastoidea 24, 28.
— sagittalis 28, 30, 40.
— serratae 16.
— sphenoethmoidalis 20.
— sphenofrontalis 21, 29.
— sphenomaxillaris 35.
— sphenoorbitalis 21, 30.
— sphenoparietalis 21, 28.
— sphenosquamosa 21, 23.
— sphenozygmatica 22, 36.
— squamosae 16, 23, 28.
— squamosomastoidea 23.
— zygomaticofrontalis 30, 36.
— zygomaticomaxillaris 35, 36.
— zygomaticotemporalis 23, 36.
Symphysis 2.
— ossium pubis 68.
— sacrococcygea 10.
Synarthrosis 2.
Synchondrosis 2.
— arycorniculata 232.
— epiphyseos 1.
— intersphenoidalis 23.
— intraoccipitalis 20, 51.
— petrooccipitalis 41, 51.
— sphenooccipitalis 18, 51.
— sphenopetrosa 42, 51.
— sternalis 12.
Syndesmosis 2.
— tibiofibularis 75.
— tympanostapedia 309.
Synovia 2.
Systema nervorum centrale 336, 343.
— — periphericum 336.
— — sympathicum 336.
— lymphaticum 196.

Taenia(ae) chorioidea 397.
— coli 222.
— fimbriae 398.
— fornicis 397.
— telarum 358.
— thalami 383.

Taenia(ae) ventriculi IV 366.
Talus 75, 76.
Tapetum 398, 402.
Tarsus palpebrae 299.
— pedis 75, 86.
Tegmen tympani 25, 306.
— ventriculi IV 365, 366.
Tegmentum 378, 379.
Tela(ae) chorioidea 358, 416.
— — ventriculi IV 366, 416.
— — — III 383, 417.
— subcutanea 329.
— submucosa 202.
— subserosa 203.
Telencephalon 356, 377.
Tendo 87.
— calcaneus (Achillis) 130.
Tentorium cerebelli 415.
Testis 253.
Thalamencephalon 380, 382.
Thalamus 362, 382.
Theca folliculi 264.
Thorax 11, 14.
Thymus 243.
Tibia 71, 86.
Tonsilla cerebelli 375.
— lingualis 212.
— palatina 213.
— pharyngea 214.
Toruli tactiles 329.
Torus occipitalis 18.
— palatinus 49.
— tubarius 214.
Trabeculae carneae 142.
— corporum cavernosorum 261.
— lienis 228.
Trachea 237.
Tractus centralis thymi 243.
— iliotibialis 135.
— olfactorius 387.
— opticus 361, 381.
— rubrospinalis (Monakow)* 349.
— spinoolivaris (Bechterew)* 349.
— tectospinalis* 349.
— vestibulospinalis* 377.
— solitarius 368, 413.
— spinalis n. trigemini 367, 411.
— spiralis foraminosus 315.
Tragi 331.
Tragus 303.
Trigonum collaterale 398.
Trigonum deltoideopectorale 106.
— femorale 134.
— fibrosum 146.
— habenulae 382.
— lemnisci 377.
— lumbale (Petiti) 109.
— n. hypoglossi 365, 414.
— olfactorium 387.
— omoclaviculare 103.
— vesicae (Lieutaudi) 251.
Trochanteres 70.
Trochlea humeri 56.
— muscularis 87.
— m. obliqui sup. 298.
— phalangis 64, 82.
— tali 76.
Truncus(i) corporis callosi 394.
— costocervicalis 159.
— lymph. bronchomediastinalis (dext.) 197.
— — intestinalis 197.
— — jugulares 197.
— — lumbales 197.
— — subclavii 197, 198.
— sympathicus 451.
— thyreocervicalis 159.
Tuba auditiva 305, 311.
— uterina 253, 265.
Tuber calcanei 77.
— cinereum 380.
— frontale 29.
— ischiadicum 67.
— maxillare 34.
— omentale 223, 226.
— parietale 28.
— vermis 375.
Tuberculum(a) acusticum* 306, 412.
— ant. vertebr. cervicalium 4.
— — atlantis 5.
— — thalami 382.
— articulare 23.
— auriculae (Darwini) 303.
— caroticum 4.
— cinereum 364.
— corniculatum 236.
— costae 13.
— cuneatum* 364.
— cuneiforme 236.
— dentis 207.
— epiglotticum 236.
— intercondyloidea 72.

Tuberculum(a) intervenosum (Loweri) 145.
— jugulare 19.
— majus humeri 55.
— mentale 38.
— minus humeri 55.
— obturatorium ant., post. 67.
— oss. multanguli majoris 60.
— — navicularis 60.
— pharyngeum 18.
— post. vertebr. cervicalium 4.
— — atlantis 5.
— pubicum 66, 67.
— scaleni (Lisfranci) 13.
— sellae 20.
— supratragicum 303.
— thyreoidea 231, 232.
Tuberositas coracoidea 53.
— costae 14.
— costalis 53.
— deltoidea 55.
— glutaea 70.
— iliaca 67.
— infraglenoidalis 53.
— masseterica 38.
— oss. cuboidei 78.
— — metatarsal. I, V 81.
— — navicularis (pedis) 77.
— pterygoidea 38.
— radii 58.
— sacralis 7.
— supraglenoidalis 53.
— tibiae 71.
— ulnae 57.
— unguicularis 64, 83.
Tubuli renales 246—248.
— seminiferi 254.
Tubus digestorius 205, 216.
Tunica(ae) adventitia 203.
— albuginea 203.
— — corporum cavernosorum 261.
— — ovarii 264.
— — testis 254.
— dartos 257, 263.
— fibrosa 203.
— — oculi 287.
— mucosa 202.
— muscularis 202.
— propria cutis 328.
— serosa 203.
— vaginalis communis (testis) 257.
Tunica(ae) vaginalis propria (testis) 257.
— vasculosa lentis* 301.
— — oculi 287.
— vasorum 139.

Ulna 56, 85.
Umbo membr. tympani 306.
Uncus gyri hippocampi 393.
Ungues 327, 333.
Urachus 251, 285.
Ureter 245, 250.
Urethra 245.
— muliebris 271.
— virilis 253, 261.
Uterus 253, 266.
Utriculus (labyrinthi) 315.
— prostaticus 262.
Uvula palatina 213.
— vermis 375.
— vesicae 251.

Vagina(ae) 253, 268.
— fibrosae tendinum 87.
— mucosae tendinum 87.
— m. recti abdominis 108.
— n. optici 286.
— proc. styloidei 26.
— tendinum manus 122.
— — pedis 136, 137.
— vasorum 140.
Vallecula cerebelli 374.
— epiglottica 235.
Vallum unguis 333.
Valvula(ae) bicuspidalis 142, 146.
— coli 222.
— foraminis ovalis 145.
— fossae navicularis 262.
— proc. vermiformis 222.
— pylori 219.
— semilunares 142, 146.
— sinus coronarii (Thebesii) 145.
— spiralis 227.
— tricuspidalis 142, 146.
— v. cavae (Eustachii) 145.
Vas(a) aberrantia hepatis 227.
— afferens, efferens glomeruli renalis 249.
— — — lymphoglandularum 196.
— anastomotica 140.
— capillaria 138.

Vas(a) collateralia 140.
— lymphatica 138, 196.
— prominens 318.
— spirale 321.
— vasorum 140.
Velum medullare ant. 366, 377.
— — post. 366, 375.
— palatinum 205, 212.
Vena(ae) 138, 175.
— angularis 190.
— anonymae 177.
— aquaeductus vestibuli 321.
— arciformes renis 249.
— articulares mandibulae 178.
— auditivae internae 180, 321.
— auriculares anteriores 190.
— auricularis posterior 190.
— axillaris 182.
— azygos 177, 182, 184.
— basalis* 181.
— basilica 191, 192.
— basivertebrales 184.
— brachiales 182.
— bronchiales anteriores 177.
— — posteriores 182.
— canaliculi cochleae 177, 321.
— canalis pterygoidei 178.
— cava inf. 175, 185.
— — sup. 175, 176.
— cavernosae 261.
— centralis hepatis 226.
— — retinae 181, 295.
— cephalica 182 191, 193.
— — pollicis* 191.
— cerebelli 181.
— cerebri 180, 181.
— cervicalis profunda 177.
— chorioidea 181.
— ciliares 181.
— circumflexa femoris 189.
— — ilium prof. 188.
— — — superficialis 189.
— colicae 186.
— comitans n. hypoglossi 178.
— comitantes 175, 189.
— conjunctivales 181.
— cordis (anteriores, magna, media, minimae, parva) 176.
— coronaria ventriculi 186.
— costoaxillaris 182.
— cutaneae 176.
Vena(ae) cystica 186.
— digitales manus 182.
— — pedis 193.
— — — communes 182, 195.
— diploicae 180.
— dorsales linguae 178.
— — penis subcutaneae 188.
— dorsalis penis v. clitoridis 188.
— duodenales 186.
— epigastricae inferiores 188.
— — superiores 177.
— — superficiales 189, 195.
— episclerales 181.
— ethmoidales 181.
— faciales 178, 190.
— femoralis 188.
— femoropoplitea 195.
— frontalis 190.
— gastricae 186.
— gastroepiploicae 186.
— glutaeae 188.
— haemorrhoidales 186, 188.
— hemiazygos 182, 184.
— — accessoria 182, 184.
— hepaticae 185.
— hypogastrica 187.
— ileocolica 186.
— iliaca communis 185, 187.
— — ext. 187, 188.
— iliolumbalis 188.
— intercapitulares 191, 194.
— intercostales 184.
— intercostalis suprema 177, 182.
— interlobares renis 249.
— interlobulares hepatis 226.
— — renis 249.
— intervertebralis 184.
— intestinales 186.
— jugularis ant. 190.
— — ext. 190.
— — int. 177.
— labiales (faciei) 190.
— — (pudend.) 195.
— lacrimalis 181.
— laryngea inf. 175.
— — sup. 178.
— lienalis 186.
— linguales 178.
— lumbales 182, 184, 185, 187.
— mammaria int. 177, 184.
— mammariae ext.* 189.

— marginales* 195.
— massetericae 178.
— mediana antibrachii 193.
— — basilica 193.
— — cephalica 193.
— — colli 190.
— — cubiti 193.
— — profunda* 193.
— mediastinalis 177.
— meningeae 178, 180.
— mesentericae 186.
— metacarpeae 182, 191.
— metatarseae 189.
— nasales 190.
— nasofrontalis 181.
— obliqua atrii sinistri 176.
— obturatoriae 188.
— occipitalis 190.
— oesophageae 177, 182.
— ophthalmica inf. 181.
— — sup. 180, 181.
— ophthalmomeningea 181.
— ovarica 185.
— palatinae 178.
— palpebrales 190.
— pancreaticae 186.
— parotideae 178.
— parumbilicales 187.
— perforantes 189.
— peronaeae 189.
— pericardiacae 177.
— pharyngeae 178.
— phrenicae inferiores 185.
— — superiores 177.
— poplitea 188.
— portae 185.
— posterior ventriculi sinistri 176.
— profunda femoris 189.
— profundae penis 188.
— pubica* 188.
— pudendae ext. 188, 195.
— — int.* 188.
— pulmonales 149.
— radiales 182.
— renalis 185.
— renis 248.
— sacrales laterales 184, 188.
— sacralis media 187, 188.
— salvatella* 191.
— saphena accessoria 195.
— — magna 195.
Vena(ae) saphena parva 195.
— scrotales ant. 195.
— — post. 188.
— septi pellucidi 181.
— sigmoideae 186.
— spermatica 185.
— spinales 184.
— spiralis modioli 321.
— stellatae renis 249.
— sternocleidomastoidea 178.
— stylomastoidea 178.
— subclavia 177, 181.
— subcutaneae abdominis* 189.
— — dorsi 189.
— sublingualis 178.
— submentalis 198.
— supraorbitalis 190.
— suprarenalis 185.
— temporales 178, 190.
— terminalis 181.
— testicularis 185.
— thoracales laterales 182.
— thoracoacromialis 181.
— thoracoepigastricae 189.
— thymicae 177.
— thyreoidea ima 177.
— thyreoideae inf. 177.
— — sup. 178.
— tibiales 189.
— tracheales 177.
— transversa colli 181, 190.
— — faciei 178, 190.
— — scapulae 182, 190.
— tympanicae 178.
— ulnares 182.
— umbilicalis 186.
— uterina 188.
— vertebrales 177, 184.
— vestibulares 321.
— vorticosae 181, 292.
Venter musculi 87.
Ventriculus(i) (gaster) 216.
— cordis 141, 146.
— laryngis 236.
— laterales 357, 386, 396.
— quartus 356, 365.
— tertius 356.
— terminalis 346.
Venulae 139.
— rectae renis 249.
— retinae 295.

Vermis 373, 375.
Vertebra prominens 4.
Vertebrae 3.
Vertex 16.
— corneae 288.
— vesicae 251.
Vesica fellea 227.
— urinaria 245, 250.
Vesicula germinativa* 264.
— ophthalmica 301.
— seminalis 253, 255.
Vestibulum bursae omentalis 284.
— labyrinthi 312.
— laryngis 236.
— nasi 323.
— oris 205.
— vaginae 270.
Vibrissae 323, 331.
Vicq d'Azyrsches Bündel 384, 385.
Villi intestinales 230.
— pleurales 242.
— synoviales 2.
Vincula lingulae cerebelli 375.
— tendinum 123.
Vitellus* 264.
Vlies 376.
Vomer 33, 51.
Vortex cordis 143.
Vortices pilorum 333.

Wolffscher Gang und Körper 272.

Zona orbicularis 71.
— pellucida* 264.
— spongiosa* 351.
Zonula ciliaris (Zinni) 297.

Bei Fragen zur Produktsicherheit wenden Sie sich bitte an:
If you have any questions regarding product safety,
please contact:

Walter de Gruyter GmbH
Genthiner Straße 13
10785 Berlin
productsafety@degruyterbrill.com